Gongwuyuan Shenxin Jiankang

公务员身心健康

Shiyong Shouce

实用手册

王惟恒/主编

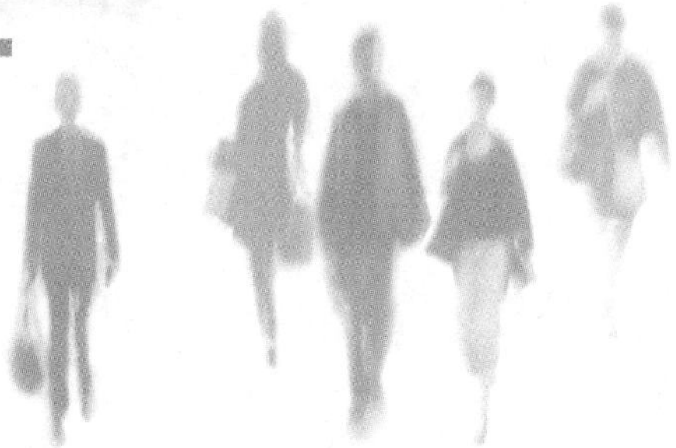

武漢出版社
WUHAN PUBLISHING HOUSE

(鄂)新登字 08 号

图书在版编目(CIP)数据

公务员身心健康实用手册 / 王惟恒主编. — 武汉：武汉出版社，2020. 6
ISBN 978 - 7 - 5582 - 3658 - 7

Ⅰ. ①公…　Ⅱ. ①王…　Ⅲ. ①身心健康 -手册　Ⅳ. ①R395. 6—62

中国版本图书馆 CIP 数据核字(2020)第 104034 号

选题策划:未　力
主　　编:王惟恒
责任编辑:金　波　何小敏
特约编辑:黄　竹
责任监制:袁　抗
装帧设计:刘福珊
出　　版:武汉出版社
社　　址:武汉市江岸区兴业路 136 号　　邮　编:430014
电　　话:(027)85606403　85600625
http://www.whcbs.com　　E-mail:zbs@whcbs.com
印　　刷:武汉精一佳印刷有限公司　　经　销:新华书店
开　　本:710 mm×1000 mm　1/16
印　　张:35　　字　数:420 千字
版　　次:2020 年 6 月第 1 版　　2020 年 6 月第 1 次印刷
定　　价:88.00 元

前　言

本书的写作始于2019年初，计划2020年春节前后交稿，2020年上半年出版。本书的主题是“健康”，毫无疑问，本书安排在2020年上半年这个特殊的时间节点出版，客观上大大强化了“健康”这一主题。这是一个巧合——因为大疫过后，人类需要反思：人类在大自然面前是多么渺小和脆弱！人类要学会和我们赖以生存的大自然和谐相处，要懂得敬畏自然，珍爱生命，管理健康！

为什么要专门为公务员朋友编写一本关于身心健康的书呢？

我们正处在一个伟大的时代。党的十九大发出决胜全面建成小康社会的动员令，要求全党在“两个一百年”奋斗目标的历史交汇期，全面建成小康社会、实现第一个百年奋斗目标，并乘势而上开启全面建设社会主义现代化国家新征程，向第二个百年奋斗目标进军。公务员是推动经济社会发展、全面实现“两个一百年”奋斗目标的重要群体，而重要的使命担当和重要的工作岗位需要良好的身心健康来保证。大多数公务员正处在青壮年时期，他们在家庭中是主角，在工作岗位上是骨干，常常夙夜在公，废寝忘食，承担着巨大的身心压力，久而久之难免透支健康，整体健康状况堪忧。全社会都应该对他们的身心健康给予更多的关注。

关心公务员健康最好的方式是什么？我认为不是嘘寒问暖，也不是送医送药，而是传递给他们管理健康的常识和技巧，也就是古人说的“授人以鱼，不如授人以渔”。钟南山先生曾说过一句话，“最好的医生是你自己”，我深以为然。本书编写的核心理念是：“一书在手，就是半个保健医生。”本书倡导的健康理念是：“我的健康我做主，求医不如求自己。”本书不是医学专著，而是针对公务员群体量身定制的健康实用手册。本书对公务员健康设定了四个关键词：健康理念、健康常识、生活习惯、自助防治。全书内容围绕这四个关键词展开。

就健康而言，无数的事例验证这样一条规律：认知决定行为，行为决定习惯，习惯决定健康状况。数据表明：中国每年因心脏病猝死的人数接近60万人，全球第一；2016年全球有1520万人死于脑中风和心肌梗死，其中中国占比超过40%；全球每年有820万人死于癌症，2019年中国死于癌症的人数约280万人。更有高血压、糖尿病、肾病、肝病、肺病等各种慢性基础性疾病每时每刻都在威胁着我们的健康。但我想告诉大家：这些疾病的大部分诱因就潜藏在你日常生活的环境和行为习惯之中。我们在日常生活、学习和工作中，如何应对这些疾病的潜在威胁？无视是不可取的，恐惧是无益的；主动防范是完全可以做到的。只要我们能有效管理健康，大量的基础性疾病就可防可控，百分之九十的疾病就会远离我们。

加强健康管理分三步进行。

第一步：正确认知健康。建议你认真研读本书第一章，这是本书的“健康认知篇”。你知道什么是健康吗？你知道公务员的身心健康对他的人生、对他的家庭、对他所在的单位、对他的国家和民族意味着什么吗？别以为你懂，很多自以为懂的人，包括很多精英人士，也是直到他们躺在病床上才真正明白的。爱默生说：“健康是人生第一财富”；富兰克林说：“健康是对于自己的义务，也是对于社会的义务”；钟南山说：“不少人 40 岁前以命搏钱，40 岁后以钱买命，我们在医院常常接触到这种病人，体会相当深。”这些精英人士对健康的认知，是他们用生命的实践凝结而成的，要言不烦，发人深省，容不得我们有半点轻慢或懈怠。

第二步：了解和掌握健康常识。建议你认真阅读本书的第二、三、四、五章，这是本书的“健康常识篇”，告诉你很多让你吓一跳的常识。你不要问我：居室环境有那么多健康杀手吗？餐桌安全、运动保健、定期体检为什么重要？孕妇养宠物居然有如此大的风险？你会自测是否有动脉粥样硬化、老年痴呆的前兆吗？一切答案都在这四章的字里行间。

第三步：培养良好生活习惯，掌握自助防治的方法技巧。建议你认真阅读本书的第六章到第十四章，这是本书的“常见疾病自助防治篇”，介绍了110种常见疾病的病因、病状和防治方法。阅读这一部分，你会发现好多疾病的起因就是不良习惯，而防治这些疾病最有效的方法不是药物，而是“痛改前非”，告别不良习惯。

本书的编撰渗透了许多中医的理论精华，最突出的就是“治未病”的中医思想，几乎贯穿全书的所有章节。希望古老的中医精华能够通过本书浸润我们的生命，让生命之树长青。

本人一线从医四十余载，酷爱医学科普写作，先后撰写出版各类医学图书100余部，但专门为公务员编写一本健康科普图书，这对我来说是第一次，是我莫大的荣幸。

图书编写出版是一门“遗憾的艺术”，本书涉猎内容远超一般的医学专著，因各方面条件所限，书中难免有不尽妥当之处，恳请广大公务员在阅读和使用过程中不吝赐教，及时将意见反馈于出版社或我本人，以使本书在使用过程中不断修订完善，本人不胜感激之至。

王惟恒

2020年4月19日于广州

CONTENTS

目　录

第一章

健康总动员：我的健康我做主

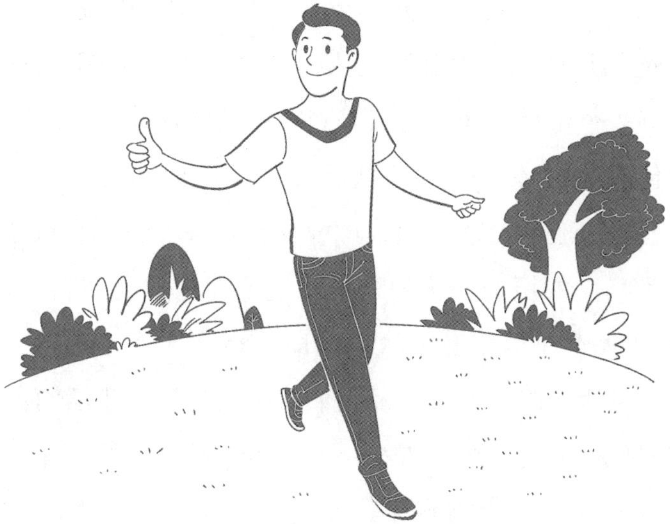

健康一问：什么是健康

美国思想家爱默生说：健康是人生第一财富。中国教育家陶行知认为：忽略健康的人，就是等于在与自己的生命开玩笑。已故世界卫生组织（WHO）总干事马勒博士曾这样表述健康的重要性：健康并不代表一切，但失去了健康，便丧失了一切。

古今中外的圣者先贤关于健康重要性的表述可以说不胜枚举。毫无疑问这些表述都是他们发自肺腑的人生感悟，他们力图让人们真正认识到：健康对每一个生命个体，乃至对国家和民族是何等重要！

那么，什么是健康？这个问题看似简单，但回答起来却颇费周章。一般意义上理解，健康就是不生病。长期以来，人们对健康的认识往往停留在“不生病”的层面，认为医学研究的对象只是“病”和“病人”。这种认识单纯从生理学角度来认识健康，在今天看来有很大的局限性，不能反映科技进步、时代发展以及人们对高质量健康生活的需求。

自20世纪50年代以来，随着分子生物学不断发展，科学家在神经细胞、受体、信号蛋白和生物酶等分子水平中找到了心理紊乱的生理生化基础，证实不良心理因素不仅仅导致心理疾病，也会导致生理疾病，一个人的心理健康与身体健康密切相关。20世纪80年代中期，世界卫生组织（WHO）对健康重新定义："健康是身体、心理和社会适应方面的良好状态，而不仅仅是没有疾病或不虚弱。"从这一新理念出发，又提出了"生物—心理—社会"的复合医学模式。据此，我国权威工具书《辞海》（1999年版）对"健康"词条修改为："人体各器官系统发育良好、功能正常、体质健壮、精力充沛，并具有健全的身心和社会适应能力的状态。通常用人体测量、体格检查、各种生理和心理指标来衡量。"世界卫生组织和新版《辞海》对健康的重新定义告诉我们：传统意义上的"不生病"并不等于我们今天所说的"健康"。衡量一个人是否健康，不只是要考察他的生理状况，而是要综合考察他的生理、心理以及社会适应等诸多方面，健康的内涵和外延都发生了很大的变化，健康的标准也随之发生了变化。新的健康标准对医药卫生工作者提出了新的要求：医生在预防、诊断和治疗疾病的时候，不仅要考虑到人的身体情况，还要考虑到社会、心理、精神、情绪等因素对人体健康的影响。

健康二问：你健康吗

经济社会发展极大提高了人们的物质文化生活水平，人们对健康的关注程度越来越高。追求高质量的健康生活成为一种趋势，一种时尚。马云曾经预言：未来最大的产业就是健康产业。"我的健康我做主"，要呵护好自己的健康，必须随时随地对自己的健康状况有一定的了解和判断，这就需要一把衡量健康的尺子——健康标准。

健康“10条标准”

世界卫生组织（WHO）曾经制定了衡量健康的10条标准，这10条标准具体阐述了健康的定义，体现了健康所包含的身体、心理和社会适应方面的内容：第一，强调要有充沛的精力，能承担起社会任务，对繁重的工作不感到过分的紧张和疲劳；第二，强调心理健康，时时处处表现出乐观主义精神，表现出对社会的责任感和积极的态度；第三，强调要具有很强的应变能力、对外界环境（包括自然环境与社会环境）各种变化的适应能力，以保持同各种变化不断趋于平衡的状态；第四，从能够明显表现身体健康的几个主要方面提出标准，包括体重（适当的体重可表现出良好、合理的营养状态）、身材、眼睛、牙齿、肌肉等方面，都要呈现出良好的状态。

这10条标准的具体内容如下：

○有充沛的精力，能从容不迫地担负日常生活中繁重的工作，而且不感到过分紧张和劳累。

○处事乐观，态度积极，乐于承担责任，事无大小，不挑剔。

○善于休息，睡眠好。

○应变能力强，能适应外界环境的各种变化。

○能够抵抗一般性感冒和传染病。

○体重适当，身体匀称，站立时，头、肩、臀位置协调。

- 眼睛明亮，反应敏捷，眼睑不易发炎。
- 牙齿清洁，无龋齿，不疼痛，牙齿牙龈颜色正，无出血现象。
- 头发有光泽，无头屑。
- 肌肉丰满，皮肤有弹性。

生理健康“五快”

世界卫生组织围绕健康新理念，在归纳、总结人群实践经验的基础上，又提出了身心健康的新标准，即“五快”（生理健康）和“三良好”（精神健康）。其中，“五快”即吃得快、便得快、睡得快、说得快、走得快。“五快”的具体内容表述如下：

吃得快 指胃口好，不挑食，吃得迅速，表明你的内脏功能正常。不过要注意，“吃得快”不是指狼吞虎咽，而是指胃口好，吃什么都香，不感到难以下咽。吃东西还是要细嚼慢咽为佳。

便得快 指上厕所时很快排通大小便，表明你肠胃功能良好。

睡得快 指上床即能熟睡，深睡，醒来时精神饱满，头脑清晰，表明你中枢神经系统的兴奋、抑制功能协调，且内脏不受任何病理信息的干扰。

说得快 指语言的表达准确、清晰、流利，表明你思维清楚而敏捷，反应良好，心肺功能正常。

走得快 指行动自如，且反应敏捷，因为人的疾病和衰老往往是从下肢开始的。

精神健康“三良好”

“三良好”是指良好的个性、良好的处世能力、良好的人际关系。“三良好”的内容表述如下：

良好的个性 指情绪稳定，性格温和，意志坚强，感情丰富，胸怀坦荡，心境达观，不为烦恼、痛苦、伤感等负面情绪所左右。

良好的处世能力 指能客观冷静地观察、思考、分析和处理问题，具有自我控制能力，故而能适应复杂的社会环境。对事物的变迁保持良好的情绪，常有知足感。

良好的人际关系 指待人接物宽和，不过分计较小事，助人为乐，与人为善，在处理人际关系方面充满热情。

上述标准看起来简单，但吸纳了丰富的科技含量和临床医学研究的成果，且通俗易懂，方便自我评估。建议广大公务员熟练掌握，以便随时对照检测自己是否处于良好的健康状态。

健康三问：你想过投资健康吗

健康是人生最重要的财富

一位智者这样告诫我们：如果我们把健康看作“1”，那么金钱、爱情、荣誉、地位、事业等都是“1”后面的“0”。如果失去了“1”，后面有再多的“0”也没有意义。请记住：当你拥有了健康，你可以拥有一切；当你失去了健康，一切对你都没有意义。

当我们拥有健康的时候，可能不觉得健康是多么宝贵，不懂得去呵护它，管理它。俗话说“你不理财，财不理你”，说的是财富管理的重要性。同样，健康是人生最重要的财富，要想永远拥有这笔财富，我们必须用心去呵护它，管理它，让它保值增值。否则，健康会随着岁月的流逝消磨殆尽，离我们而去。

健康投资就是健康管理。健康投资不在乎你有没有经济实力，不是让你花多少钱去购买昂贵的健身器材，去办高档会所的健身卡，去买一份受益多多的终身健康保险，这些都不是。相反，健康投资能否成功，取决于你有没有积极向上的人生态度和“知行合一”的行动能力。健康面前人人平等，上至精英富豪，下至平民百姓，凡热爱生活、珍惜健康者，人人皆有可为。只要我们在思想上形成强烈的健康意识，舍得在呵护和管理健康上花时间，花精力，并以顽强的毅力常年坚持，我们都将获得持续、稳定的身心健康。

许多人还停留在生病才就医的认识阶段，这样的健康都是保障式的健康，而不是管理式的健康。很多公务员，常常因为工作忙、任务重而忽视健康，他们或许在某一时段获得成功，殊不知这种成功很可能是以透支身体为代价，最终要用健康来买单。相反，管理式健康具有超前性，能为我们带来更丰厚的健康回报。美国密执安大学健康管理研究中心主任第·艾鼎敦博士曾经介绍：美国经过 20 多年的研究得出了这样一个结论：90% 的个人通过健康管理，把医疗费用降到原来的 10%；10% 的个人没有进行健康管理，医疗费用比原来上升 90%。因此，如果你有健康投资的意识，你就应该在未病前做好防范工作，预防疾病的发生。居安思危，防患未然，管理好你的健康，这将使你获得惊人的、超乎想象的回报。

洪昭光教授曾在他的文章中这样说："如果按大家对健康的态度来划分，可以分为四种人：聪明人、明白人、普通人和糊涂人。聪明人投资健康，主动健康，健康增值，活到120岁；明白人关注健康，储蓄健康，健康保值，平安活到90岁；普通人漠视健康，随心所欲，带病活到70岁；糊涂人透支健康，提前死亡，生命缩水，顶多活到五六十岁。"洪昭光教授指出："长寿，钱和权都不是主要的，主要的是懂得保健。"

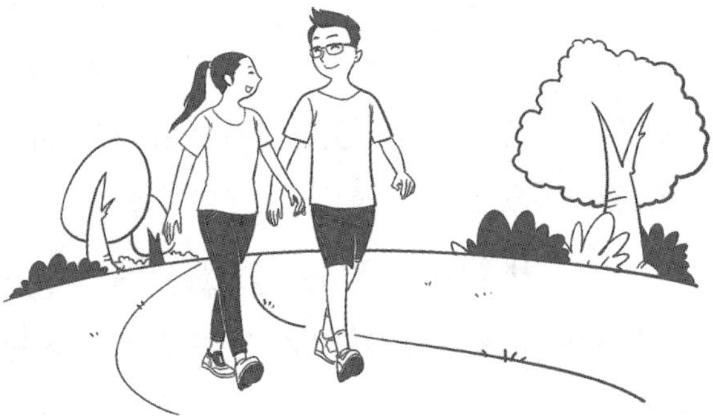

我健康，我富有

医学专家黄建始在他的《最大回报健康投资》一书中写道："健康是最宝贵的财产，关爱健康是付出最小、回报最大的投资。"保持健康实际上就是不断减慢衰老的过程。好像一个漏水的容器，要保持一定的水平面，就要不断地加水进去。要保持健康，减慢衰老的过程，就必须不断地进行健康投资。

投资健康是人生最重要的价值投资，无本万利，人人可为。倘若因为你的努力和付出，你终身拥有健康，那么，应该恭喜你获得了人生最宝贵的财富，你就是成功的健康投资家，更是人生的赢家；倘若你能把健康投资的意识传达给身边的人，并用你的实际行动去影响他们，那你又是一位功德无量的慈善家。

学一点健康常识

公务员朋友该如何进行健康投资呢？建议先学一点健康常识。

不妨先给自己树立一个小目标：当好自己的保健医生。这不是一个遥不可及的目标，只要我们肯努力，人人都可以成为自己的保健医生。

中医有一个核心理念叫“治未病”。所谓“治未病”，就是“未病先防”和“既病防变”。中医认为，任何身心疾病都不是一夜之间突然发生的，都有它的内因或外因，都有一个从量变到质变的发生、发展过程。如果我们能够掌握一些身心健康的基本常识，我们就能够在疾病产生之前做到“未病先防”，或在疾病产生之后“既病防变”。

“未病先防”防什么？“既病防变”如何防？这些都是我们应该掌握的关于身心健康的基本常识。学习了解健康常识不妨从以下几个方面入手：

环境与健康常识　很多疾病是由环境因素引起的，比如空气质量、气候变化、居室装修、厨房卫生、冰箱、空调、电视、电脑、手机、宠物喂养等等，我们日常工作和生活环境的方方面面，都跟常见疾病有关，或者说都潜藏着疾病的诱因。

饮食与健康常识　俗话说，“百病从口入”。我们吃什么，怎么吃，喝什么，怎么喝，都跟健康息息相关。

运动与健康常识　生命在于运动。你不仅要认识到适当的运动对健康的重要性，更要了解你适合哪一种运动方式，运动时要注意什么问题。

急救常识　公务员不仅要了解生活中的急救常识，更要掌握这些急救常识的实际操作要领。

心理健康常识 现代社会生活节奏加快，竞争带来的工作和生活压力加大，学一点心理学，了解一些心理健康基础知识，这对于提高我们的社会交际能力、增强我们的自我心理调适能力越来越重要。

公务员职业病常识 公务员的职业特点和工作性质决定了这个群体是一些常见疾病的高发人群。比如流行性传染疾病、呼吸道疾病、声带疾病、眼科疾病、脊椎和骨科疾病、胃溃疡、下肢静脉血栓、低血糖、失眠、神经衰弱等，这些常见职业疾病，公务员都需要重点了解，重点防治。

常见常用的医学常识 包括如何求医、如何问诊、如何读体检报告、如何用药、如何进行简单的自助检测和自助医疗等等。

中医保健养生常识 中国中医文化博大精深，相关的养生保健常识非常实用，也非常适合我们自学。

掌握了有关健康的基本常识，我们就有了“治未病”的基础。毛泽东同志说过，入门既不难，深造也是办得到的。从常识学习入手，将常识用于“治未病”的实践，长此以往，我们就成了“半个郎中”，不仅能当好自己的保健医生，而且还能当好家庭和身边人的保健医生。

定期检查身体

定期进行健康体检是保护人体健康的一项十分重要的预防性措施，是预防疾病发生、延缓疾病进展、实施自我保健的重要方式。通过健康体检至少你能感受到四个方面的好处。一是能从各项检查指标和数据上观察到身体功能的反应，了解自己身体各主要脏器的功能状态，全面地评价自己的健康状况。二是能在早期检查出潜在的疾病，达到早发现、早诊断、早治疗的目的，减少疾病的恶性循环，最大限度地保证身体健康。三是对原有的疾病定期复查、进行比较，确定有无加重、减轻或痊愈，有利于指导今后的治疗和预防保健工作。四是针对专家提出的健康建议，树立积极的健康理念，改善不良的生活习惯，去除不利于健康的因素和生活习惯，提高自身的健康水平。因此，广大公务员朋友无论工作如何忙，都要定期去医院检查身体，以及时掌握身体各部位的运行状态，防止你的身体“磨损过度不知悉，运转太快起事端”。

注重心理保健

健康管理，首先要注重的是心理保健。一个人的身体健康，不单单是指身体没有疾病和长得强壮，而且是要达到身体上、精神上和社会适应的良好状态。据有关资料表明，现在越来越多的人参加心理咨询、心理保健，为自己的精神状态把脉，以免出现心理障碍和精神疾病。一个人一旦患上心理障碍或精神疾病，其治疗将是一个艰难而长期的过程，其花费就不会是一笔小数目，其时间更是一个漫长的过程，更不要说其他方面的损失了。而心理咨询和心理保健的作用就是预防心理疾病的发生，保持心理健康。

建立健康的生活方式

2019 年 7 月 15 日，国务院发布《健康中国行动（2019—2030 年）》，将人民健康提到了国家战略层面。“行动”中提道：每个人都是自己健康的第一责任人，呼吁大家养成健康文明的生活方式。

健康的生活方式是指有益于健康的习惯化的行为方式。概括起来就是：科学休息、合理膳食、讲究卫生、适量运动、情绪稳定。主要表现为饮食有节、起居有常、动静结合、心态平和。生活有规律，没有不良嗜好，讲究个人卫生、环境卫生、饮食卫生，平时注重身心保健，生病及时就医，积极参加健康有益的文体活动和社会活动等。如何建立健康的生活方式，具体要求做到以下几点：

科学休息 俗话说不会休息的人，就不会工作。只有做到起居有常，劳逸结合，才能真正提高工作效率。休息的目的是为了消除疲劳，这需要充足的休息时间，尤其是睡眠时间。长期休息不足，很容易引起身体不适，严重危害身体健康。不同原因产生的疲劳，还要采取不同的科学休息方式去消除。公务员的工作是体力和脑力双重劳动，如果充分的休息过后仍然感觉疲劳，那就说明你需要的不仅是通过“静止”恢复体能，还要想办法让神经放松下来。通过改换活动内容，就能使大脑的不同区域得到休息。我们的疲惫主要来自对现有的一成不变的生活的厌倦。所以最好的休息项目就是那些让我们重新找到生活和工作热情的活动。

合理膳食 合理膳食要做到六个字——全面（提倡每天 30 种食物）、均衡（比例合适）、适量（数量不多不少）。生命首先在于营养，没有营养就没有健康，营养缺乏和过剩都可能导致亚健康和疾病。营养学家建议认真做到每人每天的饮食包括：少量脂肪（25 克），一瓶奶一只蛋，25 ~ 50 克左右大豆及其制品，100 ~ 200 克海鱼或禽肉，500 克蔬菜水果，控制甜饮食和盐（5 克）的摄入，保证 250 ~ 500 克五谷杂粮，坚信吃出健康来。

讲究卫生 这里的卫生，包括环境卫生、个人卫生和饮食卫生三个方面。虽然室内卫生不强调过度消毒，但必须时时保持室内整洁，适当的温度（16℃ ~ 24℃）和湿度（40% ~ 60%），注意每天彻底通风 1 ~ 2 次。勤洗手、多喝水。勤洗手是预防呼吸道传染病最简便有效的方法；多喝水能缓解黏膜干燥，防止血黏，增加尿量利于体内代谢废物排出。

适量运动 无论做何种锻炼，只要掌握科学的方法并持之以恒就能收到良好效果。生命在于运动，运动有许多好处，可强健肌肉、骨骼、关节。室外紫外线下可合成 VD_3，有利于钙吸收，加速新陈代谢，使身体各部分组织得益，并消耗多余能量和脂肪，预防癌症、心脑血管疾病，提高胰岛素的敏感性，减少糖尿病风险。同时运动也是一种积极的休息方式。运动需要适量，健康教育界提出“三、五、七”的量化指标颇为合适。“三”是每次运动 30 分钟以上，“五”指每周有 5 次运动，“七”是保持运动后的心率 =170− 年龄。各人根据喜好，各种运动均可，量力而行，注意安全。对中老年人而言，早上太阳出来后运动，饭后半小时百步走，这种锻炼方式十分有利于降血糖和减肥。

情绪稳定 中医学认为“百病怒起，忧郁生疾”。乐观让你不得病，少得病，得了病也好得快。“病由心生”这一说法由来已久，且这一现象在今天愈加普遍，日趋明显，由此可见心理因素对健康具有举足轻重的作用。医学研究发现，一个人心态平衡时，免疫力、抵抗力、康复力均达到最佳状态，人体本身具有极强的抗疾能力，但精神一旦崩溃就会不战而败。特别是不愉快的情绪会影响免疫功能，削弱机体“免疫监视”的能力，引发癌症和其他疾病。人体由约 40 万亿～ 60 万亿个细胞组成，每天都有一定量的细胞发生突变，免疫能力强的人就能依靠自身的力量，将异常分裂的细胞吞噬掉，这样就消除了癌症的祸根。相反，免疫能力低下，突变细胞就会生存下来，久而久之，多少年后，癌症就发生了，足见心理健康的重要性。

世界卫生组织（WHO）提出“健康四大基石”，即“合理饮食、戒烟限酒、适当运动、心理平衡”，这 16 字正好是健康生活的注解，是日常防病的指南。只要做到这四点，就能使高血压减少 55%、中风和冠心病减少 75%、糖尿病减少 50%、肿瘤减少 1/3，平均寿命可延长 10 年以上。

温馨提示　午睡不容忽视

睡午觉是个很好的睡眠习惯。美国医学教授威廉·德门特说：“睡眠是抵御疾病的第一道防线。”他发现，凡是在凌晨 3 点钟起床的人，第二天的免疫力就会减弱，血液中有保护作用的杀病菌的细胞也会减少 1/3。所以，我国民间流传的“吃人参不如睡五更”这句话是很有道理的。我国传统养生学提倡睡“子午觉”。“子时”是指 23 时至次日 1 时，“午时”是指 11 时至 13 时。认为睡“子时”可以养精蓄锐，而睡“午时”则可以顺应阳气的开发。

临床基础研究也已经证实，深睡眠在一天中有几个阶段，在中午 12 点至下午 2 点之间，有半小时的深睡眠期，但具体从哪个时段开始，因个人情况而异。因此，中午小睡片刻，可以争取半小时深睡眠，帮助人体机能的自行修复。从人的能量消耗和补充平衡角度，午睡也很有道理。因为从清晨到中午，从中午到晚上入睡前，这两个时段都有七八个小时，持续运作会让人体各部分的效能降低，尤其是脑力劳动者，午睡是有效的“充电”手段，小睡片刻换来的是下午工作的高效率。但午睡并不需要过久，关键是质量。一般半小时足够，最多不超过一小时，否则会影响晚上的睡眠。午睡时最好能平躺在床上或沙发上，使身体伸展开来。不要趴在桌上睡，这种体位容易使呼吸受限，颈部和腰部的肌肉紧张，醒后很不舒服，易发生慢性颈肩病。

无病也要“呻吟”——警惕亚健康

世界卫生组织（WHO）将机体无器质性病变、但有一些功能改变的状态称为“第三状态”（人群中真正健康者称“第一状态”，患病者为“第二状态”），我国称之为“亚健康状态”。亚健康是一种临界状态，处于亚健康状态的人虽然没有明确的疾病，但却出现精神活力和适应能力下降的状态，其临床特点为“一多三少”。一多指疲劳多；三少即三种减退：活力减退、反应能力减退和适应能力减退。如果这种状态不能得到及时的纠正，非常容易引起身心疾病。

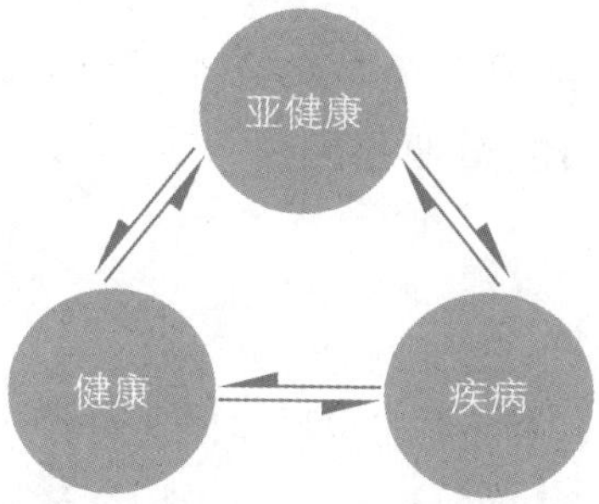

亚健康——健康与疾病的中间状态

你不妨回忆一下，自己是不是经常出现这样的情况：有时心慌、气短、浑身乏力，但心电图显示却正常；不时头痛、头晕，可血压和脑电图也没什么问题。如果答案是肯定的，那你很可能已经处于亚健康状态了。世界卫生组织一项全球调查结果显示，真正符合世界卫生组织健康的定义、达到健康标准的人群只占 5%，有约 20% 的人群是需要诊治的病人，其余 75% 的人群处于健康和疾病之间的一种状态，即亚健康状态。

亚健康产生的原因

亚健康产生的原因，不外乎以下几种情况：一是由于过度疲劳造成的精力、体力透支。由于竞争的日趋激烈，人们用心、用脑过度，身体的主要器官长期处于超负荷状态。二是由于人体的自然老化，表现出体力不支、精力不足、社会适应能力降低。三是现代疾病如心脑血管疾病、肿瘤等疾病的前期反应。在发病前，人体在相当长的时间内不会出现器质性病变，但在功能上已经发生了障碍，如胸闷气短、头晕目眩、失眠健忘等。四是人体生物周期中的低潮时期。即使是健康人，也会在一个特定的时期内处于亚健康状态，例如女性在月经来潮前表现出的烦躁不安、情绪不稳、容易激动等。五是受个人生活行为习惯的影响。亚健康也与饮食结构和生活习惯有重要关系，比如摄取的维生素减少、脂肪含量增高、生活不规律、运动与休息安排不当等。另外，吸烟、酗酒以及环境污染也是导致亚健康的重要外因。

亚健康的临床表现

亚健康的主要特征包括：（1）身心不适的若干征候，如疲劳、虚弱、情绪改变等；（2）与年龄不相适应的组织结构或生理功能减退所致的各种虚弱表现；（3）微生态失衡状态；（4）某些疾病的病前生理病理学改变。

亚健康的临床表现多种多样，躯体方面可表现为疲乏无力、肌肉及关节酸痛、头昏头痛、心悸胸闷、睡眠紊乱、食欲不振、脘腹不适、便溏便秘、性功能减退、怕冷怕热、易于感冒、眼部干涩等；心理方面可表现为情绪低落、心烦意乱、焦躁不安、急躁易怒、恐惧胆怯、记忆力下降、注意力不集中、精力不足、反应迟钝等；社会交往方面可表现为不能较好地承担相应的社会角色，工作、学习困难，不能正常地处理好人际关系、家庭关系，难以进行正常的社会交往等。

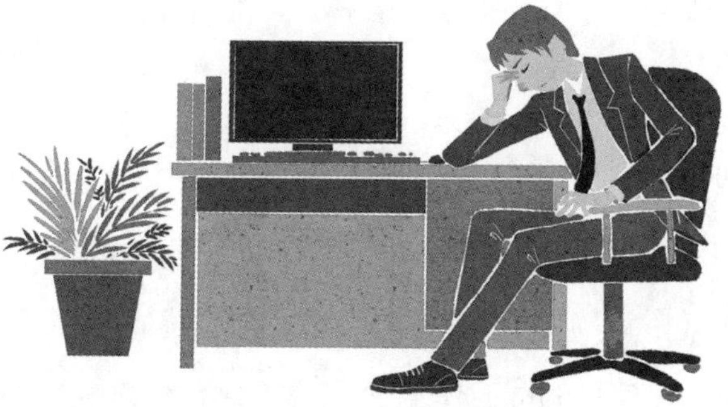

我被亚健康“青睐”了

亚健康的危害

亚健康是健康与疾病之间的临界点，也是疾病甚至大病来临之前身体机器发出的信号，但由于亚健康的潜伏期一般是 8 年到 10 年，加之人们对其认识不足，往往不予重视，结果延误了治疗的最佳时期。

那么，亚健康对身体的危害有哪些呢？

首先，亚健康会影响工作、学习效率，降低生活质量。像精力不集中、精神紧张、悲观、烦躁、头晕、耳鸣等亚健康表现都会对你的生活、工作、学习造成很大的影响。其次是引发疾病。一些亚健康状态经过恶化，发生病变，从而转化为疾病，只有经过治疗才能得到改善。再者，亚健康影响人际关系。很多人的亚健康表现在精神上，如厌恶社会、不愿意接触人群、对人不信任、多疑、健忘等，都会对身边的人造成一定的影响，造成人际关系紧张，而人际关系紧张又反过来加重亚健康的临床征兆，形成恶性循环。

更为严重的是，亚健康是一些重大疾病的潜伏温床，一旦发生疾病就会对身体造成痛苦，甚至减少寿命。如心脑血管疾病、早期癌症等等，如果能早发现，治好的概率相当大，但是如果到了晚期才发现就希望渺茫。由此可见，亚健康虽然不属于疾病，但如果不及时警惕和防范，后果将是很严重的。

亚健康为何“青睐”公务员

公务员的职业是集脑力劳动与体力劳动于一体的职业，在繁重而辛劳的工作中，他们的身心备受来自各方面的困扰。一项卫生部门的不完全统计数据表明，高强度的工作给公务员的身体和心理都造成了不小的压力，有70%的公务员处于亚健康或患病状态，有职业病者也不在少数。

人的生长期发育到25岁已进入高峰期，从30～35岁逐渐出现生理上的退行性变化，人体器官功能逐渐下降，机体的功能开始缓慢地衰退，免疫功能逐渐减退，社会适应能力逐渐下降。中青年公务员处于奋斗创业、成立家庭、教育孩子的重要阶段，事业与家庭的双重重担使他们付出的脑力和体力往往超出正常的生理负载力，久而久之形成身心疲惫的亚健康状态。他们的父母大多处于年老体衰阶段，容易患各种疾病，尤其像临床常见的脑梗死、心梗、肿瘤等一些发病突然、病情严重的疾病。公务员不仅工作繁忙，还要照顾老人、接送孩子上学等等，诸多压力往往容易导致身体免疫力急剧下降，出现亚健康征兆。统计资料表明，30～40岁的公务员亚健康发生率最高，达到79.17%。

亚健康自我测评

专家指出，亚健康的预防要重视三级干预。一级干预是以自我保健、健康教育为主，辅以运动指导、饮食指导、心理指导等措施；二级干预即进行普查、筛检、定期健康检查以及亚健康量表自测等干预亚健康，早发现、早诊断、早治疗（即“三早”干预）；三级干预提倡采取中医药、针灸、推拿、按摩、理疗等个体化干预。自我保健要注意做到早发现，这样才有利于早期进行自我调理，以促进康复。经常对照“亚健康状态自我测评表”进行自我测评，有助于积极防治亚健康。

亚健康状态自我测评表

序号	症状表现	分值
1	早上起床时不断有头发丝掉落。	5分
2	感到有些抑郁，心里闷，觉得有事，常对着窗外发呆。	3分
3	昨天想好的事，今天怎么也记不起来了，而且近来常出现这种情况。	10分
4	害怕走进办公室，觉得工作令人厌倦。	5分
5	工作效率下降，上司已表示对你的工作不满意。	5分
6	不愿面对同事和上司，想一人关起门来自己待着。	5分
7	工作一小时就感到身体倦怠，胸闷气短。	10分
8	始终无法提起工作情绪，容易动怒发脾气；但又似乎没有精力发作。	5分
9	一日三餐食量减少，即使非常适合自己口味的菜，吃起来也觉得没味。	5分
10	盼望早点下班，离开办公室，为的是能够早点回家，躺在床上休息。	5分
11	不再像以前那样热衷于朋友聚会，对社交活动有强打精神、勉强应酬的感觉。	2分
12	对城市污染或噪音特别敏感，比以前更渴望到优美清静的环境中休息。	5分
13	晚上经常难入睡，即使睡着了，又老在做梦的状态，睡眠质量很糟糕。	10分
14	体重有明显下降的趋势，早上起来，似乎发现眼眶有点凹陷，下巴突出。	10分
15	感觉自己免疫力在下降，春秋季节流感一来，自己首当其冲，极易感冒。	5分
16	性能力下降。配偶对你明显表示有性要求，你却感到疲惫不堪，毫无性欲，令配偶怀疑你有外遇。	10分

【说明】总得分超过30分，表明自己已有轻度亚健康，应该注意休息了；总得分超过50分，必须反省，重新调节自己，认真安排好生活、工作和休息，充分休整；总得分达到80分，则务必咨询医生，或彻底休息一段日子，让身体得到充分调整，恢复健康。

亚健康自助防治"六法"

合理膳食，均衡营养 人每天要从食物中摄取很多的营养成分，而一旦哪种营养元素摄入过多或过少，就会影响到身体内的营养均衡，从而容易引发身体的不适。所以，在日常生活中要合理膳食，多吃新鲜的蔬菜和水果，可以补充维生素和膳食纤维；饮食要少盐、少糖，应多吃些高蛋白的食物，如豆制品、鱼和水产品等，这样可以补充人体必需的氨基酸、维生素和微量元素等。多吃可稳定情绪的食物，如钙具有安定情绪的作用，脾气暴躁者应多食牛奶、酸奶、奶酪等乳制品以及鱼、肝、骨头汤等含钙食物。当感到心理压力巨大时，人体所消耗的维生素C将明显增加。因此，精神紧张者可多吃鲜橙、猕猴桃等，以补充足够的维生素C。此外，还要注意不要暴饮暴食或偏食。暴饮暴食会造成消化道器质性病变；偏食会因为缺乏某种营养物质而诱发亚健康。

规律作息，保证睡眠 对于公务员来说，因为工作性质的原故，工作有时不会按时按点结束，所以经常没有充足的睡眠时间，可以说公务员亚健康的主要原因之一就是睡眠障碍。而世界卫生组织确定"睡得香"为健康的重要客观标志之一，也是因为睡眠对身体健康十分重要，当我们感到情绪不佳或者身体不适的时候，美美地睡上一觉后，会让人感觉精神倍增，甚至连体力都恢复了很多。因此良好睡眠能够很好地改善亚健康。

调整心态，自我减压 每个人在生活中都会面临很多的压力，而压力过大容易使人变得焦躁不安，身心过度紧张，从而产生倦怠感。这个时候要及时进行心态调整，释放压力，从而保持积极、乐观的心态。

坚持锻炼，适量运动 健康的身体离不开科学的适量运动，良好的心理状态也离不开合理的身体运动。当我们的肢体得到良好的锻炼，身体会更加灵活，思维也会随之活跃，这样才能够抵御疾病，让我们的身心摆脱亚健康状态。

培养兴趣，陶冶情操 培养兴趣爱好对维护身心健康有很大的帮助，只有业余生活丰富多彩，才会让我们更加积极乐观。积极、健康的兴趣爱好不仅能够修身养性，还能够陶冶情操，对于心理疾病的治疗也有很大的帮助。

戒烟限酒，改变不良嗜好 抽烟酗酒都会对人体造成伤害，还会使人体的免疫功能削弱。

健康格言

1. 健康是人生第一财富。 ——爱默生

2. 健康是对于自己的义务，也是对于社会的义务。 ——富兰克林

3. 预防胜于治疗。 ——狄更斯

4. 最好的医生是你自己。 ——钟南山

5. 不少人 40 岁前以命搏钱，40 岁后以钱买命，我们在医院常常接触到这种病人，体会相当深。 ——钟南山

第二章

公务员心理健康常识

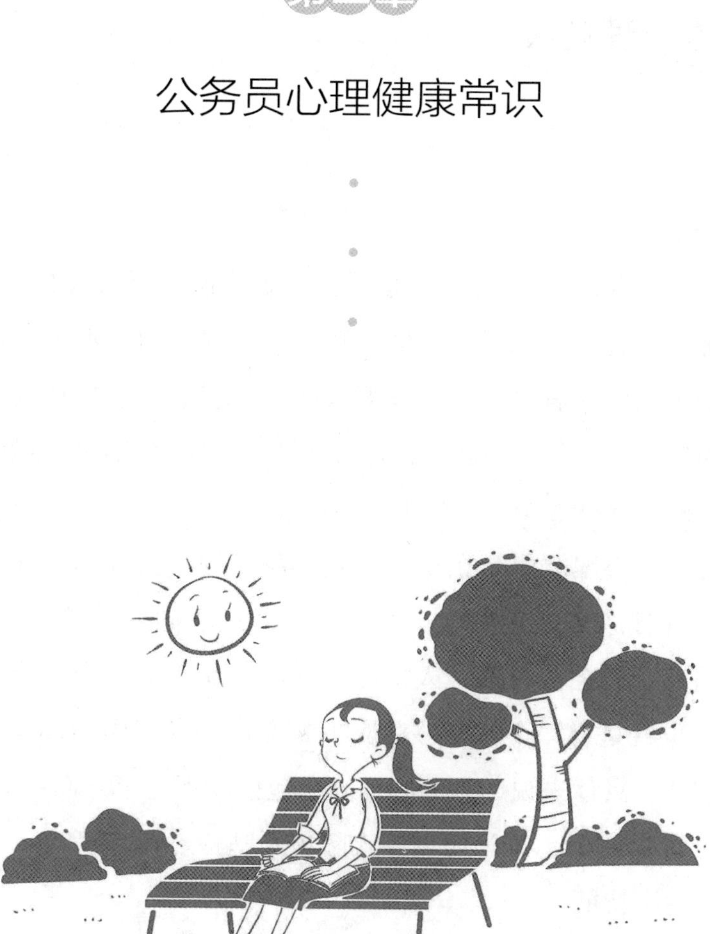

什么是心理健康

我们知道，身体健康是心理健康的基础，而心理健康又是身体健康的保证。那么，究竟什么是心理健康呢？心理健康的基本含义是指心理的各个方面及活动过程处于一种良好或正常的状态。换句话说，它是一种持续且积极发展的心理状态，在这种状态下，主体能做出良好的适应，并且充分发挥其身心潜能。

广义上讲，心理健康是指一种高效而满意的、持续的心理状态。狭义上讲，心理健康是指人的基本心理活动的过程内容完整、协调一致，即认识、情感、意志、行为、人格的完整和协调，能适应社会并与社会保持同步，也就是说，个体能够适应不断变化和发展中的环境，具有完善的个性特征。具体来说，人的心理健康包括以下七个方面：智力正常、情绪健康、意志健全、行为协调、人际关系适应、反应适度、心理特点符合年龄与性别特征。

公务员要建立对心理健康的正确认知，自觉关注自己的心理健康。这个人群是经济社会发展的主力军，承担着高强度的工作压力和优胜劣汰的竞争压力，因而也是神经衰弱、焦虑症、强迫症、抑郁症等心理疾病的高发人群。而令人担忧的是，很多人不认为心理疾病是一种病，出现心理疾病之后不是主动去调理和防治，而是一味遮掩回避，讳疾忌医，最终导致病情恶化。

为了事业和人生理想，公务员要像呵护身体健康一样呵护我们的心理健康。

心理健康标准

人的生理健康是有标准的，心理健康也同样如此。但人的心理健康标准不及生理健康标准那样具体与客观。了解与掌握心理健康的定义和标准对于增强与维护人的全面健康有重要的意义。

从心理健康的定义来看，衡量心理健康的标准一般包括以下几个方面：

智力标准 智力正常是人正常生活的最基本的心理健康条件，良好的智力水平是一切社会人学业成功、事业有成的心理基础。智力标准用 IQ 值来表示。智商≥ 90 为正常，上不封顶，＜ 70 为智力落后。智力不正常的人心理不可能健康，但是 IQ 值不能说明一个人的成就，IQ 值高也不能保证心理健康。

情绪标准 情绪是指人对客观事物是否符合需要所产生的一种主观体验。情绪稳定且心情愉快才是情绪健康的标志，情绪的变化由适当的原因引起，与情绪反应的程度相适宜。

意志标准 是指人自觉地确定活动目标，支配自己行动，克服重重困难，以实现预定目标的心理过程。意志是成功做任何事情的阶梯，如果做事过于优柔寡断、徘徊不前、思前想后，或不计后果、草率从事等都是意志不健康的表现。

社会适应标准 较好的社会适应性主要是指具有较好适应社会环境的能力；能建立积极而和谐的人际关系，能适应周围的人际关系；处理和应对家庭、学校和社会生活的能力，如做出决定、解决问题、批判性思维、情绪控制、心理换位、人际沟通等能力。

心理活动特点应符合年龄、性别特征 人的一生要经历各个不同年龄阶段，每个年龄阶段都有该年龄阶段的特点和性别特征。

注意力集中度 注意力是一切活动取得成功的心理保证。如果一个人缺乏注意力集中和保持稳定的能力，就不能很好完成有目的的活动，如儿童多动症，成人的焦虑抑郁症等都会存在注意力问题。一般 5 ～ 7 岁可连续注意时间约为 15 分钟；7 ～ 10 岁为 20 分钟；10 ～ 12 岁为 25 分钟；12 岁以上为 30 分钟，甚至更多。

人格健全 心理健康的最终目标是使人保持人格的完整性。健康人格就是宽容、悦纳、善待他人，不斤斤计较、怨天尤人、百般挑剔，就是要有自知之明，能正确评价自我，有正确的人生观和价值观。

“理想的我”与“现实的我”基本相符 研究证明，不能正确地面对现实、处理与周围环境的关系是导致心理障碍、心理疾病的重要原因。所以要面对现实，把握现实，主动适应现实。

在不损害他人利益的前提下，有限度地发挥自己独特的个性特征。

在不违背社会伦理道德规范和法规的情况下，对个人的基本需求能给予恰当的满足。

我们掌握了上述心理健康标准，就能以此为依据，进行心理健康的自我诊断。如果发现自己的心理状况中某个或某几个方面与心理健康标准有一定距离，就应该有针对性地加强心理锻炼，以期达到心理健康水平。如果发现自己的心理状态严重地偏离心理健康标准，就要及时地求医，以便进行早期诊断与早期治疗。

心理健康状况自助测试

世界卫生组织认为心理健康比躯体健康更重要。现将测定心理异常与老化的16个问题分列如下，你也不妨来测一测：

1. 是否变得很健忘？
2. 是否经常束手无策？
3. 是否总把心思集中在以自己为中心的事情上？
4. 是否喜欢谈起往事？
5. 是否总是爱发牢骚？
6. 是否对发生在眼前的事表现冷淡、漠不关心？
7. 是否对亲人产生疏离感，甚至想独自生活？
8. 是否对接受新事物感到非常困难？
9. 是否对与自己有关的事过于敏感？
10. 是否不愿与人交往？
11. 是否觉得自己已经跟不上时代？
12. 是否常常很冲动？

13. 是否常会莫名其妙地伤感？

14. 是否觉得生活枯燥无味，没有意义？

15. 是否渐渐喜好收集不实用的东西？

16. 是否常常无缘无故地生气？

如果你的答案有 7 条以上是肯定的，那么你的心理就出现异常或老化的危机了，你就必须小心呵护自己的心理健康了！

公务员心理健康标准

公务员的心理健康，除了具备一般个体心理健康的基本特质外，还应该包括公务员职业特殊性带来的特殊要求。根据对公务员心理健康调查结果和工作性质的分析，公务员的心理健康标准应该具备以下几个方面：

正确的角色认知 即认同工作岗位赋予的角色和身份，真正了解、正确评价、乐于接受自己。能认识到人是有个体差异的，允许自己不如别人。

有良好的教育认知水平 具有敏锐的观察力及客观了解本职工作的能力；具有获取信息、适宜地传递信息和有效运用信息的能力；具有创造性地做好本职工作的能力。

热爱本职工作 能从本职工作中获得自我安慰、自我实现和成就感。

能控制自我情绪，具有稳定而积极的心理环境 公务员的心理环境是否稳定、乐观、积极，将影响他们的全部心理状况及行径，也关系到他们的工作成效。

有较强的抗焦虑、抗挫折能力 能经受工作和生活中困难和挫折的考验，有自我排解压力和焦虑的方式方法。

有自觉、果断、坚持、自制等优良的意志品质 繁重艰巨的工作要求公务员有坚毅的意志品格，即在本职工作中确认目标性和坚定性；处理问题时决策的果断性和坚持性；面对矛盾时沉着、镇静的自制力等。

和谐的人际关系 能与领导、同事和业务伙伴和谐相处，积极态度多于消极态度。

创造性地工作，能适应和改造工作环境 能适应当前发展、改革与创新的工作环境，善于接受新事物、新理念，为积极改造不良工作环境、提高工作效率献计献策。

公务员常见心理障碍及其危害

公务员工作压力大，任务重，是心理疾病的高发人群。造成公务员心理障碍的主要原因包括以下几个方面：

- 社会对其岗位的要求和期望过高。
- 社会认同感不足，工资待遇低，工作条件较差。
- 工作时间长、工作量大，其他事务性工作繁杂。
- 工作对象的特殊性和年龄特征使工作压力倍增。
- 工作压力大，工作绩效与待遇挂钩。
- 生活、工作中的多重角色冲突带来的压力。

○行政管理制度落后、管理水平不足。
○同事之间的人际关系紧张。
○对自身的认识不足。

公务员常见的心理障碍主要表现在以下几个方面：

情绪障碍

全球化趋势对各行各业产生了很大的冲击，自然也对公务员提出了一系列新的要求。在此过程中，公务员易产生情绪不适应，主要表现为：情绪不稳定，难以控制自己的情绪，易怒，反应过度；少言寡语，不愿与他人交往，内心苦闷；缺乏生活动力，丧失活力，常常表现出失望、悲观、恐慌等，对以往感兴趣的事物也觉得平淡乏味，甚至离群索居，自我封闭等；产生与抑郁、焦虑等情绪有关的认知和躯体征象；缺乏工作积极性，敷衍了事，时常有倦怠感。

人格障碍

“人格”是西方心理学术语。人格障碍又称“病态人格”或“异常人格”，是指明显偏离正常且根深蒂固的行为方式，具有适应不良的性质，其人格在内容上、本质上或整个人格方面表现异常，因此患者会遭受痛苦，或使他人遭受痛苦，或给个人或社会带来不良影响。人格的异常妨碍了人格障碍者的情感和意志活动，破坏了其行为的目的性和统一性，给人以与众不同的特异感觉，在待人接物方面表现尤为突出。

人格障碍者不存在认知和智力障碍，没有妄想和幻觉，能认识自己的行为及后果，没有特定的情绪和身体障碍。目前国外所做的调查结果，人格障碍的患病率在 2% ～ 10% 之间，国内与国外接近。公务员的人格障碍主要表现为以下几种类型：

焦虑型人格障碍　这类人临床上以持久和广泛的内心紧张及忧虑体验为特征，如过分的敏感，不安全感及自卑感；一贯感到紧张，提心吊胆，总是需要被人喜欢和接纳，除非得到保证被他人所接受和不会受到批评，否则拒绝与他人建立人际关系；对拒绝和批评过分敏感，常因夸大生活中潜在的危险而回避许多正常社会活动，因而其生活方式受到明显的限制，有研究表明它和焦虑性障碍如惊恐发作、社交恐惧症、强迫症等显著相关。

强迫型人格障碍　强迫型人格障碍者以过分要求严格与完美无缺为特征，男性多于女性。常常表现为具有惰性，犹豫不决，好怀疑和按部就班，他们以十全十美的高标准要求自己，希望所做的事完美无瑕，事后反复检验，苛求细节，为此他们表现焦虑、紧张和苦恼，他们的道德感、责任感过强，过于自我克制、自我关注。他们沉溺于职责义务与道德规范，过分投入工作，业余爱好较少，缺少社交友谊往来，工作后常缺乏愉快和满足的内心体验，相反常有悔恨和内疚。他们虽然可以在工作上取得成就，但很少有挚友。

依赖型人格障碍　依赖型人格障碍者以将本人的需要依附于别人为主要特征，以女性为多。其特征是缺乏自信，不能独立活动，常常是在没有别人反复劝告或保证下便不能做出日常决定。一般难以自己主动确定计划，情愿把自己置于从属的地位，一切悉听他人决定。临床将其表现归纳为：（1）由于没有能力独立地发挥本人作用，而被动地依靠别人在本人生活的重要问题上做出决定；（2）把自己看成是没有能力的、笨拙的、缺乏自信心的；（3）顺从所依赖的人的需求，如忍受所依赖配偶的不良待遇或虐待。依赖型人格对亲近与归属有过分的渴求，在生活中会不断演变扭曲，这种渴求是强迫的、盲目的、非理性的，与真实的感情无关。

冲动型人格障碍 又称为攻击型或暴躁型人格障碍。冲动型人格障碍者主要特征为情绪不稳定及缺乏冲动控制，暴力或威胁性行为的爆发很常见，在其他人加以批评时尤为如此，这种人常因微小的刺激而突然爆发非常强烈的愤怒情绪和冲动行为，自己完全不能克制，其时可出现暴烈的攻击行为，行动时体验到愉快、满足或放松。这种突然出现的情绪和行为变化和平时是不一样的，他们在不发作时是正常的，事后对冲动发作时的所作所为感到懊悔，但不能防止再发。这种冲动发作也常因饮酒而引起。

偏执型人格障碍 偏执型人格障碍者常常表现为思想固执刻板，敏感多疑，过分警觉，心胸狭隘，好嫉妒；自我评价过高，体验到自己过分重要，倾向推诿客观，拒绝接受批评，对挫折和失败过分敏感，如受到质疑则出现争论，诡辩，甚至冲动攻击和好斗；常有某些超价观念和不安全感，不愉快，缺乏幽默感；这类人经常处于戒备和紧张状态之中，寻找怀疑偏见的根据，对他人的中性或善意的动作，歪曲而采取敌意和藐视，对事态的前后关系缺乏正确评价；容易发生病理性嫉妒，易发生偏执狂或偏执型精神分裂症。

分裂型人格障碍 分裂型人格障碍者特征是思维古怪，他们在感知、社会交往和行为上虽有异常，但未达到精神分裂症的程度，他们的思维特点是反常的、固执的，有时可见短暂的怪异思维发作、超价观念和特殊行为，这类人通常被认为是边缘性精神分裂症。分裂型人格障碍者的主要表现为爱好不多，比较冷漠，过分敏感并且胆怯，缺乏进取心，难有真心的朋友，对人际关系也比较不在乎。然而他的另一个人格却喜欢和自己说话，像是两个不一样的灵魂住在了脑海里。

回避型人格障碍 这一类人虽有一定程度的社会隔离，但他们渴望与周围接触，是有别于分裂型的，他们对社交的不利后果非常敏感，在抵制这种敏感的过程中表现为焦虑、害羞和悲伤，周围对他们的轻视和忽略以及其他社会负面影响是他们不能容忍的，由于他们无时不在担心上述情况的出现，故而与社会隔绝，他们经常为不能与周围人适当相处感到苦闷，有很强的自卑心理。

人际交往障碍

心理不健康常常表现为人际交往过程中的种种心理障碍：

自卑心理 对自我的能力和品质评价过低，缺乏自信，悲观失望。另一方面则表现为极度自尊，稍有伤害和不满，就极易暴怒或自责不已。特别是有些职场女性因为容貌、身材、修养等方面的因素，在与他人的交往中有自卑心理，不敢阐述自己的观点，做事犹豫，缺乏胆量，习惯随声附和，没有自己的主见，不能提出有价值的意见和建议，让人感到与之相处是浪费时间，自然会避而远之。

冷漠心理 有些公务员表现为过于严肃和认真，缺乏热情和爱心，对周围的人常有厌烦、鄙视或戒备心理。有的则孤芳自赏，以为自己是人中凤、天上仙，是人世间最棒的，把与人交往看成是对别人的施舍或恩宠。自我感觉特别好，总是高高在上，一副骄傲冷漠的样子，让别人不敢也不愿意接近。

自闭心理 在与人交往时不愿展示自己的思想和情感，孤僻，不合群，甚至根本就不想与人交往，人际吸引力较弱。

嫉妒心理 有些存在心理障碍的公务员在和人的来往中，往往针对别人的优点、成就等不是赞扬而是心怀嫉妒，甚至在内心希望别人不如自己或遭遇不幸。

多疑心理 总是怀疑别人在说自己的坏话，没有理由地猜疑别人做了对自己不利的事情，捕风捉影，对人缺乏起码的信任。

自私心理 与人相处多从自身利益考虑，过于计较利害得失，有时不惜侵害他人利益而获得自身的利益满足。

消极行为增多

公务员的心理障碍会直接导致负面情绪和消极行为，并通过言语、表情、动作直接传导给工作对象，这将严重影响到人际关系和工作效果。心理障碍导致的消极行为具体表现在以下几个方面：

消极应付工作 对工作采取应付方式，工作中因循守旧，缺乏创新意识和开拓精神。

转嫁心理压力 在工作中受到不公正待遇后，就会把烦恼、怨恨迁移到同事或工作对象身上，这样容易产生偏激的心理，进一步加重心理压力，带来一系列心理问题。

爱心、热情缺失 对下属失去爱心和耐心，不尊重他们的人格，随意挖苦打击，伤害他们的自尊心。对本职工作失去热情，甚至厌恶本职工作，试图离开本职工作岗位，另觅职业。这种情绪容易在同事之间传播，进而影响团队的工作环境和氛围。

温馨提示 心理障碍的自我判断

自己是不是患了心理疾病，可以从以下六方面加以判断：

1. 是否有人际交往的障碍，比如，是否对于人际交往感到恐惧？人前是否感到自卑？社交场合是否手足无措、脸红心跳？

2. 情绪是否恶劣，比如经常悲观、抑郁，焦虑、烦躁，或者易怒、喜欢攻击？

3. 是否有查不清楚原因的躯体痛苦，比如，长期慢性疼痛、植物性神经紊乱、体力下降、长期失眠等？

4. 工作、学习能力和注意力明显下降等。

5. 是否有反常的、自己控制不了的行为，比如，反复洗手、关门、做鬼脸等？

6. 是否极度讨厌自己和厌恶别人等？

上述六方面的表现，每一个健康人都会或多或少地存在一些，只有达到一定强度和一定时间的，才算得上是心理障碍。所谓一定强度，是指这些症状比较严重地影响了一个人的快乐和工作能力；所谓时间，是指这些症状持续的时间，要在3至6个月以上。

对于一个患有心理障碍的人，客观评价心理问题的轻重是很重要的，可以使较轻的患者不必担负沉重包袱，使较重的患者能引起警觉，得到及时的治疗。

抑郁症

抑郁症是由各种原因引起的以抑郁为主要症状的一组心境障碍或情感性障碍，是一组以抑郁心境自我体验为中心的临床症状群或状态。其特征是以心境低落为主，与处境不相称，可以从闷闷不乐到悲痛欲绝，甚至发生木僵。严重者可出现幻觉、妄想等精神病症状。某些病例的焦虑与运动性激越很显著。

抑郁症的种类较多，主要有：

内源性抑郁症 即有懒、呆、变、忧、虑“五征”（大脑生物胺相对或绝对不足）。

反应性抑郁症 即由各种精神刺激、挫折打击所导致的抑郁症。在生活中，突遇天灾人祸、失恋婚变、重病、事业挫折等，心理承受力差的人，容易患反应性抑郁症。

隐匿性抑郁症 情绪低下和忧郁症状并不明显，常常表现为各种躯体不适症状，如心悸、胸闷、中上腹不适、气短、出汗、消瘦、失眠等。

以学习困难为特征的抑郁症 这类抑郁症，可导致学生学习困难，注意力涣散，记忆力下降，成绩下降，厌学、恐学、逃学或拒学。

药物引起的继发性抑郁症 如有的高血压患者，服用降压药后，导致情绪持续忧郁、消沉。

躯体疾病引起的继发性抑郁症 如心脏病、肺部疾病、内分泌代谢疾病甚至重感冒、高热等，都可引发这类抑郁症。

产后抑郁症 俗称“产后三日闷”，其特点是对自己的婴儿产生强烈内疚、自卑、痛恨、不爱或厌恶孩子的反常心理。哭泣、失眠、吃不下东西、忧郁等是这类抑郁症患者的常见症状。

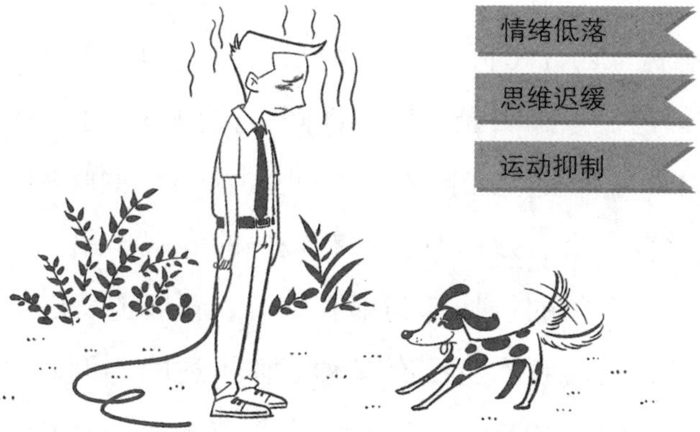

我是不是“抑郁”了？

很多人对抑郁症不陌生，但抑郁症与一般的“不高兴”有着本质区别，它有明显的特征，综合起来有三大主要症状，就是情绪低落、思维迟缓和运动抑制。情绪低落就是高兴不起来，总是忧愁伤感，甚至悲观绝望。《红楼梦》中整天皱眉叹气、动不动就流眼泪的林黛玉就是典型的例子。思维迟缓就是感觉脑子不好使，记不住事，思考问题困难。患者觉得脑子空空的，变笨了。运动抑制就是不爱活动，对什么事情都不感兴趣，浑身发懒，走路缓慢，言语少等。严重的可能不吃不动，生活不能自理。

抑郁症是情感性疾病，是以一种深重的忧郁为特征。患者表现为自卑、思维活动迟缓、厌世甚至自杀。对患者及其家庭最大的危害莫过于自杀了。自杀可以说是抑郁症病情严重的标志。如果及早发现，及早治疗，通常能阻止病情的发展，避免悲剧。但现实生活中，由于人们对忧郁认识不足，以为患者的自卑、唉声叹气、生活的缺乏朝气和意志消沉是思想问题而根本未考虑医治，更有甚者横加指责，于是造成了治疗时机的丧失，甚或促发了自杀。故此，对本病防治的关键是认识忧郁，及时医治。

抑郁症的防治与康复

目前已有像氟西汀（百忧解、优克、奥麦伦）、马普替林、氯丙咪嗪等高效抗抑郁药，效果明显，疗效理想。抗抑郁药还有帕罗西汀（赛乐特）、舍曲林（左洛复）、米安舍林（脱尔烦）、曲唑酮（美舒郁）、黛安神等，也比较安全有效，有些还有较好的安眠作用。不过，需要提醒的是：目前大多有效的抗抑郁药都有口干、胃肠道反应等副作用，且起效较慢。而抑郁症患者本身已有多种躯体不适的主诉，因而服药早期可能会有躯体不适加重的感觉，这时应当坚持治疗。随着时间的推移，绝大多数病人在药物的副作用逐渐减轻的同时疾病得到了理想的控制，这一点是患者和家属都应该注意的。

抑郁症的治疗方法很多，如心理治疗、睡眠剥夺治疗、光疗和电痉挛治疗等，但当代仍以药物治疗为主，心理治疗为辅。需要指出的是抑郁症患者常有消极悲观念头，重者轻生厌世，应高度警惕并告诫家人严加防范。消极自杀念头特别严重的患者，只要条件允许就应立即住院治疗，电休克治疗有立竿见影、起死回生的效果，应遵医嘱果断及时采用。

精神分裂症

精神分裂症在精神疾病中是一种最多见的疾病，在精神科的门诊及住院部，本病患者约占就诊人数的 2 / 3。大多数患者在年富力强的青年时期起病，以 25 岁左右为最多，也有不少在 15 ~ 40 岁之间的少年和壮年时间起病，大多起病缓慢，少数呈急性或亚急性。病程多为冗长，从数月至数十年。如不及时治疗常会反复发作或迁延不愈。当疾病在高峰期，患者的工作、学习、生活、社会交往等均出现适应不良，客观检查发现情感、思维、意志行为的互相不协调，即精神活动有分裂现象。

早期发现对预后影响很大。本病早期表现为：大部分患者无明显诱因下缓慢起病，许多病状是在不知不觉中逐渐形成。最早被发现很多时候独自呆坐似在思考问题，生活较前懒散，纪律松弛，做事注意力不集中，常漫不经心，学习成绩下降，与其谈话话题不多，语句简单、内容单调，逐渐对人冷淡，疏远亲人，对本来很有兴趣的事物也不感兴趣。偶然可发现有一两句话不可理解或“牛头不对马嘴”，时有奇怪的行为，如突然发怒摔烂东西，或为一点小事执拗与人纠缠不休，无理取闹，莫名其妙地伤心落泪或欣喜等。此时常易被误会为“思想问题”或性格改变。有部分患者时有头晕、头痛、失眠、记忆力差、注意力不集中、全身疲倦无力等不适，也有表现为怕脏、反复洗手，无故心慌恐惧、心烦意乱等，常常被误诊为神经衰弱。部分患者可因躯体有病或精神受刺激等因素诱发，突然出现失眠、兴奋、言语与行为明显异常，少数会出现短暂意识不清，并有片断性幻觉妄想或待着不动成为木僵状态等。

一旦发现早期精神分裂症早期症状，应及时就医，治疗越早，疗效越好。相反，如果不及时治疗，多数持续发展且趋于慢性化，晚期人格全面衰退。所以必须力争早发现、早治疗，并在第一次发病时获得较彻底的缓解。

精神分裂症的防治与康复

精神分裂症的治疗目前主要以药物治疗为主，减少精神不良刺激，支持性心理治疗和改善家庭社会环境为辅。

药物治疗 常用的药物有氯丙嗪、氯氮平、奋乃静、舒必利、利培酮等。初发复发的急性期，可使用抗精神病药物氯丙嗪 300 ～ 400 毫克 / 天，或奋乃静 30 ～ 60 毫克 / 天，或氯氮平 300 ～ 400 毫克 / 天。一般来说，服药后 4 ～ 6 周内，精神症状可被控制。经验表明，加大药物剂量并不能提高疗效，反而会增加药物的副作用。症状得到控制后仍要继续进行 1 个月左右的药物治疗，以巩固疗效。在上述基础上，再以能保持最佳恢复状况的最小剂量给予不少于 2 年的维持治疗。

家庭护理 家里有了精神病人，应及早到精神科求治。而有的家庭则因精神病人年轻，担心住院被别人知道后影响患者以后的恋爱、就业等而迟迟不肯到精神科就诊，导致延误了患者的最佳治疗时期。有的则迷信烧香拜佛，结果不仅劳民伤财，而且使患者的病情愈加严重。

对于精神病患者，最好是到专科医院治疗，如没有条件，只能在家治疗的，也应注意以下几点：

加强病人心理护理 家属要对精神疾病有一个正确的认识，人们对精神病有种种偏见，其实精神病与其他疾病一样，只是一种病而已，这种患者在病态下表现的思维、情感、行为的不正常，不是什么思想问题。精神病患者与其他躯体疾病的患者的不同之处在于身在病中不知病，意识不到自己有病，故而不主动就医、拒绝治疗，这就要求家属对精神病患者要加倍关怀和照顾，尊重他们的人格，给他们情感上和心理上的支持。

强化安全保护意识 患者房间设置简单、整洁，不要有刀具、绳索、农药等危险物品。特别是对抑郁症患者要保持高度的警惕，以免发生意外。有的患者在精神症状的支配下，可出现伤人、毁物等行为，患者家属应时刻注意自我保护。

做好患者起居护理 患者的生活要有规律，应制定作息时间，定时休息、定时起床。患者病情稳定后，可适当参加文体活动，以调动患者的积极性。对孤独、懒散的患者，应督促其参加简单的劳动，避免成天卧床。

注意病人用药监护 由于精神病人不承认自己有病，故而多数患者不愿服药而经常藏药，所以一定要督促患者按时服药，防止丢、藏及随便加减药。另外，药物不能由患者自己保管，以免出现意外。

值得提醒的是，精神分裂症的复发率比较高，有的家属认为患者已表现正常，故未按医嘱督促患者用药以巩固疗效，导致复发。有的则因患者服药后出现坐立不安、视物模糊、便秘、震颤等副作用，家属就认为药不对症或病情加重而自行停药，致使患者病情复发。所以强调合理用药，增加患者依从性尤为重要。本病有遗传的可能，患者应避免生育，未康复的患者不宜恋爱和结婚。

公务员心理状态的自我调节

良好的心理素质是关键

换一种思考方式，伴“压”成长

由于职业特点，公务员通常感觉时刻承受着来自各方面的压力。其实，压力是客观存在的，每个人都无法避免，但有的时候，换一种思考方式来看待压力，压力也能变动力。有了压力，不应回避或拒绝，而应主动面对。比如调整自己的心态，静下心来好好想想：我们可以通过哪些渠道去认清压力产生的原因，获取有关压力的相关信息？在获得信息后，就可以针对自己的情况，认真体察自己的受压状况了。比如：是否应该变换角度来看待工作伙伴，用不同标准去衡量工作伙伴？在接受压力教育的过程中，每一个环节最好都是由受压人自己积极主动地去完成。对自己进行压力教育的过程，也是一个释放压力的过程，让自己不再对压力感到恐惧。事实证明，能够处理好压力问题的人往往会生活得豁达得多，反之，则会陷入各种各样的心理疾患之中，难以自拔。天下所有的事情并非只有一个答案，采取弹性的思维方式，不要固执己见，顿时就会有通透的感觉。

别让不良情绪控制你

情绪控制指个体对自身情绪状态的主动影响，主要有两个步骤。首先从认识上分析造成不良情绪的原因，看看自己的反应是否合理、是否适度；然后可以从控制情绪上做努力，预测可能发生的冲动行为，采取合理手段适当疏导，努力将不良情绪的影响降到最低，并将消极被动情绪变为积极主动的建设性行动。此外，长时间积蓄过多不良情绪就可能造成身心疾病。因此，应在合适的时候选择合理的方式宣泄不良的情绪，比如同亲近和信任的朋友或亲人讲心里话、记日记、出门旅行、逛逛街、买点自己喜欢的东西等等。

调整心态，“舍”得更轻松

鱼和熊掌不可兼得的道理，每个人都懂，但真正轮到自己做抉择时，往往还是很难。没错，许多成功都是有代价的，适时地做选择，适当地放弃一些东西，就能让自己活得轻松一点。放弃名利为先的想法，学着活得轻松、幸福些，哪怕是甜美的草莓、和煦的阳光……这样简简单单的事物都会带给你无限的美好情绪；远离忧郁、悲观这些不利于健康的负面情绪，保持健康年轻的心态；放弃一些自己无法实现的梦想，才会发现生活中其实有很多可以把握的快乐；不少人会被现世的诸多诱惑吸引，以致身体奔波、精神疲惫。其实值得我们珍惜的很多东西都在触手可及的地方。

把愉快当作一种习惯，保持好心情

人的一生就像一趟旅行，路途中总会遇到坎坷泥泞，但也有数不尽的美景。如果一个人的心情始终是灰暗的，那么生活必定变得悲观消极，相反，如果给心情涂上一些愉快的色彩，让它变得绚丽起来，那么生活一定会变得积极美好。一个把心情愉快当作习惯的人，不仅可以让自己开心，也可以感染到身边的人。清晨去上班，一路将微笑挂在脸上；为自己倒水喝的时候，顺便问一声离自己最近的同事，“帮您带一杯水？”……这些温暖的生活细节，可以帮助我们远离烦恼，保持好的心情。

学会“慢生活”，给心情“充充电”

哲人苏格拉底曾教我们“如何寻找最大麦穗”——在一块麦地里先走上三分之一的路，观察麦穗的长势、大小、分布规律，在随后的三分之一的田地里选定一株相对最大的麦穗，然后从容走完剩下的三分之一的路。即使这剩下的麦地里面还有更大的麦穗，按照规律来说也不至于令您太遗憾，总比一上来就匆匆选定，或者行程快结束了才胡乱抓一株更使人心安理得。苏格拉底的理论是选择的技巧，也是“慢”的技巧。他强调在麦地里选麦穗，绝对不能火急火燎，只有从容地完成这三个三分之一的路程，才能理性地做出选择。为了挑到不让自己太过于后悔的麦穗，放慢一些脚步又何妨呢？也许我们抓不到最大的那一株麦穗，但是我们手中的已经是我们能够抓到的最大的麦穗了。至少比什么都没有会令人心情愉悦得多吧？放慢生活的脚步，不仅可以给心情“充充电”，去感受生活中的鸟语花香，还可以更加理性地得到自己生命中“最大的麦穗”，两全其美的方法为什么不尝试一下呢？

尝试丰富多彩的工作和生活

工作上，公务员可以通过自我学习、培训、与他人交流，保持较强的学习意识来提高自身的综合素质，适应新理念，掌握新方法，达到新要求，寻求新发展，保持一种工作上的“心理安全”，促进心理健康。在工作中遇到比自己能力强的人，应该端正心态，智慧地倾听，努力充实提高自己。

生活中，公务员可以学会合理运动、适当培养兴趣，这不仅有利于调整心情，而且对增强体质也大有裨益。坚持这样做，你会对生活充满热情，对自己也充满自信。公务员应经常锻炼身体，增强体质，一方面有助于促进心理健康，另一方面还能分散对焦虑问题的注意力，提高工作效率。运动中肌肉的放松可以调节情绪的紧张度、减轻压力感；另外，肌肉运动还能够有效地增强自信，发现自身的潜能，从而感受到生活的美好。

开展丰富多彩的业余活动，培养兴趣爱好，如琴、棋、书、画、养花、写作等可以调节紧张的生活节奏，使情绪得到松弛，减轻压力，陶冶性情，使人心胸开阔，容易获得成就感和满足感。

提高人际交往的能力，增强社会适应性

人际交往不仅有助于成功，而且还有助于人格的健康发展。在不同的环境下，认清自我角色以及自我与他人相互间的关系和责任，通过彼此之间的交流求得共识，认清自己在家庭、单位、社会中的角色和职责，有利于我们了解社会，减少对立与冲突，学会尊重与平等，愉快地与他人相处，可为获得他人的信赖、和谐生活和工作奠定基础。

提高人际交往能力需要互相尊重，这也被称为“基准律”或“黄金法则”。若要得到别人的尊重，首先应尊重别人，尊重别人是做人最起码的准则，也是人际交往赖以存在的条件和基础。此外，应待人宽容、友善、热情。任何良好、持久的人际关系都少不了一颗宽恕与感激的心。对曾经伤害与误解过你的人，不如放下怒气与怨恨，试试多一些沟通与交流。当交往对象遇到困难时，要乐于助人，适时予以支持，予以扶助。

有一个正确而稳定的自我概念

因为职业的“开放性”和“重要性”特点，公务员的工作和行为会

接受许多直接或间接的检查和监督，包括来自主管部门以及社会各方面的监督，可能随时都在被不同的标准和要求考核着。因此，公务员有一个正确而且稳定的自我概念尤为重要。这包括对自己身体、能力、性格、态度、思想等方面的认识，是一系列态度、信念和价值标准所组成的系统的认知结构。有了正确而稳定的自我概念，才能对自己有一个正确的认识、客观的评价和合理的要求，才能了解并愉悦地接受自己的优点和缺点，才不会给自己设定高不可攀的目标。同时，对自我有了准确、客观及有力的评价，也就能够用相应的方法评价别人，接纳并理解别人的错误和缺点，平和对待人际交往中的不平、不满、不完美之处，这种心态对保持心理健康是非常有利的。

呼吸、运动调节法

腹式呼吸，给紧张焦躁一贴“镇定”剂

我们形容压力巨大，常常会说：感觉头上顶着一团乌云，压得人喘不过气来。其实，调节压力有一种最简便的方法，是无需思维或者犹豫的日常行为，比如呼吸。

当一个人在重新组织思路、试图让自己保持镇定或者调节能量应付挑战的时候，深深地吸气后大口呼气都是有着象征意义的。

一般说来，呼吸方法主要是两种，要么是用胸腔进行呼吸，要么是用腹部进行呼吸。东方传统的养生法中，无论是太极还是气功，都把腹式呼吸当作入门的必修课。近些年来，腹式呼吸在一些健身项目中受到了极大的青睐，风靡全世界的瑜伽和普拉提都是以腹式呼吸为基础进行训练的。而对于学习声乐和管乐的人而言，腹式呼吸更是再寻常不过了。

在办公室里坐久了，时常感觉头晕目眩；如果长时间操作电脑，非常容易产生视觉疲劳；通过脑力完成相当大的工作量之后，头晕、乏力、困顿是很常见的征象。这些征象的出现，一般情况下是由于我们长时间采用通过肋间肌和肋骨运动的胸式呼吸所致。如果我们试着换一种呼吸方法，抽空练习练习腹式呼吸，这些征象会奇迹般地离您远去。

在竞争激烈的运动场上，运动员们常常在自己即将投入比赛的瞬间进行一次深呼吸，仔细观察，我们会发现他们的肚皮会随着呼出和吸入收缩和鼓胀。一个深长的呼吸，可以让运动员紧张的情绪得到一丝缓解，从而在赛场上发挥出最好的水平。

腹式呼吸可以给我们的大脑提供较多的氧气量，在供氧充足时，思维会更加敏捷。紧张的时候，我们的注意力集中到了外部事物上。虽然听起来有些可笑，但确实是越紧张的时候越容易忘记呼吸。屏住呼吸会使身体承受更多的压力，并对中枢神经系统发出受到压力的信号。有意识地控制呼吸可以帮助我们减轻压力，使身体得到更好的休息。

看来，呼吸的门道还真不少，也许就是因为我们每时每刻都少不了它，因而不大注意呼吸进行的方式。腹式呼吸的实用性和有效性不断被证实，一旦掌握正确的方法，随时随地都可以自如地应用。

温馨提示　腹式呼吸法的五个关键词

尽管腹式呼吸只是一种呼吸的方法，但跟我们日常呼吸的习惯还是有一定的差异的，因而，我们不能忽视这些小细节。

姿势　腹式呼吸对于姿势并没有过多的限制，和所有的呼吸方法一样，在进行呼吸训练的时候，一个好的姿势就是一个好的开始。您可以坐着、站着或者仰卧，但尽量不要让身体蜷曲。

服饰　如果您希望您的呼吸训练能够取得一个很好的效果，那么就尽量让身体摆脱束缚，着装舒适一些，给身体一个喘息的空间，或者将身上束缚自己的皮带、紧身衣、女士内衣等松开一些。

吸气 开始进入呼吸状态时，闭上眼，鼻腔开始缓慢、柔和地吸入空气，将空气缓缓地压入腹部，初学者可以将双手平放在自己的腹部位置，感觉腹部由下半部区域开始逐渐向上半部区域自然膨胀。因为我们平时吸气时，腹部处于抽空的状态，腹式呼吸则恰巧相反，刚开始时，用双手置于腹部来帮助我们调整呼吸，就容易进入状态。随后，双肋自然向前、向左、向右扩张，继续让气体向上充满胸部，由下而上地充满。当您感觉到身体已经吸足了气体，而您已经无法继续吸气的时候才行。然后就要进入呼气了。

呼气 对于此时已经吸满气的您而言，千万不要急于将体内的气体迅速吐出去，一定要缓慢再缓慢地从上而下地放松。首先是胸腔的上半部分，然后是胸腔的下半部分，继续慢慢地放松。收紧双肋后，到腹部的上半部区域，感觉腹部开始紧缩，然后下半部区域也慢慢紧缩。一直到自己无法再呼出气体为止，这时，您肺部的浑浊的气体已由呼气带出了体外。

时间 无论哪一种呼吸法都是为了调整我们平日里浅短而急促的呼吸方式的，腹式呼吸的吸入和呼出都是要穷尽您所有的气量的，因而时间上一定要尽可能地缓慢再缓慢。当然，我们也不能在时间上过于苛求。根据每个人的体能和习惯，只要按照步骤每一步都尽量做得完善，那么时间上的要求自然不是问题。

活动、运动调节法

选择适当的运动、有趣的活动，也可以达到调节情绪、促进身心健康的目的，比如爬山、读书、绘画、打球、听音乐、唱歌、跳舞等。

将心理治疗置于娱乐之中，不仅易为大家所接受，而且易于操作，可以广泛地运用于一般性的心理不平衡和轻微的心理障碍。它的实质在于用活动的过程来充实空虚的生活，用活动中获得的愉悦来驱散不良的情绪。因此，应随时把握利用活动中所提供的有利机遇、信息去发现问题，改变错误的认知，调适不良的情绪，纠正不适应的行为，增强自信心。活动的种类要根据自身的文化程度、个人爱好、兴趣和实际条件来选择。

此外，有了消极情绪，闷坐在屋子里可能“剪不断，理还乱”，到室外去打打球、跑跑步或爬爬山，呼吸一下新鲜空气，让怒气和痛苦随汗水一起排出，心情就会开朗起来。

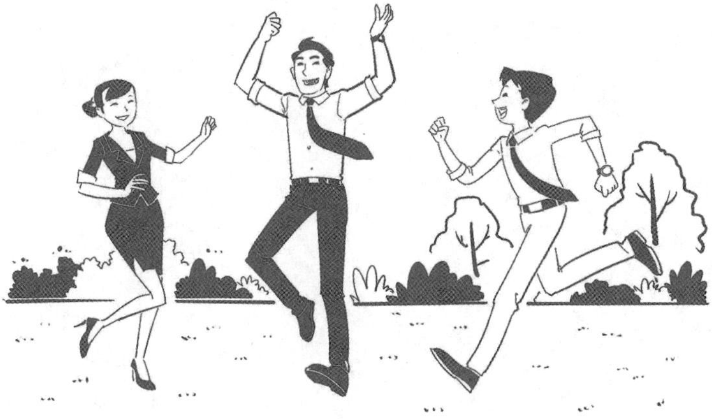

放飞心情

健康格言

1. 理想的人是品德、健康、才能三位一体的人。 ——高尔基

2. 健康的身体乃是灵魂的客厅，有病的身体则是灵魂的禁闭室。 ——培根

3. 只有健康的心灵才有健康的行为。 ——乌申斯基

4. 心灵上的疾病比肌体上的疾病更危险。 ——西塞罗

5. 一种美好的心情，比十副良药更能解除生理上的疲惫和痛楚。 ——马克思

第三章

环境与健康

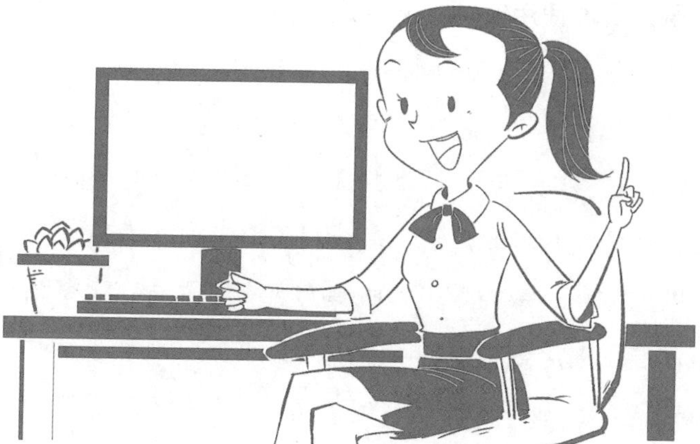

办公环境与健康

办公室是公务员活动的重要场所。创设良好的办公环境对办公人员的身心健康具有非常重要的意义。树立改善和保护办公环境的意识，人人自觉打造良好的办公环境，这对保持办公人员的身心健康极为重要。主要应做到以下几点：

注意通风，合理使用空调 空调是个伟大的发明，但它也给人们的生活带来了弊端。使用空调的房间往往门窗紧闭，导致室内空气流通不畅，微生物滋生。这些微生物中包括细菌，如芽孢杆菌、棒状杆菌、金黄色葡萄球菌等。它们在室内扩散，人体在这种环境下必然会遭到侵袭而引发多种疾病。如果空调没有定时清洗，很容易积聚尘埃、细菌，一些抵抗力较差的人患皮肤过敏和过敏性鼻炎的概率大大增加。这就是为什么有的人一走进办公室就皮肤瘙痒或鼻涕、喷嚏不断的原因。如条件允许，应尽量减少使用空调的时间，多开窗通风，促进室内空气循环，多呼吸新鲜空气，有利于降低患皮肤过敏和过敏性鼻炎的概率。新鲜空气也会使人精神更饱满，工作起来效率自然更高。

净化空气，放置绿色植物 如果办公室是刚装修不久，用的不是环保材料，又长期处于密闭空间，这就需要格外注意室内甲醛浓度是否超标。甲醛具有强烈的刺激性，可导致皮肤、眼睛、神经系统、呼吸系统、消化系统等多处器官、系统发生异常。如果室内甲醛浓度超标，可引起眼部发红发痒、咽喉不适、头痛头晕等症状；如甲醛浓度超标严重，长期吸入还可导致癌症的发生。绿色植物能帮助吸收室内甲醛，净化空气，同时能增加室内氧气含量。要注意的是，不是所有植物都适合放在室内的，如郁金香、含羞草、月季、兰花、滴水观音等，这些植物放在室内会释放对人体有害的物质，影响健康。适合放在室内的植物有吊兰、常青藤、绿萝、芦荟、富贵竹等，这些植物可以起到良好的净化空气作用，可以吸收甲醛、二氧化碳，并释放氧气。

改善布局，创造舒适、和谐的办公环境 如果办公室布局比较压抑，如楼层低、位置密集、光线阴暗、阴冷潮湿等，在这种环境下办公，容易让人情绪波动、烦躁不安、工作效率低下等。长期如此甚至会造成抑郁，严重影响身心健康。可通过改善灯光、加强自然采光、减低人员密度等方式进行改造，积极营造良好、舒适的办公环境。长期坐办公室的人还应积极参与单位组织的各项集体活动。这既能增强交流、增进友谊、活跃团队氛围，又能调节紧张心理，让来自工作和生活中的种种负面情绪和压力得以释放。在办公室内，人人都要学会关心爱护他人，多从别人的角度思考问题。注意不同场合讲话的分寸，不讲不利于团结的话，不做不利于团结的事，如打小报告、背后议论他人、揭别人的短处、谈论或暴露别人的隐私、挑拨离间等；幽默是生活的调味品，是人际关系的润滑剂，能给人们带来欢乐，能消减矛盾和避免冲突，更能拉近人与人之间的距离，有利于个人的身心健康和社会的和谐。

居室污染与健康

甲醛是居室环境最大的污染源

居室环境污染中，甲醛是室内环境中常见的污染物质，危害也最大。在我国有毒化学品优先控制名单上，甲醛高居第二位。甲醛的释放周期一般在 3 ~ 15 年。甲醛污染会对居住者的健康造成危害，尤其是对孕妇和婴幼儿的影响极大，必须提高防范意识。

研究表明，如果室内空气中的甲醛浓度超标 10 倍，相当于生活在室内的人一年内直接饮用 3.94 ~ 4.73 毫升的 37% 的甲醛溶液。而人体能够正常吸入的甲醛含量一年不应该超过 0.4 ~ 0.49 毫升。实际上，室内装修完毕后，甲醛含量超标 10 倍的家庭不在少数。据国内的一项调查显示，甲醛含量超标 10 倍的家庭占比高达 24.16%。

大量文献记载，甲醛对人体健康的影响主要表现在嗅觉异常、刺激、过敏、肺功能异常、肝功能异常和免疫功能异常等方面。浓度达到 0.06 ~ 0.07 毫克 / 立方米时，儿童就会发生轻微气喘；当室内空气中甲醛含量为 0.1 毫克 / 立方米时，就有异味和不适感；达到 0.5 毫克 / 立方米时，可刺激眼睛引起流泪；达到 0.6 毫克 / 立方米就会出现咽喉不适或疼痛。当浓度更高时，可以引起恶心、呕吐、咳嗽、胸闷、气喘甚至肺水肿；达到 30 毫克 / 立方米时会立即致人死亡。

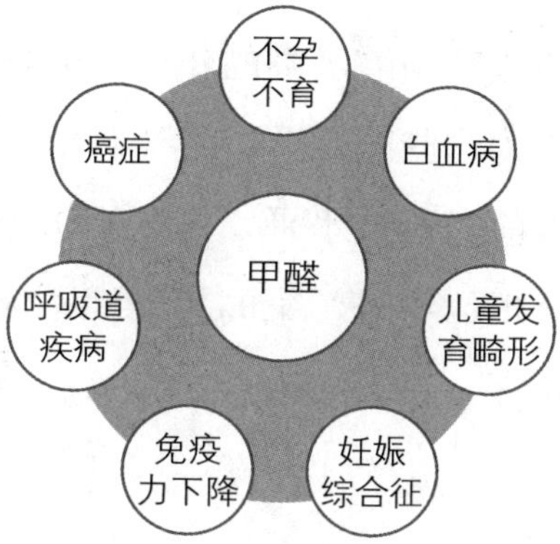

居室甲醛超标可引发多种疾病

长期接触低剂量甲醛可引起慢性呼吸道疾病、鼻咽癌、结肠癌、脑瘤、月经紊乱、细胞核的基因突变、妊娠综合征等疾病；引起新生儿染色体异常、白血病；引起青少年记忆力和智力下降。在所有接触者中，儿童和孕妇对甲醛尤为敏感，危害也就更大。甲醛具有致癌和促癌作用，世界卫生组织（WHO）已经将甲醛确定为致癌和致畸形物质，也是潜在的强致突变物之一。

居室甲醛从哪里来

1. 室内装修所用的合成板材，如胶合板、细木工板、高中密度板、刨花板，这些板材中甲醛起胶合剂、防腐剂的作用，主要用于加强板材的硬度、防虫、防腐。板材中残留的和未参与反应的甲醛逐渐向周围环境释放，是形成居室空气中甲醛的主体。

2. 用合成板材制造的家具，厂家为了追求利润使用不合格的板材，再粘接贴面材料时使用不合格的胶水，造成家具中甲醛含量超标。

3. 含有甲醛成分并有可能向外界散发的各类装饰材料，如壁纸、地毯、油漆、涂料等。

为消除甲醛，近年市场上出现了几十种去甲醛产品，应该说这些产品可在不同程度上起到减轻甲醛污染的作用。但盲目使用这些去甲醛产品并非治“本”良策，因为这些产品质量良莠不齐，大多充斥着虚假宣传，让人真假难辨。根据当前的科技水平，再好的防治甲醛污染的产品，也只能是短期性的，完全根治甲醛污染的可能性不大。因此，治“本”之法在于装修时加固“防线”，把甲醛超标的装修材料和家具拒于门外。

居室装修如何防甲醛

预防甲醛的关键是要在装修环节堵住甲醛入侵的源头。

○ 装修过程中，即使是环保产品，也不能超量使用。例如环保型大芯板，对 20 平方米面积的居室，用量最好不超过 20 平方米。

○ 抓好“绿色装修”六环节：科学设计、环保建材、规范施工、质量监督、绿色监理（检测）和适量绿植，其中关键是选用环保型建材。为此，在与装修公司签合同时，确认装修完工后要有资质的权威单位监测说明，确认室内环境有害物质符合相关国际标准。

○ 切勿用甲醛超标的大芯板做复合木地板的衬垫，目前已发生多起因此引起的甲醛污染，污染程度与大芯板中的甲醛含量成正比，而且其释放期一般也较长。

○ 采购复合木地板和家具等，一定要先闻味和看安全证书。例如，选购复合木地板时，要在新打开的箱中立即取一块闻味，有刺激味即为超标；购家具时首先要看安全证书，然后打开门，有刺激味即为超标。

○ 室内装修竣工后，大约经过至少 3 个星期通风换气。有条件的情况下还要请具有资质的权威单位进行检测和治理。检测结果如超标不多，可继续通风换气，通风换气可降低甲醛含量50%～70%；可正确使用不产生二次污染的去甲醛仪器或剂状物；可辅助采用加湿器或用湿抹布擦洗有甲醛释放的部位，使甲醛溶解于水，以降低甲醛含量。此外，适量摆放一些能吸收甲醛等有害物质的绿植，如吊兰、铁树、天门冬、芦荟和仙人球等。当检测确认甲醛超标严重，而且经采取上述措施仍无改进时，建议最好对甲醛释放位置进行彻底处理，处理后再检测，直到达到安全标准。

手机与“手机病”

现在每个人每天接触时间最长的工具是什么？答案大概非手机莫属了。现如今，手机功能越来越全面，实用性也越来越强，很多人不管什么时间、什么场合，只要一有机会就“盘”手机，但很少有人主动去清洁手机。殊不知，长期使用，手机极易滋生细菌，所以用手机尤其要注意卫生。

手机到底有多脏

据调查数据显示，手机上的细菌，特别是手机屏幕上的细菌和病毒数量，比电脑键盘按键、马桶按钮、电梯按钮的细菌都要多。《临床微生物学年报》刊登土耳其一项最新研究显示，在被检测的 200 名医护人员的手机中，94.5% 的手机上发现了有害菌，有些还是危险的“超级病菌”。让人不可思议的是，竟然只有 10% 的医护人员经常清洁手机。

我们在使用手机时，脸上的皮屑、油脂、细菌、汗液会随之沾到手机屏幕上，手指来回滑动时，手指接触的其他物体上的细菌和病毒也随之附着到屏幕上。如果你的生活习惯不好，平时手机不离手，再用手去抠鼻子、揉眼睛、拿东西吃，想想有多可怕！因此，建议你一定要经常注意手机的清洁与消毒；在吃东西时，尽量不要使用手机，也不要把手机放在饭桌上，吃完东西后需要认真洗手，然后再使用手机。

手机的定期清洁消毒十分重要。建议每周都能用蘸有医用酒精的棉签轻轻擦拭手机的屏幕和手机其他部分，也可以去手机客服门店通过紫外线或者臭氧等方式进行清洁消毒，以防止细菌污染损害健康。

容易忽视的“手机病”

手机除了细菌污染外，长期使用手机还会带来许多健康问题。一些社会学家从心理学的角度提出了“手机病”的概念，以下归纳的仅是“手机病”的一部分。

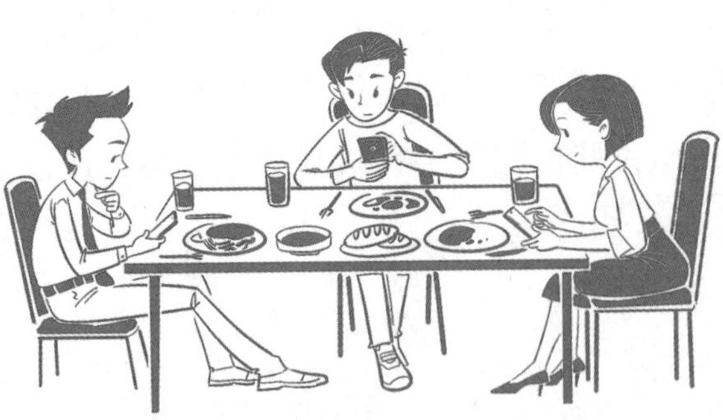

手机病：伤眼伤身伤感情，更添吃喝不卫生

伤耳损听力 频繁接听电话，特别是使用耳机接听电话，类似噪声一样，会对听神经造成损害，诱发耳鸣甚至耳聋。很多人把手机当成 MP3，也有很多人爱将手机音量调至最大。要知道，声音超过 80 分贝就会造成听力损伤。正常谈话是 60 分贝，而手机耳机通常会达到 100 分贝。在喧闹环境中，人们更会不由自主地调大音量。殊不知如此使用手机，你的听力受损正日益加重。

伤眼损视力 长时间看手机，不仅会对视力有影响，还会造成视疲劳，对眼周围肌肉、眼底、视神经等组织造成损害，导致面肌痉挛、视力下降、老花眼、青光眼、眼底疾病等，有人形象地说："相当于拿手电筒照你几个小时，谁能受得了啊？"

脊柱受连累 看手机要低头，加上久坐不运动等行为，直接导致颈椎、胸椎、腰椎等部位的肌肉劳损，久而久之就会出现脊柱关节增生、退行性变等一系列的症状。

损肌伤神经 长期使用手机对手指、腕关节及肘、臂都会产生不良影响。手机虽轻，但长时间握着会使手到肩背部的肌肉持续紧张，肌肉劳损不可避免，造成的危害比持续运动更加可怕，要懂得"水滴石穿"的道理。如：手抖、腱鞘炎、网球肘、桡尺神经损伤等疾病都可能与长时间使用手机有关。还有，长时间手机上网，必然使大拇指超负荷活动，造成拇指及手指相关肌腱拉伤，从而导致症状为拇指酸、疼、麻、肿的大拇指综合征。

损脑更伤神 使用手机的时候，大脑会不断地处理眼、耳接受的信息，多数情况下会"聚精会神"，时间长了会造成脑疲劳，进而出现一些神经症状，如：眩晕、注意力不集中、健忘、自汗、烦躁。

手机依赖症 手机幻听症是手机依赖症的典型症状，是无线时代最恼人的副产品之一，这种"手机老在响"的幻觉其实是频繁使用手机导致的一种心理问题。最新研究发现，爱将手机调成震动状态的人，更容易产生手机依赖症。一旦患上“手机病”，就会像吸食毒品一般，形成心理依赖，造成许多不适，如：担惊受怕、失眠、脱离社会成为“宅男宅女”、对生活丧失兴趣等，极大地危害心理健康。

上述这些生理和心理的问题，大多都与长时间使用手机有关，所以我们必须警惕“手机病”。“手机病”的预防其实很简单，只要我们提前认识，引起足够重视，养成早中晚各 5 ～ 10 分钟分类处理信息的习惯，不煲“电话粥”，不被游戏、小说、视频所诱惑，便能够做到既享受手机带来的便捷，又避免手机病的发生。

如何防手机电磁辐射

时下手机电磁辐射的问题已经引起广泛关注。“手机打 10 年容易致癌”“连续 4 年每天打手机超 1 小时易失聪”“芬兰最新研究称手机对人体无害”……种种说法常常见诸报端。

尽管手机电磁波辐射是否会对人体造成伤害存在争议，我们也没有必要去深究，但防患于未然，减少“电子雾”对人体的包围，对健康是有益的。那么，如何让手机用得更安全呢？这里提出几点减少手机电磁波辐射的方法。

少用手机，减少通话时间　尽量别用手机“煲电话粥”，如果实在需长时间通话，则把一次谈话分成几次交谈，或每隔一两分钟轮换左右耳接听。当持手机一侧头部或面部发热时，立即停止通话。建议大家有座机（固定电话）的话，把手机转移到固定电话上，尽量少用手机，必要时只有出门在外或出差时才开机。

手机接通后再凑近耳边　手机拨出但未接通时，辐射会明显增强，所以手机未接通时不要贴近耳边，应该让手机远离头部，待手机接通后再贴近耳边通话。现在手机大多都有免提功能，如环境允许，打开免提通话最安全。

尽量将手机放在离自己稍远的地方 平时不用手机时尽量把手机放置在离人体稍远的地方；睡觉时应尽量关机或将其放在远离枕边的地方。心脏功能不全、心律不齐的人尤其不能把手机挂在胸前。

手机信号不好时不要用手机 当手机信号变弱时，许多人会本能地将手机贴近耳朵。但信号较弱时，手机会自动提高电磁波的发射功率，辐射强度明显增大。此时，最好用简单的文字信息告知对方“信号不好，稍后联系”，而避免继续用手机通话。

三类人不宜使用手机

幼儿及16岁以下的青少年最好别用手机 强大的电磁波长期于脑边释放会影响幼儿大脑发育，严重者会诱发脑瘤。英国研究人员指出，青少年脑组织纤维对电磁波的吸收率高于成人。

孕妇及哺乳期妇女最好不用手机 有资料证明，严重的电磁波辐射有致畸作用。最近耶鲁大学研究机构表明，妈妈在怀孕的时候如果常常接触手机，而手机辐射则会影响到腹中胎儿大脑的健康发育，还会因此导致多动症的发病概率。美国威科夫高地医疗中心研究人员发现，手机铃声会惊吓胎儿，扰乱胎儿的睡眠（觉醒）周期。美国健康生活新闻网援引研究人员的话指出：“我们能肯定地说，频繁使用手机，会扰乱胎儿正常的行为周期。”因此，孕妇不宜使用手机。手机还能引起内分泌的紊乱，影响泌乳，所以哺乳期的女性朋友也应尽量避免使用。

60岁以上的老人 老人大脑发生衰老性萎缩，功能逐渐衰退，电磁波会妨碍老年人大脑功能的正常发挥。

空调与空调综合征

长时间处于封闭的空调环境下，室内空气经反复过滤后，负氧离子量少，阳离子过多，从而影响了空气的清洁度和人体正常的生理活动。房间内的化纤地毯、墙壁、电器设备、清洁剂、化妆品、塑料壁纸、人体等，所释放出来的不良气味和有害物质不能及时排出室外，自然采光差，室内细菌、病毒容易存活。特别是夏季炎热时，人体长时间受到低温的刺激，血管收缩，汗腺和皮脂腺闭塞，影响血液循环，引起神经系统调节功能的紊乱，极易发生“空调综合征”。

空调综合征主要表现为头昏、头痛、鼻痒、喉干、胸闷、心跳加快、血压增高、呼吸系统炎症，困倦和疲劳。据有关调查，生活在全封闭建筑物中的人，有50%以上的人反映气味不好，30%左右的人出现头疼，40%的人嗜睡和感到疲劳。长期生活和工作在高级宾馆的人，易患感冒和“空调器肺炎”，常常咳嗽、咳痰、胸痛。

如何预防“空调综合征”呢？应注意以下几点：

○ 加强对空调系统的管理，定期检查空调器的过滤膜，发现变脏和滋生细菌时应及时更换，空调中的冷却盘，要定期清洗；房间内最好要装负氧离子发生器。

○ 保证每天有一定的日照时间；使用复印机和有人吸烟后，定期开窗换气，保持室内空气清洁；长期在全封闭房间工作的人，要坚持每天适量的户外活动，呼吸新鲜空气，以促进血液循环。

○ 夏季要严格控制空调室内温度在 25°C～ 27°C为宜，低于 20°C就容易发生空调综合征。空调室内外温度相差不宜过大，最好控制在 6°C以内。

○ 卧室里的空调，在夜间睡觉时最好不要通宵开着。

从医学角度讲，夏季空调综合征是一种暑湿病。如果因工作需要，长时间待在空调环境中，应每天多洗热水澡，让身体出汗，以预防空调综合征的发生。一旦发现得病，应及早治疗，轻者可服用一些消暑化湿、宣气祛邪的药物，如藿香正气水（丸）等中成药即能痊愈，重者会并发肺部感染甚至肺炎，应及早去医院治疗。

电脑与电脑综合征

电脑综合征主要是指那些长期从事电脑操作的人员，因为中枢神经和植物性神经失调引起的头痛、失眠、心悸、多汗、厌食、恶心，以及情绪低落、思维迟钝、容易被激怒、常感疲惫等症状。诸如干眼症、角膜炎、结膜炎、腕管综合征（鼠标手）、脊椎变弯错位、光敏感性癫痫等，这些都是电脑综合征的病态表现。有关研究资料表明，常用电脑的人中感到眼睛疲劳的占 83%，肩酸腰痛的占 63.9%，头痛和食欲不振的则占 56.1% 和 54.4%，其他还会出现自律神经失调、忧郁症、动脉硬化性精神病等。因此，用电脑必须重视预防电脑综合征对人体健康的危害。

护眼要防“干眼症”

很多人在操作电脑时，总是“目不转睛”地盯着显示屏，时间一长，眼睛就会疲惫不堪。而显示器的放射线、电磁波等都会刺激眼睛，一不小心就造成了结膜炎，而且眨眼的次数也会明显减少，从而影响了“眼内润滑剂”——泪液的分泌，容易造成眼睛干涩不适，长此以往会产生“干眼症”。

电脑对眼睛的损害主要表现在看屏幕时，出现眼热、眼干、眼涩、眼红充血，以及严重时有畏光、睁眼困难、眼痛等状况，但在初起症状时，患者大多不以为意，后来却因为“习惯”了这些症状，误以为用电脑的人眼干、眼累很正常，以致延迟治疗，增加了泪水分泌失衡等结构性问题的风险。预防干眼症主要注意以下几点：

○ 不要将电脑摆在窗边，避免光源从头顶上方照射造成反光，造成电脑屏幕不清晰。

○ 电脑屏幕顶端高度要略低于眼睛的视平线，摆放最理想的位置是电脑屏幕中心应在眼睛视线下方约 20 度的地方。

○ 眼睛与屏幕的距离应在 40 ～ 50 厘米，使双眼平视或轻度向下注视荧光屏，这样可使颈部肌肉轻松，并使眼球暴露于空气中的面积减小到最低。

避免长时间连续操作电脑，连续操作电脑 1 小时后应该休息 10 分钟左右。看电脑 30 分钟以后起身走动一下，走到窗边眺望远方绿色植物 5 分钟以上。

o 经常眨眼睛，以增加泪水分泌，达到滋润眼睛功效。

o 多吃富含维生素 A 的食物，如动物肝脏、胡萝卜、西红柿、青红椒、红枣等深色蔬菜和水果，以促进视网膜视紫红质的再生。这对保护眼睛、防治眼疾、保护视力以及预防电脑综合征是非常有益的。如果出现眼睛干涩、发红、有灼热感或异感、眼皮沉重、看东西模糊，甚至出现眼球胀痛或头痛，那就需要到医院看眼科医生了。

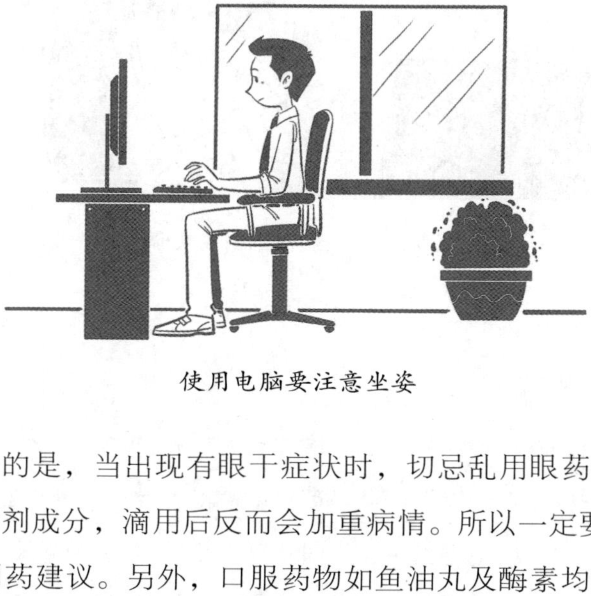

使用电脑要注意坐姿

需要注意的是，当出现有眼干症状时，切忌乱用眼药水，因为眼药水里含有防腐剂成分，滴用后反而会加重病情。所以一定要到医院就诊，听从医生的用药建议。另外，口服药物如鱼油丸及酶素均证明可有效提升眼睛的滋润度，不少病人服用后病情亦有改善。

莫让“鼠标手”带来痛苦

每天在键盘上重复工作，手腕长期、密集、反复地过度活动，不停地打字和移动鼠标，会逐渐形成关节损伤，引起腕管综合征，也就是人们常说的“鼠标手”。

腕管综合征的主要症状表现为正中神经分布部位出现感觉异常（主要是拇指、食指、中指掌侧），导致食指中指疼痛、麻木和拇指肌肉无力感，随症状加重，疼痛和感觉异常会在夜间加重。如果症状持续发展，可使正中神经进一步损害，引起皮肤感觉缺失和鱼际肌肌力减退，手指活动乏力，晚期可有鱼际肌萎缩。

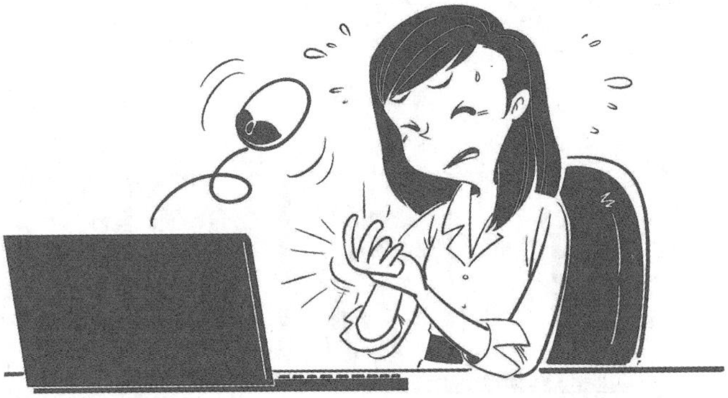

鼠标手——累积性创伤失调

预防要点 对于该病的预防，应着重于营造健康的工作环境和正确操作、自我保护。如个人座椅要调至适当的高度，使人坐着时有足够的空间伸放腿脚；不要坐或站立太久；坐时背部应挺直并紧靠椅背，而且不要交叉双脚，以免影响血液循环；打字时应正对电脑键盘，如果斜摆在一边，可能会导致手腕过度弯曲紧绷；键盘摆放的高度以及与人体平行距离应调整到一个感觉舒服自如的位置；每操作 30 分钟应暂停一会儿，让双手和眼睛做适当放松休息。

腕管综合征属于“累积性创伤失调”病症，病情较轻者腕管可用热疗、按摩治疗及充分休息3周左右，特别要减少引起疾病的手工劳动。采用舒筋活络中药进行熏洗，也有一定的效果。局部封闭治疗，可使早期腕管综合征得到缓解，每周封闭1次，连续3次。上述方法治疗无效或疾病反复发作时，应做腕管切开手术，可在腕关节镜下得到微创治疗。

“脊椎变弯错位”不是小事

医院门诊处接待的颈椎病人越来越低龄化，很多年轻人不过20多岁，却得了以前50多岁人才会得的病。这是由于年轻人在电脑前坐的时间越来越长，长时间不正确姿势极易导致颈椎病变。卫生部门的一项调查表明，每天使用电脑超过4小时者，81.6%的人的脊椎都出现了不同程度的侧弯。脊椎侧弯是指在两脚长短差距大于0.3厘米时，全身脊椎有3个以上脱位。电脑族脊椎侧弯部位以上段胸椎和肩胛骨为主。脊椎错位不但令关节失去功能，影响灵活性，而且会引起肌肉抽紧剧痛和乏力、胸闷、脖子痛、腰痛、膝痛、脚麻等症状，甚至可能造成肌肉萎缩。由于脊椎神经受压，严重者更会令心肺等各器官功能不断衰退。

预防要点 操作电脑时保证正确坐姿，将后背坐直，并保持颈部的挺直。提醒读者朋友，千万不要以为脊椎某个细节的错位这些只是很微小的细节，不足为奇，实际上脊椎每一个细节都可能破坏脊椎整体，乃至影响全身的健康。例如，某一节颈椎错位，极有可能压迫到与之相连的脊神经，导致其下方脏器功能的失调，因为穿过颈部的脊神经往往要通往全身各处，所以全身功能都会因此而受牵连，高位截瘫就是最典型的例子。当某一节腰椎间盘突出，则有可能导致位于它上方整个脊椎生理弯曲发生改变，继而压迫椎管里的脊神经，不但引发剧痛，还影响脏器功能。

关于本病的治疗，在国内，从大医院到小诊所，多有脊柱病的治疗项目如推拿按摩、针灸理疗、药物、牵引、手术等，患者可根据医生建议，结合自身状态，选择治疗，切不可盲目行动，以确保安全、有效。在诸多治疗方法中，应用脊柱生物力学原理，结合传统手法的整脊疗法治疗脊柱病，治疗时间短、痛苦少、多有见效，患者乐于接受。

小心呵护你的肌肤

电脑荧光屏表面存在着大量静电，静电会吸附大量悬浮的灰尘，其集聚的灰尘可辐射到脸部和手的皮肤裸露处，从而使得面部皮肤受到刺激，可能会产生过敏起疹等现象。时间久了，易发生斑疹、色素沉着，严重者甚至会引起皮肤病变等。

为减少辐射，应使办公室保持通风干爽，这样能使那些有害物质尽快排出，在电脑桌下放一盆水或是放一盆花草也可减少辐射。

预防要点 给皮肤营养和“假期”。电脑虽然和我们的皮肤没有直接的接触，但它正在不知不觉中影响着我们的皮肤。众所周知，电脑屏幕可产生辐射，建议使用电脑防护屏，面部与屏幕相隔尽量大于 50 厘米。面部应涂抹防护用品，如隔离霜、粉底等，它们有反辐射的作用。公务员面对工作的压力，不得不长时间在电脑上办公，日夜加班，于是皮肤首当其冲成了受害者。解决这个问题，除了尽量保证充足的睡眠，一日三餐营养均衡外，还可以额外补充一些维生素 E 和维生素 C，它们有美白肌肤和防止肌肤老化的作用。勤洗脸也能防止辐射波对皮肤的刺激，每晚临睡前注意彻底清洁肌肤，使用含深层洁面成分的洗面乳，用富含抗衰老成分的晚霜。

眼周皮肤是面部最娇嫩的部位，长期直视电脑显示屏，眼周肌肤一直处于紧张状态，皮下血液循环不畅，必然会出现皮肤松弛、眼角皱纹、眼袋、黑眼圈等问题。一定要养成定时休息的习惯。休息时，闭上眼睛，用食指指腹轻拍上下眼睑，轻按外侧眼角至太阳穴，可最大限度舒缓眼周皮肤的紧张。在做眼部护理时应选用清爽易吸收的凝胶。

温馨提示 电脑键盘藏细菌，清洁卫生莫大意

如果说电脑键盘是一个新的垃圾场，一点也不为过。用力磕打办公室里的一副电脑键盘，发现除灰尘之外还藏有很多杂物，如饼干屑、咖啡粉、橡皮屑、头发等等。有资料显示，这类键盘垃圾是以平均每月 2 克的速度堆积而成的。此外，键盘上还潜伏着大量肉眼看不到的细菌。有人曾经选取三副键盘，分别来自家庭、办公室、网吧。将其送到医院的检验中心，进行细菌采样分析。一天后的细菌计数结果为，家用键盘每毫升 100 个；办公键盘每毫升 1000 个；网吧键盘每毫升 2000 个。

因此，必须注意养成良好的卫生习惯，电脑键盘接触较多，工作完毕应洗手以防传染，以防止键盘上面附着很多细菌和病毒，给你的健康带来伤害。电脑操作者不宜一边操作电脑一边吃东西，也不宜在操作室内就餐，谨防“病从口入”。

电视与电视综合征

电视综合征又称“电视病”，是由于长时间看电视而引起的一系列不适反应的总称。包括长时间看电视造成的颈部软组织劳损致酸痛不适；下肢酸胀、麻木甚至痉挛，这在老年人中最易发生；植物性神经功能紊乱，出现头痛、头晕、失眠多梦、心烦意乱；因静电污染面部皮肤出现斑疹等。英国一家健康研究中心在归纳了几千份病历后提出一个结论：只要你每天看电视平均 3 小时以上，就可能患上电视综合征。目前，大约有 50 种疾病与长期看电视有关。

预防电视综合征应注意做到以下几点：

连续看电视的时间不宜过长 一般地说，连续看电视最好不要超过 1 小时。时间过长会造成视觉疲劳，某些老年人还有可能诱发青光眼。眼睛长时间在光线较强的彩色电视屏幕刺激下，可引起眼压增高，出现头痛、头晕、身体倦怠和流泪等症状。据测试，视力 1.5 的人，连续看电视 2 小时，视力会一过性下降到 0.7 ～ 0.8 或更多。如果长期长时间看电视，还会引起永久性视力下降。

刺激性节目要少看 刺激性太强的节目不宜多看，特别是老年人。国外有一则报道称，老年人在电视机前猝死竟占全部急性死亡的1／4，猝死是因为原有的冠心病由于强烈的精神刺激，导致血压骤增或冠状动脉痉挛，造成急性心肌梗死或诱发心室颤动，从而使心脏骤停所致。除此之外，看刺激性太强的电视节目，还会使血压突然增高而导致脑血管破裂，发生脑出血。特别是患有冠心病和高血压病的人，更要少看，至少不要聚精会神地去看，要以平和的心态对待节目内容，不可“入戏太深”。

看电视不宜久坐不动 看电视时要经常站起来活动一下肢体，这既可松弛精神减轻疲劳，又可预防因下肢血液流动不畅而导致下肢静脉血栓的形成，后者有可能引发肺栓塞而危及生命。

不宜边看电视边吃饭 看电视最好在吃完饭半小时以后。边看电视边吃饭，会影响食物在胃肠内的消化，长期如此，易引起消化系统疾病。特别是老年人和小孩吞咽反射功能差，边看电视边吃饭易噎食，甚至导致食物误入气管，带来生命危险。

此外，看电视时应注意光线、距离和位置。最好在看电视时房间里开一盏瓦数小的灯，电视屏幕的亮度要适中，对比度要适当。电视机的位置应略低于视平线，人与电视机的距离，要大于屏幕对角线5倍以上，但也不宜距离太远。这样的光线、距离和位置，对视力和健康才有益。另外，不要躺着看电视，据调查，躺着看电视极易因姿势不良造成颈椎病。

食品安全与健康

把住“病从口入”关

被尊为“万世师表”的孔子（公元前551～公元前479），是中国历史上最伟大的教育家。他在《论语·乡党》里的一段话，则是比较全面地讲述食品卫生的文字。他说：“鱼馁而肉败，不食。色恶，不食。臭恶，不食。失饪，不食。不时，不食。割不正，不食。不得其酱，不食。”意思是说，鱼肉腐败，不吃。食品颜色难看，不吃。气味难闻，不吃。烹调不当，不吃。不到该吃的时候，不吃。不按规定切割的肉，不吃。没有一定的酱醋调味，不吃。孔子的这些要求，能有效地防止“病从口入”。这些要求，就是在今天，也仍然适用。

那么，我们该如何把住“病从口入”这一关，如何防范食物之“毒”对人体的侵害呢？世界卫生组织提出了食品制作安全的“十条黄金规则”：

- 选择经过安全处理的食品；
- 彻底烹调食品；

- ○立即食用做熟的食品；
- ○精心储存食品；
- ○彻底再加热熟食；
- ○避免生食品污染熟食品；
- ○反复洗手；
- ○精心保持厨房所有表面的清洁；
- ○避免昆虫、鼠类和其他动物接触食品；
- ○使用符合卫生要求的水。

此外，平时在饮食上还应注意以下六点：（1）多饮水，清肠道，尤其大肠是粪便堆积的地方；（2）每周吃两天素食，给肠胃休息的机会；（3）多吃新鲜和有机食品；（4）在日常饮食中控制盐分的摄入，过多的盐会导致闭尿、闭汗，引起体内水分堆积，如果你一向口味偏重，可以试试用芹菜等含有天然咸味的蔬菜替代食盐；（5）适当补充抗氧化剂，补充一些维生素C、E等抗氧化剂，以帮助消除体内的自由基；（6）吃东西不要太快，多咀嚼。这样能分泌较多唾液，中和各种毒性物质，引起良性连锁反应，排出更多毒素。

食品的选购与保存

食品种类很多，选购时一定要对其质量进行一些简单的识别，还要注意食品的保存方法，这样才能安全食用。现举例说明如下：

蔬菜　蔬菜的种类繁多，在选购时应注意七个基本要点：一是新鲜程度；二是壮老或嫩脆程度；三是大小均匀、形块完整与否；四是有否病变；五是有否虫害；六是色泽正常与否；七是有否农药残留可能。另外，还应挑选形状、颜色正常的蔬菜购买。

由于蔬菜种类繁多，其生长生物特性不尽相同，因而其贮存要求也各不相同。如青菜、黄瓜可洗净后放入保鲜袋贮在冰箱，大白菜放在垫稻草的干燥处，花菜放在通风处，还可在菜上洒些水，莴笋可刨去皮浸在淡盐水中，萝卜和胡萝卜放入保鲜袋扎紧袋口置于干燥处，鲜蘑菇的短期保存法是用清水浸泡等。因而对于各种蔬菜的贮存，应按其生长生物特性采取相应的贮存方法，但在原则上应该买新鲜吃新鲜，而不应当贮一次吃一周。

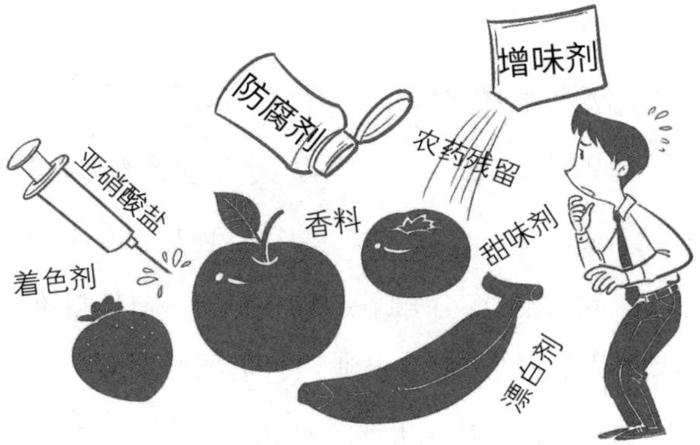

百病从口入

水果　想要挑到品质好、味道佳的水果，应注意四点:（1）买时令水果。时令水果多半新鲜、品质佳，而且价钱又合理。不合时令的水果不但价钱高，而且极可能施加了大量化学药剂后才提前或延后上市，所以尽量少买这一类水果。（2）不论何种水果，果实饱满，大小适中（表示果实发育完全）、外形完好、无碰伤及病斑等，都是基本的选择要点。（3）色泽鲜丽，气味清香。成熟的水果多半散发或浓或淡的果香，而色泽亮丽，尤其像芒果、菠萝、木瓜、苹果、香瓜、水蜜桃等，更是要色、味双全才是佳品。（4）霉烂水果不能吃。水果霉烂是由于多种微生物，特别是真菌在水果中快速繁殖的结果，其在繁殖中会产生大量毒素，人吃后轻者会头晕、头痛、恶心等，重者会抽风、昏迷，有的毒素还是致癌的。这些毒素会不断从腐烂部分通过水果汁液向未腐烂部分渗透、扩散，导致未烂部分同样含有微生物的代谢物。据检验，在距离腐烂处 1 厘米的好果部分，可以检查到和腐烂部分含有同样微生物的代谢物。若水果腐烂超过三分之一，则应弃之，以防后患。

肉与肉制品 优质、新鲜的猪肉应是表面不发黏，肌肉细密而有弹性，颜色自然鲜红，用手指压后不留指印，并有一股清淡的自然肉香味。新鲜的肝，呈褐色或紫色并有均匀光泽；新鲜的肚，色浅黄，有光泽，质地坚实富有弹性，肚上黏液多；新鲜的腰子，呈浅红色，表层有薄膜，有光泽，柔润，有弹性；新鲜的肠，色白黏液多；新鲜的心，组织坚实，富有弹性，用手挤压有鲜红的血液、血块排出。贮存：将鲜肉切成大块，淹没在烧开凉后的酱油中加盖，可存放两个月左右。在气温高的夏天，先将白纱布浸没在米醋中，然后取出，将鲜肉包起来，可存放保鲜 24 小时。猪内脏则不适宜贮存，应随买随吃。

牛肉选购 新鲜的黄牛肉呈棕色或暗红色，剖面有光泽，结缔组织为白色，脂肪为黄色，肌肉间无脂肪杂质；新鲜的水牛肉呈深棕红色，纤维粗糙而松弛，脂肪较干燥；新鲜的牦牛肉肉质较嫩，微有酸味。贮存：可将新鲜牛肉放在 1%的醋酸钠溶液里浸泡一小时取出，一般可存放 3 天。

羊肉选购 新鲜的绵羊肉，肉质较坚实，颜色红润，纤维组织较细，略有些脂肪夹杂其间，膻味较少；新鲜的山羊肉，肉色比绵羊的肉质厚略白，皮下脂肪和肌肉间脂肪少，膻味较重。贮存：羊肉一般以现购现烹为宜，如暂时吃不了的可放少许盐腌渍两天，即可保存 10 天左右。

贮存猪肉、牛肉、羊肉，还可将整块肉洗净后切成一次所需的大小，装入积少许清水的保鲜袋中扎紧袋口，放进冰箱的冷冻格中，可贮存 2 个月左右。

活鸡 选购活鸡要从动态、静态和体貌上用心观察。（1）动态：抓住健康鸡的翅膀提起来，其挣扎有力，双腿收起，鸣声长而响亮，有一定重量，表明鸡活力强；病鸡挣扎无力，鸣声短而嘶哑，脚伸而不收，肉薄而身轻。（2）静态：健康鸡呼吸不张嘴，眼睛干净且灵活有神；病鸡不时张嘴，眼红或眼球浑浊不清，眼睑浮肿。（3）体貌：健康鸡的鼻孔干净而无鼻水，羽翼丰满，鸡冠鲜红，眼有神，头、口、鼻颜色正常，冠面朱红色，脚爪的鳞片有光泽，皮肤有光泽，肛门黏膜显肉色，鸡嗉囊无积水，口腔无白膜或红点，不流口水；病鸡的双翅和尾巴下垂，羽毛松乱而无光泽，皮肤有红斑与肿块，胸肌十分消瘦，肛门松懈，周围羽毛有脏物和白色污物。购买优质鸡除了鸡要健康外，重量也是一项主要标准。最理想的鸡，全身肥瘦与重量适中。活鸡一般以两公斤左右为佳。

熟肉制品 选购熟肉制品，一要查看包装：定型包装产品的包装容器与材料应密封、清洁并应符合相应卫生标准。因熟肉制品是易腐食品，在加工、储存、运输、销售过程中不符合卫生要求，极易导致微生物的大量繁殖，产酸、产气，故应检查外观是否出现“胖包”或破包。二是查看标签：罐装食品应标注淀粉含量；定型包装的腌腊肉制品应在“食用方法”中做出“不能直接食用”或“须熟制后食用”的说明，以指导消费，防止将腌腊肉制品当作熟肉制品食用。

咸肉和腊肉 咸肉与腊肉的质量检验，在我国一般采用打签检验法，即用削尖的竹签刺入检验部位，然后迅速拔出，嗅其竹签上的气味，判断质量好坏。消费者可就其外表和切面的感官性状来识别质量：质量良好的咸肉，表面为红色，切面肉呈鲜红色，色泽均匀，无斑点，肥膘稍有淡黄色或白色，外表清洁，肌肉结实，肥膘较多，肉上无猪毛、霉菌和黏液等污物，气味正常，烹调后咸味适口。变质的咸肉，外表呈现灰色，瘦肉为暗红色或褐色，脂肪发黄、发黏，有霉斑或霉层，生虫并有哈喇味，有腐败或氨臭的气味，肉质松弛或失去弹性。有较严重的哈喇味和严重变色的腊肉不能食用。

食用油脂 食用油可分为普通食用油、高级食用油两大系列，此外还有调和油、煎炸油、猪油等几种专用食用油。根据原料品种不同，又可分大豆油、菜籽油、花生油、玉米油、芝麻油、棉籽油、茶籽油、葵花籽油、米糠油、橄榄油等品种。

在购买食用油时，须从五个方面去鉴别其优劣。

一看 首先看透明度，纯净的油应是透明的；再看色泽，纯净的油应该无色；最后看沉淀物，纯净的油应该没有沉淀物。购油时应选择透明度高、色泽较浅（但芝麻油、小磨油除外）、无沉淀物的油为最好。油的正常颜色应呈淡黄色、黄色或棕黄色，一般以浅色为好。油的颜色发深或发黑，则说明精炼度不高，油的品质较差。

二闻 打开油桶盖时，鼻子靠近就可闻到。也可在手掌上滴一两滴油，双手合拢摩擦，发热时仔细闻其气味。

三尝 口感带酸味的油是不合格产品，有焦苦味的油已发生酸败，有异味的油可能是掺假油。

四听 取油层底部的油一两滴，涂在易燃的纸片上，点燃并听其响声。燃烧正常无响声，表明水分在0. 2%以内，是合格产品，否则为问题产品。

五问 问商家的进货渠道，必要时索看进货发票或查看当地食品卫生监督部门抽样检测报告。

贮存食用油最好用可密封的玻璃瓶或油缸；也可用雪碧、可口可乐等饮料瓶，这种瓶的原料为聚酯，其耐油、耐化学品及阻隔性能好，无味无臭，但应定期更换。盛装矿泉水、浓缩饮料或糖浆的瓶子，原料一般为聚氯乙烯或聚乙烯，不适合长期存放油脂。其他非食品包装用的塑料瓶均不能用来贮存食用油。

霉变食品不能吃

在发霉的食品中，存在着多种致病真菌。目前已知可使实验动物致癌的霉菌毒素有黄曲霉毒素、杂色曲霉素、酵米面黄杆毒素、冰岛青霉素、环氯素、皱褶青霉素等 14 种真菌毒素，而最严重的还是黄曲霉菌的污染。1967 年，我国台湾地区曾发生一例严重的食物中毒事件，全家 10 口人，9 人病死。原因是在病前连续吃了三周霉变米，化验结果，黄曲霉素 B1（AFB1）含量为 200 微克 / 千克。黄曲霉素的急性中毒主要损害部位在肝脏，属于强致癌物，是导致肝癌的罪魁祸首。

糯米在制成糯米粉的加工过程中，如遇阴雨天，不能及时晒干，时间一长，极易受一种酵米面黄杆菌污染。被污染的糯米粉表面看不出来，只有在加热煮熟时才显出红色（确切地说是深黄色）。吃了这种汤团，一定会产生中毒反应，其症状表现为：胃脘不适，腹痛、腹泻，恶心、呕吐，心跳加快，中毒严重者甚至出现抽搐、休克等危象。所以，糯米和糯米制品一旦发红，只有弃之，绝对禁止食用或作饲料。能致癌和引起中毒的真菌还有很多，我们在日常饮食中应注意不食霉变食品，不吃剩菜剩饭，这是预防食物中毒和预防癌症的一个有效方法。

避开有害有毒蔬菜

据专家介绍，有些蔬菜含有某些有毒有害物质，人们应小心食用。

未熟的西红柿不能吃 青色未熟透的西红柿不宜吃。据有关资料介绍，青西红柿和马铃薯芽眼或黑绿表皮的毒性相同，均含有生物碱甙（龙葵碱）。其形状为针状结晶体，对碱性非常稳定，但能够被酸水解。所以，未熟的青西红柿吃了常感到不适，轻则口腔感到苦涩，严重的时候还会出现中毒现象。特别是当青西红柿开始腐烂时，其龙葵碱就会被破坏。而青西红柿放红以后，就不含龙葵碱了。

新鲜黄花菜不宜多吃 黄花菜又名金针菜，一般晒干后发泡炒食或煮汤，但也有人喜欢鲜吃。一次吃较多的新鲜黄花菜后可能出现中毒现象，其表现为嗓子发干、心口发烧、恶心、呕吐、腹痛、腹泻等，严重的可出现血便、血尿及尿闭等症状。这是因为新鲜黄花菜中含有一种秋水仙碱，这种物质无毒，但经胃肠道吸收进入人体内后，就变成了有毒的氧化二秋水仙碱。最好不要吃新鲜黄花菜，若食用应先将新鲜黄花菜在沸水里氽一下，然后用清水浸泡 2 小时后炒食。干黄花菜在加工过程中秋水仙碱已受到破坏，故不会引起中毒。

蔬菜久存易生毒 将蔬菜存放数日后再食用是非常危险的，危险来自蔬菜中含有的硝酸盐。硝酸盐本身无毒，然而在储藏一段时间之后，由于酶和细菌的作用，硝酸盐被还原成亚硝酸盐，变成一种有毒物质。食用含有亚硝酸盐的食物，可发生急性肠源性青紫病。中毒轻者，机体出现缺氧，口唇、指甲、皮肤出现青紫色，头晕、头痛、心慌、胸闷、呼吸急促、恶心、呕吐、腹痛、腹泻；中毒重者血压下降，昏迷不醒，惊厥，甚至死亡。此外，亚硝酸盐在人体内还可与蛋白质结合，可生成致癌的亚硝酸胺类物质。

储存蔬菜不仅会产生有害物质，而且还会造成营养素的损失。实验证明，在 30℃的屋子里储存 24 小时，绿叶蔬菜中的维生素 C 几乎会全部损失，而亚硝酸盐的含量却上升了几十倍。因此，蔬菜应挑选新鲜的，不应贪图便宜而购买萎蔫、泛黄的蔬菜。新鲜蔬菜在冰箱内储存也不应超过3天。凡是已经发黄、萎蔫、水渍化、开始腐烂的蔬菜均不可食用。

辨认有害有毒成分的蔬菜 辨认有害有毒成分的蔬菜 除前面所述之食物外，还有许多含有害有毒成分的蔬菜，如：发芽的青皮土豆中含有龙葵碱，可使人中毒，出现视力模糊、神经过敏、精神恍惚等症状；黑斑红薯含有番薯酮和番薯醇；腐烂的生姜含黄樟素，可诱发肝癌和食管癌；久存的南瓜瓜瓤会进行无氧酵解产生酒精，食后易中毒；紫菜水发后如果呈蓝紫色，是因为在海水中生长时受到环状多肽物污染，不能食用；新鲜木耳不能吃，因为鲜木耳中含有一种卟啉类光感物质，可引起日光性皮炎，还含有一种能引起呼吸困难的有毒化学物质；无根豆芽是使用化肥和除草剂生产出来的，含有较多的氨氮化合物，在细菌作用下，易转变成强致癌物——亚硝氨。此外，还须识别毒蘑菇等有毒食品。

清除蔬菜上的农药残留

随着人们生活条件的好转，人们都想吃“绿色食品”“无公害蔬菜”，实际上真正达标的绿色食物并不多，市场上销售的蔬菜都或多或少地带有农药残留。那么，买回蔬菜后怎样清除蔬菜上的残留农药呢？下面提供几种清洗方法，有兴趣者不妨一试。

浸泡水洗法 是清除蔬菜上污物、残留农药的基本方法，但清除农药污染的效率较低，主要用于叶类蔬菜。一般先用水冲洗掉表面污物，然后用清水浸泡。浸泡时可加入少量果蔬清洗剂，浸泡后要用流水冲洗2～3遍。

碱水浸泡法 先将蔬菜表面污物冲洗干净，然后浸泡到碱水（清水中加入适量的小苏打）中5～15分钟，然后再用清水冲洗3～5遍。

去皮法 削皮是一种较好的方法，可用于黄瓜、萝卜、冬瓜、茄子等，但要注意避免削皮后的再次污染。

加热法 氨基甲酸酯类杀虫剂会随着温度的上升而加快分解，因而加热法可有效地清除蔬菜上的农药残留，此法常用于芹菜、菠菜、青椒、豆角等。先用清水将表面污物洗干净，放入沸水中 2～5 分钟捞出，然后用清水冲洗 1～2 遍即可。

延时储存法 研究发现，蔬菜上的农药残留可随着时间的延长而缓慢分解，储存 5 天即可达到最佳效果。此法适用于土豆、茄子、冬瓜、南瓜、胡萝卜、洋葱等不易腐烂的蔬菜。

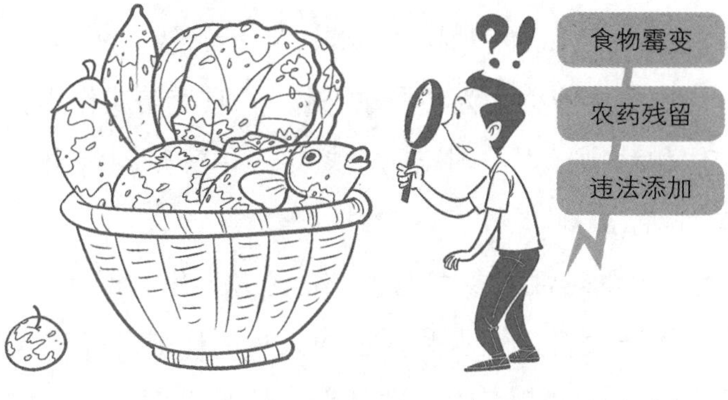

菜篮子与食品安全

水发食品与甲醛中毒

有报道称，2005 年 11 月 8 日，北京市对 35 个农产品集贸市场和 33 个大中型超市、商场、菜市场销售的水发食品进行突击监督检查，现场抽检虾仁、牛百叶、海参、黄喉、鱿鱼、鸭肠、鸭掌、海螺、天梯、扇贝肉等水发食品 926 件，经现场快速检验，查出有 32.2% 的水发食品掺入了甲醛。探其原因在于非法使用甲醛代替传统的水发食品加工。由于甲醛加工水发食品既方便又好看，况且甲醛有吸水增重和防腐保“鲜”作用，对于水发食品卖主来说，既可以卖个好价钱，又可使所剩食品第二天接着卖。如虾仁，原是无色透青，加入甲醛后，虾仁体积可膨胀至原来的2～3倍，重量增加2倍有余，颜色发红，引得不识货的消费者上当受骗。

至目前已知甲醛被用于水发食品加工的有：（1）海河鲜，如海参、银鱼、鱿鱼、虾仁；（2）家禽和畜产品，如蹄筋、牛百叶、肉皮、人造动物血（新鲜牛血或猪血或鸡血，加水稀释加入甲醛，由于甲醛具有凝固作用，这样的血搅拌后就成血块）；（3）植物制品，如粉丝、豆腐。

由于室内环境知识的普及，大家对室内空气中的甲醛已经有了一定的认识。甲醛为无色气体，易溶于水、具有强烈的刺激性气味，通常35%～40%的甲醛溶液称之为“福尔马林”，具有防腐作用，用来浸泡病理切片及人体和动物标本。国家明文规定：甲醛是国家明令禁止添加到食品中的非食品添加剂。

食品中的甲醛的毒性主要表现在：人食用含有甲醛的食品后会导致肺水肿、肝肾充血及血管周围水肿；进入人体的甲醛危害还表现在它能凝固蛋白质。甲醛能和蛋白质的氨基结合，使蛋白质变性，扰乱人体细胞的代谢，对细胞具有极大的破坏作用，可使人致癌；食用含有甲醛的食品还会损伤人的肝肾功能，可能导致肾衰竭，一次食入10至20毫升会致死；食入含有甲醛的食品会直接产生中毒反应，轻者头晕、咳嗽、呕吐、上腹疼痛，重者会出现昏迷、休克；甲醛对人的皮肤和呼吸器官黏膜有强烈刺激作用，对人体的中枢神经系统，尤其是视觉器官、支气管和肺部有强烈刺激作用；损伤人的口腔、咽、食道、胃的黏膜。

如果因食用含有甲醛的食品而出现上述症状，应立即饮用300毫升清水或者牛奶，起到稀释和在胃里形成保护膜的作用，减少胃的吸收。症状严重的要立即去医院治疗。它还会在人体中蓄存，达到一定浓度时集中爆发。因此人们应当提高警惕严防甲醛上餐桌，防患于未然。

温馨提示 选购、烹饪水发食品如何防甲醛

购买水发食品，应注意以下几点：

眼看 看水发食品颜色是否正常。如果看到食品非常白或是非常鲜红，超过应有的颜色，体积又肥大，不要购买。

鼻嗅 甲醛具有辛辣刺鼻气味，闻到不要购买。

手摸 含甲醛的水发食品，甲醛破坏了食品原来的组织结构，并使蛋白质变性，手一捏该食品很容易破碎。

定性 若一次购买大量水发食品，或经常购买水发食品，可备一瓶品红亚硫酸溶液，将它滴入水发食品浸泡液中，如果溶液变蓝紫色，此水发食品不要购买。此外，购买水发食品要索取售货凭证。

在烹饪水发产品时，由于甲醛受热变成蒸气，因此煮水发食品开锅时，要防眼和呼吸道可能受甲醛损害。若水发食品在水煮时迅速萎缩变小，很可能该水发食品有甲醛，不能食用。

冰箱与健康

电冰箱可谓是居家食品保鲜的好帮手，给家庭日常生活带来了许多方便。虽然电冰箱对食品有防腐保鲜作用，但冰箱并不是食品安全的“保险箱”。

卫生检测资料证实，许多微生物仍能在冰箱内生长繁殖。虽然绝大多数存在食物中的细菌属嗜温菌，在电冰箱的低温环境下生长受到抑制，但受到抑制的细菌并非已被杀死，只是生长速度变缓。潜伏的病菌会伺机大量繁殖，兴风作浪，使保存的食物发霉、腐败变质。尤其是冷藏室，里面温度通常为0℃～5℃，这一温度正是一些低温菌、嗜冷菌的适宜生存条件。如：小肠菌是一种低温性菌，适宜在低温下（4℃以下）繁殖和在生菜中生长，因此电冰箱成了小肠菌的理想繁殖场所。冰箱里存放的蔬菜瓜果如果直接生食，小肠菌有可能乘虚而入，成为猖狂的致病菌，从而出现腹痛、腹泻等肠炎症状。

耶尔森菌是一种典型的嗜冷菌，在0～4℃的环境中生长繁殖最为迅速，且毒性增强。水果、蔬菜、鱼虾和肉类食品极易被耶尔森菌污染，在食用前如未经消毒或加热处理，就容易生病。患者可有发热、恶心、呕吐、腹泻、腹痛等胃、肠道症状，偶尔还可引起肠道外症状，严重的可发生败血症。

甲肝的病原体是甲型肝炎病毒，这种病毒对寒冷具有很强的耐受性，在 −20℃的低温条件下仍有生存能力，因此冰箱还有可能传播病毒性肝炎。真菌（或称霉菌）同样能在冰箱内生长繁殖，常可在冰箱冷冻机排气口处及米饭、馒头、面包等谷类食物上生长。另外，霍乱弧菌、流感病毒、乙脑病毒及蛔虫、蛲虫卵等，都能在冰箱内存活很长时间。

既然电冰箱不是保险箱，那么，从卫生防病和食品安全的角度出发该如何用好冰箱呢？以下几点温馨提示可供参考：

保持冰箱清洁卫生 经常用冰箱清洁剂或洗洁精擦洗冰箱的门、搁架、内胆等部件。间隔 1 ～ 2 周用新洁尔灭等消毒杀菌剂对冰箱进行喷雾或清洗。洗后半小时再用清水擦净并拭干，以保持冰箱的清洁卫生。但不要用洗衣粉、去污粉及汽油擦拭。

放入的食品要洗净 放入冰箱内的食品必须是清洁、干净的。水果、蔬菜及其他生食品洗净、沥干后才能放入。生鱼及鸡鸭类应除去内脏清水洗净后，方可放入冰箱。

分门别类存放食品 生食和熟食不要保存在一个容器内，生的蔬菜、水果和生肉、鲜鱼等要用食品袋和保鲜纸分别包装，避免相互接触，以防串味、干耗及细菌交叉污染。熟食食用前要回锅加热；瓜果、蔬菜在生吃前要洗净，并用 0.1% 高锰酸钾溶液浸泡 10 ～ 15 分钟。

存放食品不宜过多 放入冰箱内的食品之间要有一定空隙，不要紧贴冰箱左、右壁及后壁，以利于箱内冷风的流动。尽量减少开冰箱门时间及次数，减少外界热气进入。冷藏食品取出时如发现有发霉、腐败变味就不应再食用。

食品冷冻慎之又慎 冷冻食品也不是“绝对保险”。冷冻食品（如肉类、面食、海鲜等）存放时间过长很容易变质，食品中的蛋白质可分解产生“可溶性毒蛋白”“胺类”“恶臭素”等，而这些毒素即便高温加热也很难被破坏，人食用后会造成胃肠道感染。在食用冷冻食品时应注意辨别其色、状是否有变化，特别是食用冷冻时间超过两个月的食品时要更加谨慎。

此外，盛夏炎热天气，从冰箱内取出的冰冻饮料、水果、食物等应在室温下先放置一会儿后再食用，避免突然受冷饮刺激引起胃痛、肠炎、腹泻或使原患有的高血压、冠心病、脑中风等病加重病情，老人、小孩尤须注意。

厨房卫生与健康

家庭厨房最大的卫生问题就是空气污染，而厨房里的空气污染主要来自燃料燃烧时所产生的有害气体和炒菜时冒出的油烟等。为避免厨房空气污染，应尽可能改用煤气、液化天然气或者沼气等清洁燃料，有效地加强厨房通风，如安装换气扇、抽油烟机等排烟设备，随时将弥漫于厨房空气中的煤尘和油烟排至室外。

厨房里的灶具等物品经常受到煤尘、煤气及油烟的污染和侵蚀，容易发生油垢积聚、铁制品生锈，这些物品必须勤擦、勤洗、勤消毒。每个家庭除了要做到经常保持整洁外，还应做到一消、二专、三盖好、四不吃。

一消 经常消毒碗筷，比较简便易行、效果可靠的办法是煮沸消毒。即把洗刷好的食具放入100°C开水中煮沸15～30分钟，或用高压锅蒸5～10分钟。

二专 加工生、熟食品的砧板、抹布要分开专用，并定期消毒。使用木制砧板时更应注意：经常刮板、撒盐。每次切菜后，应用力刮净砧板上的残渣，并用流动水洗刷干净，置于阴凉、干燥、通风之处；每周一次在砧板表面撒一层细盐，这样既可杀菌，也能防止砧板开裂。

三盖好 没吃完的饭菜要盖好，消毒的碗筷要盖好，买回的食品要盖好。切实做到防蝇防尘，以免污染食品。

四不吃 腐败变质的食物不吃，病禽病畜不吃，剩菜剩饭不加高温不吃，发霉烧焦的食物不吃。

花卉与健康

室内种植盆栽花卉的人越来越多。花香是人类天然的“保健医生”，许多植物花卉的气味能左右人的精神状态。如：天竺花香有镇静、消除疲劳、促进睡眠之功。茉莉、月季、夜来香等，昼夜都能释放出香精油和负离子，它使卧室内空气清新，沁人心脾，除了能调节精神、松弛大脑神经和消除疲劳外，还可治疗一些精神压抑、神经衰弱等难治的慢性病。有的花卉如洋绣球、秋海棠、文竹等，在夜间除了能吸收二氧化硫、二氧化碳、氯气等有害气体外，还能分泌出杀灭细菌的气体，可减少感冒、伤寒、喉炎等病的发生，对人体健康大有裨益。

近年，美国专家发现醉蝶花、和平百合、冬青等能吸收空气中一氧化碳、二氧化碳及甲醛气体，而且这些植物在几乎没有光照的情况下，也能很好地发挥滤污作用。美国航天局的研究发现，居室日常生活用品如塑料杂物袋、蜡纸、地毯、各种绝缘体等，都会产生少量有毒的化学气体。而在室内养殖有花的植物以及蕨类植物，则会发挥“海绵”一样的功能，把室内诸如一氧化碳、有毒甲醛等危害人体健康的物质吸除掉。室内养花，搭配几盆仙人掌类植物，则更有好处。仙人掌类植物白天关闭气孔，不让水分蒸发掉，而在夜间打开气孔，呼出氧气，可使室内空气更为清新。

温馨提示 有毒花卉不能碰

人们栽花、赏花、爱花，是因为鲜花可营造优美舒适的环境，进而让人心情愉快。然而，据专家们长期研究表明，目前常见的花卉中，约有100余种含有一定的毒性物质，对人体具有毒副作用。这里将常见的有毒副作用的花卉介绍如下：

一品红　一品红花朵鲜丽，绽放长久，在花丛中分外抢眼，在国外被称为“圣诞花”。但是，一品红却极毒，且全株均含毒。其茎叶中的白色乳汁，极易粘在人手和胳膊上，使皮肤红肿。如果误食了其茎叶，会引起中毒死亡。

含羞草　含羞草之所以一触即“羞”，是由于它体内含有含羞草碱，这是一种毒性很强的有机物。如果人们频繁接触，能使人眉毛稀疏，毛发变黄，严重的可致头发脱落或出现周身不适等症状。

万年青　其叶色先奇绿，后呈艳红，观赏价值较高。但万年青花叶内含有草酸和天门冬素，其枝叶的汁液具有很强的毒性，一旦触及皮肤，奇痒难忍。尤其是它的果实，毒性更大，误食后会引起口腔、咽喉肿痛，甚至伤害声带，使人喉痛声哑，故有人称万年青为“哑巴草”，人畜误食还会带来生命危险。

夹竹桃　夹竹桃每年春、夏、秋三季开花、花朵艳丽，惹人喜爱。叶片、茎皮、花朵和果实中，均含有一种叫作夹竹甙的剧毒物质。误食几克重的干物，即可引起中毒。误食后可引起恶心、烦躁；长期接触可诱发呼吸道与消化道的癌症。

郁金香　花朵艳丽，引人入胜，且对氟化氢反应敏感，故被列为能监测环境污染的花卉之一。郁金香花中含有毒碱，人们若在其花丛中待上2小时，就会头昏脑涨，出现中毒症状，严重者可毛发脱落。

虞美人　全株有毒，含有毒生物碱，尤以果实毒性最大，误食后会引起中枢神经系统中毒症状，严重者还可能发生生命危险。

水仙花　水仙花的鳞茎内含有拉丁可毒素，人误食后会发生呕吐、肠炎等疾病；叶和花的汁液能引起皮肤过敏、红肿痒痛。

南天竹 又名天竹，全株有毒。它体内主要含有天竹碱、天竹甙等。人不小心误食后即会引发全身痉挛、抽搐、昏迷等中毒症状。

玉丁香　又名丁香牡丹，叶片色绿，形似桃叶；其花多粉白，逐层开放，香味沉郁芬芳。据观察，如在室内长时间嗅闻其芳香气味，会使人精神萎靡，气喘乏力。故不宜将玉丁香放在室内观赏，更不要在夜晚摆入卧室。

杜鹃花　黄色杜鹃花中含有四环二萜类毒素，可引起呕吐、呼吸困难、四肢麻木等中毒症状。

飞燕草　又名萝卜花，全株有毒。主要含有萜类生物碱，误食会引起神经系统中毒，重则发生痉挛或呼吸衰竭死亡。

燕子掌　又名玉树。其枝叶均含有大量的大戟脂素，人体接触枝叶流出的汁液，会引起皮肤发红、肿胀、疼痛、起泡，倘不慎溅入眼内可致失明。

仙人掌　仙人掌类植物有掌、球、柱、鞭等形状，千姿百态，极富观赏价值。其植物翠绿多刺,刺中有毒,若人体不慎触刺,会引起局部红肿、疼痛、瘙痒等过敏性症状。

另外，月季、状元红、紫荆花、虎耳草（金钱吊芙蓉）、夜来香等花卉均有致敏性。五色梅、龟背竹、马蹄莲、虎刺、霸王鞭、青紫木、珊瑚花、麒麟刺、石蒜、马利筋、黄蝉、麦燕翁、白花曼陀罗等都属有毒性成分的花卉，只可供观赏，切勿多触摸、嗅闻，更应防止误食中毒。

宠物与健康

养宠物谨防传染性疾病

拥有宠物对人的身心健康有积极的影响，但养宠物也可能带来一些传染性疾病，值得我们特别关注。

狂犬病　主要来源于犬类，病毒存在其唾液中，在咬人、抓伤人、舐人时传染；有时也来源于猫、猴、兔、鼠等。因此，3个月龄的宠物狗应及时注射狂犬疫苗，以防患于未然。

猫抓热　主要来源于猫，人被猫咬伤抓伤而感染。发病表现为伤处发炎、化脓、溃疡或淋巴管炎、淋巴结肿大、疼痛、皮疹等。

鹦鹉热　来源于鹦鹉、鸽、火鸡等禽类，人主要因吸入被其粪便或毛尘污染的空气而感染。特征为高烧、咳嗽、胸痛、胸膜炎和肺炎。

鼠咬热　来源于鼠类，人被鼠类咬伤时把病菌带进体内。发病表现为高烧、伤处疼痛、肿胀、水泡、溃疡、焦痂、全身斑疹等。

流行性乙型脑炎　带有此病毒的动物种类很多，宠物中主要有犬、猫、禽类，病毒经蚊子吸血再叮咬传染给人，多于夏秋季发生。发病时有高烧、头痛、呕吐、嗜睡、抽风或昏迷，病死率较高。

流行性出血热　在城市主要来源于大白鼠、小白鼠、家鼠，有时感染家兔、猴等。病毒经咬伤处传染给人，或因其粪尿污染物而传播。发病时有发烧期、低血压期、少尿期、多尿期的病程，病死率较高。

弓形虫病　弓形虫为细胞内寄生虫，主要来源于猫，其他如狗、老鼠、兔子、猪、牛、羊都会感染发病。发病特征为淋巴结肿大、皮疹、肺炎、心肌炎、视网膜炎、脑炎等；还可经胎盘传给胎儿，可致流产、早产、畸胎。

线虫病　主要来源于犬、猫，线虫寄生于其眼结合膜囊和泪管，蝇类舔食畜和人眼分泌物时传染给人。人发病时表现为结膜炎、角膜炎，重者可失明。

弯曲菌病　多种宠物带有病原体从粪便排出，污染饮食物品使人感染。发病特征为发烧、腹痛、关节痛、腹泻等。

皮肤癣 皮肤癣菌分为亲人性、亲动物性和亲土性等，所有菌种均能引起人类感染。亲动物性的个别菌种如犬小孢子菌和猫、狗有关，与带有致病皮肤癣菌的动物接触，可造成人的感染。家养宠物如狗和猫是最常见的感染来源。

过敏性疾病 已证实宠物鸟类、猫和狗的毛尘，可引起毛尘过敏症。猫、狗的过敏原长时间飘散在空气中，极易被人体吸入下呼吸道，引起哮喘。

温馨提示 养宠物谨防过敏性疾病

欲摆脱宠物过敏的困扰，以下措施可供参考：

1. 尽量不要让小动物进入卧室；尽量不要让小动物毛发沾染家具；经常用吸尘器清扫房间，保持室内清洁。

2. 对猫犬毛发过敏的人，可选择不脱落毛发的猫或犬的品种喂养。并经常梳理它们的毛发（最好在室外梳理），减少脱落在室内毛发的数量。

3. 定期给您的小动物洗澡。有一部分人对宠物唾液中所含的蛋白质过敏，而猫习惯用舌头舔舐、梳理自己的皮毛。解决这个问题的办法是每月至少给猫洗一次澡，洗澡时不要使用肥皂，只需将猫全身浸泡在水里即可。只要坚持每月洗澡，就会尽可能地减少唾液在猫身上的停留，减轻或避免主人过敏症状的发生。

4. 一些患有哮喘病或过敏症的人不要喂养伴侣动物。有些人只是在刚刚接触猫或犬的一段时间内产生过敏症状，这类过敏症状的治疗办法是让他们多接触伴侣动物。也就是说，只要他们经常接触这些小动物，时间久了就不会对它们产生过敏反应了。

此外，在您决定喂养宠物之前，也要了解您的家人是否对您要养的小动物有过敏反应，并事先请教治疗和预防过敏症的专家，采取相应的措施，让您和您的家人都能分享小动物带来的乐趣。

孕妇切记：远离宠物，远离弓形虫病

家有宠物的孕妇极易感染一种病原体叫弓形虫，会对腹中的胎儿构成危害。弓形虫病是一种人畜共患病，弓形虫可寄生在人体除红细胞外的所有细胞内，人体感染可分先天性和获得性两类。

先天性感染系经母亲的胎盘传播，是导致婴儿畸形和智力障碍的一个重要原因。目前，育龄女性的弓形虫感染率约为 20%，而 50% 的受感染孕妇能将此病传给胎儿。在怀孕早期和孕中期（1 ~ 27 周）感染该病可导致流产、早产、死胎；怀孕晚期感染者可发生死胎、畸形儿或“外表正常”的不显性感染婴儿，也有可能使婴儿出生后肝功能异常、肝脏肿大，导致“婴儿肝炎综合征”。

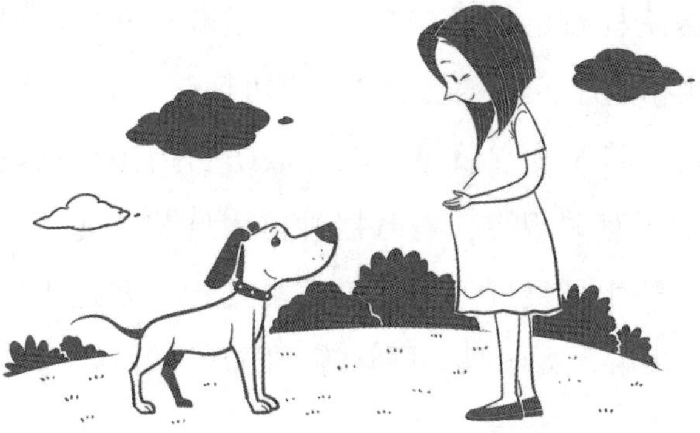

孕妇不宜养宠物

猫和狗的弓形虫感染率极高，据报道，国外猫为 5% ~ 85%，狗为 26.3% ~ 85%；国内猫为 15.6% ~ 73%，狗为 3.69% ~ 33%。国内城市居民的弓形虫抗体阳性率相当高，如北京为 17.1% ~ 23.5%，天津为 21.1% ~ 38.6%。猫粪的弓形虫卵囊有很强的传染性，当孕妇与猫、狗逗着玩时，手和脸被猫、狗舔到，便可传染，而抱着猫、狗睡觉的孕妇，更容易诱发生殖系统传染病。

弓形虫病感染的危害在于它的致死性感染较少，大多数为外表正常的不显性感染的婴儿，他们可以存活下来，临床上多不表现任何症状，常常在出生后数年才出现反复发作的脉络膜视网膜炎、脑容量改变及皮层钙化引起的智力减退等，它所造成的病损的特点是渐进性加重，约50%患儿的视力可明显减弱，严重者可致全盲。因此，预防弓形虫病的感染是事关优生的重要措施。

预防弓形虫病的首要措施是避免接触猫狗等动物；不食生肉或未煮熟的肉食品；孕妇在怀孕早期应去医院做血清弓形虫抗体的筛查，以便早期发现和治疗患病的孕妇；在以后的孕期还需定期检查，以确保婴儿健康。对于处于有感染危险岗位(如猫、狗饲养员)的妇女，孕期应调离。

确诊感染了弓形虫病的孕妇，孕早期者可考虑实施流产；妊娠中、晚期者应及时到医院检查治疗。倘若第一胎是畸形儿，应对母体进行血清弓形虫抗体检测和治疗，证实已治愈后方可怀孕。

因此，孕妇饲养宠物宜慎重，应采取防护措施。家庭宠物应定期做防疫检查，应依照有关规定，按时接种兽用疫苗。此外应掌握一些保护性常识，如保持卫生和良好通风，对畜类宠物不要过于亲昵，避免宠物与人过于密切的接触，如亲嘴、同眠等，防止接触感染。

雾霾与健康

雾霾天气是一种大气污染状态，雾霾是对大气中各种悬浮颗粒物的笼统表述，其中的PM2.5（空气动力学当量直径小于等于2.5微米的颗粒物）是造成雾霾天气的“元凶”，对人体伤害最大，被称之为健康的“隐形杀手”。

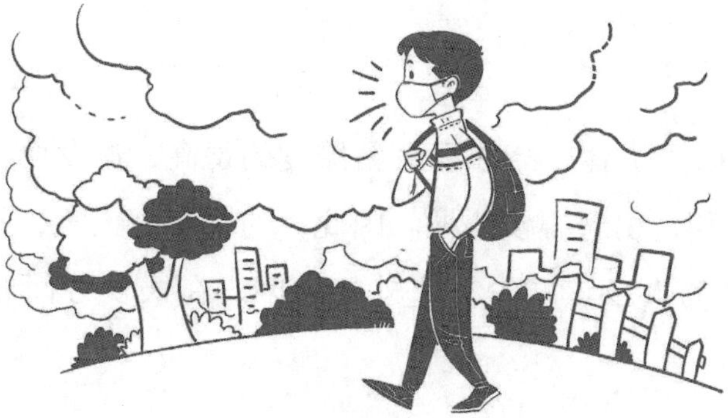

雾霾有害健康

雾霾伤肺

雾霾天对呼吸系统影响最大，这已成为多数人的共识。当我们呼吸时，雾霾会被吸入我们的呼吸道，较大的颗粒会被人体的鼻腔、气管、支气管、各级细支气管挡住，会引起我们的上呼吸道炎症。在 PM2.5 的长期刺激下，我们的肺部会发生慢性炎症，肺泡上皮细胞会死亡，还会癌变。这就是雾霾对呼吸系统的影响。据流行病学资料，北京地区每年肺癌增幅达 2.42%，是所有肿瘤发病率增加最快的。其中朝阳区、丰台区和石景山区肺癌发病率最高，这和地区污染程度相符，说明雾霾与肺癌发病率存在直接关联。

雾霾伤心脏

很多人都知道，雾霾天气对呼吸道疾病影响很大，殊不知，雾霾天气更“伤心”。当雾霾被吸收入人体后，部分会沉积在心脑血管的血管壁中，从而引发心脑血管疾病的发生。心脏病患者在雾霾天会加重病情，如心衰病人呼吸困难或呼吸短促时，心衰会更严重。因此，雾霾天气时，心血管疾病患者外出最好戴上专业防尘口罩，外出归来要立即清洗面部及裸露的肌肤。

雾霾伤血管

雾霾被吸收入人体，会导致血黏滞度的增高，诱发血栓，结合在血管内皮内的沉积，引起心梗脑梗。因此，遇到雾霾天气，年老体弱和患有心血管疾病的人应该减少在室外的时间，在饮食方面要少吃刺激性食物。

雾霾伤脑

雾霾不仅伤害器官，更在无形之中影响着神经系统。美国第 65 届老年医学会年会有个结论，空气中 PM2.5 增加 10 微克 / 立方米，人的脑功能就会衰老 3 年。

雾霾伤皮肤

因为皮肤也有呼吸功能，在干净的空气里，皮肤会很舒适、滋润，但如果在一个很脏的环境里，皮肤会很不舒服。如果长期处在雾霾天气下，可以涂一些保护霜、隔离霜之类的东西，等下班之后再清洗掉。并且，勤洗脸也很有必要。

如何避免雾霾对人体健康的危害呢？具体地说，应注意以下几点：

○雾霾天气少开窗，不出门，勿晨练。

○外出戴专业防尘口罩。一般常规口罩不会起到作用，因为颗粒物太细小，KN90，KN95，N95级别的防尘口罩才能有效过滤这类细颗粒物。要学会正确佩戴口罩，避免不密合导致周围泄漏。

○饮食清淡多喝水，适量补充维生素。

○防雾霾危“肌”须深层清洁肌肤。人体表面的皮肤直接与外界空气接触，很容易受到雾霾天气的伤害。首要措施就是做好个人卫生，深层清洁肌肤表层，清洁毛孔。使用肥皂或洗手液并用流动水洗手，不用污浊的毛巾擦手。双手接触呼吸道分泌物后（如打喷嚏后）应立即洗手。要改变不健康的生活方式及行为习惯，如揉鼻子、挖鼻孔等，以免将病毒带入鼻腔。

○尽量戒烟。烟雾中有大量PM2.5，会对人体有着直接和间接的危害。如果无法阻止周边的人吸烟，那么应该尽量远离二手烟。

健康格言

1. 健康是智慧的条件，是愉快的标志。 ——爱默生

2. 健康是这样一个东西，它使你感到现在是一年中最好的时光。

——亚当斯

3. 人最关键的需要，一个是呼吸的空气，一个是吃的食物，一个是喝的水。这些都不安全，什么幸福感都没有。 ——钟南山

4. 在决定人的健康程度的因素中，遗传因素和环境因素只占 15% 和 17%，医疗条件占 8%，而生活态度、生活方式占了 60%。 ——钟南山

5、健康是一颗空心玻璃球，一旦掉下去就会粉碎；工作只是一个皮球，掉下去后还能再弹起来。 ——钟南山

第四章

运动与健康

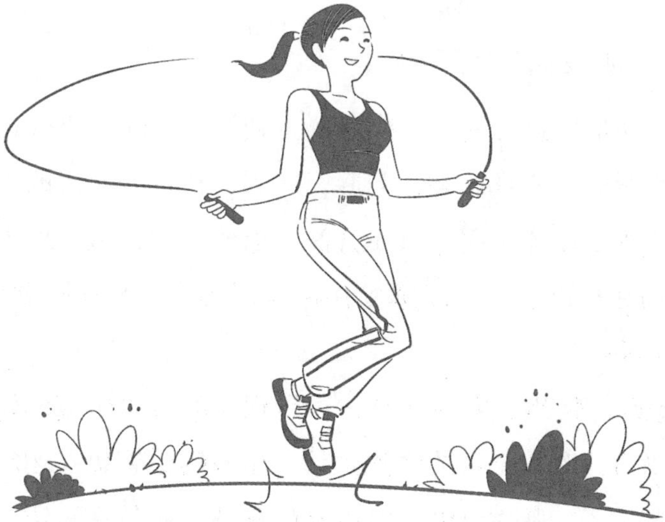

运动是最好的保健秘方

最好的保健秘方，不是灵丹妙药，而是运动。有学者曾指出，如果有一个“万能处方”，能同时降低血压、血糖、血脂，能预防癌症，还能改善睡眠质量，甚至可以防治40余种慢性疾病，那就是“运动”。归纳起来，运动在健身防病中至少有以下几大主要功效：

运动防治心脑血管疾病

缺少运动是导致心脑血管疾病的重要原因，除此之外还有不良生活习惯、精神紧张、心理压抑、肥胖等原因。在这些原因的长期作用下使血管反复收缩、血流变缓、血压升高、血管壁弹性减弱而发生硬化。心脑血管疾病包括高血压、动脉硬化症、冠心病、脑动脉硬化供血不足、脑血栓等多种病症。

运动锻炼，特别是有氧运动，可以提高心血管血液的输出量，增强心肌的收缩力，改善全身的血液供给。全身的血管也在运动中得到有节奏的收缩和扩张，弹性增强，减少动脉硬化。虽然在运动中，心脏为了使身体得到足够的血液供应，心跳加快，以便在单位时间内搏出更多的血；但是当运动停止以后，心跳反而比正常为慢，而这种慢心率对健康长寿大有益处。再者运动需要消耗能量，促进脂肪的燃烧和利用，因而可避免肥胖和高脂血症，也就减少了心血管疾病的危险性。

运动防治帕金森病

帕金森病是一种常见的老年神经系统退行性疾病，一项来自国外的研究表明，每周三次高强度运动不仅对早期帕金森病患者来说是安全的，同时还能延缓相关症状恶化。这是科学家们首次测试高强度运动对帕金森病患者的影响。

运动防治糖尿病

有些疾病甚至不需要服用药物，直接可以通过运动收到疗效，如不少轻度糖尿病患者只需坚持体育运动，并注意饮食控制即可康复。有人说糖尿病是一种富贵病。其实，糖尿病确实是由于缺乏运动引起的疾病，中国、芬兰和美国等不同国家的研究发现，即使中等程度的体力活动，也几乎足以防止60％Ⅱ型糖尿病病例的发生。

那么，坚持锻炼为什么能降低糖尿病的发生概率呢？简单地说，运动可刺激胰岛素的分泌，加速细胞对糖的氧化和利用。当肌肉缺乏运动锻炼时，便会抑制胰岛素的分泌，长久下去，便会导致糖代谢的紊乱，而诱发糖尿病。运动还能加速脂肪的氧化，从而减少肥胖病。已知在糖尿病的发病过程中，肥胖也是一个重要的原因。因为脂肪也是一种内分泌腺体。脂肪细胞，尤其是大脂肪细胞能分泌一种脂抑胰岛素，可降低胰岛素的活性，从而使细胞不能很好地利用糖。

运动强健骨骼

运动可以加快全身组织的血液循环，增强肌肉收缩和舒张，对骨骼有一定的刺激作用。通过不断进行运动刺激，可以使骨骼保持正常骨密度和强度。临床观察表明，经常参加运动的人骨量要明显高于不参加运动的人，而且运动多的一侧骨量要比运动少的一侧增加 40% 以上，这表明运动可以刺激对应部位骨骼，产生明显的局部效果。

骨质疏松是威胁中老年人的一种多发病，而运动是增强钙吸收、预防骨质疏松最有效的办法。美国骨科专家夫尔斯特提出了一个新观点：在骨质疏松的发病机制中，非机械因素（钙、维生素 D、激素等缺乏）并非是最主要的，而在神经系统调控下的肌肉质量（包括肌块质量和肌力）才是决定骨强度（包括骨量和骨结构）的重要因素。缺钙者只有参加适量的体育锻炼，使骨骼承重，才能提高补钙的效果。有关研究指出，骨相关激素、钙、维生素 D 可决定 3% ~ 10% 的骨强度，而运动对骨强度的影响可达 40%。这一理论可解释为什么久卧病床、或多数肌肉衰退性疾病的患者，即使补钙也无法阻止骨质减少的现象。研究者认为，通过运动锻炼，增强骨承受负荷能力及肌肉牵张的能力，结合使用骨合成性药物等，可达到刺激骨生成，恢复被丢失的骨质及维持一定骨强度水平的目的。所以，补钙结合适当的运动，是防止骨质疏松最有效的方法。

运动健脑抗衰

锻炼有增强记忆力、活跃思维的功效。来自国外的诸多研究表明，有氧运动可以改善记忆功能、保持大脑健康。美国加利福尼亚大学一位神经学教授曾发表过一篇比较性论文，他对近 6000 名 65 岁以上妇女进行了脑功能状况的 8 年跟踪测试。发现经常锻炼的人，出现记忆力减退的可能性较小。加利福尼亚大学脑老化和迟钝研究所的研究表明，锻炼可直接对脑产生影响。锻炼可激活“脑源性神经因子”的形成量，这种物质能促进神经轴突的生长，有助于形成新的脑细胞，而且能够提高脑细胞抑制氧化物和毒素的能力，从而提高大脑功能。

权威学者指出，一周即便锻炼一次也可以有益健康、延长寿命。国外一项长达 8 年的调研数据表明，相比于不运动，即便一周运动一次或两次，也会降低 30% 的死亡风险。

运动防癌抗癌

运动防癌的观点已被医学界广泛认可，其中慢跑就是一项全身性有氧运动，上肢、下肢均会参与，可以刺激心肺，提高肺活量和肌肉摄氧的能力。有关研究表明，经常性的运动锻炼可使大肠癌的罹患率减少一半。因为久坐不动必然导致肠蠕动缓慢，形成便秘；而宿便中的毒素，主要是蛋白质的分解产物、细菌毒素以及重金属离子等，对肠壁产生刺激而诱发肠黏膜细胞的突变引起癌症。运动能增强肠蠕动，有利于这些毒素的及时排出，故而少发癌症。此外，由于大便畅通，减少了毒素的再吸收，大大减少了肺癌、女性乳腺癌和其他癌症的发病率。

美国国家癌症研究所、美国癌症协会和哈佛大学研究人员发现，有规律的体育活动能降低肾癌、肝癌、乳腺癌、结直肠癌等 7 种癌症的患病风险，其中慢跑是比较适合中老年人的运动。发表在《临床肿瘤学杂志》上的相关研究成果显示：每周进行 2.5 ~ 5 小时慢跑等中等强度锻炼的人群，患肾癌、骨髓癌和肝癌的概率能分别降低 11% ~ 17%、14% ~ 19% 和 18% ~ 27%；男性患结直肠癌的风险也降低 8% ~ 14%；女性患乳腺癌、子宫内膜癌和非霍奇金淋巴瘤的风险也有降低，分别为 6% ~ 10%、10% ~ 18%、11% ~ 18%。2018 年，美国国家癌症研究所对 144 万人进行了 11 年的跟踪研究表明，适量运动可以将 13 种癌症的发病率，降低 10% 以上。我国发病率排名前 10 的癌症中，至少有 8 种可以通过运动降低罹患风险。

运动愉悦心情

锻炼时，大脑立刻就会感受到压力，心脏压力增大，大脑设定你在作战或是在逃跑，会释放一种名叫脑源性神经营养因子的物质，简称BDNF（Brain-Derived Neurotrophic Facto），它起到保护和修复记忆神经元的作用。

与此同时，当运动达到一定量时，身体还会产生一种叫作内啡肽的物质。科学家 McGovern 有一项研究称：这些内啡肽将运动产生的不舒适感降至最低，减轻疼痛感，研究还称内啡肽也许与运动后的兴奋感有关。内啡肽可以帮助合成体内的血清和多巴胺。多巴胺，那是一种可以让大家感到快乐的化学物质。这种被称为“快乐激素”的物质能够排解压力和负面情绪，可以使人产生愉悦和满足感，调节心理状态，对减轻抑郁、焦虑等不良情绪大有裨益。此外，运动以后，大脑得到了充足的氧气供应，有助于缓解神经系统的紧张状态，心情自然也会变好。

缺乏运动有风险

缺乏运动已成为全球共同面临的问题。2018 年 9 月，世界卫生组织（WHO）在《柳叶刀》期刊上发布了一项关于全球日常运动量的报告：所有成年人中，运动不足的比例高达 27.5%，超过了 1/4，相比 2010 年的调查数据又升高了 7.5%。世界卫生组织（WHO）表示，运动不足是造成过早死亡的主要风险因素之一。目前，全球每年有近 500 万人死于运动缺乏，这一数据还在逐年增加。

器官机能下降 有研究表明，人体长期缺乏运动，会使组织器官机能下降 30%，可引起基础肌肉萎缩和呼吸循环功能低下。

一是躯体肌肉萎缩。人体长期缺乏运动，使颈部、腹部、腰背部及大腿部的肌肉力量降低，引起肩酸痛、腰痛、膝关节痛等症状。

二是全身功能低下。人体长期缺乏运动，会使呼吸循环功能低下，即使轻微劳动也会发生心悸和呼吸困难。

缩短预期寿命 一项针对澳大利亚成年人的研究报告显示，成年人每坐着看一小时电视，预期寿命就会缩短22分钟，那些平均每天花六小时看电视的人，最后要比别人少活五年。世界卫生组织表示，运动不足已成为全球第四大死亡风险因素。

疾病风险上升 长期运动不足增加非传染性慢性疾病的发病风险，如癌症、心血管病、心力衰竭、骨质疏松、脑卒中、高血压、糖尿病、肥胖等。

运动的秘密：有氧运动和无氧运动

有氧运动和无氧运动是指运动项目本身的性质而言。

通俗地理解，有氧运动指的是和缓的、非剧烈的运动。所谓“有氧”，并不是说一边活动一边吸氧，主要是指机体在参加各种户外运动如快走、慢跑、游泳、爬山、蹬车、越野滑雪、打网球以及韵律健美操等运动时，或在室内借助跑步机、登山机、划船器、滑雪机、拉力马等器械进行锻炼时，这些运动使你的心率加快、呼吸加深，充分调动机体的运动及调节潜能。随着血液循环的加快，把机体深处的代谢废物最大限度地排出体外。换而言之，有氧运动属于耐久性运动项目，在整个运动过程中，人体吸入的氧气大体与机体所需相等。其运动特点是强度低、有节奏、不中断、持续时间长，并且方便易行，容易坚持。从生理生化角度来看，在氧气供应充足的状态下，机体运动所需的能量ATP主要靠糖、脂肪完全氧化来供给。相同重量的糖、脂肪在有氧状态下所提供的能量较无氧或缺氧状态下多得多，而且理论上也不产生代谢中间产物——乳酸。另外，因为它能动用机体的能源库——脂肪，所以它是目前健身强体和减肥的最有效运动方法。

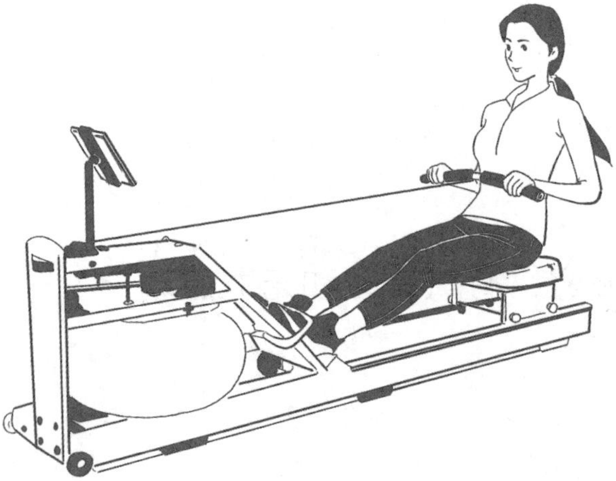

有氧运动

无氧运动属于力量性的运动项目，在整个运动过程中，人体吸入的氧气少于机体所需要的氧气，运动强度较高，持续时间短，爆发力强。

简而言之，无氧运动是指肌肉在“缺氧”的状态下高速剧烈的运动。无氧运动大部分是负荷强度高、瞬间性强的运动，所以很难持续很长时间，且疲劳消除的时间也较长。从医学角度分析，机体运动所需的能量ATP主要靠糖酵解来提供，该能量只是有氧氧化的几十分之一，而且还产生大量能使人感到疲劳的中间物质——乳酸。这类运动包括举重、拳击、短跑以及田径项目中的竞技运动。无氧运动有时近乎极限运动，可以说是对人体生理极限的挑战，如马拉松、铁人运动、越野赛等，正常人不经过专业训练是无法完成的。在没有准备的情况下盲目追求，对身体弊多利少，甚至是有害的。

在我们日常进行的运动中，还有很大一部分既不属有氧运动，也不属无氧运动，而是两者兼而有之。如足球、篮球、排球、体操、中距离跑及摔跤等，是耐力和力量的综合体现。这些运动同样有健身健美的作用，所以健美爱好者在进行健美训练时，可以把有氧运动和无氧运动结合起来进行。

选择适合自己的运动方式

无论选择哪一项运动，都贵在坚持！三天打鱼、两天晒网的锻炼，根本起不了多大作用。所以，选择适合自己的运动方式尤为重要。那么，我们应该选择什么样的运动方式呢？

一般而言，选择运动方式有两个标准：一是适合自己；二是便于自己长期坚持。有氧运动的运动量大小因人而异，具体锻炼方式可根据个人爱好、身体条件、物质条件、环境条件等诸多因素去选择。跑步、骑行、游泳被称为世界三大有氧运动，其中最便捷的要数跑步。对于大多数人来说，慢跑不但更“省力”，还可以回馈全身，益处多多。

不管选择哪一种健身方式，都应该掌握如下常识：

○无论哪一种运动均应采取循序渐进的方式，逐渐增加运动量；

○运动后不宜立即用冷水洗漱或吹凉风，否则血管突然收缩不利于代谢废物的排泄；

○运动前要适当做一些准备活动，让全身肌肉放松，以免发生运动性损伤；

○患有冠心病者应随身备有抗心绞痛类药物；

○运动后建议多饮水，以补充水分的丢失和促进代谢；

○选择好的运动环境。一项研究实验证明，空气污染严重时运动是有害健康的。在空气良好的环境下运动 2 小时后，参与研究的志愿者的肺活量得到了显著改善。同时，健康志愿者和慢性阻塞性肺病患者的动脉僵硬度降低 24% 以上，心脏病患者的动脉僵硬度降低 19% 以上。

运动要适度

过度运动有害健康

根据相关报道，过度运动的人，其健康程度甚至比完全不运动的人还要差。

现在朋友圈最常见的晒步数，大家都想争得榜首，认为走得越多越健康，但实际上过度运动的危害更大。刘先生想通过暴走减肥，每天走的步数都在 15000 以上，没想到，不到一星期就患上了膝关节滑膜炎！今年 50 多岁的张女士，经常到附近公园散步，基本上每天两万步以上。时间长了，原本应该起到润滑关节作用的关节腔液越来越多，最终导致了积液。

有的人日行两万步也不会有多大问题，而有的人日行一万步就会运动过量。这是因为每个人身体条件和运动习惯不同，能承受的运动量也就不一样。平时缺乏运动的人，突然过度运动，还可能会对心血管系统和运动系统造成很大负担。如果持续下去，时间久了可能就会出现关节、韧带、骨骼损伤。特别是中老年人，建议每天坚持负荷较轻的锻炼 30 分钟以上，但不要超过 1 小时。如果换算成步数，大概在 5000 ~ 10000 步左右。

运动医学专家的研究表明，进行激烈的、长时间的运动，如跑马拉松时，身体会分泌一种类似鸦片、有麻醉作用的物质，称为因多芬。它可使人在运动中感觉不到痛苦，尤其会失去心脏病发作的前兆症状——胸部剧痛，故常有长跑者昏倒或心脏病发作的情况发生。另外，免疫系统的淋巴细胞也会当因多芬产生过多时，而失去抵制外来病毒的作用，引起免疫功能失调，易发感冒或癌症等疾病。此外，激烈过分的运动会产生许多对身体组织和细胞破坏性很大的氧自由基，这也是引起细胞衰老和致畸的一个重要原因。还有，剧烈运动会使心跳加快，血压升高，使运动时心脏病发作的危险性大大增加。美国哈佛大学的一项研究证实，如果一个平时少运动的人，突然去做过强的运动，如快速跑步赶火车、汽车、飞机，搬重物上高楼等，这种突然间的过强运动会使心脏病发作的危险性增大6～10倍。

从中医的角度来看，阳气为生命之本，运动可升阳，阳气升发，则生命力自然旺盛。但前提在于运动要有度，过度运动反而会耗伤阳气，过度耗阳，即是耗损生命。

所以说，缺乏运动对健康不利，但过度的运动更不可取！名医华佗告诫人们："人体欲得劳动，但不当使极耳。"

如何判断运动过度

运动有利于健康吗？在一定程度上是这样的。不过，比回答这个问题更难的，是如何测算每个人所需要的最小运动量，运动超过何种程度以后就会损害健康。

正常人的"运动过量"，每个人所表现出来的情况可能不尽相同。下面的征象可供你自助检查，看看你是否"运动超量"了：

- 在运动量较大的情况下，感到疲劳；
- 对运动缺乏热情，食欲下降甚至运动时感觉恶心；
- 运动后身体感觉很虚，恢复的时间花费更多，效果也不理想；
- 运动后睡眠质量反而变差，易醒甚至失眠；
- 运动后整天精神萎靡，工作和运动效率低下；
- 运动后身体平衡感下降，伴随肌肉弹性减小；
- 运动后性欲明显下降；
- 运动后静息心率和运动心率都有明显升高；
- 近一段时间关节等身体部位出现疼痛感或者突然受伤。

少部分人本身是不适合运动的。因为人的元气是有限的，对于体质虚弱者来说，若参与不适当的运动，必将耗损更多的元气，身体虚上加虚，只会雪上加霜，得不偿失！这种体质虚弱者，最需要静养，待身体状况改善后再考虑循序渐进地增加一些适当的活动。再者，肝病、肾病、糖尿病、关节受伤患者，若运动过量，必将加重病情，使之恶化，这类病人只适合静养或轻微运动。

总而言之，运动要适度，还要讲究方式方法。强度较大的运动如打球、跳舞等不宜空腹，否则容易导致血糖降低、四肢乏力、胃肠痉挛、心律失常甚至猝死。也不宜饭后马上运动，一般半小时后为宜；各种运动方式最好交替进行，如今天跑步，明天可以游泳；运动后如果疲惫不堪、肌肉疼痛，休息一两天后不能消失，下次运动就需要减量；如果感到关节、韧带不适，应尽快就医，以防病情变得复杂或出现接连损伤；初练者要遵循循序渐进的原则，逐渐增加运动量。

运动多少为适宜

运动健身其实也不需要太大的运动量就能达到十分明显的效果。如果我们每天坚持10分钟的散步，则身体状况将大大改善。如果每天坚持一小时的步行，那么每周可通过体力活动消耗掉2000卡路里的热量，我们的预期寿命将会延长整整2年。此外，有氧运动对健身的效果更好，当然也可将有氧运动和无氧运动两者结合起来，不过应根据个人体质选择适当的运动项目和运动量。

想要保持健康，建议可以达到以下最低的活动量：

65岁以上的健康老年人 应每周完成至少150分钟中等强度有氧身体活动，或每周至少75分钟高强度有氧身体活动，或中等和高强度两种活动相当量的组合。活动能力较差的老年人每周至少应有3天进行增强平衡能力和预防跌倒的活动。

18至64岁的成年人 每周完成至少150分钟中等强度有氧身体活动，或每周至少75分钟高强度有氧身体活动，或中等和高强度两种活动相当量的组合。每天累计至少60分钟中等到高强度身体活动。平时应以有氧活动为主，每周至少进行3次高强度身体活动。这里说的“中等强度”，包括快步走、跳舞，还包括家务活；“高强度”包括跑步、快速骑车、快速游泳和搬重物等体力活。

以下关于活动量的指标也可供你参考：

（1）根据心率设定：使心率增快的幅度控制在运动前的30%～40%即可，比如运动前心率是80次/分，运动时心率控制在104～112次/分为佳。

（2）根据疲劳程度设定：如早晨锻炼以不影响白天工作，晚上锻炼以不影响夜间睡眠、次日起床为佳。

（3）如果你的身体素质比较好，可适当增加运动量，如果你有冠心病、高血压、脑出血等病史，运动量应在上述基础上适当降低。

（4）每次运动时间建议半小时到 2 小时。

健康格言

1. 生命在于运动。 ——伏尔泰

2. 运动的作用可以代替药物，但所有的药物都不能代替运动。 ——蒂素

3. 世界上没有比结实的肌肉和新鲜的皮肤更美丽的衣裳。 ——马雅可夫斯基

4. 一个埋头脑力劳动的人，如果不经常活动四肢，那是一件极其痛苦的事。 ——列夫 · 托尔斯泰

5. 一个民族，老当益壮的人多，那个民族一定强；一个民族，未老先衰的人多，那个民族一定弱。 ——皮埃尔 · 顾拜旦

第五章

公务员医学常识入门

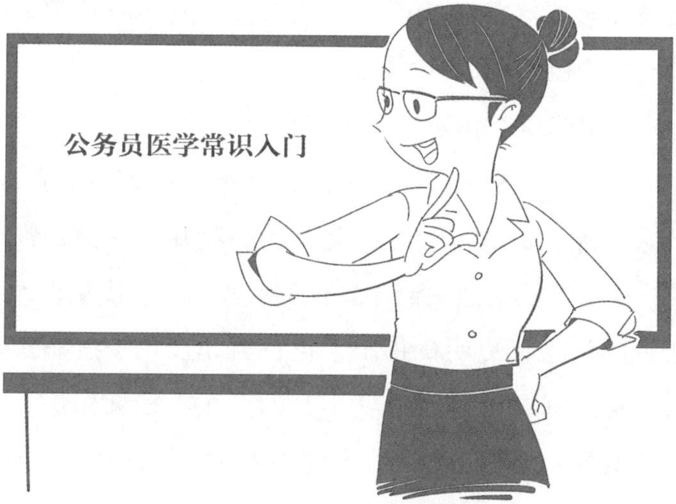

健康体检——“未病先防”

健康体检是疾病防治环节中最重要的一环，也是保障健康的有效手段之一。如有些自认为健康状况很好的人，被发现肾衰竭；有些自认为很少生病的人，被发现肝硬化；有些乙肝病人被查出时转氨酶已经很高，处于传染期，急需住院隔离。这样的事例还有很多，如果能做到定期体检，就可及早发现潜在的致病因子、早期病灶或功能异常等情况，达到早发现、早治疗的目的。

众所周知，疾病重在预防。中医则称之为“治未病”，强调“未病先防”。我们的祖先早在《黄帝内经·四气调神大论》中就告诫人们：“病已成而后药之，乱已成而后治之，譬犹渴而穿井，斗而铸锥（口渴了才去挖井，要打仗了才去铸造兵器），不亦晚乎！”近代从事预防医学和卫生经济学研究的学者们更明确指出，花一百元钱用于疾病预防，可节省近一千元甚至更高昂的疾病治疗费用。如高血压和糖尿病，医学工作者分别称之为“无声的杀手”和“甜蜜的杀手”，早期发现，治疗和控制效果非常好。早期发现的高血压患者，每天花几毛钱就可将血压控制在理想状态，工作、生活不受任何影响；如果发展到晚期，出现其他器官合并症，如冠心病、动脉硬化、高血压肾病，甚至脑梗死或脑出血（俗称中风），再进行治疗时耗费的钱财、医疗卫生资源将是巨大的，而且部分人可能终生与医院病床为伴，生活质量如何，就可想而知了。

综上所述，健康体检非常重要，公务员一定要重视定期体检。针对不同的年龄，可设计不同的定期体检频次。比如对青年人而言，每两年体检一次就够了；对中老年人而言，每年进行一次体检是必要的；如果你是一名慢性病患者，最好半年做一次定期体检，或在医生指导下定期体检。

特殊人群定期体检

慢性病患者 慢性疾病早期的潜伏周期较长，是一个缓慢发展的过程，早期会有一些轻微的身体症状，但是对人体不会形成较大伤害。这类疾病早期发现疾病治愈率较高。如果在疾病中后期才发现，治疗难度就会大大增加，并且很难进行根治。因此，对已经确诊的慢性病患者，比如糖尿病、心脑血管疾病、脂肪肝、高脂血症和高尿酸症等病症的人，都应该半年做一次定期体检，监测疾病是否得到了暂时性的缓解，掌握病情的发展变化，及时调整用药。

肿瘤患者及肿瘤高危人群 肿瘤患者或有家族遗传史的危险人群要定期体检。恶性肿瘤与环境因素、心理因素、遗传因素都有很大的关系，甚至跟生活方式也有一定的关系。因此，如果自己本身是肿瘤患者，为了防止肿瘤的发展变化，应该进行定期体检。如果家族中有亲人患有肿瘤，那么就更应该进行经常性的健康检查，以防止类似疾病的发生。

癌症不容小觑，可癌症防治是可以“未雨绸缪”的，只有早期发现，才能早期治疗。30 岁以上的人群若有肝功能异常者应每年检查一次，40 岁以后至少每隔半年要检查一次；一些长期吸烟的人群，每年都应该体检和拍胸片；一些长期吃高盐、熏烤煎炸食物、过量饮酒者，这类胃癌高危人群要定期做胃镜检查。

普通人在40岁时可以做癌症筛查，如果没有异常可以间隔5年后再做检查；女性高频率发生的乳腺癌，结婚后特别是生完孩子后发病率很高，35岁以后最好每隔一两年做一次乳腺B超检查。如果发现异常，检查周期要缩小到3个月或半年。

白领上班族 白领人群要面对很大的工作压力，生活作息、饮食习惯等常常处于不正常状态，如加班熬夜、电脑辐射、拼业绩、拼酒等，因此脂肪肝、高脂血症、肥胖症等成为白领们的常见疾病，最好一年进行一次健康体检，以便及时发现并治疗。

亚健康人群 白领人群中有很大一部分属于亚健康人群，这个趋势也越来越年轻化。如果不及早进行预防，心脑血管疾病、“三高”等疾病就会找上门。亚健康人群最好进行定期的身体检查，对疾病进行预防和预警。尤其当你突然发现自己身体的某一部位有明显不舒适，更应该立即进行健康体检，通过健康体检发现或排除问题。

身体特别健康的人群 很多人一年四季基本从不生病。正是因为如此，给人的感觉是身体一直处于亢奋状态，对于一般性的疾病都可以抵御，这正是身体免疫力系统出现问题的前兆。这部分人往往对身体健康状况盲目自信，容易忽略身体各部位发出的健康预警，这类人群更应该进行定期健康体检。

常规健康体检项目

内科 主要检查血压、心肺听诊、腹部触诊、神经反射等项目。包括询问以往患病病史、家族病史、过敏史；心肺听诊如心率、心律、心脏有无病理性杂音，肺部有无干湿啰音；以及肝脾大小、质地，有无压痛或肿块等。

外科 主要检查皮肤、表浅淋巴结、甲状腺、头颅、颈部、脊柱四肢、胸部、腹部、肛门和外生殖器等。

眼科 检查视力、辨色、睑结膜、球结膜、巩膜、角膜和眼底，判断有无眼疾。

耳鼻喉科 检查听力、耳疾及鼻咽部的疾病。主要检查耳郭、外耳道、鼓膜、耳后乳突，鼻前庭、鼻中隔、鼻窦、鼻甲和鼻道，以及咽峡、扁桃体、咽后壁、会厌、喉部等。

口腔科 包括口腔疾患和牙齿的检查。包括牙体、牙周、口腔黏膜、舌部、腭部腺体和颌部。

妇科 已婚女性的检查项目，主要检查乳腺、子宫、卵巢、外阴及附件等。

放射科 进行胸部透视，必要时加拍 X 光片，以了解胸和肺的健康状态。

检验科 包括血型、血常规、尿常规、大便常规、血生化（包括肝功能、肾功能、血糖、血脂、蛋白等）、血清免疫、血流变、肿瘤标志物、激素、微量元素等检查。

辅诊科 包括心电图检查，彩超检查肝、胆、胰、脾、肾（膀胱、输尿管）、超声心动、甲状腺、颈动脉，以及男性的前列腺和女性子宫、附件、盆腔等。还有经颅多普勒超声检查，判断脑血管的血流情况与骨密度检查等，一般是根据需要才做的加项检查。

针对性增项体检项目

中老年朋友增项体检项目

中老年朋友体检可根据“常规 + 加强”的原则选择体检项目，体检时注意为这类人群“开小灶”。针对中老年人的身体特点，一般我们可以考虑增加以下检查项目：

经颅多普勒（TCD） 判断颅内及颅外各血管、脑动脉环血管及其分支的血流情况，对脑血管疾病进行动态监测。

颈动脉彩超 早期发现动脉血管病变，为有效预防和减少冠心病、缺血性脑血管病等心脑血管疾病发病提供客观的血流动力学依据。

骨密度检查 判断有无骨质疏松及疏松程度。骨质疏松症是中年妇女群体的高发疾病之一，骨质一般从 30 多岁就开始流失，肌体对骨质中的主要成分钙质的吸收能力逐渐减弱，等发生骨折的时候就已经流失了 1/3 以上的骨质。老年人易骨折，特别是中老年女性体检时，要格外重视骨密度检查。通过骨密度检查，能够及时了解自身骨质状况，掌握自身骨折风险系数是多少，及时采取预防和治疗措施，或通过及早补钙等方式来有效防止骨折的发生。

眼科检查 裂隙灯 + 眼底，检查视力是否正常，有无屈光不正、色盲等。要重视眼底检查，因为不少疾病可通过眼底检查而得以及时发现，如观察视网膜动脉是否硬化，可知全身动脉硬化甚至脑动脉硬化的程度。中老年人应每年检查眼底一次。对近期发生视物模糊并伴有头痛者，更需检查眼底。

中老年女性增项体检项目

妇科检查 中老年女教师应加乳腺钼靶、白带常规、宫颈刮片、分泌物涂片、TCT（超薄细胞学刷片）等。

癌症预防增项体检项目

防癌检查 人的年龄越大，接触致癌物的概率越多，发生癌症的可能性也就越大。如肿瘤三项（甲胎蛋白、EB 病毒、癌胚抗原）检查等应作为中老年体检的重要项目。再譬如：大便潜血试验、肛门指检等，特别是大便潜血试验，很多老年人在体检时都会忽略该项目，而该项目是排除直肠肿瘤最直接、最经济的办法。

体检过程须知

精选项目，警惕“套餐式”服务陷阱

目前，有些体检机构提供的都是“套餐式”服务，其内容往往是根据价格的不同来制定的，价格越高，体检的项目越多。然而实际上，科学的体检并不一定要项目多，“大包大揽”不一定能做到有的放矢。所以健康体检一定要精选体检项目，特别是中老年公务员，只有针对性地选择体检项目，才能对疾病的前期预防有实际帮助。

体检临行准备

1. 根据个人约定，或团体与体检单位预约安排的体检时间，体检当天早上携带有效证件（身份证），准时到达体检约定或指定的社区卫生服务站、体检中心或医院。由于部分体检需要空腹，并且为了体检数据更加精准，因此应尽量最迟不宜晚于 9 点半到达，以免影响体检结果。为了节约时间，最好是提前到达体检中心以便快速办理手续进入体检。

2. 体检当日请穿宽松的衣服，女士勿穿连裤袜、连衣裙，勿佩戴金属饰品。

3. 体检当日请勿佩戴隐形眼镜。

4. 糖尿病、心脏病等慢性病患者，请随身携带好平日服用的药物。高血压患者可继续服药，但在体检前要将服药情况告知采血室护士。

体检前饮食注意事项

1. 体检前两天请勿进食油腻食物或大量饮酒。

2. 体检前一天晚上 9：00 后禁食，可少量饮白开水，原服用的药物（如糖尿病、高血压类）可继续服用（但体检时需向内科体检医师讲明），用少量白开水送服。

3. 体检当日早上禁食，勿饮水。

女性体检者注意事项

1. 怀孕女性、计划近期怀孕女性或可能已怀孕女性勿做放射科项目（如X光、骨密度）检查。

2. 女性经期不宜进行妇科常规检查及尿液检查，可在经期结束3天以后再补检。

常规体检流程

当你进入体检场所，首先请了解一下体检流程，或在导医的指引下按疗程图提醒的顺序进行体检（详见以下流程图）。

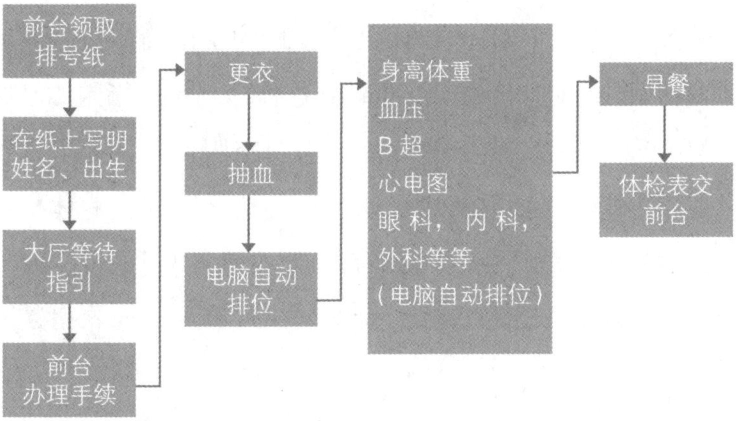

体检流程示意图

单个项目体检须知

彩超检查　做前列腺彩超及子宫附件彩超需要憋尿，但在采血及检查腹部彩超前请勿进食和饮水。

放射科检查　接受放射科检查时，请勿穿戴有金属纽扣的衣服、文胸，请摘掉手机、钢笔、项链、手表、钥匙等带有金属的物品，并请协助工作人员做好防护。

心电图检查 检查前应安静休息 5 ～ 10 分钟，不能在跑步、饱餐、冷饮或吸烟后进行检查，这些因素都可能导致心电图异常，从而影响对疾病的判断。作饱餐试验及双倍二级梯运动试验检查前，还应于检查当日禁食。

脑电图检查 在检查前一天要洗头，但不能使用发油。检查前 24 小时要停止服用镇静剂、兴奋剂及其他作用于神经系统的药物，以避免检查时形成假象，影响检查结果的判断。脑电图检查必须在饭后三小时内进行，如检查前不能进食者，则要听从医生的安排，口服 50 克糖粉液或静脉注射 50%葡萄糖 40ml，以防因低血糖而影响检查的结果。

甲状腺碘试验 检查时必须是空腹，检查前不能服用含碘制剂或吃含碘量丰富的食物，如海带、海蜇、紫菜等。

肾功能检查 检查前一定要排空小便，不得饮茶和咖啡，不能服用利尿剂。

纤维内窥镜检查 支气管纤维镜检查四小时前要禁食、禁水，以免因检查刺激引起呕吐。戴有活动假牙者，检查前一定要取下，防止检查过程中假牙脱落而误入气管或食管内。胃镜检查前的 6 ～ 8 小时要禁食，防止插管时呕吐和影响检查所见，检查前还要排空大小便。肠镜检查前三天应吃少渣饮食，检查前一天服泻药，检查前三小时要灌肠，以排空肠腔内的粪便。

CT 检查 做腹部 CT 检查前必须禁食、禁水，以免形成伪影，影响 CT 图像质量。其他部位的 CT 检查则不必禁食禁水。

选择性心血管造影 检查前 3 ～ 4 小时禁食。认真练习医生教给的检查中所需要做的动作，如吸气、闭气，以配合检查。

胆道造影 做口服造影剂检查时，检查前一天中午要吃脂肪餐，使胆囊内的胆汁排空，晚餐以无油高糖食物为好。晚餐后七小时左右要按医生交待服用造影剂，然后禁食。做静脉造影检查时，同样于检查前一天的中午吃脂肪餐，检查当日早晨禁食。如果有急性炎症、发热、腹痛、急性黄疸等，待好转后再做此项检查。

泌尿系及男性生殖系造影 检查前一天的晚餐应吃软食，此后就要禁食。检查前 1 天的晚上还要服泻药以清除肠腔内的积气、积粪。检查之前要排空小便。

女性生殖系统造影 在检查之前，要排空大小便，未解大便者要灌肠，还要剃除阴毛，清洗阴道。

化验室检查 抽血作生化指标检查时，应在早餐前抽空腹血，这样查出的结果较为准确。尤其是检查肝功、血糖、血脂等项目，对于空腹的要求更为严格。

血脂分析测定 测定前应禁食（可少量饮水）至少 12 小时；24 小时内不饮酒，抽血前两周保持平时饮食习惯，近期体重稳定；近期无外伤、急性病、手术等意外情况；24 小时内不做剧烈运动。妊娠后血脂各项指标均升高，应在产后或终止哺乳后三个月再查血脂。抽血前停服以下药物：降血脂药、避孕药、噻嗪米利尿药、免疫抵制剂、某些降压药、降糖药、胰岛素及其他激素制剂。

体检禁忌清单

谁都希望自己的体检结果是准确无误的。然而，下面这些事却有可能会影响体检结果的准确性。

过度空腹 如空腹时间达到 18 小时以上，某些检验会有异常结果，如血清胆红素可能会因空腹时间增长而增加，血糖可因空腹时间过长而减少为低血糖。

提醒注意：空腹标准是，抽血前一天晚上，饭菜宜清淡，不要喝酒；饭后不喝咖啡、浓茶。第二天早晨起来后，不吃早餐，少喝或不喝水，不做早锻炼运动。

太晚抽血 体检化验的时间要求是早上 7：30 ～ 8：30 采空腹血，最迟不宜超过 12：00。太晚会因为体内生理性内分泌激素的影响使检测值失真。

情绪波动 紧张、情绪激动可影响神经内分泌功能，致使血清非酯化脂肪酸、乳酸、血糖等升高；也影响检测血压的准确性。因此，体检前要控制情绪，化验前保持心绪稳定，不要来回走动、吃冷饮或吸烟等。

剧烈运动 运动会引起血液、体液成分的改变，即使是轻度的活动也会引起生理性血糖升高，引起内分泌激素水平含量改变，从而影响结果。体检前两天不要做剧烈运动，测量血压前也需要尽可能地保持在平静状态。

高脂高蛋白饮食 查血脂要求空腹 12 小时后进行，一般晚餐后，除饮水外，不要进食其他食物。受检者须在体检前 3 天内少吃或不吃高脂肪的油腻食品，不要饮酒，避免导致血脂或肝功能检查结果不准。此外，吃大量高蛋白食物会使尿素氮和血肌酐的数值升高，造成肾功能出现问题的假象。所以体检前两周，须保持平常的饮食和生活习惯。

盲目停药 采血要空腹，但对慢性病病人服药应区别对待。如有些高血压病人每天清晨服降压药，贸然停药或推迟服药会引起血压骤升，发生危险。因此，高血压病人应照常服完降压药后，再接受体检。不过，宜在体检时告知体检医生。

鉴于上述，体检前及体检过程中，你必须对以上的注意事项细心领会，以避免结果的不准确。

可能影响检验结果的药物 许多疾病在诊断时都要进行相关检验，而在检验之前一些患者可能已在应用某种药物，有些药物如激素类药物、抗菌药物、利尿药物、镇痛消炎药物、抗癌药物、抗凝药物、抗糖尿病药物等，对化验结果是有影响的。为了保证化验结果的准确性，病人在提交检验标本前，应向经治医生或检验人员说明用药史；必要时可在医生允许的前提下，于检验前停用对检验结果有影响的药物。大多数药物停用后，快则几小时，慢则 48 小时，其影响基本消失。

正确使用体检报告

第一，要认真读懂体检报告。体检报告多为医学专业术语和复杂的参数指标，有能力有兴趣有时间读懂当然最好，如识读有困难，一定要让专业医务人员指导阅读，真正弄清楚体检结果。

第二，要认真对待医生根据体检结论给出的防治意见，并加以落实，切不可不了了之。

第三，要保存好自己的体检报告，并建立完整的健康档案，以备日后随时查阅使用。

第四，体检机构或主治医生可能根据体检结果提出追加体检项目，一定要根据要求完成追加项目的体检，以便医生给出进一步诊断意见。

第五，正确对待体检结果。

健康体检中各项化验正常是指各指标在参考值范围内，这是不是就说明身体健康呢？其实不然，化验结果正常并不能断定身体是绝对健康的。

我们知道，任何一种体检，即使是收费高昂的豪华型体检，也会有一些假阳性和假阴性存在，其中既有人体状况动态变化的因素，亦有检查设备和技术敏感性问题。比如，虽然健康体检中包括肿瘤标志物检查，但很难发现早期的肿瘤，如早期肺癌发现需肺部CT片，消化道肿瘤发现需依靠胃镜、肠镜检查，而这些项目都是常规体检中不包括的。由此可见，常规体检存在一定“盲区”。因此，即使体检结果无重大发现者，也不能认为就万事大吉了。在体检时你还应主动提供自己的个人健康信息（病史和症状），例如有无咳嗽、咯血、胸痛、腹痛、大便习惯和性状改变、血尿等症状。医生可根据这些信息分析你的身体情况，并建议、指导你进一步选择有针对性的检查项目。

自助检测十一例

你体验过“自助检测”吗？随着国家对全民健康的重视，全国各地特别是市县级街道（社区）、乡镇都在逐步建成健康指标自助检测点，为辖区居民免费提供身高、体重、视力、血压和血糖等常规自助防治检测服务。“自助检测”是医疗卫生机构在党和政府指导下为人民提供的免费服务，旨在增强人们的自我卫生防病意识，无病先防，有病防变，以提高全民健康素质。

除了社区的自助检测点以外，一线医生在临床诊断中也探索总结出许多病情诊断的小妙招，这些小妙招简便易学，特别适宜于公务员在居家生活和工作岗位上随时随地对自己的身体健康状况进行自助检测。

自助测体重

身体质量指数（BMI，Body Mass Index）是国际上常用的衡量人体肥胖程度和是否健康的重要标准，主要用于统计分析。肥胖程度的判断不能采用体重的绝对值，它天然与身高有关。因此，BMI通过人体体重和身高两个数值获得相对客观的参数，并用这个参数指标来衡量身体质量。

体重指数计算公式：

BMI= 体重 / 身高的平方（国际单位 kg/ m²）

理想的身体质量指数为：

BMI（18.5 ～ 23.9）= 体重（单位 kg）÷ 身高的平方（单位 m^2）

根据世界卫生组织（WHO）定下的标准，亚洲人的 BMI 若高于 22.9 便属于过重。亚洲人和欧美人属于不同人种，WHO 的标准不是非常适合中国人的情况，为此制定了中国参考标准，见下表。

只要你知道自己准确的体重和身高，用体重除以身高的平方，你就获得了一个身体质量指数，然后对照下表，你就知道你的体重是否处在正常范围了。

身体质量指数区域对照表

BMI 分类	WHO 标准	亚洲标准	中国参考标准	相关疾病发病的危险性
偏瘦	<18.5	<18.5	<18.5	低（但其他疾病危险性增加）
正常	18.5 ～ 24.9	18.5 ～ 22.9	18.5 ～ 23.9	平均水平
超重	≥ 25	≥ 23	≥ 24	
偏胖	25.0 ～ 29.9	23 ～ 24.9	24 ～ 26.9	增加
肥胖	30.0 ～ 34.9	25 ～ 29.9	27 ～ 29.9	中度增加
重度肥胖	35.0 ～ 39.9	≥ 30	≥ 30	严重增加
极重度肥胖	≥ 40.0			严重

自助测视力

自助检测方法 用手掌或其它物体遮住你的右眼，只用左眼观看一定距离外的门框或窗框。如果你能看清门框或窗框的垂直线和水平线，则说明视力较好；如果线条发生扭曲或变形，则可能有黄斑变性。

视网膜里的黄斑主要负责“精细视觉”，可以识别颜色、读书、看电视、看远方的物体等。一旦黄斑损伤，人的视力就会严重下降，出现视物扭曲、眼前有黑影、色彩敏感度下降等症状，需及时就医。此外，黄斑变性极易致盲，因此防大于治，建议50岁以上的公务员每年做一次眼底检查，尤其是患糖尿病、高血压等慢性病的高危人群，更应加强警惕。此外，建议每天定时做眼保健操；不要长时间看电视或手机。

自助测血压

自助测血压推荐使用经国际标准认证的上臂式电子血压计。自助测量血压要注意如下基本原则：

○ 自助测血压应接受医务工作者培训或指导，患者不能根据家庭自测血压结果随意增减降压药，应在医务人员指导下调整。

○ 测血压前至少休息5分钟，测血压时务必保持安静，不讲话，不活动；坐位，双脚自然着地；裸臂绑好袖带，袖带大小合适；袖带必须和心脏保持在同一水平高度。

○ 诊断和治疗初期，每日早晚各1次，连续测量1周；长期观察中每3个月自测血压1周，去除第1天血压值，仅计算后6天的血压值；自测血压每次连续2～3遍，每遍间隔1分钟，建议仅计算后两遍的血压数值。

○ 每次测压的结果要做好记录，以利于后期跟踪分析血压状况。

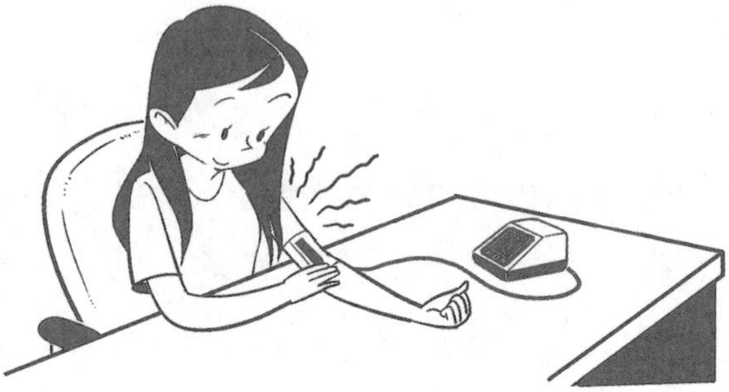

自助测血压

血压健康指标自助检测标准

类别	收缩压（mmHg）	舒张压（mmHg）
理想血压	＜ 120	＜ 80
正常血压	＜ 130	＜ 85
高危人群	130 ～ 139	89
1 级高血压（轻度）	140 ～ 159	90 ～ 99
2 级高血压（中度）	160 ～ 179	100 ～ 109
3 级高血压（重度）	≧ 180	≧ 110
单纯收缩期高血压	≧ 140	＜ 90

自助测心律

自助检测方法　在你坐下或站立测脉搏时，双脚跟着心跳的节奏打拍子，保持一分钟。如果心脏跳动的节奏是有规律的，说明问题不大；如果节奏不规律，则可能患有房颤，可能有中风的风险。

公务员可在家中用此方法检测是否患有房颤。如伴有不明原因的心悸、眩晕、胸部疼痛，或在轻度体力活动后感觉呼吸困难，应及时到医院做心电图检查，排查险情。预防房颤的最好方法，就是积极控制容易引发房颤的高危因素，如高血压、冠心病等，同时还要保持身心愉悦，避免因情绪波动起伏太大导致心律失常，引起中风。

自助测哮喘

哮喘给患者的日常生活带来前所未有的挑战，日常锻炼甚至可能给这些人带来致命风险。在美国，“被忽视”的哮喘每年导致 180 万人进急诊室。最近一项涉及 4000 多人的调查显示，其中 10%的人有未确诊的哮喘。

在近 2.7 万人参加的呼吸状态研究中，研究人员发现，用两个问题就能预测 90%的哮喘。

自助检测方法 第一问：你有觉得呼吸困难的时候吗？第二问：你在锻炼或用力时有过胸闷气短的经历吗？——如果你对其中一个或两个问题的答案为“是”，就要留意哮喘风险了。

自助测贫血

缺铁性贫血会降低免疫力，让你觉得疲劳、腰酸背疼、视物模糊。医生告诉你一个简单的方法，用你的手掌就能够大致知道你是否贫血。

自助检测方法 摊开手掌，看看你的掌纹是否发白。如果你的掌纹异常发白，那是因为缺铁，影响了皮下毛细血管的血液循环，你应该去医院做血常规检查。

自助测抑郁症

精神病学家对世界范围内 41 项研究进行分析得出，50%的抑郁症被误诊漏诊。研究人员表示，只需要两个简单的问题，就可以确诊大部分抑郁症患者。

自助检测方法 第一问：在过去一个月内，你是否经常因不开心、沮丧或没有希望而烦恼？第二问：在过去一个月里，你是否因没什么兴趣或不愿意做事而烦恼？如果你对其中一个或两个问题的答案为“是”，就应该及时和心理医生交流了。

自助测甲亢

自助检测方法 将你的手臂伸直，手掌心向下，手上放一张 A4 纸。如果 A4 纸明显颤动，则你可能患有甲亢。这是临床诊断甲亢的常用方法之一，同时还要看是否有不明原因的消瘦、怕热、多汗、急躁、眼球外突、两眼直视、短期内脖子变粗等症状。

一旦出现上述症状，最好立即去医院检查，以便早诊早治。压力过大难以疏解是导致甲亢的主要原因，建议大家日常生活中放宽心态，学会自我减压，保证睡眠质量，规律作息，提高身体的抗压、抗病能力。

自助测平衡力

自助检测方法 在房间里放两把椅子，中间间隔 3 米。测试者从一把椅子上站起来，走三米，绕另一把椅子一圈，走回来坐下。请亲友在一旁计时，如果用时小于等于 10 秒，则说明行动力和平衡力正常；若用时在 13~20 秒间，说明平衡力可能有损伤，跌倒风险增加；用时超过 20 秒，则可能有严重的行动力障碍。

此测试综合反映了人体平衡、灵敏、协调、力量、速度等运动能力。如果平衡能力较差，容易在运动中跌倒。对骨量下降或有骨质疏松的老年人来说，极易发生骨折。日常，不妨尝试一些针对性的练习，如单腿站立、慢跑、健走走、广场舞、太极拳等，可提高人体的运动能力，对老年人防跌倒有明显的帮助。此外，饮食上多吃一些富含钙质的食物，如牛奶、豆制品、虾皮等，以增加骨密度。

自助测早期老年痴呆

自助检测方法 在一张纸上画一个钟表，依次标上钟点数字，并标出任何一个时间（比如 8 点 25 分）的时针和分针。如出现任何错误或困难，都可能预示着轻度认知损伤或老年痴呆早期症状。

这个测试方法已广泛用于痴呆患者认知功能损害的筛查。老年痴呆早期多伴有空间结构功能和执行功能的减退，因此，常人看起来简单的事情，对于他们来说却是异常艰难。老痴初期还会有记忆力减退、反应迟钝、丢三落四、唠叨多疑等现象，应高度警惕。建议老人们平时可采用记数、拼图、背诵诗词等方式进行脑力训练，同时进行适当的体力训练，以增强机体各系统功能，抖空竹、游泳、打太极拳、做广播体操等都是不错的选择。

自助测动脉硬化

方法一 测试者躺在沙发或床上，双腿抬高与床或沙发呈 45 度角，保持一分钟后放下，让腿垂下。如果双腿或单腿在抬起时变得苍白，放下后需好几分钟才可恢复红润，或双腿抬起时呈现鲜红色，都说明动脉可能发生了堵塞。

下肢动脉是心脏和血管的风向标，腿的抬高与下垂，可测试血管阻断和放开时的反应速度，在一定程度上反映血管是否通畅。如恢复缓慢，则建议到医院做进一步检查。动脉硬化会造成血管狭窄、堵塞，建议对生活方式做出四个改变：(1) 减少脂肪摄取，多吃含不饱和脂肪酸的大豆、核桃、花菜、海带、苹果等食物；(2) 不吸烟并避免被动吸烟，以免心血管内皮细胞及内皮系统功能受损，影响心脏正常舒缩；(3) 每天坚持不少于30分钟的活动，比如跳绳、太极拳、骑车、步行等，可根据自身情况选择；(4) 善于释放压抑或紧张的情绪。

方法二 健康的血管像气球一样柔韧，每天有规律地扩张、收缩，将血液带向全身。但是，年龄增长、体重增加、久坐、糖尿病等因素会导致动脉斑块形成，动脉越来越硬。你不需要进行复杂的医学检查，做一个小动作，就可以知道自己的动脉是像丝袜一样柔软，还是像旧轮胎一样没有弹性。最近一项调查显示，坐位体前屈测试中身体最柔软的人，也拥有最有弹性的血管。两者有何关联？专家指出，动脉壁和你臀部、背部的肌肉一样，由平滑肌细胞和结缔组织组成。因此，无论哪里硬化，都会对其他部位产生同样的影响。

测试者坐在地板上，向前伸直腿，脚趾朝向天花板与小腿成90度夹角。腰部向前弯曲，手臂向脚伸展，努力触及脚趾。专家提醒：如果够不到脚趾，动脉硬化的风险就有可能增加。如果过去一年你没有量过血压，现在就该量一量。

自助药疗——“既病防变”

什么是自助药疗

自助药疗又叫自我药疗，是指人们使用非处方药（OTC）与保健品预防和治疗一些适合自我诊断的轻微疾病，保持健康状态的一种自我保健方式。现实生活中很多人都有过自助药疗的经历，例如感冒发烧了，自己去药店买些退烧感冒药，或是疼痛时吃些芬必得之类的止痛片，这就是典型的自助药疗。“大病去医院，小病去药店”的理念正日益得到人们的认同。

自助药疗的推广，大大节约了社会卫生资源。大众掌握自助药疗的方法，有利于将有限的医疗卫生资源分配给那些需要医院治疗的患者。再者，适当采用自助药疗还会降低国家的医疗保险费用。如OTC（非处方药）药品病人可以自用，药品非常容易获取，在附近的零售药店就能买到，基本没有咨询费用。更重要的是，自助药疗可以预防和及时缓解人们的轻微或慢性疾病、增进公众健康、降低病人就医的经济和时间成本、减小对医疗卫生系统的压力、减轻医疗保险负担，有助于解决人民群众普遍关心的“看病难、看病贵”问题。

因此，普及医药卫生知识，提高家庭成员进行自助诊断、自助药疗和自我保健的能力和水平，以至提高全民族的健康素质，为家庭小伤小病诊疗提供适用的药品、诊断治疗设备（如适合家庭自用的血压计、降压仪等各种诊疗仪）已成为医药卫生工作的重要任务。有的学者将自我保健称为“第三医学”，这确实是有道理的。

我国目前自助药疗的病症范围主要是人们可以自我诊断的小伤小病。如常见的伤风感冒、头痛、咽喉肿痛、鼻塞流涕、脚气、月经不调、消化不良、便秘、反酸、胃部不适、皮肤干燥、不慎造成的皮肤小伤或软组织挫伤、咳嗽（不包括复发或长期的咳嗽）等；还有一些经专业保健人员简单指导后，患者可明确诊断自我治疗的疾病，如过敏性鼻炎、急性腹泻和皮肤真菌病；再就是经医生初诊和开处方，在此基础上使用相应的药物进行自助药疗的疾病，如疱疹、寄生虫感染、溃疡等。

处方药与非处方药

我国目前对药品实行分类管理制度，即在药品管理中实行处方药与非处方药的管理体制。

处方药 指必须经医生开具处方，在医疗专业人员指导监控下使用的药品。

非处方药 指那些经国家行政主管部门批准，不需医生处方，凭消费者自我判断，按药品标签和说明书要求可自行购买使用的药品。非处方药在美国称之为“可在柜台上买到”（Over the counter）的药物，简称 OTC。OTC 为世界各国认可的非处方药缩写。

国家非处方药领导小组对非处方药遴选原则的第一条要求是应用安

全。主要包括：根据现有资料和临床经验证实安全性大的药品；在正常用法和正常剂量时，不产生不良反应；或虽有一般副作用，用药人觉察后停药副作用即可自行缓解的药品；用药前不需作特殊试验的药品；不易引起依赖性的药品。非处方药的特点可以简单地概括为“安全、有效、稳定、方便”八个字，这是遴选非处方药最基本的原则。

处方药和非处方药的分类管理

过去一段时间，我国的医药市场上许多药品没有标明清楚禁忌证、不良反应、注意事项等详细内容，再加上药品销售人员不能提供咨询或指导，有的人是凭广告吃药，由此产生了大量的问题。据统计，我国大约有 2000 万聋哑人，其中 60% ~ 80% 与不合理应用抗生素有关，如链霉素、庆大霉素、卡那霉素，尤以儿童使用造成聋哑者居多。据调查，1989 年我国药源性疾病发生率为 10% ~ 30%。其中，药源性肝脏病发生率高达 20% ~ 40%；急性肾功能衰竭患者约 5% ~ 20% 是药物引起的；药源性肺病占 4.7% ~ 7.3%。药源性疾病实际上是严重的药物不良反应造成的后果，而许多药源性疾病是不合理用药造成的。它既给人民的生命、财产造成了伤害和损失，又造成了资源的浪费。

实行药品分类管理制度，国家从宏观上实行合理用药，可以使药害事故或药源性疾病得到根本性的控制，从而可进一步保障人民用药安全。此外，在实行药品分类管理后，处方药将不允许在大众媒体做广告，可以杜绝医药广告过多而误导用药现象的发生。

药品实行分类管理的根本目的是保障患者用药安全、有效、合理和方便。其实质内容是将那些需要在医生监控下使用的药品按处方药管理，没有医生处方不得使用；而将那些比较安全、有效及治疗小伤小病的药品按非处方药管理，患者可以方便地购买，在家庭实行自我药疗。

如何阅读药品说明书

家庭用药必须在使用之前，仔细阅读药品说明书。

药品的名字，通常可分为商品名或化学名称。商品名是生产厂家取的名称。因此，同样成分的药品，或者化学名称相同的药品，可以有很多不同的商品名。而化学名称则是通用的，一般以英文和译文表示。

药品说明书最前端通常是药品的名字与批准文号。药品的批准文号由国家食品药品监督管理总局核准颁发，写有“国药准字 ××××× 号”。如果写的是“× 卫药准字第 ××× 号”，表示该药品由省级医药行政部门核准制造，如果是“卫药输字第 ××× 号”，则指该药品是由国外制造而输入进口的。

说明书的正文里，包含许多小段资料，下面依通常用的分段方式来说明其中的意义。

主要成分　有些药品为单一成分，有些为复方成分。成药里复方产品居多，医师处方药则单方居多。说明书中标明的多为主要成分。如感冒清的主要成分为板蓝根、山芝麻、穿心莲等。

适应证　适应证乃是厂商所推荐的临床应用情况，由发证单位审查相关资料核准后才得以刊载的内容，缺乏充分文献作证的功能不应刊登于适应证栏。

禁忌证　禁忌证与适应证是对立的，为不应使用此药之情况。绝对禁忌是完全不宜使用，而相对禁忌是“必须十分小心使用”。

不良反应　许多药物在使用过程中会出现各种副作用，除药物本身的特性外，还与用药者的身体素质、健康状况有关。如有过敏体质的人使用青霉素、链霉素容易发生过敏反应。有些药品口服后会刺激胃肠道引起恶心、呕吐等反应，有些药物对肝肾有毒性等，这些不良反应在说明书中都会注明。用药前应仔细阅读不良反应，加强用药后的自我情况监测，有助于一旦出现不良反应，及时采取措施。

注意事项 注意事项多半是警语，安全剂量范围比较小的药品，多半有许多注意事项。安全性较高的药品甚至没有此栏信息。注意事项还包括孕妇、哺乳期间、儿童使用的安全性或与其他药品共同使用产生“相互作用”的情况。

用法用量 如果没有特别说明，一般标明的剂量为成年人的常用量。儿童用量，通常会在此处提供换算方法。常用的方法是按每公斤体重计算全日总量，再标明分次服用。多简写为 mg/ 公斤 / 日（mg/kg/d）。如某药标明为每日每公斤体重 25 mg，小儿 10 公斤，则计算出全日总量为 250 mg，再根据用药方法给予。肝肾功能不良的病人，如果必须调整剂量，亦会在此处指出。

规格 是指该药每片或每支的含量。

贮藏 此项为药品保存中的一些要求，多数药品均需避光，密闭并在阴凉干燥处保存。许多生物制品需冷藏或低温保存。变质的药物绝对不能服用。

药品说明书是帮助你认识药品的最好方法之一，但不应凭借一份说明书，便自以为对药品非常了解了，更不能借此擅自服用，必须得到医生的专业指导，经医生诊断后按医嘱服用药物。

如何识别“剧”“限剧”“毒”或“麻”

在某些药物的标签上，往往有“剧”“限剧”“毒”或“麻”等字样，这是怎么回事呢？

注有“剧”字样的药物就是药性剧烈，容易产生中毒、成瘾或其他事故的药物，均属于剧药。这类药物的有效治疗剂量与其致死剂量差距不大。此外，能引起蓄积性中毒的药物，或者是常用剂量与中毒剂量接近的药物，也应属于“剧”药，例如镇静安眠药物巴比妥和心脏病治疗药物洋地黄等。

毒性较大而又常用的药物即标注为“限制性剧药”，简称“限剧”药物，要求严格管理和限制使用。例如毒毛旋花子甙、苯巴比妥、阿米妥钠和氨茶碱等。

标注为“毒”的药物是指毒性大并容易发生严重中毒或死亡的一类药物。这类药物的最大使用量（又叫极量）与其致死量很接近，超过极量时可危及生命安全。例如硫酸阿托品、地高辛、硝酸士的宁和三氧化二砷等，它们均属于“毒”药。

标注有“麻”的药物，服用后能使人产生欣快感，连续使用极易产生成瘾性，例如阿片、盐酸吗啡和磷酸可待因等，都为具有成瘾性毒药。国家为保护人民健康，于 1978 年 9 月颁布了新的《麻醉药品管理条例》对其生产、供应和使用等都有严格规定，是所有医务人员和患者都必须遵照执行的。

如何识别“慎用”“禁用”和“忌用”

从药房购到的药物，有的药品说明书上常注有“慎用”“禁用”“忌用”等字样，“慎”“禁”“忌”三者之间虽只一字之差，要领上却截然不同。那么，应该怎样掌握呢？

“慎用”是指谨慎应用，并不是绝对不能应用，这种药可能会引起不良反应。通常需要慎用的都是指小儿、老人、孕妇以及心、肝、肾功能不好的患者。因为这些人由于生理上的特点或病理上的原因，体内解毒、排毒的功能低下，或者某些重要脏器功能低下，在使用某些药时容易出现不良反应，故不要轻易使用。必须使用时要及时观察用药后的反应或做一定的检查，一旦出现问题及时停药。如巴比妥类催眠药经肾脏排泄，肾功能不好的病人应慎用，防止中毒。

“禁用”就是禁止使用，即病人用药后会出现严重不良反应或中毒。例如TMP（磺胺增效剂）醋酸可的松等药，孕妇禁用；吗啡能抑制呼吸中枢，故休克、昏迷、严重肺部疾患，尤其是支气管哮喘和肺源性心脏病患者应禁用。凡属禁用的药物，万不可贸然使用。

“忌用”有避免使用的意思。有些药物会给病人带来不良后果，但因为个体差异，又不能一概而论。如丙咪嗪可能引起新生儿畸形，故妊娠初期的孕妇应忌用；喷托维林（咳必清）是抑制咳嗽中枢的镇咳药，痰多时就要忌用。属于忌用的，一般应尽量避免使用。若病情急需，应该选药理作用相类似、不良反应较小的其他药代替，也可以合用其他药来对抗其副作用。

缓释制剂与控释片

1. 缓释制剂　许多药的药效很短，需常服用，很不方便；再从药效来考虑，如间隔时间短，每一次服药都会使体内药量渐增。必须经常服用的药物，可能在刚服药后因血中药物浓度太高而导致副作用，或在服药前因血中药物浓度太低没有药效。因此，最理想的剂型，应能像滴点注射一样，在人体内长时间一点一滴地持续给药，使体内的药量可以稳定地维持在某一个有效量，而且不必常用。“缓释剂”就是这样的剂型。

缓释制剂依其设计的不同，缓慢而持续把药品溶解出来进入人体。我们常见的一种内含许多不同颜色小颗粒的感冒胶囊，其每一种不同颜色的小颗粒会在不同时间溶解，这可说是把几次量一起服用，但定时分批生效。常用的如布洛芬外，阿司匹林、泰诺等都有缓释制剂。另外也有人发明在药片上围一层薄膜，水可以进出但药出不来，再用激光在薄膜上打一个小洞，这样药片中会因渗透压大而使药从小洞中以一定速度释放出来，达到缓慢而持续给药的效果。

缓释制剂有3个优点：第一，服用方便。一般制剂常需一日数次给药，而缓释制剂通常只用每日给药 1 ～ 2 次。第二，缓释药较一般制剂作用徐缓，避免了一般制剂频繁给药后，因血药浓度起伏过大而出现有效血药浓度的忽高忽低。第三，毒副作用较一般制剂小。

2. 控释片　缓释制剂虽然减少了服药次数，但是不能达到在用药间隔也保持平衡血药浓度的要求。另外，缓释制剂易受胃肠道环境的影响，与食物同服时有可能造成“药物倾泻”现象，即大幅度增加药物吸收的速率，造成血药浓度陡升，从而增加药物的副作用。因此，患者服用缓释剂时常会受到限制，如必须空腹服药等。

为克服缓释剂的这些缺点，控释药物应运而生。控释制剂（控释片）是指口服药物在规定溶剂中，按要求缓慢恒速或接近恒速释放，且用药次数与相应的普通制剂比较，可减少至每日 1 ～ 2 次。控释制剂能在单位时间内释放固定量的药物，维持稳定血药浓度，不受胃肠道环境的影响，可与食物同时服用。因此控释制剂像优喘平（无水茶碱控释片）、全特宁（舒喘灵控释片）、拜新同（硝苯地平控释片）、补达秀（氯化钾控释片）、福乃得（维铁控释片）等药物，疗效高，副作用小，安全方便，深受医生、患者的欢迎。

为满足控释效果，这些药物都采用了较为独特制剂结构。因此在服用时切忌嚼服，而应该用一杯水整片吞服；即使可减为半量服用的，也应沿药片上标明划痕掰开服用。

药品的用法和剂量

药品的使用方法可分为口服、注射和其他给药方法三大类。

口服给药是一种最常用的给药方法。其特点是安全、方便、经济，患者自己可以使用，所以是主要给药方法。但其作用一般较慢，对危重患者抢救不利；患者昏迷不醒或不能吞咽者不能使用；一些能被胃酸和消化液破坏、不易在胃肠中吸收的药物也不能采用口服给药。

注射用药是一种重要的给药方法。常用的注射方法有皮下、肌肉、皮内、静脉、鞘内和静脉滴注。其特点是作用迅速、吸收完全，有利于危重患者抢救和不宜口服者使用。

其他给药方法包括局部给药，及吸入、舌下、直肠、阴道给药等方法，其中局部给药又包括涂搽、喷雾、含漱、贴敷、撒粉、洗涤等。由于这类给药方法简单、适用，便于患者自用，所以，也是许多药物的常用给药途径。

剂量是指能产生药物治疗作用所需的用量。一般指成人一次用药的平均量。所用剂量低于药品的批示剂量，就达不到应用的治疗效果，而超过这个量引起中毒现象的用量称为“中毒量”，是指一般成人使用的最高剂量，这种最高剂量的使用必须是医生认为必须使用并亲自签名的特殊情况下才使用的。患者使用非处方药的剂量要按照药品使用说明书中规定的剂量使用，使用处方药必须严守医嘱，不要随意少用或多用。

如何把握儿童用药剂量

一般地说，非处方药是安全、有效的药物。但是也有一部分非处方药对成人，尤其是对儿童来说并不安全。特别是在不正确使用过程中，更容易出现问题。这里提醒家长，给儿童使用非处方药时，应特别注意以下几点：

第一，绝不能凭成人用药的剂量来推测儿童用药的剂量，成人的一半并不意味着儿童所需药量，它可能是过量，也可能是无效量。儿童用药剂量是根据孩子的体重折算的，一般是按每千克体重多少（mg、克、mL）计算。此法比较准确，但是应用起来并不方便。另一个方法是按成人体重折算。

如药品说明书上没有写儿童用法、用量，最好在医生指导下使用，或直接购买专为儿童准备的药品。

第二，每次服药前，都要认真阅读药品上的说明书，注意该药的用法、剂量及注意事项，并根据其说明核对一下用药量。不能自作主张擅自加大或减少药量。应按照药品说明书上对儿童年龄、体重的限制用药。用完药后把瓶盖拧紧，放在儿童看不到、摸不着的地方，避免儿童私自服药。

如何准确判定药品的有效期

药品的有效期是指药品在一定的贮存条件下，能够保持合格质量的期限。药品的有效期的计算是从药品的生产日期（以生产批号为准）算起，药品标签应列有效期的终止日期。目前，药品包装上的有效期或失效期的表示方法有两种：一是直接标明有效期或失效期为某年某月某日，如标明有效期为 2019 年 7 月 31 日，即表示该药可用到 2019 年 7 月 31 日；如标明失效期为 2019 年 7 月 31 日，那么即表示该药可用到 2019 年 7 月 30 日。二是标明有效期的年数，如标明有效期为 2.5 年，批号为 180618，即从批号的下一个月 1 日算起，该药的有效期为 2020 年 12 月 31 日。

到效期的药品，应根据《药品管理法》的有关规定，过期不得再使用。即使某些非处方药性质比较稳定，但也要注意对那些没有标明有效期的药品不要保留太长时间。

有些药品注明有失效期，一定要在瓶签上标明。如抗生素、生物制品类和各种酶制剂等。已过期失效的药品，疗效大大减低，不能再用。另外有些药品没有注明失效期而注明出厂时间。如时间太长，最好不要用。所以必须经常进行检查，注意将那些失效药，污染、霉变药淘汰掉。尤其是液体药品如糖浆类容易变质、发酵、长毛。眼药水易变色，软膏剂易变色发臭或有晶体油层析出，这些都要及时更换。这里特别要提出的是有些家庭中，老人患冠状动脉硬化性心脏病，家中大多数存放有急救药，如：含舌下立即见效、缓解心绞痛的硝酸甘油片，这种药的失效期，一定要标注明确，并要定期检查更换。否则发生心绞痛或冠状动脉供血不足时，误用失效的硝酸甘油片，会耽误急救，有时还可能造成严重不良后果。

如何把握服药次数与时间

服药次数，是根据药物在体内消除的快慢来决定的。消除快的药物服药次数多，消除慢的药物服药次数少，目的是为了维持体内药物浓度保持在一个有效的范围内。药品标签往往都标明有使用时间，如一日 2 次、一日 3 次，等等。这一问题看似简单，但应用起来往往出错。多数人理解“一日”只是白天，夜间睡眠时间却未考虑进去。这种用药方法容易使白天的血药浓度过高而夜间的血药浓度过低，以致影响药物疗效。比如：土霉素、四环素，医嘱要求一日 4 次，可在体内维持有效浓度需要日夜服用，但不少人理解为白天 4 次，夜里不服，这就不正确了。药物正确的使用方法应为：一日两次为每隔 12 小时服 1 次，一日三次为每隔 8 小时服 1 次，一日四次为每隔 6 小时服 1 次。

服药时间应根据药物药理作用、药物的物理化学性质而有不同的规定。如空腹（清晨）、饭前（食前 30 ~ 60 分钟）、饮时、饭后（食后 5 ~ 30 分钟）、睡前（睡前 5 ~ 30 分钟）等，这些规定，或为提高药物疗效，或为减少副作用，都是必须遵循的。如：驱虫药空腹服用，使药物迅速进入肠道，保持较高的浓度驱虫效果好；青霉胺空腹服用则可消除食物对其吸收的影响；对胃有刺激性的药物，饭后服用就能减轻对胃的刺激；维生素 B2 饭后服用则有利于吸收；健胃药、胃肠解痉药、止吐药和治疗肠道炎症的药物，饭前服用疗效好；而抗胃酸药则应于饭后 1 小时或两餐之间服用较好，因为胃溃疡患者常在饭后 1 小时、十二指肠溃疡患者常在饭后 2.5 ~ 3 小时发生疼痛。

自我用药除应严守医嘱外，对于那些非处方药则应按照药品使用说明书规定的用法、用量、服药时间和次数用药。

必须在特定时间服用的药物

有一些药物应按照时间药理学的理论选择特定时间服药，这样既可发挥药物的最大治疗效果，又能将不良反应减少到最低限度。现举例说明如下：

催眠药与缓泻剂 催眠药如苯巴比妥、异戊巴比妥等应在睡前 5 ～ 30 分钟服用，使适时入睡；作用缓慢的泻药如大黄、酚酞等也应睡前服用，服后 8 ～ 12 小时显效，可在第二天上午排便。

抗高血压药 由于血压在上午 9 ～ 11 点为峰值，夜间入睡后则下降到一天中的最低点，故高血压患者只需白天用药，夜间则可不用或少用。还应注意一些抗高血压药物降压效果的时间效应性节律变化。如多数 β 受体阻断剂抗高血压的日间的降压效果非常明显，而在夜间的降压效果并不理想，比如吲哚洛尔在排除剂量与服药次数的情况下，对深夜至早晨血压的控制较差；a、β 受体阻断剂抗高血压药拉贝洛尔，对高血压峰值发作在上午 8 ～ 12 时的患者降压效果比较好；血管紧张素转换酶抑制剂抗高血压药恩纳普利，在 7 时用药其降压效果可持续 12 小时，峰效在早晨；而钙离子拮抗剂抗高血压药可有效地控制高血压患者 24 小时血压，且不影响高血压患者的血压昼夜节律。

抗糖尿病药 凌晨 4 时人体对胰岛素最为敏感，此时给低量胰岛素亦可获满意效果；上午 8 时和下午 16 时口服降糖宁，可以收到显著的降糖效果，副作用也少。

抗结核药 如雷米封、利福平等以清晨空腹或上午一次顿服为佳，即“冲击疗法”，能大大增强抗菌效果。某些抗生素药，宜在饭前服，可使药物通过胃时不致过分被稀释而影响疗效。

治“类风湿性关节炎”药 类风湿性关节炎的症状以早晨最为严重，

因此时人体的免疫反应较强，故激素药的“择时服药”最好在凌晨4～5时。目前有人主张把每日3次量改在早晨一次顿服，疗效好且副作用少。

抗癌药与止痛药 干扰素若上午用药可有诸如发热等严重副作用，若改在晚上用药则副作用几乎不发生，而且疗效不减。癌症病人晚期疼痛时，用止痛剂以晚上临睡前使用效果最佳。吗啡、杜冷丁在晚上21时镇痛作用最好。解热镇痛药乙酰水杨酸若在早晨6时服1.5克，血清浓度高，从体内消除速度慢，药效也较高；若于晚上18～22时服药则药效较差。

平喘药 氨茶碱治疗指数低，早晨7时用药效果好，毒性也最低；其他平喘药以临睡前服用为好，以预防病人在凌晨0时至2时最敏感期发作。

利尿药 利尿剂体内发挥药效与肾功能和血流动力学等密切相关，双氢克尿塞早餐时用为好，速尿上午10时用为佳。

抗过敏药 如扑尔敏、苯海拉明等，宜在临睡前半小时服用，以免日间出现嗜睡等症状，影响工作和学习。

铁剂类药 贫血患者补充的铁剂类药物，最好在晚上7时服用，这比早上7时服用在血中的浓度要增加4倍，疗效更好。

合理停药须知

强调合理用药，不能不知道合理停药。如何合理停药？在一般情况下，药物已达到预期的治疗目的，应及时停药。例如止咳、止泻、止吐、止痛等治“标”不治“本”的药物，都应该“中病即止”，长期使用有害无益。再如，感冒表现为咳嗽、发热、鼻塞、流清鼻涕时所服的药品，一般也只能治标（消除或减轻症状），不能治本（消除病因），最终要靠自身抵抗力才能消灭感冒病毒，因此，感冒经用药症状减轻后，也应及时停止服药。

合理停药才能保证用药安全，而在通常情况下都应遵照医嘱停药。如有些疾病无法根治，用药治疗只能减轻症状，一旦停药症状又会复发，只有咨询医生才能权衡用药与停药之利弊。有些药物长期应用，骤然停药后可发生停药反应或停药危象。这时应采取逐渐减量停药或定期间断停药，切忌突然停药。例如长期服用普萘洛尔（心得安）治疗心律失常时，如果突然停药、可引起心脏 β 受体对内源性儿茶酚胺的敏感性增高，而出现反跳性高血压、心绞痛加剧或激发心肌梗死，严重者可引起猝死。因此长期服用普萘洛尔（心得安），停药时必须逐渐减量，减药过程以 2 周为宜。又如长期大量应用糖皮质激素会反馈性地抑制脑垂体前叶皮质激素的分泌，进而引起肾上腺皮质的萎缩和功能减退。如果突然停用糖皮质激素（如强的松等）可引起危象发生，故必须逐渐减量，若无不良反应时再逐渐停药。

结核病在病灶稳定、硬结或空洞闭合后的一段时间内，病灶内仍有结核菌残留。此时如果过早停药，结核病常易复发。因此，结核病人病情稳定后，还要继续用药 1 年，甚至 1 年半以上。严重感染性疾病，使用抗生素治疗症状控制后，还应继续用药 3 ～ 5 天，以防复发或产生耐药性。

精神分裂症病人服药治疗，症状控制后，应以原治疗剂量的 1/3 ～ 1/4 持续治疗 1 ～ 2 年。如果疗程不足，极易复发。而用于癫痫的抗痉挛剂，应持续至患者完全无发作 4 ～ 5 年后才能停止用药。

因此，合理停药必须遵医嘱停药，医生会根据不同疾病治疗的具体情况，正确地选择停药时机和停药方法。

谨防假药、劣药

怎样防止假药、劣药进入家庭呢？

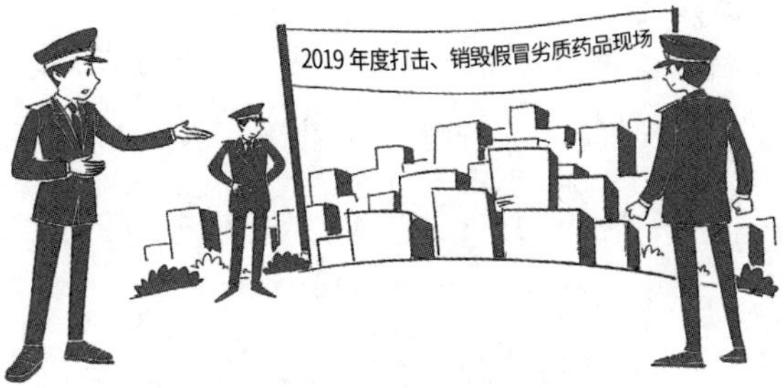

打击假冒劣质药品

○应做到绝对不能到无证经营私人诊所、小商小贩手里购药。自己需要某种药物时，最好到医院经医生开处方购药。一般地说，医院都有严格的进药渠道和进药制度，不会有假药、劣药。当然，也可到有《药品经营企业许可证》的正规药房购药，这些药房药物品种齐全，服务比较周到，可以购到放心药。

○购药时必须仔细检查药品包装，假药、劣药包装粗糙、简单，药品标签也印制得非常粗糙，贴在药瓶上歪歪斜斜。

○注意识别"药准字"。合格药品在包装上印有比较醒目的"药准字"，如"辽卫药准字（2019）0383号"，指该药经过辽宁省医药卫生部门批准生产，批准文号是2019年0383号。注意：这个批准文号与药物有效期无关。没有"药准字"不能买，不能用。

○要仔细辨识药品包装盒。药品包装盒上印有黑白条码，或有防伪标志。包装盒上没有注册商标的药品不能买，不能用。在药品包装盒内有"药品说明书"，此说明书印刷精致，字迹清楚，正式的说明书包括：药品名称，药品化学结构式，药理作用，吸收、分布和排泄的规律，用法与用量，注意事项等等。假药、劣药即使有说明书，也印刷得特别粗糙、简单，甚至有错字、别字。

○此外，要注意区别保健品和药品，不要把二者混为一谈。目前保健品市场比较混乱，许多保健品厂家大肆宣传其疗效如何好，治愈率达到多高，如何神奇，治愈了多少癌症、顽症，使人们误认为这是“治病良药”，从而大量购买，贮藏。保健品在包装上标有“健准字”而非“药准字”，是不难区别的。保健品不能当治疗用药来治病，切不可把保健品当药吃。

服药与饮食宜忌

服药与饮食的一般性宜忌

服药有很多讲究，饮食有宜亦有忌。饮食相宜可增强疗效，当忌而不忌则可引起不良后果。因此，服药时不讲究饮食宜忌是错误的。

抗菌药物 如红霉素、链霉素等抗生素药物，其杀菌能力在碱性环境中比在酸性环境中要强几十倍，故在应用这类药物时，宜多吃碱性食物，如菠菜、黄瓜、胡萝卜、苏打饼干等，可提高其疗效。但用四环素、强力霉素、土霉素、呋喃坦丁等药物时，则在酸性环境中杀菌力增强，需食用偏酸性食物，如鱼、肉、蛋、鸡、酸梅、山楂等，不宜多吃碱性食物。

灭滴灵、西咪替丁等药物 不宜与螺、蚌、甲鱼、海蜇、咸鱼、花生米、葵花子、豆制品、乳制品等一起服用，因这些食物中富含钙、镁、磷等离子，会和药物结合，形成一种既难溶解又难吸收的物质。

解热镇痛药物 如保泰松、抗炎松等，用药时不可多食腌制品，因为这类药能减少钠、氯离子自肾脏排出，吃腌制品会增加钠、氯离子的摄入，引起水肿、高血压。

苦味健胃药物 如健胃散等，用药时不宜食甜食，因为这类药主要是借助它们的苦味刺激味蕾，促进唾液和胃液的分泌，以达到增进食欲、帮助消化的目的。

助消化药物 如胃蛋白酶、多酶片等，在酸性条件下作用最强，故需食用酸性食物，或多食含维生素 C 的食物，以增加胃中酸度，提高疗效。

抗贫血药物 如硫酸亚铁丸、富马铁片等，用药时需多食用富含维生素 C 的食物，如番茄、山楂、鲜枣、橘等，可促进药物溶解吸收，提高疗效。

降血糖药物 如胰岛素、降糖灵等，用药时应配合食用荞麦面、玉米面、豆制品、蔬菜、牛肉、蛋、鱼类食品。不宜进食含糖多的使用皮质激素类药物，如可的松、强的松等，应进食高蛋白饮食如大豆、鸡肉、牛肉、对虾、脱脂奶粉等，而不宜进食含糖高的食物，也不宜进食含盐分多（钠）多的食物。

磺胺类药物 如磺胺嘧啶、复方新诺明等，用药时不宜服用其他酸性药品和进食酸性食物。因这类药主要通过肾脏排出，在尿中溶解度较小，尤其在尿液偏酸性时，易引起结晶尿、血尿、尿闭等。应摄入碱性食物，既可增加疗效，又可减少结晶尿等毒副作用。

维生素类药物 如维生素 A，应和油脂类食物同用，因维生素 A 是脂溶性维生素；而用维生素 D 时，需进食含钙多的食品如芹菜、韭菜、白菜、虾皮、花生、豆制品、黑木耳、动物内脏等，以促进钙的沉积和骨骼生长。

服药与饮酒

服药期间，尽量不要饮酒。因为酒（乙醇）可与许多药物发生化学作用而影响药物的吸收和药物代谢酶的活性，某些药物也会干扰乙醇的正常代谢，造成乙醇蓄积中毒。所以，无论是从药物疗效角度考虑，还是从用药安全角度考虑，服药期间都不要饮酒。

下面几类药物在服药期间尤其不能饮酒：

抗生素类药物　痢特灵、甲硝唑、先锋霉素等药物可干扰乙醇的正常代谢，造成乙醇蓄积中毒，引起头痛、头晕、恶心、呕吐、呼吸困难、血压下降等一系列症状。服用痢特灵时必须禁止饮酒，尤其是患有心脏病、脑血管病的患者更须注意。此外，酒与利福平并用可加重肝损害作用；酒可加剧环丝氨酸或呋喃类抗菌药对中枢神经的毒性，易引起癫痫发作。

解热镇痛药物　阿司匹林、扑热息痛、去痛片等和乙醇均对胃肠黏膜有刺激及损害作用，两者合用，如同是“雪上加霜”，极易引起急性胃黏膜病变或使溃疡病复发，导致消化道出血。而且，由于阿司匹林有抑制血小板聚集及抗凝作用，酒药并用极易造成胃黏膜大出血，而且一旦出血就难以控制，后果极其严重。

镇静安眠药物　乙醇可使安定、利眠宁、水合氯醛、苯巴比妥等药物的吸收增加、代谢减慢，血液中的药物浓度明显提高，使药物的镇静及呼吸抑制作用大大增强，同时，乙醇本身对中枢神经也有抑制作用。如果病人在服用此类药物的同时又饮酒，将会导致严重的中枢抑制作用，出现神志恍惚、昏迷、呼吸衰竭，甚至造成死亡。此外，抗过敏药扑尔敏、苯海拉明等与酒同服，也会产生类似不良后果。

降血糖药物　乙醇可刺激胰腺中的β细胞，增加胰岛素的分泌，若在使用降糖药物优降糖、二甲双胍、胰岛素等期间大量饮酒，很容易造成低血糖反应，出现头晕、心慌、出冷汗等症状，严重者可发生低血糖昏迷而危及生命。

抗癫痫药物　饮酒可降低抗癫痫药物的疗效，这是由于乙醇可激活药物代谢酶，加速药物的代谢，使血液中的药物浓度降低。服抗癫痫药时饮酒，甚至有诱发癫痫发作的风险，如服用苯妥英钠的癫痫病人嗜酒，常导致癫痫发作难以控制。

抗心绞痛药物 乙醇与硝酸甘油、消心痛等抗心绞痛药物一样，具有扩血管作用，倘若两者合用，将会加剧头痛、颜面潮红等不良反应，严重时可引起血压下降甚至晕厥。

降血压药物 酒与胍乙啶、利血平、复方降压片等降压药同用会引起严重高血压、心肌梗死，甚至造成休克或死亡。

抗凝血药物 酒可使华法令、双香豆素及茚二酮类抗凝血药的半衰期缩短，抗凝血作用减弱。因而医生往往不得不对嗜酒者加大服药剂量，故应警惕：病人戒酒时要注意相应减少抗凝剂的用量，以免发生大出血。

单胺氧化酶抑制剂 如异烟肼、优降宁、甲基苄肼等皆属此类药物。甜酒（尤其是葡萄酒）含有丰富的酪胺，在正常情况下酪胺可被体内的单胺氧化酶破坏，但若饮酒的同时服用了单胺氧化酶抑制剂，则会造成体内酪胺大量蓄积，后者可兴奋交感神经，使肾上腺素、去甲肾上腺素大量释放，引起血压骤升，剧烈头痛、呕吐、心悸等剧烈反应（高血压危象），严重时可导致脑出血。

近年来，因药、酒同用引起不良反应的病例逐年增多。鉴于酒与药物之间的相互作用十分复杂，而且有些情况是难以预知的，因此在服药期间应当忌酒，即使是啤酒、果酒或酒精性饮料，也最好不要饮用，以防不测。诸君当谨记：酒为药之忌，服药勿饮酒。

服药与吸烟

吸烟有害健康早已众所周知，然而吸烟可影响药物疗效，甚至可以导致严重的不良后果，可能很多人对此还不以为然。已有相关研究证实，烟油中含有大量的多环芳烃化合物，可增强肝药酶的活性，加速一些药物在肝脏内的代谢和灭活，缩短药物半衰期，使血药浓度降低，疗效减弱；吸烟还会明显地延迟胃排空时间，使幽门收缩下降而影响药物疗效。

下列药物在服药期间禁止吸烟：

解热镇痛药物 如去痛片、优散痛、散利痛和氨非咖等，吸烟者服后，他们代谢加快，疗效显著下降，而且其中有的疗效仅为不吸烟的1/10。吸烟者服了止痛药镇痛新后，不仅疗效降低，而且使其代谢产物不能迅速排出，使药物成分蓄积体内，易使患者发生药物蓄积中毒。又如局麻止痛药利多卡因，会使“瘾君子”拔牙的疼痛发生率增加，麻醉效果也极差。

平喘药物 吸烟的支气管哮喘病人用胆茶碱、氨茶碱等平喘药后，其破坏与排泄速度比不吸烟者要快3倍，使疗效大大降低。据临床观察，即使戒烟3个月，也难以改变这一状况。因此奉劝那些易发哮喘的患者：无论用药与否，都应立即戒烟。

抗心绞痛药物 有吸烟史的心绞痛病人服用心痛定、心得安和阿替洛尔等，不仅使血药浓度明显下降，而且还可使排泄量增加，以致加重病情。立即戒烟会使心绞痛发作次数减少，心功能改善。另据国外资料，吸烟可使冠心病患者发生心肌梗死的危险性增加28%～35%。故凡确诊为冠心病、动脉粥样硬化的病人都应立即戒烟，服药时更应如此。

抗酸药物 消化性溃疡是临床上的常见病，常用抗酸药如西咪替丁（泰胃美、甲氰咪胍）、雷尼替丁和法莫替丁等治疗。治疗胃、十二指肠球部溃疡及上消化道出血时，常因吸烟使血管收缩，加之延迟胃部的排空时间，减慢药物在小肠内的吸收速度，从而延迟溃疡愈合。同时，吸烟可大大增加胃病的发生率，这是因为吸烟者在夜间超常量分泌的胃酸和胃蛋白酶等物质，可比不吸烟者多出 59% ～ 92%。

降糖药物 吸烟者口服甲糖宁（D860）、降糖宁（苯乙双胍），或注射胰岛素，均会降低疗效；其中胰岛素的剂量需相应增加 15% ～ 30% 方能达到预期疗效。

维生素类药物 如维生素 C 可阻断致癌物亚硝胺的危害作用、增强免疫力和预防血脂过高导致心脏病等，而吸烟者服用维生素 C 后的血药浓度比不吸烟者约下降 30%。

避孕药物 吸烟的育龄妇女若用口服避孕药，其心肌梗死的发生率与残废率比同年龄不吸烟者要高 10 倍左右。特别是 35 岁以上，每日吸烟超 15 支者，患心肌梗死的危险性更大。这是因为口服避孕药本身就有引起血栓性疾病的可能，加之吸烟又会促使体内释放儿茶酚胺，增加血小板的黏附性，从而使心肌梗死的发生率增加，可谓雪上加霜。

一些研究还证实，吸烟者服用镇静催眠药安定、氯硝安定、利眠宁、抗抑郁药阿米替丁、丙咪嗪、抗凝药肝素、利尿剂速尿及咖啡因等，药物疗效都会不同程度地受到影响。以上都告诉人们，为了提高药物疗效，减少毒副反应，在药物治疗期间，一定要禁止吸烟。

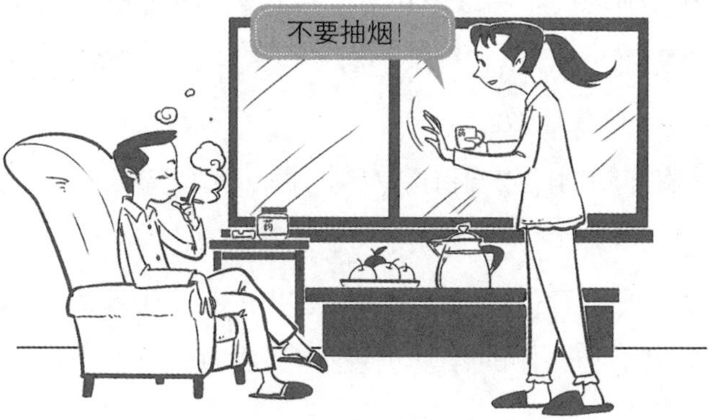

吸烟影响药物疗效

服药与饮茶

药物的种类繁多，性质各异，能否用茶水服药，不能一概而论。在多数情况下，不主张用茶水服药。在服用下列药物时，为了提高疗效，最好不要饮茶，更不要用茶水送服药物：

含重金属成分药物 如硫酸亚铁、碳酸亚铁、枸橼酸铁胺等含铁剂和氢氧化铝等含铝剂的西药，遇到茶水中的茶多酚类物质与金属离子结合而沉淀，不仅不能为人体所吸收，降低或失去药效，而且还会刺激胃肠道，引起腹痛和便秘。

镇静催眠药物 如鲁米那、速可眠、三溴片、安定、抗组织胺药如苯海拉明、镇咳药如咳必清以及中药贝母、知母、酸枣仁等，也不宜用茶水送服。因为茶叶中含有咖啡因（亦称“咖啡碱”），具有兴奋作用，故应避免药性冲突降低药效。

酶制剂 如胃蛋白酶、胰酶片、多酶片、溶菌酶等，这些药物的化学本质是蛋白质，其性质不太稳定，各种理化条件可导致其变性和失效。茶叶中的多酚类可与酶结合，可降低酶的活性；茶水中的鞣酸与药物发生作用，可生成不溶性沉淀而降低药效。

某些生物碱制剂 如盐酸麻黄素、黄连素、磷酸可待因，以及阿托品、阿司匹林等药物，也不宜用茶水送服。这些药物中的生物碱可与茶中的鞣酸发生沉淀，降低药效。

单胺氧化酶抑制剂 如痢特灵、苯乙肼、甲基苄肼、闷可乐、优降宁时，少量饮茶可引起失眠，大量饮茶可使血压升高。

健胃药物 服苏打片、大黄苏打片、健胃片、小儿消食片等含碳酸氢钠的药物，不宜饮茶，因茶中的鞣酸可使这些药物的有效成分中和分解，降低药效。

服用中药 温补药时应少饮茶、少食萝卜，因茶叶性凉下气，能降低药物温补脾胃的效能。有些中草药如麻黄、黄连、钩藤、黄芩、大蓟、小蓟、延胡索等，一般也不宜与茶水混饮，否则中药所含生物碱等有效成分会与茶中的鞣酸发生沉淀而失去药效。服人参等滋补品时也不宜饮茶，因茶可降低其滋补作用。

健康格言

1. 健康是一所学校，人应该学会关爱自己。 ——钟南山

2. 不相信医生是不对的，但迷信药物也是不对的。 ——周谷城

3. 凡欲治疗，先以食疗。既食疗不愈，后乃用药疗。 ——孙思邈

4. 善养性者，治未病之病。 ——孙思邈

5. 人生就像一本书，傻瓜走马看花似地随手翻阅它，聪明的人用心地阅读它。因为他知道这本书只能读一次。 ——保罗

第六章

公务员常见五官科疾病防治

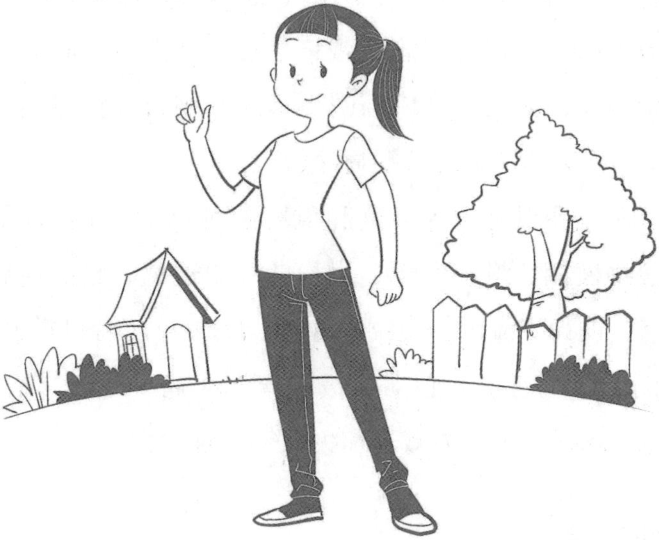

视疲劳

视疲劳形成的原因主要是：因受强光刺激而引起，表现为畏光、流泪；因屈光不正、斜视引起，表现为久视则眼部充血；用眼过久，如阅读时间过长、久看视频等，使眼肌过于紧张，表现为眼胀、久视则视物欠清，伴头晕、头痛，甚至恶心、呕吐、思睡等；因佩戴眼镜的度数不准或镜片不当引起，表现为起病在戴镜之后，伴头晕、眼胀、恶心，取下眼镜则症状消失；因工作环境照明不当或久视目标摇晃不定引起，表现为离开不良注视环境则眼疲劳明显缓解。

眼疲劳的临床表现可分为轻度和重度两种：(1)轻度者用眼后自觉眼部不适、视物模糊、眼部发干、烧灼感、压迫感、轻度钝痛、鼻根部或颞部酸胀感、畏光、流泪、视物双像等。(2)重度者自觉眼痛、头痛，甚至胸部胀满、面色苍白、心动徐缓、肩部酸痛、恶心、眩晕或呕吐。常有精神萎靡、思睡、记忆力减退和失眠等精神症状。

视疲劳的防治与康复

首先尽量找出引起视疲劳的原因，并给予针对性治疗。全身四肢性疾病、心理疾病的患者要及时到专科诊治。如为屈光不正（如近视、老花眼等）引起，应及时佩戴合适的眼镜，以解除眼过度调节引起的眼疲劳。若眼干涩较重者，可在医师指导下适时滴用人工泪液或减轻充血类滴眼液，比如施图伦滴眼液或 1% 甲基纤维素滴眼，可以缓解眼疲劳。但眼药水的作用是有限的，除了可以应用眼药水治疗之外，还可以做眼部的穴位按摩。

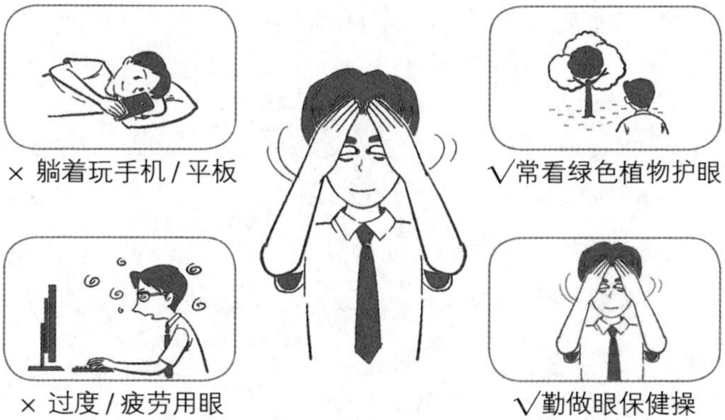

防治视疲劳

视疲劳按摩法简介：

按压眼球法 闭着眼睛，用食指、中指、无名指的指端轻轻地按压眼球，也可以旋转轻揉。不可持续太久或用力揉压，20 秒钟左右就停止。

按压额头法 双手的各三个手指从额头中央，向左右太阳穴的方向转动搓揉，再用力按压太阳穴，可用指尖施力。如此眼底部会有舒服的感觉。重复做 3 ～ 5 次。

按压眉间法 拇指腹部贴在眉毛根部下方凹处，轻轻按压或转动。重复做 3 次。眼睛看远处，眼球朝右、上、左、下的方向转动，头部不可晃动。

应用中药防治视疲劳亦有良效。

二子山药汤 枸杞子 10 克，桑椹子 10 克，山药 10 克，红枣 10 个。将上述四种药物水煎两次，二次煎取的药汁混匀，分两次服，每日 1 剂。方中枸杞子、桑椹子能补肝肾，山药、红枣健脾胃。视力疲劳者如能较长时间服用，既能消除眼疲劳症状，又能增强体质。

黑豆核桃羹 黑豆粉 1 匙，核桃仁泥 1 匙，牛奶 1 杯，蜂蜜 1 匙。制法：先将黑豆 500 克，炒熟后待冷，磨成粉；核桃仁 500 克，炒微焦去衣，待冷后捣如泥。黑豆粉、核桃泥分别贮瓶备用。服用时取以上两种食品各 1 匙，冲入煮沸过的牛奶 1 杯后加入蜂蜜 1 匙。服法：早晨或早餐后服。或当早餐，另加早点。方中黑豆含有丰富蛋白质与维生素 B_1 等，营养价值高，又因黑色食物入肾，配合核桃仁，可补肾，再加上牛奶和蜂蜜，这些食物含有较多的维生素 B_1、钙、磷等，能增强眼内肌力、加强调节功能，改善眼疲劳的症状。

菊花茶 菊花 10 克，绿茶 5 克，沸水冲泡，当茶饮，每日 1 剂。菊花具有养肝清火明目之功效，当你感到眼部疲劳时，可以沏上一杯热气腾腾的菊花茶，用菊花茶的蒸汽熏眼，大约两三分钟即可消除疲劳。不但如此，菊花的清香还可以在一定程度上缓解头昏、头痛，使你随时保持清醒的头脑，双目的清亮。诚可谓：两朵菊花一撮茶，清肝明目有寿加。

视疲劳的预防与康复，关键是平时要注意养成良好的用眼习惯，尽量避免出现眼疲劳的情况。平时在学习或工作过程中，要注意保持良好的姿势，避免在暗光处工作，尽量减少用手机或电脑的时间，还要适当地让眼睛休息。需要长时间用眼的时候，每隔 1 小时休息 10 ～ 15 分钟，可以闭目养神，也可以进行远眺。日常饮食中，要多食富含维生素 A、维生素 B 的食物，如胡萝卜、牛奶、韭菜、菠菜、动物肝脏等；同时，注意饮食和营养的平衡，平时多吃些粗粮、蔬菜、薯类、豆类、核桃、枸杞、猪肝、水果等含有维生素、蛋白质和纤维素的食物；间或补充鱼肝油丸等。

温馨提示　做一做简易眼保健操

运眼：闭目，双眼球左右上下各运动 6 下，顺时针缓慢旋转 6 下，再逆时针缓慢旋转 6 下。突然睁眼，再闭眼，反复 6 次。

敷眼：双手掌对搓至发热后，迅速将手心捂在眼部约 10 秒，连续做 3 遍。

揉穴：正坐微低头，双手拇指轻按在两侧太阳穴处做画圈动作。然后，以食指侧缘轻刮上下眼睑各 10 次。

望远：盯住 5 米以外的目标约 30 秒，默数数字，每数两个数有意识地眨一下眼。

转颈：正坐平视，缓慢将颈部左右旋转至最大角度，做 6 下。再抬头、低头至最大角度，做 6 下。然后，顺时针、逆时针旋转各 6 下。注意要缓慢进行，也不要强求最大角度。

捏颈：正坐微低头，右手或左手握住后颈部进行提捏，连续 20 下。

麦粒肿（睑腺炎）

麦粒肿，即睑腺炎，因其红肿似麦粒，故名。临床上把睑皮脂腺体发炎称外麦粒肿；睑板腺发炎称内麦粒肿。本病可发于任何年龄，但以青少年多见。表现为初起时眼睑微痒痛，局部红肿痛热，眼睑部有圆形隆起，压痛明显，有时有波动感，常于睑缘处或睑结膜内有黄白色脓点。

麦粒肿的防治与康复

麦粒肿患病初期局部可用湿热敷，以促进炎症消散吸收；红肿痛热者，可用野菊花 30 克、板蓝根 60 克、黄芩 12 克、黄连 9 克、黄柏 15 克，煎煮 30 分钟，待凉后以 4 ～ 6 层纱布浸透药液湿敷患处，每日 3 次。脓肿形成如未破溃或虽破溃但排脓不畅时，应在医院由眼科医生切开引流，不可挤压排脓。

本病的局部治疗可选用下列药物：（1）0.25% 氯霉素滴眼剂，滴眼，1 日 2 ～ 3 次；（2）10% ～ 30% 磺胺醋酰钠滴眼剂，滴眼，1 日 2 ～ 3 次；（3）0.5% 金霉素眼药膏或 0.25% 红霉素眼药膏，滴眼，每日 2 ～ 3 次。病情较重者或小儿，可在医生指导下内服抗生素如复方新诺明、麦迪霉素、红霉素等。

细菌性结膜炎

细菌性结膜炎是一种眼科常见疾病，包括急性卡他性结膜炎、白喉性结膜炎、滤泡性结膜炎、眦性结膜炎、慢性卡他性结膜炎等。其中最典型者为急性卡他性结膜炎，即通常所说的“红眼病”。

本病主要特征为显著的结膜充血及黏膜脓性分泌物，临床症状有结膜充血（以睑结膜及穹窿结膜为明显）、脓性分泌物（又称眼眵）、眼睑红肿以致睁眼困难，患者视力暂时性减退。

细菌性结膜炎的防治与康复

一般常用下列眼药水点眼：0.25% 氯霉素、0.5% 金霉素、0.5% 新霉素、5% 链霉素、15% ~ 30% 磺胺醋酰钠、0.3% 氧氟沙星滴眼液等。

红眼病由于病原菌十分复杂，加之对上述抗生素因广泛使用而产生耐药性菌株，使得有时用以上药液不能控制病情。此时，可考虑采用一种特效眼药水——典必殊（每毫升含妥布霉素 3 毫克、地塞米松 1 毫克）眼用混悬点眼液。用法：每 4 ~ 6 小时滴药 1 次，每次滴入患眼 1 ~ 2 滴。最初 2 天可每 2 小时 1 次。典必殊有减轻水肿及抑制炎症反应的作用。不过，它同时又有抑制人体对抗感染的防卫机能的作用，故应同时用抗生素，才能发挥协同的抑菌抗炎功效。注意：因此药含地塞米松，故禁用于树枝状角膜炎、水痘及其他滤过性病毒引起的角膜炎、结膜炎、眼睛的分枝杆菌感染以及眼部的真菌感染，这些眼疾均忌用激素治疗。总之，在使用过程中应不断向眼科专家咨询。

红眼病有传染性，所以患者应尽量不去公共场所游玩、游泳等，患者所用的手帕、洗脸毛巾、面盆等均须煮沸消毒，以免感染扩散、蔓延。

过敏性结膜炎

过敏性结膜炎是最常见眼科疾病之一。据统计，在眼科门诊中，约有1/5的病人患过敏性眼科疾病，其中过敏性结膜炎占50%左右。成人或小孩都可能受影响，但以小孩居多。季节性过敏性结膜炎以中青年最常见，起病迅速，接触致敏物即可发生，脱离致敏原症状缓解。接触性过敏性结膜炎有明确接触史，例如药物或化妆品接触史，避免接触后症状缓解。某些春季角膜炎、结膜炎和特应性结膜炎可发生角膜并发症甚至危害视力。

过敏性结膜炎是因为眼睛结膜黏膜组织接触了特殊致敏物产生过敏反应所致。过敏原包括花粉、灰尘、湿冷空气、尘螨、动物毛发、香皂、香水、化妆品、药物、隐形眼镜及其护理液等，因为人的个体体质差异很大，不同的人其过敏原也不尽相同。最常见的引起过敏性结膜炎的过敏物质是植物花粉，这种过敏性结膜炎的症状多呈季节性变化。若过敏物质是灰尘、尘螨或动物的毛发等，因为这些过敏原常年存在，所以过敏的症状是全年连续的，一般症状较轻，但也可能随季节不同而加重。

过敏性结膜炎的典型症状是眼睛奇痒，和普通发痒不一样，这种痒感往往非常强烈，同时还表现为结膜充血、水肿，有黏液性分泌物，常常伴有眼睑皮肤红肿。这些症状在过敏的季节里会时好时坏，反复发作，与气候及患者的活动有关。有的患者除了眼睛不适外，还可能产生鼻腔过敏症状，这种情况临床上也称为过敏性鼻炎结膜炎。

过敏性结膜炎的防治与康复

过敏性结膜炎的治疗，关键是寻找和确定过敏原，并且立即去除过敏原，通常都能收到很好的效果。例如花粉过敏者，在花粉多的季节少到户外，使用护目镜或高效能空气滤清器等。然而，大多数过敏性结膜炎并不一定能查出确切的过敏原，或是过敏原种类复杂，不易查出，这就是过敏性结膜炎反复发作、不易彻底治愈的根本原因。

对于一时不能确定过敏原者，应改善生活环境，特别是空气质量或居室内温度，使过敏原的影响减轻。其次，要注意营养和锻炼，生活作息要有规律，注意增强体质。因为身体健康状态的改善，能使身体对抗过敏发作的潜能提高，并减少、减缓过敏发作。再次，可采用眼睛局部冷敷或冰敷方式，以减轻不适症状，可用人工泪液局部点眼，也可用冲洗来大幅降低过敏原及致炎因子浓度，改善症状。

药物治疗主要包括使用色甘酸钠、研立爽等抗过敏滴眼剂。如经治疗，症状还无缓解，可短期滴用糖皮质激素眼药水（临床常用的有进口药氟美瞳眼液、百力特眼液，国产药0.5%可的松眼液等）。若合并眼部细菌感染时，可局部用抗生素治疗。如果眼睑及其周围皮肤出现皮疹、红肿及渗液，可用3%硼酸液湿敷，每天2～3次。需要指出的是，药物抗过敏治疗只能控制过敏症状，很难彻底治愈过敏性结膜炎，这也是过敏性结膜炎久治不愈的原因之一。

过敏性结膜炎对视力影响一般不严重，但眼睛奇痒等症状对病人的生活却造成相当大的困扰，所以，需要引起大家的重视。治疗方面，只要找出并及时去除过敏原，就有彻底治愈的希望。若一时找不到过敏原，则通过改善居住环境，增强体质，并在医生的指导下用药积极治疗和预防，一般都能有效控制症状，减轻病情。

青光眼

青光眼是由于眼压升高导致视神经萎缩和视野缺损，甚至导致失明的严重眼病，是视功能减退和致盲的重要原因。其发病往往以情绪激动为诱因。因青光眼一般分为两种不同的类型——开角型青光眼与闭角型青光眼。开角型青光眼均为慢性的，而闭角型青光眼则分为急性与慢性两种，其中最严重的是急性闭角型青光眼。

急性青光眼发病突然，症状为眼球胀痛、剧烈头痛、视物模糊、视力迅速减退至近盲，看白炽灯时出现红绿色彩圈（称为虹视），有的还伴有恶心呕吐、发热寒战，易被误诊为急性胃肠炎。而慢性青光眼则表现为阵发性头痛、眼胀，伴有恶心、视力持续下降等。慢性青光眼往往不易被察觉，当发现时多已造成“管状视野”，损伤的视力已无法恢复。

青光眼的防治与康复

青光眼对视力造成的损伤是不可逆的，但完全可以防治。只要早发现、早治疗，绝大多数患者都能终身保持有效的视功能。经过几十年的实践，我国眼科医生对各类青光眼的早期诊断已形成一套比较成熟的方法。故建议40岁以上的人应该定期测量眼压和检查眼部，时刻关注自我眼保健。预防青光眼发作应注意以下几点：

○ 有青光眼小发作的患者，温差较大的月份应避免过多的外出，以防止天气变化诱发青光眼的急性发作。青光眼小发作表现为一时性的虹视、视蒙和眼胀。虹视是患者看灯光时，可见周围有彩色环，宛如雨后天空出现的彩虹。这些小发作经睡眠或充分休息后会完全消失，一切恢复正常。

○ 患者外出时可以戴上眼镜，避免冷风直吹眼球。另外，患者注意不要从温暖的屋中立刻到寒冷处。冬季最冷的月份青光眼发作较多，是应高度警惕的季节。

○ 青光眼患者冬季外出时可随身携带药物，如2%毛果云香碱，以备急性发作时应用。平时可常服石斛夜光丸或明目地黄丸等中成药，以补益肝肾、明目潜阳。青光眼急性发作应立即到医院眼科诊治，切莫延误治疗时机。

○ 青光眼患者应防止情绪的剧烈波动，如大喜、大怒、大悲等。不可暴饮暴食，不可多食辛辣食物。同时，要加强锻炼，注意用眼卫生。

白内障

白内障又称为晶状体混浊。老化、遗传、代谢异常、外伤、辐射、中毒和局部营养不良等可引起晶状体囊膜损伤，使其渗透性增加，丧失屏障作用，或导致晶状体代谢紊乱，使晶状体蛋白发生变性，形成混浊。

先天性白内障多在出生前后即已存在，小部分在出生后逐渐形成，多为遗传性疾病，有内生性与外生性两类。内生性白内障患者与胎儿发育障碍有关，外生性白内障患者是母体或胎儿的全身病变对晶状体造成损害所致。先天性白内障又分为前极白内障、后极白内障、绕核性白内障及全白内障。前两者无须治疗，后两者需手术治疗。

后天性白内障是后天因全身疾病或局部眼病、营养代谢异常、中毒、变性及外伤等原因所致的晶状体混浊。又分为 6 种：（1）老年性白内障。最常见。多见于 40 岁以上人群，且随年龄增长而增多，病因与老年人代谢缓慢发生退行性病变有关，也有人认为与日光长期照射、内分泌紊乱、代谢障碍等因素有关。老年性白内障发病年龄多在 50 岁左右，系晶状体退行性改变所致。双眼可先后发病或同时发病。临床上初起时眼前出现固定性飞蚊症、复视或双眼多视症，瞳孔有不同程度的发白至完全变白，视力逐渐下降至消失，仅有光感。据初发混浊的位置可分为核性与皮质性两大类，视力障碍与混浊所在的部位及密度有关，后皮质及核混浊较早地影响视力，治疗以手术为主，术后可佩戴接触眼镜，也可手术同时行人工晶状体植入术。（2）并发性白内障（并发于其他眼病）。（3）外伤性白内障。（4）代谢性白内障（因内分泌功能不全所致，如糖尿病性白内障）。（5）放射性白内障（与X射线、β射线、γ射线等有关）。（6）药物及中毒性白内障。若不及时治疗，晶状体中的白化会越来越严重，最终完全变模糊，晶状体核解体，使视力完全丧失。上述6种后天性白内障，以老年性白内障最为常见。

白内障的防治与康复

白内障的治疗要根据病情发展的不同阶段辨证施治。白内障的早期进展至成熟是一个较漫长的过程，它有可能自然停止在某一发展阶段而不至于严重影响视力。早期白内障可口服维生素C、维生素B_2、维生素E等，也可用一些药物延缓病情发展。通常一些中期白内障患者，用药后视力和晶状体混浊程度也可得到一定改善。但成熟期的白内障，药物治疗则无实际意义。

对于白内障的治疗目前尚无疗效肯定的药物，以手术治疗为主。眼科医生手术治疗白内障，就是要通过手术将混浊的晶状体摘除。那么，摘除了自身的晶状体对眼有什么影响呢？人眼的晶状体除了有透光作用外，还有一个作用是起一个凸透镜，即放大镜的作用。人缺少了晶状体这个凸透镜，即形成高度远视状态，看东西就会不清楚。所以手术摘除晶状体后，还必须要植入一个人工晶体，也就是人们常说的人工晶体植入术。人工晶体植入的目的是矫正由于手术摘除晶状体以后所造成的高度远视。

自从开展白内障显微手术以来，白内障摘除的方法不断改进。从传统的手术方法白内障囊外摘除术发展到较为先进的白内障超声乳化术，其间经历了从大切口到小切口的过渡。前者的切口大，但目前这种方法还不会被淘汰。因为有些不适合白内障超声乳化术的患者，还需要采用这种手术方法。后者的特点是切口小，术后散光小，手术后视力恢复快，术中及术后并发症发生率低，如术后发生意外受伤，不至于原伤口破裂。

选择正确的手术方式，减少手术中和术后并发症，患者手术后经抗感染治疗可恢复正常的视觉功能。术后要避免剧烈运动，尤其要注意避免眼部及眼周围头部的碰撞伤。手术 3 个月后，有些患者需要做验光检查，如果有残留的屈光不正，需要配镜矫正。

化脓性中耳炎

细菌进入鼓室引起化脓感染，称为急性化脓性中耳炎，多继发于上呼吸道感染，可能部分病例初起为病毒感染，尔后细菌侵入。常见为溶血型链球菌、金黄色葡萄球菌、第Ⅲ型肺炎球菌和变形杆菌等。多见于冬春季节，有血液病、营养不良、变态反应及心肺病患者、肾炎、糖尿病者易于诱发。

上呼吸道性感染、擤鼻过于用力，或在污水中游泳或跳水、不适当地使咽鼓管扩张都可能使细菌进入中耳、鼓膜外伤，使病菌从外耳道进入中耳。此外，婴幼儿因某种解剖和生理上特点，当哺乳位置不正确，如横抱哺乳或平卧吸吮奶瓶，乳汁易经咽鼓管进入中耳引起感染，故本病婴幼儿发病率较高。

局部症状有（1）耳痛：耳深部有搏动性跳痛或刺痛，逐渐加重，鼓膜穿孔流脓后，耳痛立即减轻。（2）耳流脓：鼓膜穿孔后，耳内初为血水样分泌物，以后变为脓性。（3）听力减退：开始时耳闷、听力下降，穿孔后耳聋反而减轻。全身症状可表现为畏寒、发热、倦怠、食欲减退等；鼓膜一旦穿孔（有脓性分泌物流出），体温即可逐渐下降。小儿全身症状较重，常伴呕吐、腹泻等消化道症状。如高热，烦躁不安等。如出现神昏、抽搐、颈部硬，提示可能有化脓性脑膜炎存在，应速去医院就诊。

化脓性中耳炎的防治与康复

急性化脓性中耳炎如能及早治疗，炎症大多可以消退。如不及时治疗，鼓膜穿孔不愈，流脓不止，可渐变为慢性化脓性中耳炎。因此，为防止转成慢性，应在治疗后半个月左右复查，看鼓膜穿孔是否愈合。慢性单纯性中耳炎应先用药物治疗，直至中耳不流脓，保持耳内干燥几个月，鼓膜能愈合最好，若不能自行愈合则可采取手术治疗。骨疡型和胆脂瘤型中耳炎可继发颅内感染，宜及早手术治疗。

耳痛者可给止痛药，可用复方新诺明口服预防细菌感染。细菌感染后进入化脓前期，出现耳痛、发热，应及时应用青霉素静脉滴注，连续治疗一周。局部治疗用3%过氧化氢（双氧水）溶液清洗脓液，用0.25%氯霉素或红霉素等滴耳液滴耳。如耳痛和发热经久不退，鼓膜检查发现明显外突而未穿孔，应穿刺排脓。严重者要就医治疗。

除采用抗菌药物全身治疗和局部滴耳治疗之外，可在中医辨证指导下服用中成药或方剂治疗：如内服龙胆泻肝丸或犀黄丸，以疏风清热、解毒消肿。并可外用黄连滴耳液，每日滴药 3 ~ 4 次，每次 3 滴；或自制黄柏汁滴耳液，取黄柏 30 克加水至 250 毫升，慢火浓煎半小时，浓缩至 20 毫升，滤去渣，每日滴药 3 次，直至痊愈。

鼻出血

鼻出血可由鼻腔局部和全身疾病引起，中医称之为“鼻衄”。鼻腔局部病变如鼻损伤（外伤、抠鼻、用力擤鼻、剧咳、喷嚏等）、鼻腔异物、鼻中隔糜烂、鼻血管瘤、鼻恶性肉芽肿、鼻咽癌等多种疾病，可引起不同程度的鼻出血。全身性疾病引起鼻出血常见于以下几种疾病：白血病、过敏性紫癜、血小板减少症、再生障碍性贫血、血友病、风湿热、化学品和药物中毒、维生素缺乏、月经紊乱及某些急性传染病。

鼻中隔易出血区出血占鼻出血的绝大部分。鲜血从前鼻孔流出，仰头后血液流向口腔从口中吐出。如将血液咽下可有黑便。出血量多少不等，量多者可出现精神紧张、面色苍白、口渴、出汗、心慌、烦躁不安、血压下降，甚至休克。年老的高血压患者出血常位于鼻腔后部。

发生鼻出血应及时到医院检查，发现相关疾病要积极治疗，但在出血时都要遵照“急则治其标”的原则，就地使用各种止血方法。

鼻出血的防治与康复

鼻出血的一般处理

压迫法 将流血一侧的鼻翼推向鼻梁，并保持 5 ～ 10 分钟，使其中的血液凝固，即可止血。如两侧均出血，则捏住两侧鼻翼。鼻血止住后，鼻孔中多有凝血块，不要急于将它弄出，尽量避免用力打喷嚏和用力揉，防止再出血。

冷敷法 用冷水或冰块将毛巾浸湿，敷在鼻根、前额中部或后颈部，反复数次。这样可促进血管收缩，减少出血。

举臂法 左（右）鼻孔流血，举起右（左）手臂，数分钟后即可止血。

指根加压法 患者左（右）鼻孔流血时，另一人用中指勾住患者的右（左）手中指根并用力弯曲，一般几十秒钟即可止血；或用布条扎住患者中指根，左（右）鼻孔流血扎右（左）手中指，鼻血止住后，解开布条。

鼻出血的药物疗法

滴鼻法 香墨浓研，滴入鼻中。香墨有良好的止血作用，可使出血停止。亦可用滴鼻灵或 1% ～ 3% 麻黄素液滴鼻。

填塞法 可用明胶海绵或凡士林纱条填塞出血一侧的鼻腔；或用蘸有止血药水（如肾上腺素、麻黄素、云南白药）的棉花，填塞于鼻腔内，有止血作用。

吹鼻法 用血余炭、马勃、百草霜、田七末、云南白药等具有止血作用的药末吹入鼻腔，黏附于出血处，而达到止血目的。

外敷法 以大蒜（紫皮独头蒜为佳）去皮捣烂如泥，做成直径约 4 厘米、厚度约 0.5 厘米的圆饼，贴于足心，然后以纱布固定。左鼻孔出血的贴左足心，右鼻孔出血的贴右足心，双鼻孔俱出血者贴双足心。鼻血止后，即拭去蒜泥。对习惯性鼻衄者，为增强疗效，可在鼻衄或未衄之时，贴双足心，蒜泥面积可稍大（大若鸡蛋）；敷蒜时间依患者之耐受力而定，至少应持续四五个小时。随着敷蒜时间的延长，足心皮肤会起一大疱，无需用药处理，以消毒纱布敷盖数日即可。

值得强调的是，鼻出血的病人经过上述各种方法处理后，即使出血已经止住，也应到医院找耳鼻科的医生做进一步的检查和治疗。

急性鼻炎

急性鼻炎是鼻腔黏膜的急性炎性疾病。通常是受凉后身体抵抗力降低，病毒和细菌相继侵入而引起。本病有传染性，常反复发生。

本病的症状表现分为三期。

初期（前驱期） 约 1～2 天，多表现为一般性的全身酸困，鼻及鼻咽部发干灼热，鼻黏膜充血、干燥。诊断和鉴别急性鼻炎应与某些传染病的前驱症状，如流感、麻疹、猩红热、流行性出血热等鉴别，因这些病的开始，常先有急性鼻炎的症状出现，有“急性传染性鼻炎”之称，应予以注意。亦须与变应性鼻炎作鉴别。在急性鼻炎时，切忌用力擤鼻，以免炎症扩展引起中耳炎或鼻窦炎。

急性期（湿期） 约 2 ～ 7 天，渐有鼻塞，鼻分泌物增多，喷嚏和鼻腔发痒，说话呈闭塞性鼻音，嗅觉减退。鼻黏膜明显充血肿胀，鼻腔内充满黏膜性或黏脓性分泌物，可转为脓样。全身有不同程度的发热、头胀、头痛等。

末期（恢复期） 鼻塞逐渐减轻，脓涕也减少，若不发生并发症，则数日后可自愈。并发症炎症亦可向下蔓延，发生咽喉、气管和肺的炎症。

急性鼻炎的治疗与康复

全身治疗 卧床休息，宜多喝水，有便秘者可给予缓泻剂。患者应予以隔离以免传染他人。内服解热发汗药，如复方阿斯匹林，1 ～ 2 片，每日 3 次；阿斯匹林，0.3 ～ 0.5，每日 3 次；克感敏，1 ～ 2 片，每日 3 次。中药以疏风解表祛邪为主，如桑菊感冒片和银翘解毒片等。合并细菌感染或有并发症时，就使用抗生素类药物。

局部治疗 1% 麻黄素液或呋喃西林麻黄素液、氯霉素麻黄素液滴鼻，每日 3 次，以利通气引流。婴儿鼻寒可在喂奶前用 0.5% 麻黄素滴鼻针刺迎香、鼻通穴，或做穴位按摩可缓解症状。

慢性鼻炎

慢性鼻炎是鼻腔黏膜和黏膜下层的慢性炎症。表现为鼻黏膜的慢性充血肿胀，称慢性单纯性鼻炎；若发展为鼻黏膜和鼻甲骨的增生肥厚，称慢性肥厚性鼻炎。

急性鼻炎反复发作或治疗不彻底而演变成慢性鼻炎。由于邻近的慢性炎症长期刺激或畸形，致鼻发生通气不畅或引流阻塞，如慢性鼻窦炎、鼻中隔偏曲、慢性扁桃体炎或腺样体肥大等。鼻腔用药不当或过量过久形成药物性鼻炎，常见于久用滴鼻净之后。

从全身因素看，长期慢性疾病，如内分泌失调、长期便秘、肾脏病和心血管疾病等，而致鼻黏膜长期或屡发性充血或瘀血，是一种不可忽视的病因；维生素缺乏，如维生素 A 或 C 缺乏；烟酒过度可影响鼻黏膜血管舒缩而发生障碍；长期服用利血平等降压药物，可引起鼻腔血管扩张而产生似鼻炎的症状。

从环境因素看，如在有水泥、烟草、煤尘、面粉或化学物质等环境中的工作者，鼻黏膜受到物理和化学因子的刺激与损害，可造成慢性鼻炎。温湿度急剧变化的环境，如炼钢、冷冻、烘熔等车间工人，也较易发生此病。

慢性单纯性鼻炎

黏膜深层血管慢性扩张，尤以下鼻甲海绵状血窦变化最明显。黏液腺功能活跃，分泌增多。鼻甲黏膜肿胀，但黏膜下组织无明显增生性改变。主要要症状有：

鼻塞 （1）间歇性鼻塞：一般表现为白天、劳动或运动时减轻，夜间、静坐或寒冷时加重。（2）交替性鼻塞：侧卧时位于下侧的鼻腔常阻塞加重；转卧另一侧后，之前位于上侧没有鼻塞或鼻塞较轻的鼻腔，转到下侧后出现鼻塞或鼻塞加重；而之前位于下侧的鼻腔鼻塞减轻。此外，嗅觉可有不同程度的减退，说话呈闭塞性鼻音。由于鼻涕长期流经鼻前庭和上唇部，可致皮炎或湿疹，多见于小孩。鼻涕向后可流入咽腔，出现咳嗽、多痰等症状。

多涕 常为黏液性或黏脓性，偶呈脓性。脓性者多于继发性感染后出现。

慢性单纯性鼻炎的防治与康复

本病的治疗原则为恢复鼻腔通气功能，排除分泌物，根除病因。可用 1% 麻黄素或呋喃西林麻黄素液、氯霉素麻黄素液滴鼻，每日 3 次。还可去医院由耳鼻喉科医生以 0.25% ~ 0.5% 普鲁卡因做鼻丘封闭或下鼻甲黏膜下封闭。超短波或红外线理疗可改善局部血循环以减轻症状。

经上述疗法无效时，可选用硬化剂做下鼻甲注射治疗。预防本病，应找出与疾病有关的病因并及时治疗，同时要注意锻炼身体，增强机体抵抗力。

慢性肥厚性鼻炎

黏膜上皮纤毛脱落，变为复层立方上皮，黏膜下层由水肿继而发生纤维组织增生而使黏膜肥厚，久之，可呈桑葚状或息肉样变，骨膜及骨组织增生，鼻甲骨骨质也可呈肥大改变。主要临床表现为：

○鼻塞较重，多为持续性、常张口呼吸，嗅觉多减退。

○鼻涕稠厚，多呈黏液性或黏脓性。由于鼻涕后流，刺激咽喉致有咳嗽、多痰。

○当肥大的中鼻甲压迫鼻中隔时，可引起三叉神经眼支所分出的筛前神经受压或炎症，出现不定期发作性额部疼痛，并向鼻梁和眼眶放射，称筛前神经痛，又称筛前神经综合征。

慢性肥厚性鼻炎的防治与康复

本病在血管收缩剂滴鼻液的应用，限于轻型病例。目前对本病的治疗方法较多，如何选择应由医生决定。常用疗法有：下鼻甲黏膜下硬化剂注射、下鼻甲黏膜下电凝固、冷冻手术和手术疗法等。对全身慢性疾病或邻近病灶如鼻中隔偏曲或鼻窦炎等，亦给予适当治疗。

慢性鼻炎的预防措施包括：（1）注意饮食卫生和环境卫生，避免粉尘长期刺激。（2）治疗过程中宜配合体育疗法，以增强体质和抗病能力。（3）避免局部长期使用麻黄素滴鼻，慢性单纯性鼻炎鼻黏膜光滑、有弹力，对血管收缩剂敏感；而慢性肥厚性鼻炎一般因黏膜肥厚，对血管收缩剂不敏感，故即使滴麻黄素后鼻塞亦无明显减轻，且会引起嗅觉障碍、头痛、记忆力减退，并有可能造成“药物性鼻炎”。（4）积极治疗急性鼻炎，每遇感冒鼻塞加重，不可用力抠鼻，以免引起鼻腔感染。（5）嗜烟酒者自然也应戒除烟酒。

过敏性鼻炎

过敏性鼻炎是一种常见的呼吸性过敏症，而最常见的是花粉热。随着工业化的发展，过敏性鼻炎（又称变应性鼻炎）的致病因素不断增加，该病的发病率正逐年上升。目前，在西方国家，成人过敏性鼻炎的发病率一般为10%～20%；在我国，据有关方面统计，该病的发病率高达36%，但实际就诊人数却非常少。

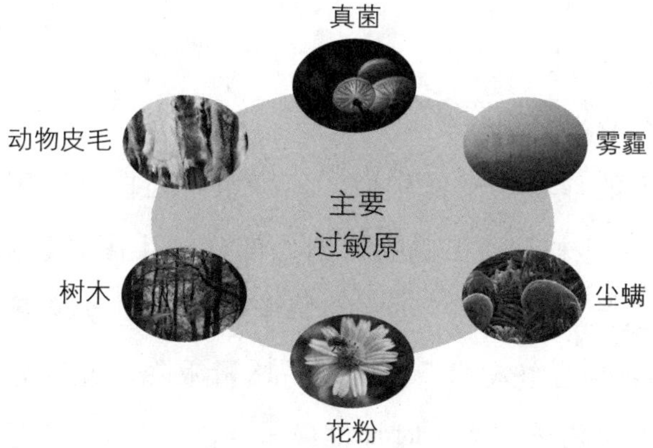

过敏性鼻炎的过敏原

尽管现在有无尘粉笔、防尘黑板擦等，但多数老师还在使用传统粉笔。这也使得老师们在写字、擦黑板的同时，身体饱受了严重侵害。因为，粉笔灰尘具有刺激性，它会随空气进入人体鼻腔，长期刺激鼻腔，会使鼻黏膜发生炎症，引发过敏性鼻炎，出现连续性打喷嚏、鼻塞、流清涕等症状，给他们的日常工作和生活带来了极大的不便。

过敏性鼻炎发病呈季节性（俗称枯草热）或常年性，患者大多具有遗传性过敏体质。引起本病的吸入性抗原有尘螨、屋尘、动物皮屑、各种树木和草类的风媒花粉。另外，室内空气污染物，如香烟；城市大气污染物，如汽车尾气；某些药物，如阿司匹林等，都可能导致过敏性鼻炎。

过敏性鼻炎的主要症状为鼻塞、鼻痒、打喷嚏、流清涕。多数患者都会出现这样一个过程：反复发作的鼻痒，紧接着控制不住的喷嚏，一次可连续几个到数十个不等，继而大量的清水样鼻涕长流不止。鼻塞为单侧性或双侧性，伴有嗅觉减退或缺失，但没有发烧、嗓子痛等表现。病人常因不断的擦拭而致鼻前庭皮肤发红、疼痛。鼻黏膜水肿可引起鼻塞，鼻塞严重的患者只能张口呼吸，继而引发咽干、声嘶等症状，可持续数小时、数天甚至数周。部分患者伴有哮喘和眼痒、红眼、流泪等一系列表现。

过敏性鼻炎的防治与康复

过敏性鼻炎的症状与感冒相似，不少患者因自行服用抗感冒药物或就诊于其他科室而未得到正确的诊治，部分医生因缺乏对本病的认识，也可导致误诊误治。过敏性鼻炎的症状轻重不等，影响患者的工作、学习、睡眠等，导致工作效率降低、生活质量下降。儿童患者多不会详细诉说症状，他们常常表现为不时地推鼻子、做“鬼脸”，患病久者可出现“痴呆样面容”。如果延误治疗或治疗不当，患者可出现一些合并症，最常见及最重要的是支气管哮喘，有的还并发鼻窦炎、中耳炎等。

鼻内皮质类固醇喷雾剂是世界卫生组织推荐的治疗过敏性鼻炎的首

选药物，伯克纳就是这类药物中的典型代表，它能多环节、多水平阻断鼻黏膜的变应性炎症反应，可以有效缓解鼻痒、打喷嚏、流涕、鼻塞等鼻部症状，并对过敏性鼻炎有一定的预防作用。也可口服开瑞坦，同时可用斯奇康治疗液调节身体本身的免疫功能。据报道，采用舒喘灵气雾剂、丙酸培氯松气雾剂、酚丙喘宁等用于支气管哮喘的药物喷鼻，也可治疗过敏性鼻炎。

鼻窦炎

急性鼻窦炎

急性鼻窦炎绝大部分是由严重的伤风引起。常在感冒后出现鼻堵塞，脓性鼻涕增多，嗅觉减退和头痛。上颌窦、额窦、前筛窦发炎头痛部位在前额部；后筛窦和蝶窦发炎为头顶部或后枕部头痛。不同鼻窦发炎其头痛的表现亦不同，例如额窦发炎者多在早晨起床后不久前额部头痛，并逐渐加重，下午则减轻。急性鼻窦炎病人可伴发热及全身不适症状。用鼻镜或鼻内窥镜检查可见鼻黏膜充血肿胀，中鼻道或嗅裂处有脓性分泌物，各相应鼻窦区有压痛，鼻窦 X 射线拍片有助于诊断。

急性鼻窦炎的防治与康复

预防和及时治疗感冒能减少本病的发生。本病有时虽能自愈，但如加以适当治疗，可加速痊愈，并防止转变为慢性。全身应用抗生素和磺胺治疗，可防止转变成慢性鼻窦炎和发生并发症。同时鼻内滴入血管收缩剂、理疗及中药治疗均有一定效果。上颌窦蓄脓者可作上颌窦穿刺，冲洗出脓液并注入消炎药物。

慢性鼻窦炎

慢性鼻窦炎鼻部症状似急性鼻窦炎，但无全身症状，病程长，可以有头痛，也可以没有头痛。鼻腔检查见中鼻道或嗅裂处有脓性分泌物，中鼻甲及中鼻道黏膜增厚或息肉样变，鼻窦X射线拍片对诊断有很大帮助。

慢性鼻窦炎的防治与康复

鼻内滴血管收缩剂有利于鼻窦的通气和脓涕引流，亦可同时配合口服中药。局部治疗为主，可选用血管收缩剂滴鼻，常用呋喃西林麻黄素滴鼻液、1%麻黄素生理盐水、滴鼻净等。可在滴鼻液中加入地塞米松、倍他米松等。应注意滴鼻净不宜长期使用，以免发生药物性鼻炎。

对多发性鼻窦炎可作鼻窦置换疗法（又称交替疗法），对化脓性上颌窦炎可做上颌窦穿刺术。有鼻息肉、中鼻甲肥大、鼻中隔弯曲、腺样体肥大等机械性阻塞因素者，因妨碍鼻窦的通气和引流，使炎症难于治愈，可采用手术疗法，如鼻息肉摘除术、鼻中甲切除术、鼻中隔矫正术、腺样体切除术等。严重的、难以治愈的慢性鼻窦炎可用鼻窦手术疗法。

急慢性咽炎

急慢性咽炎是临床上常见病症，尤以教师、歌唱演员、播音主持等从业人员发病率为高。究其原因在于，这些岗位的从业人员在日常工作中需要长时间说话或唱歌，一旦过度用嗓或发音方法不科学，都会使咽喉部黏膜在强气流的冲击下，引起充血肿胀，导致急慢性咽炎。另外，讲课时吸入的粉笔浮尘，也会使嗓子受到刺激，引起咽部炎症。

咽炎病人常感咽部不适、干燥、灼热、微痛、刺痒、异物感或颈部紧束感。若说话过多，气候变化和过劳时更为明显。清晨常咳出黏稠痰块，易引起恶心或呕吐，由于稠厚分泌物的刺激，常引起短促而频繁的咳嗽，晨起较剧烈，常为干咳。若炎症波及咽鼓管，则有耳鸣或听力减退，蔓延至喉部则出现声嘶。

急慢性咽炎的防治与康复

咽炎急性期，应在医生指导下及时选用抗病毒、抗菌药物治疗，勿使它转为慢性咽炎。慢性咽炎为非细菌感染，所以一般不主张应用抗生素，主要是加强预防与嗓咽保护，避免各种不良诱因。

慢性咽炎患者如有咽干、咽痛等不适症状，可选用一些口含片，如华素片、安吉含片、克菌含片、草珊瑚含片、银黄含片、泰乐奇含片、西瓜霜含片等，以减轻或解除症状；中医内治宜养阴清肺，利咽散结。药如：玄参 12 克，生地 12 克，麦冬 12 克，桔梗 12 克，丹皮 9 克，蝉蜕 6 克，甘草 6 克。水煎服，每日 1 剂。也可选用多种中成药，如万应胶囊、清咽利喉颗粒、一清胶囊、十味龙胆花颗粒；还可含服铁笛丸。如果患慢性肥厚性咽炎，咽干、咽部异物感明显时，可采用分次激光、冷冻或电灼治疗。

除用药缓解症状外，慢性咽炎患者还要时常避免不良刺激防止急性发作。比如疲劳、受凉、烟酒过度、进食刺激性食物等。这时病人咽干、咽痛较为剧烈，部分病人还有发热。此时，可在医生指导下使用青霉素类抗生素治疗或根据药敏试验选用相应的抗生素治疗 3～5 天，急性症状消失后马上停药。同时，病人需多休息，多饮水及进食流质饮食。

急慢性扁桃体炎

急性扁桃体炎

多由链球菌感染引起，以腭扁桃体（喉核）红肿疼痛、表面或有黄白色脓样分泌物为特征。因其形状如蚕蛾，故中医称为“喉蛾”。

急性扁桃体炎的防治与康复

局部治疗可用硼砂液、3% 硼酸溶液含漱，含用氯己定（洗必泰）、杆菌肽、度米芬、溶菌酶含片或薄荷喉症片，有缓解咽痛的作用。对非化脓性者，经对症处理，并应用吗啉胍、利巴韦林等药物治疗，可获痊愈；对化脓性者，应以青霉素为首选药。

中医内治多以疏散风热、消肿利咽为基本治则。药如：荆芥 9 克、防风 9 克、银花 15 克、连翘 15 克、黄芩 12 克、赤芍 12 克、玄参 15 克、浙贝母 9 克、桑白皮 15 克、牛蒡子 12 克、桔梗 12 克、甘草 6 克。水煎 2 次，频饮药汁。草药可选野菊花、白花蛇舌草、苦地胆、积雪草、白茅根各 30 克，水煎服，每日 1 剂；或山豆根、锦灯笼各 30 克，水煎服，每日 1 剂。

外治疗法亦可选择应用。如清热解毒、豁痰宣肺、祛腐生肌，可用锡类散；清热解毒、祛腐消肿，可选冰硼散；脓腐明显的可选珠黄散，每次吹药少许，每隔 2 小时 1 次。吹药前可用 3% 的双氧水或 1% 碘甘油涂擦去喉核表面的脓液及食物残渣，用药后 30 ～ 60 分钟勿进食，以免影响药效。

慢性扁桃体炎

本病多由急性扁桃体炎反复发作或因隐窝引流不畅，而致扁桃体隐窝及其实质发生慢性炎症病变。也可发生于某些急性传染病之后。

主要症状是反复发作急性扁桃体炎。也有部分患者无明显急性发作史。表现为经常咽部不适、异物感、发干、痒、刺激性咳嗽、口臭等症状。儿童过度肥大的扁桃体可引起呼吸、吞咽、语言障碍。若伴有腺样体肥大可引起鼻塞、鼾声及卡他性中耳炎症状。由于经常咽下分泌物及隐窝中的细菌毒素，可致消化不良、头痛、乏力、低热等症状。

慢性扁桃体炎的防治与康复

慢性扁桃体炎的治疗是长期的，坚持治疗是很重要的一点。保持口腔清洁，每天睡前刷牙，饭后漱口，以减少口腔内细菌感染的机会。

西药治疗可选用含碘片，每次 1 ～ 2 片，每日 3 ～ 4 次含化。用淡盐水漱口，简单又方便，可于饭后及睡前，取温开水一杯，加少许食盐，口感有咸味即可，反复漱口，每次 5 分钟左右。可长期服用维生素 C，每次 1 片，每日 3 次。体质虚弱常易发作者，应在医生指导下使用提高机体免疫力功能的制剂。非急性发作时，不要滥用消炎药。

慢性扁桃体炎，中医称之为“虚火乳蛾”。应以养阴润燥、清利咽喉为主。常用养阴清肺汤、知柏地黄汤加减。药如：玄参 15 克、生地 12 克、麦冬 12 克、丹皮 9 克、浙贝母 9 克、白芍 15 克、薄荷 6 克、桔梗 12 克、甘草 6 克。水煎，分 2 次服，每日 1 剂。也可含服润喉丸、青果丸、铁笛丸、清音丸等成药。

手术治疗的选择，一般可按照以下原则：(1) 扁桃体过度肥大，妨碍呼吸、吞咽者；(2) 反复急性发作，每年 4 ～ 5 次以上，有扁桃体周围脓肿病史；(3) 长期低热，全身检查除扁桃体炎外无其他病变者；(4) 由于扁桃体炎而导致的肾炎、风湿等病，应在医生指导下手术治疗。

急性喉炎

急性喉炎是喉黏膜的急性卡他性炎症，常继发于急性鼻炎、鼻窦炎、急性咽炎，为整个上呼吸道感染的一部分，也可单独发生。有时大声喊叫、过度用嗓、剧烈咳嗽，也可引起急性喉炎。若发生于儿童，病情较为严重。

本病多由病毒或继发细菌感染致病。过度使用声带也是发病原因之一。受凉、劳累或烟酒过度常为诱因。

早期一般全身症状不明显，轻者仅有声嘶、声音粗涩、低沉、沙哑，以后可逐渐加重，甚至可完全失声，喉部疼痛和全身不适，个别患者可有发烧、畏寒等症状。其他症状为咳嗽、多痰、咽喉部干燥、刺痒、异物感。喉部肿胀严重者，也可出现吸气性呼吸困难，但成人极少发生。间接喉镜下可见喉部黏膜弥漫性充血、肿胀，双侧声带红肿尤为明显。

急性喉炎的防治与康复

起病后及时注意声带休息，避免高声说话或过度使用声带，以利炎症消退；病人应禁烟酒，不吃有刺激性食物。常规治疗措施如下：

全身治疗 病情较重，有明显全身症状者，应适当休息，给予抗生素（青霉素，先锋霉素或磺胺类药物）治疗，或采取激素（强的松5～10毫克，一日三次）治疗。

局部治疗 超短波理疗，具有消炎、止痛作用，每日1～2次，复方安息香酊蒸气吸入，每日3～4次。雾化吸入：抗生素液加激素液（或加入少许肾上腺素、1%麻黄素）。

中医中药 可用射干麻黄汤：射干9克、麻黄6克、杏仁9克、胖大海6克、桔梗6克、甘草5克。如痰多，高热、气急、胸闷、病情加重者，则以清热宣肺，化痰利咽为主。可用清咽宁肺汤：桔梗9克、前胡9克、桑白皮9克、贝母9克、知母9克、黄芩6克、栀子6克、甘草3克。

声带小结（歌者小结）

声带小结为职业性喉病的代表性疾病，有“歌者小结”之称，好发于教师、播音主持、歌唱演员等，用嗓过度、用嗓习惯不当是发病的主要原因。由于声带前中1/3位置发声时振幅最大，因而声带小结多发生于此处。临床表现为声嘶声粗，初期为间歇性，逐渐发展为持续性。绝大多数早期声带小结可以通过休声及药物治疗治愈。

声带小结的检查诊断，最常见的是喉镜检查。喉镜检查患者可能有恶心现象，影响声带检查，难以判断。为诊断无误需做进一步喉动态镜、视频喉镜的检查，声学音频检查。部分年轻人喜欢熬夜，饮食随意，抽烟喝酒，生活不规律，引起胃肠道紊乱，导致反流性食管炎。当患者有声带肥厚、水肿现象，有时需做胃镜检查，以确定是否为反流性食管炎引起的声带小结。

声带小结的防治与康复

治疗声带小结最主要的是禁声，使声带得到充分的休息。可在医生指导下口服阿莫西林胶囊、复方菠萝酶片，早期加服激素，并用庆大霉素注射液加地塞米松注射液、α- 糜蛋白酶雾化吸入。中成药可选用金嗓散结丸或黄氏响声丸等。如果患者在声音休息和用药之后病情得不到好转，药物治疗无效且妨碍发声者，则需要在显微镜下进行微创治疗才能达到更好的效果。

应用中药防治声带小结亦有良效。（1）无花果煲冰糖：无花果 25 克、冰糖适量，加水煲汤，代茶饮用，每日 1 剂，有益气生津、润肺化痰之功效。（2）麦莲冰糖饮：麦冬 15 克、白莲子 15 克、冰糖适量，加水适量同煲后代茶饮用，有滋阴益肾、生津止渴之功效。也可以试试桔梗、甘草泡茶喝，这也是一个很好的小偏方。

患者平时要养成良好的发声习惯，避免疲劳发音，特别是在急性喉炎等急性上呼吸道感染疾病期间要休声及抗炎治疗，防止引起或加重声带小结病情及延长病程。饮食方面，尤其要强调少吃刺激性食物（过凉、过热、过甜、过酸、过辣、过咸等），少量多次饮水、保持声带湿润、有弹性。

保证充足睡眠，保证声带正常代谢、功能修复。此外，烟尘等刺激也会加重声带炎症，引起声带小结，应该戒烟、在粉尘多的环境需要戴过滤口罩或者尽快离开。

牙　痛

牙痛看起来是“小病”，但是“痛起来真要命”，常会给人带来难忍的痛苦。

牙痛通常是牙齿本身的疾病所致，但如牙齿相邻的组织器官以及牙齿有关的神经发生病变，也可能出现牙痛。如龋齿、牙髓炎、根周炎、牙周炎、冠周炎和三叉神经痛等均可引起剧烈的牙痛。

龋病

俗称蛀牙、虫牙。是一种常见病、多发病。它的病因是牙齿的硬组织脱钙、软化、破坏，最后形成龋洞。初期的龋洞是没有症状的，当龋蚀深入到牙的深面（牙本质层），就会感到牙痛，尤其在吃较硬食物或遇甜酸、冷热时，疼痛加剧。当引起神经发炎时，则产生自发性剧烈疼痛，夜不能寐。

龋齿的防治与康复

可用新鲜大蒜头去皮、捣烂如泥，填塞于龋齿洞内；也可取云南白药适量，用温开水调成糊状，涂于牙周及齿龈部位；另可用风油精、十滴水搽于患处，或连续用较大量的防酸牙膏刷牙等，均会使疼痛迅速缓解，继而消失。

对于牙齿过敏而发生酸痛者，可用小苏打 2 ～ 3 片研碎，溶解于 1 杯冷开水中，每日漱口多次。

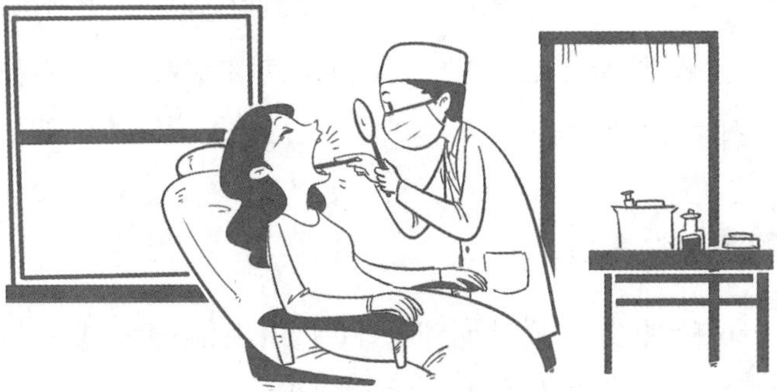

口腔也要经常保健

牙髓炎

当龋齿病侵犯到牙髓时，突出症状为牙痛。表现为自发性、阵发性剧痛，即在没有任何刺激的情况下也可发生。且易在夜间发作，疼痛较白天剧烈，无法入眠，异常痛苦。其原因是卧床后，牙髓腔内的压力增大，加之牙髓化脓时，会产生一定量的气体，遇热膨胀，即会产生剧痛。

牙髓炎的防治与康复

在应急止痛时，可采用冷敷法缓解疼痛。也可用棉球蘸取 75% 的酒精涂于牙痛处 2 ～ 3 分钟，再用酒精棉球压在痛处。或取鲜生姜 1 片含于痛处。

去除龋洞内食物残渣，然后将浸有丁香油、樟脑酚或牙痛水的小棉球放入龋洞，同时可口服镇痛药。

针灸止痛：常用合谷、下关、颊车等穴位，强刺激，留针等牙痛缓解。

牙周炎

牙周炎主要是由局部因素引起的牙周支持组织的慢性炎症。如龈炎未能及时治疗，炎症可由牙龈向深层扩散到牙周膜、牙槽骨和牙骨质而发展为牙周炎。表现为牙龈红肿、胀痛，使牙齿松动、移位，甚而牙周出血和流脓，伴有口臭等症。

牙周炎的防治与康复

取六神丸 6 粒加少许黄酒研细，置于龋齿洞内，或将其研细置于牙龈上与唾液混合，可使疼痛迅速缓解至消失。

牙周炎与厌氧菌感染密切相关，可服甲硝唑（又称灭滴灵），每次 2 片（每片 200 毫克），每日 3 次，连服 7 日，但应忌酒。也可服用复方新诺明，每次 2 片（每片 500 毫克），1 日 2 次，首次加倍，但过敏者忌用。

凡有牙痛史者，均可酌情选用上述药物应急止痛。但此毕竟只是权宜之计，待过渡时间结束，仍应去医院治疗。

牙龈出血

牙龈出血多是牙龈炎引起的，也是牙周病的首发症状，还有的是某些全身性疾病在口腔的表征。

龈缘炎、牙周炎和增生性龈炎可引起牙龈出血。常因口腔卫生不良，牙面上堆积有软垢、牙菌斑、牙石，或因牙齿排列不齐、创伤、食物嵌塞和不良修复体等局部刺激，引起牙龈乳头和牙龈炎症、水肿、充血，血管壁破裂造成牙龈出血，尤其在刷牙或咬硬物时出血更明显。

坏死性龈炎可引起牙龈出血。表现为急性炎症症状，起病急，有明显的龈乳头坏死、疼痛、出血，常为一种自发性牙龈出血，且量较多。患者常于晚间睡眠时血性唾液流出口腔污染口角与枕褥，引起家属或本人惊恐而急于就医。

此外，牙龈毛细血管瘤、牙龈癌等也可导致牙龈出血。当刷牙、咀嚼等机械性刺激时可导致牙龈出血，也可有自发性出血。全身性因素如血液病：白血病、血友病、恶性贫血、血小板减少性紫癜及某些内分泌原因，也可引起牙龈出血。

牙龈出血的防治与康复

发现牙龈出血时，不必慌张，要寻找病因，有针对性地对症治疗。

有局部刺激因素如牙石，应进行牙周超声洁治手术清除牙石。有条件者要每半年超声洁牙一次。

局部涂以 2% 碘甘油，口服甲硝唑 0.2 克，1 日 3 次，7 日为 1 疗程；或乙酰螺旋霉素 0.2 克，1 日 4 次，连服 4～5 天。

对坏死性龈炎患者应加强口腔护理，用 1% 双氧水漱洗口腔，以 2.5% 金霉素甘油剂涂患处，1 日多次，全身选用青霉素和抗厌氧菌药物（如灭滴灵）。

对于病因不明确的长期牙龈出血，应及时到医院检查。

牙本质过敏症

牙本质过敏症俗称“酸倒牙”，中医称“齿龊”“齿酸”“齿寒”等。这是一种牙齿受到温度（冷热）、化学（酸、甜）和机械（刷牙、咬硬东西）刺激时感觉酸软疼痛的症状。它不是单独的一种病，而是各种牙体缺损时共有的症状。牙体缺损多由于磨耗、外伤或刷牙不当引起楔状缺损等造成，使牙釉质缺损，牙本质暴露，外界刺激通过牙本质和造牙本质细胞的胞浆突起传导，产生敏感症状；或因某些全身性疾病如神经官能症、长期失眠、月经期、妊娠期等，全身的应激性增高，神经末梢的敏感性增强，也会感到全口牙齿极度敏感不适。在口腔颌面部大剂量放射治疗后，牙齿普遍脱钙变软，牙颈部极其敏感，也可以出现过敏症。

牙本质过敏症的防治与康复

较轻的牙齿敏感症，可以咀嚼茶叶或核桃仁，因其内含有鞣酸，具有收敛作用，可以起到一定的脱敏效果；或用生大蒜在牙齿敏感区摩擦2～3分钟，因为其中有蒜辣素等能降低牙齿的感受性能，可起到一定的脱敏作用。

使用脱敏牙膏、防酸牙膏、氯化锶牙膏及含氟牙膏刷牙，也可用棉棒在牙颈部敏感区涂擦这些牙膏或纯甘油。

注意口腔卫生保健，养成竖刷牙的习惯，以防楔状缺损的产生和加重。同时，要避免过冷过热刺激，这类刺激不仅会使牙髓产生痛感，而且会加速牙髓老化。

较重的牙齿敏感症或有龋齿、楔状缺损、牙隐裂、牙折等可到医院进行治疗，脱敏治疗方法有药物涂擦、离子导入、药物贴敷、涂料覆盖、药物含漱等。牙齿敏感症除局部治疗外，注意调节全身机体状况也是不容忽视的。

口腔溃疡

口腔溃疡是以口腔黏膜糜烂、溃疡为特征的常见口腔黏膜病。中医称之为“口疮”。口疮多见于女性，年龄不限，无季节性，好发于唇内侧、两颊和舌黏膜。口疮初起时，口腔黏膜红润充血、灼痛，后出现圆形、椭圆形米粒或绿豆大的溃疡，触痛明显，吃咸、辣、烫的食物时疼痛加重。如口疮常发或此起彼伏者，则称为复发性口疮。如伴发细菌、病毒感染，则口疮可扩大到黄豆大小，病程延长，患者非常痛苦。复发性口疮的病因目前尚不清楚，诱发因素较多，治疗也较困难，虽然它一般不会发生癌变，但也应及时就医诊治。

口腔溃疡的防治与康复

口腔卫生 保持口腔清洁卫生，避免辛辣、过咸、过热、过硬食物的刺激，是防治口疮最重要的措施之一。睡前、晨起刷牙，饭后漱口。据介绍，用浓茶漱口最好。茶能降火，具有收敛作用，且茶含鞣酸，能使细菌蛋白质凝固，故也有杀菌作用。

局部处理 主要是消炎、止痛，促进口疮的愈合。常用的含漱剂有复方硼酸液，0.02% 的洗必泰液和口泰等含漱液；口疮面可涂含 2.5% 金霉素的卡因甘油，喷西瓜霜或口腔炎喷雾剂。常用药膏有康乐宁口腔膏、素高捷疗口腔膏（为生物制品）等涂溃疡处。膜剂有利福平膜剂、洗必泰药膜等，贴敷溃疡表面。口腔含片也较多，如溶菌酶含片、西地碘（华素片）和聚维酮碘（泰乐奇）等片剂，放于口内含化，有消炎、消肿、止痛作用。此外，对于顽固不愈的患者，还可用 2% 普鲁卡因于溃疡周围注射，隔日 1 次，7 次为 1 疗程。

全身治疗 ⑴ 可口服有清热、解毒、止痛作用的口炎清冲剂，1 日 3 次；或用消炎止痛的华素片含服，每次 1 片，每日 3 ～ 5 次。⑵ 提高免疫力，可服免疫灵口服液，或肌注卡介苗多糖核酸注射液；还可用左旋咪唑、转移因子等免疫调节剂和免疫增强剂。⑶ 注意劳逸结合，消除紧张因素。⑷ 适当补充微量元素和维生素，如服用铁制剂或锌制剂、维生素 C 及 B 族维生素等，都可促进口疮愈合，对防治口腔溃疡有着积极意义。

口腔溃疡的中医药疗法

口腔溃疡属中医“口疮”“口糜”等证的范畴。对于那些此伏彼起、迁延难愈的复发性口腔溃疡，中医则称之为“口疳”。经验证明，应用中药外治疗效卓著。下面介绍几种有效的方法。

含漱疗法 可用黄芩 10 克、竹叶 10 克、麦冬 15 克，或银花 10 克、菊花 10 克、青果 10 克，泡水含漱，均为每 1 剂。也可每天取细辛 10 克，加水 100 毫升，煎煮 5 ～ 10 分钟，取液 60 毫升，分 3 次口含、漱口，每次含 10 ～ 15 分钟后吐出（不可吞咽入胃），溃疡面愈合后即可停药。此法对治疗复发性口腔溃疡有良效。

中药散剂 治疗口腔溃疡的中药散剂较多，可供选用的有冰硼散、锡类散、牙疳散、口腔溃疡散、桂林西瓜霜、珍珠散、双料喉风散等。经验方可选溃疡散，经霜打后的茄子（个小为佳品）切片晒干或烘干，研细；地龙 25 克、侧柏叶 20 克焙黄研末；猪头骨 30 克放炉灶内煅透；灯芯草直接用火烧成炭后研细末；再取冰片 10 克研细，加入诸药混匀同研后，过筛装瓶备用。口腔溃疡者可直接取药粉涂撒溃疡面，一般经上药治疗 5～6 天即可愈。

膜剂与喷雾剂 中成药膜剂有口腔溃疡药膜、蜂胶口腔膜等；喷雾剂有金喉健、口腔炎喷雾剂等，可直接喷洒于溃疡面。还可用复方儿茶散喷粉剂治疗，取儿茶 60 克、煅人中白 45 克、黄连 18 克、青黛 18 克、冰片 9 克、穿心莲 9 克、薄荷 6 克，共研细末，贮于喷粉器中（放阴凉处），每日喷 5～6 次。据观察，此方对复发性口疮及急性疱疹性口炎均有良效。

温馨提示 口腔保健五要诀

科学刷牙 坚持早晚刷牙，晚上刷牙尤其重要，每次刷牙时间不应少于 3 分钟，重点清刷容易聚积牙垢的部位。

适当应用氟化物清洁口腔 一般选用含氟牙膏，儿童可选用含氟漱口水。

限制糖的消耗量与次数 选择含糖量低的食品，每次食糖后最好及时用清水漱口或刷牙。

定期口腔检查 一般每半年做一次口腔检查，每年由口腔医师清除一次牙结石，如果发现牙龈炎、牙缺失，及时补牙修复。

戒除烟酒等不良嗜好 长期吸烟，牙面易有烟斑附着，可滋生或加重牙周疾病。

健康格言

1. 休息与工作的关系，正如眼睑与眼睛的关系。——泰戈尔

2. 眼睛害病从手起，肚子害病从嘴起。——佚名

3. 黑夜使眼睛失去它的作用，但却使耳朵的听觉更为灵敏。它虽然妨碍了视觉的活动，却给予了听觉加倍的补偿。——莎士比亚

4. 眼睛是透明的，通过它们，可以看到人的心灵。——戈蒂埃

5. 有的人的眼睛像橘子一样毫无表情，有的人的眼睛像一口可以使你掉进去的井。——爱默生

第七章

公务员常见心脑血管疾病防治

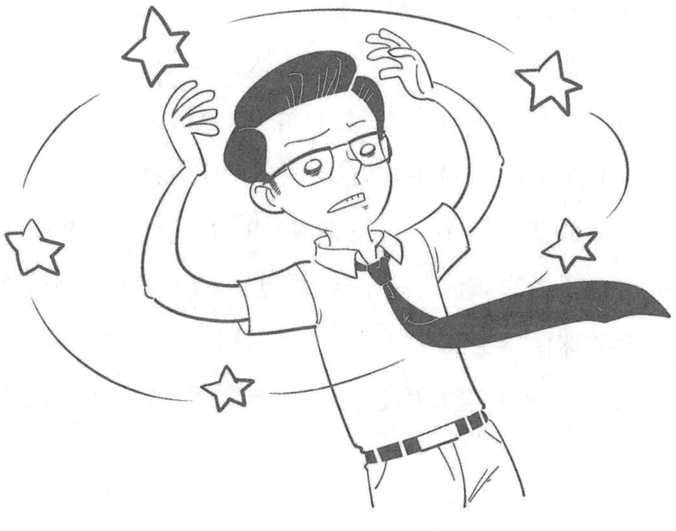

风湿病（含红斑狼疮）

风湿病是指一类可影响骨关节及其周围软组织，以及全身多器官的疾病。风湿病目前包含120余种疾病，可分为10大类，其中最常见的是系统性红斑狼疮，好发于育龄女性。此外还有干燥综合征、类风湿性关节炎、强直性脊柱炎。强直性脊柱炎在青年人中多见，骨关节炎在老年人中较常见，而痛风患者多是中年男性。

风湿病病变主要损害关节、心脏，其次为皮肤、血管浆膜和脑组织等。以发热、游走、对称及多发性大关节炎、环形红斑、皮下结节、不同程度的心脏炎（即慢性风湿性心脏病）、舞蹈病为主要临床特征。

凡疑有风湿病的患者应到正规医院检查治疗。化验室血检可见红细胞沉降率加快（有心力衰竭时不加快或经过抗风湿治疗后不加快），血清黏蛋白增加，抗链球菌溶血素大于500单位，抗链球菌激酶大于80单位，抗透明质酸酶大于128单位。确诊为风湿病的患者，在急性期一定要住院治疗。

风湿病的防治与康复

风湿病病种很多，但治疗上主要使用四类药物：第一类是非甾体抗炎药；第二类是糖皮质激素（简称激素）；第三类是免疫抑制药物；第四类是生物制剂。

非甾体类抗炎药 消炎止痛药，学名为非甾体类抗炎药（NSAIDs）。常用的药物有吲哚美辛（消炎痛）、双氯芬酸钠（扶他林）、布洛芬（芬必得）、美洛昔康（莫比可）、塞来昔布（西乐葆）等。该类药物起效快、止痛效果好，是风湿性疾病的一线治疗药物。此类药物的不良反应最常见的是胃肠道反应，表现为上腹不适、恶心、腹痛等，严重者可出现溃疡、出血等。美洛昔康、塞来昔布对胃肠道刺激相对较小，临床用药比较安全，不良反应偶可表现为尿检查的异常，有时还会发生白细胞减少、再生障碍性贫血和凝血障碍。此外，部分患者还可出现头晕、耳鸣、失眠，偶有多动兴奋、共济失调、皮疹及哮喘。上述不良反应很少见，患者不必过分担心而排斥用药。

用药应强调个体化。一般药物使用数日后即可生效，如服用足量3～4周后仍无效则应考虑换药。当使用一种无效时，千万不可自行加用另一种NSAIDs，联合应用其疗效不仅不增加，反而会使不良反应增加。用药期间应定期检查血、尿常规和肝肾功能。关节炎患者的疼痛多发生于午夜12时至凌晨2时，故用药可考虑早晨用量略减少，晚间加服1次。

激素 常用的包括短效的氢化可的松、中效的泼尼松（强的松）和甲泼尼龙及长效的地塞米松。很多患者在听说要使用激素时都很恐惧，因为这类药可以使人长胖，尤其是一些年轻女性最怕的就是这一点。此外激素的副作用还包括消化道溃疡、感染等。年龄大一点的患者则担心诱发骨质疏松、股骨头坏死、高血压、高血糖、高脂血等。其实，患者不应一味地认为激素弊大于利。临床实践证明，激素强大的抗炎、抗免疫、抗毒素和抗休克作用能使许多患者病情得到控制，生活质量明显提高，生命延长。当然，得到这些益处的前提是一定要合理应用。如果小剂量用药有效，就不应大剂量使用，适用短疗程的患者就不宜长期使用，能口服的就不要注射。长期大剂量使用激素起效后要缓慢减量，否则病情可能会复发。

免疫抑制剂 这类药物是改善病情的抗风湿药（DMARDs），又称为免疫抑制剂。该类药物可使病情减轻，杀伤不需要的细胞，在一定程度上能改变病程，阻止或延缓病变组织器官的破坏，同时有助于激素减量。常用的免疫抑制剂包括环磷酰胺（CTX）、氨甲蝶呤（MTX）、硫唑嘌呤（AZA）、来氟米特（LEF）、环孢霉素A（CsA）、霉酚酸酯（MMF）、沙利度胺（反应停）和羟氯喹等。

一些患者在拿到免疫抑制剂后会发现，说明书上写的是抗肿瘤药物，副作用如何如何大。部分患者会因此自行减少药量，甚至不敢服用。其实医生在给每位患者开具处方的时候就已经想到了这些，都是根据每位患者的具体病情，权衡利弊后才作出的用药决定，因此患者一定要遵医嘱服药，并定期监测副作用。该类药物的不良反应包括消化道反应、肝肾功能损害、骨髓抑制，长期应用可降低机体免疫力。

生物制剂 主要包括抗T/B淋巴细胞及一些细胞因子的药物。治疗类风湿关节炎、强直性脊柱炎和银屑病关节炎的TNF-α拮抗剂，如受体-抗体融和蛋白和人-鼠嵌合式单克隆抗体都已经在广泛应用。该类药价格较贵，疗效很好，但患者应切记这类药也不是“神药”，并非打上一针或输一次液就能把病治愈，还需要配合一些传统的免疫抑制剂才能收到良好的效果。

风湿病患者的自我保健与护理

患者住院治疗回家后，如果风湿病没有累及心脏也要休息，控制活动量直到症状消失，血沉恢复正常后可起床适当活动。如果心脏受累要绝对卧床休息，直到症状（如关节红、肿、热、痛、心悸、气急等）消失，血沉恢复正常后再卧床休息3～4周，在6个月之内都要控制活动量。加强营养(高蛋白、高热量、富含维生素易消化的食物)，多吃新鲜蔬菜、水果、牛奶等。注意预防上呼吸道感染，平时要防雨淋、潮湿、寒冷的侵袭。有咽峡炎、扁桃体炎应积极治疗。要适当加强体育锻炼，如练气功、打太极拳、做保健操等，以增强免疫力。

风湿性心脏病

风湿性心脏病简称“风心病”，是指由于风湿热活动，累及心脏瓣膜而造成的心脏病变。表现为二尖瓣、三尖瓣、主动脉瓣中有一个或几个瓣膜狭窄和（或）关闭不全。患病初期常常无明显症状，后期则表现为心慌气短、乏力、咳嗽、肢体水肿、咳粉红色泡沫痰，直至心力衰竭而死亡。有的则表现为动脉栓死以及脑梗死而死亡。

二尖瓣关闭不全患者的症状主要来自肺动脉高压和低心排血量。轻度二尖瓣关闭不全患者常无症状；较重的病例常感到疲乏无力（心排血量降低所致）或体力活动时心悸，呼吸困难（肺淤血）。风湿性二尖瓣关闭不全患者，常仅有轻度症状，当有风湿活动，感染性心内膜炎或腱索断裂时症状加重，75%的二尖瓣关闭不全患者发生房颤，房颤可增加左房的压力。左室容量过大是引起二尖瓣关闭不全、患者心悸气短的另一重要原因。病变的后期可有肺水肿、咯血和右心衰的症状。二尖瓣关闭不全常比二尖瓣狭窄出现症状较晚且轻；但并发有二尖瓣狭窄时，症状常出现得早且重。

三尖瓣狭窄的临床表现可因同时存在的二尖瓣狭窄而不甚显著或与二尖瓣狭窄的症状混淆。患者较易疲乏（低心排血量）。常出现右上腹不适或胀痛（肝淤血）及周身水肿。颈脉的明显搏动常使患者颈部有一种扑动性不适感。此外，由于胃肠道的瘀血，患者常出现食欲不振、恶心、呕吐或嗳气等。少数三尖瓣狭窄患者还可发生晕厥，周期性发绀或胸骨后不适。患者可有呼吸困难，但从不发生阵发性呼吸困难。

三尖瓣关闭不全症状可表现为：乏力、全身水肿、腹水，及肝瘀血引起的右季肋区和右上腹胀痛。胃肠道瘀血所出现的食欲减退、消化不良，以及颈静脉瘀血所致的颈静脉怒张。由于收缩期返流入右房的血液搏动可传导到头颈静脉，因此，有颈部或腹部静脉搏动感。特别在体力劳动或情绪激动时更为明显。有时可有眼球搏动，部分患者可有轻度黄疸。在许多三尖瓣关闭不全患者中，当病情逐渐发展时，由并发存在的二尖瓣病变所引起的肺瘀血可减轻，但虚弱、乏力及其他心输出量下降症状却变得明显。

风湿性心脏病的防治与康复

二尖瓣狭窄 大咯血采取坐位，用镇静剂如安定，利尿剂如速尿等；急性肺水肿处理与急性左心衰所引起的肺水肿相似，不同之处是不宜用扩张小动脉为主的扩张血管药及强心药，当出现快速房颤时，才需用西地兰降低心室律。当急性发作伴快速室律时，首选西地兰降低心室律。右心室衰竭宜低盐饮食，利尿剂与地高辛为主治疗。

二尖瓣关闭不全 （1）内科治疗：注意预防风湿热与感染性心内膜炎。适当的体力活动与休息，限制钠盐的摄入量及呼吸道感染的预防和治疗。合并心衰时，使用洋地黄制剂，利尿剂和血管扩张剂。（2）外科治疗：为恢复瓣膜关闭完整性的根本措施，应在发生不可逆的左室功能不全之前施行人工瓣膜置换术。

主动脉瓣狭窄 （1）内科治疗：预防风湿热与感染性心内膜炎，定期复查。中度和重度狭窄者，限制体力活动，预防心绞痛、昏厥与心力衰竭。心力衰竭限制钠盐，用洋地黄制剂，小心应用利尿剂。（2）外科治疗：重度主动脉瓣狭窄的患者伴有心绞痛、昏厥、或心力衰竭为手术治疗的主要指征，人工瓣膜置换术为治疗成人主动脉瓣膜狭窄的主要方法。

主动脉瓣关闭不全 （1）内科治疗：预防风湿热与感染性心内膜炎。（2）外科治疗：人工瓣膜置换术为严重主动脉瓣返流的主要治疗方法。

风湿性心脏病患者的康复护理，应注意以下几点：

（1）注意休息，劳逸结合，避免过重体力活动。但在心功能允许情况下，可进行适量的轻体力活动或轻体力的工作。

（2）预防感冒、扁桃体炎、牙龈炎等。如果发生感染可选用青霉素治疗。对青霉素过敏者可选用红霉素或林可霉素治疗。

（3）心功能不全者应控制水分的摄入，饮食中适量限制钠盐，每日以6克（2钱）以下为宜，切忌食用盐腌制品。服用利尿剂者应吃些水果如香蕉、橘子等。

（4）房颤的病人不宜做剧烈活动，应定期门诊随访。在适当时期要考虑进行外科手术治疗，何时进行应由医生根据具体情况定。

（5）如需拔牙或做其他小手术，术前应采用抗生素预防感染。

高脂血症

血脂是指血浆中的中性脂肪（胆固醇）和甘油三酯及类脂（磷脂、糖脂、类固醇等）的总称。高脂血症通常是指血浆中胆固醇和/或甘油三酯升高，超过正常界限。根据我国公布的《血脂异常防治建议》规定：血清胆固醇应< 5.2 毫摩尔/升，如≥ 5.75 mmol/L 属增高。低密度脂蛋白胆固醇应< 3.12 mmol/L，≥ 3.645.75 mmol/L 为升高。血清甘油三酯应< 5.75 mmol/L，≥ 1.70 mmol/L 为升高。血清高密度脂蛋白胆固醇< 0.91 mmol/L 为降低，≥ 1.04 mmol/L 为合适范围。

高脂血症早期没有明显的临床表现，它对身体的损害是隐匿性、进行性的，而且是全身性的。因为血脂可以加速动脉粥样硬化，而全身各器官组织均需通过动脉供氧、供血，一旦动脉堵塞，就会引起很多疾病，如冠心病、脑血管病、肾脏病、周围血管病、肝脏疾病等。其中，血清胆固醇升高是冠心病的独立危险因素；血甘油三酯升高，还可促进血凝，抑制纤溶，增加血小板聚集，促进动脉硬化的形成。因此，医学专家们建议：健康成人每 4 年应检查一次血脂，老年人最好每年做一次血脂检查，而以下三类人则是重点检测对象：

（1）有血脂异常家族史的患者（如父母有血脂异常症者）；

（2）肥胖者；

（3）高危因素人群，包括有冠心病、糖尿病及代谢综合征、高血压、高尿酸血症者。检测可利于早期发现，及时治疗，防患于未然。

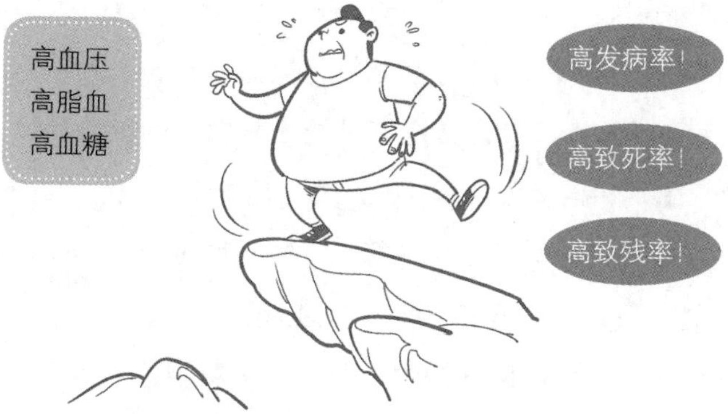

别站在“三高”的悬崖边上

高脂血症的防治与康复

本病的治疗首选饮食疗法。虽然饮食疗法在高脂血症的治疗中是不可忽视的主导性措施，但高脂血症者在重视食疗的同时，也必须注重心理、生活、运动和药物方面的自我保健。坚持全面合理治疗，才能获得预期疗效。高脂血的药物治疗包括以下两大类：

西药　血脂调整药物种类繁多，各有特点，但应从中选择既能明显降低总胆固醇（TC）和甘油三酯（TG），又可升高具有抗动脉粥样硬化作用的高密度脂蛋白（HDL-C），即全面调整血脂代谢的药物。

根据其治疗作用的不同，血脂调整药分为他汀类（如辛伐他汀、普伐他汀和氟伐他汀等）和贝特类（如非诺贝特和诺衡）两大类。它们是防治血脂异常的首选药物，又都具有增高高密度脂蛋白的作用，在我国已广泛应用。

他汀类药物用于高胆固醇血症的防治。这类药物一般只需每天服用 1 次，以晚餐后服用效果最好。如辛伐他汀（舒降元）每晚口服 5 毫克，约 4 周后疗效便很明显。普伐他汀（普拉固）和氟伐他汀（来适可）每晚服用 10 ～ 20 毫克。国产的血脂康也含他汀类降脂成分，疗效亦佳，可每天服用 2 次，每次 0.6 克。贝特类是高甘油三酯血症的首选药物，其中以非诺贝特（立平脂）和诺衡（去非诺齐）为常用。

服用他汀类或贝特类药物应注意：严格按照处方服药，勿自行换药或更改药物剂量；只有长期坚持服药，才能起到防治心脑血管疾患的作用；密切配合饮食疗法，培养良好的生活习惯；初次服药 1 至 3 个月内复查血脂和肝功能等，长期服药者应定期复查，以便及时调整剂量，纠正不良反应；患者服药前应仔细阅读说明书，如有恶心、厌食、转氨酶升高等副反应，应及时就医，由医生妥为调整。

中药 应用中药治疗高脂血症有独特疗效。对调脂、降脂中药的研究证实有肯定疗效的药物包括：抗氧化的调脂中药有首乌、沙棘、绞股蓝、罗布麻、阿魏酸、西洋参、赤芍浸膏片、银杏、丹参等；抗血小板性调脂中药有丹参、川芎、川芎嗪、大蒜油、蒲黄、大黄、薤白等；具有抗高血压的调脂中药有当归经特殊处理后制成的“血灵”口服液、昆布、沙棘黄酮、益宁口服液（含类真菌、黄芪、枸杞、淫羊藿、首乌等）。

研究证实，大黄、丹参有抑制内源性胆固醇合成作用；从当归、川芎中分离出的活性成分，可抑制肝脏合成胆固醇。蒲黄、首乌组成的“血脂平”和“安脂舒”可降低肝内胆固醇的合成量。用“安脂舒胶囊”治疗中老年高脂血症，疗效亦十分显著。它在调整血脂的同时，还能改善脂质代谢紊乱状态。由蒲黄、山楂、决明子、泽泻、首乌组成的“优降脂”，可使高脂血症者的甘油三酯和载脂蛋白 B100 水平降低，也同样能改善脂质紊乱。

此外，由中国中医研究院中药研究所研制的新清宁片是以大黄为主要成分的新型制剂，对高脂血症有较好的疗效。用法为每次 2 ～ 5 片，每日 2 ～ 3 次。清宁片不仅有明显的降脂作用，同时还能治疗习惯性便秘，对高黏滞血症也有较好的疗效。如果出现轻泻或腹痛等副作用，可减量为每天 2 次，每次 2 片。

高血压

血压是血液在血管内流动而产生的压力。当心脏收缩时，动脉血压升高达到的最高值称为“收缩压”；心脏舒张时动脉血压下降，所达到的最低值称为“舒张压”。如压力超过正常的标准范围，即称之为“高血压”。

因为血压水平可因年龄、性别、种族的不同而有差别，所以至今国际上尚无统一标准，而我国以前使用的是世界卫生组织确定的标准。1999 年 10 月 8 日我国公布的《中国高血压病防治指南》中规定：正常血压的标准为收缩压小于 130 毫米汞柱（17.3 千帕），舒张压小于 85 毫米汞柱（11.3 千帕）。18 岁以上成人如果经多次测量，收缩压大于等于 140

毫米汞柱（18.7千帕），或者舒张压大于等于90毫米汞柱（12千帕），即可诊断为高血压。

诊断高血压须经过多次测量，至少有连续两次舒张压平均值在90毫米汞柱及以上才可诊断。

引起高血压的危险因素

在高血压病人中约有95%发病原因不清楚，这部分高血压称为“原发性高血压”；仅约有5%的人血压升高是继发于已知的疾病，如肾脏病、内分泌疾病等，这部分高血压称为“继发性高血压”。那么，哪些因素是导致高血压的危险因素呢？大致可分为以下几点：

遗传因素 约30%原发性高血压患者有高血压家族史。如果双亲都有高血压，他们的子女发生高血压概率为45%。

性格、心理因素 易急躁、易发怒、易激动性格的人，体内的去甲肾上腺素、多巴胺和胰岛素分泌明显高于正常人。这些物质能使神经系统兴奋、心跳加快、血管收缩、血压升高，时间久了就会引起高血压；长期处于精神紧张状态或遭受精神刺激，也可引起高血压。

高盐饮食 高盐摄入因水钠潴留而使血压升高，而低盐饮食有助降压，利尿剂也是通过降低体内钠含量而产生降压作用的。我国人群食盐摄入量高于西方国家，北方为12～18克，南方为7～8克。研究表明，人群膳食中每人每天摄入食盐增加2克，则收缩压和舒张压均值分别增高2.0毫米汞柱及1.2毫米汞柱。

肥胖和超重 随着体重的增加，体内血液容量也随之增加，心脏必须加倍努力才能把血液送至各血管，同时使血压增加。调查发现，肥胖者高血压的患病率是体重正常者的2～5倍。

饮食搭配不当 高脂、高糖饮食使体重增加；低钾、低钙、低镁和低动物蛋白质饮食等，也是引起高血压病的重要因素。过量的酒精不仅使血压升高，还能增加热量引起体重增加。有关资料表明，每天饮酒量达到含65克酒精时，高血压的患病率就会增高。膳食中高钠低钾是高血压发生的因素之一，因为钾可促进钠的排泄，应注意保障钾的适量摄入。

不良生活习惯和嗜好 饮食起居无规律、缺乏运动、吸烟、酗酒等不良生活习惯和不良嗜好容易引起高血压病。

此外，某些药物如避孕药、激素、非甾体类抗炎药，以及某些抗抑郁药、抗肿瘤药等也能使血压升高。

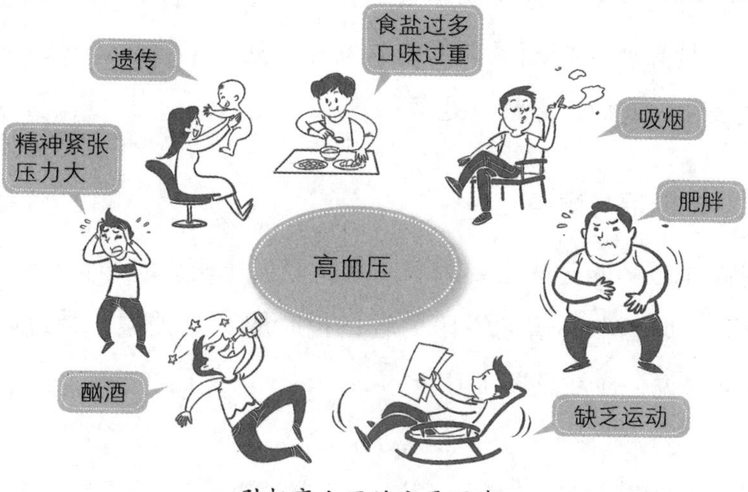

引起高血压的主要因素

高血压的危害性

高血压病人主要表现为头痛、头晕及头胀，也可有头部沉重感，经降压治疗后头痛等症状可以减轻。高血压最大的危害却是对心、脑、肾等重要器官的损害。

高血压对心脏的损害是首当其冲的。由于血压长期升高，增加了心脏负担，可导致高血压性心脏病。又由于高血压可促进动脉粥样硬化，部分病人可合并冠状动脉粥样硬化性心脏病，出现心绞痛、心律失常、心肌梗死等症状。根据有关调查，冠心病患者中有 62.9% ~ 93.6% 的人有高血压病史。

高血压病早期可致肾脏的小动脉痉挛；晚期使肾脏的小动脉发生硬化、狭窄、闭塞，逐渐出现肾脏萎缩而发生肾功能不全，甚至发展为尿毒症。高血压病初期小便检查正常，随后可出现少量蛋白尿及管型尿。晚期出现肾功能减退以至衰竭，临床出现多尿、夜尿、口渴、多饮、尿比重降低等，肾功能衰竭的损害将是不可逆的。

高血压引起的脑血管疾病主要有脑出血、高血压脑病和脑梗死等，其中脑出血是高血压晚期最常见的并发症，死亡率较高，易遗留偏瘫或失语等致残性后遗症，需紧急处理。

高血压的防治与康复

针对高血压病的一些重要患病因素，高血压病患者请记住如下忠告：“少盐少脂戒烟酒，心情愉悦压力轻，按时服药是关键，谨遵医嘱有保证。”具体来说，应注意以下几点：

减少食盐摄入量 高血压病患者每天摄入盐量应少于 5 克（每天小汤匙约半匙）。对盐敏感的患者采用此法效果更好。

合理膳食 高血压病患者饮食应限制脂肪摄入，少吃肥肉、动物内脏、油炸食品、糕点和甜食，多食新鲜蔬菜、水果、鱼、蘑菇和脱脂奶制品等。

减肥、控制体重 一是节制饮食，减少每天摄入的总热量；二是增加体力活动，包括快走、慢跑、游泳等。

戒烟限酒 烟中含有尼古丁，能刺激心脏使心跳加快，并使血管收缩，血压升高。大量饮酒，尤其是烈性酒，可使心跳加快，血压升高。有些患者即使饮酒后当时血压不高，但过后几天仍可呈现血压高于平常值。

适当的运动 适当的体育锻炼可增强体质、减肥和维持正常的体重，可采用慢跑、快走、游泳、骑自行车及练体操等形式的体力活动，每次活动一般以 30 ～ 60 分钟为宜，强度因人而异。

保持良好心态 高血压病患者应注意劳逸结合，保持心情舒畅，避免情绪大起大落。

合理选择非药物治疗 如果通过 3 ～ 6 个月的非药物治疗，血压控制良好，可继续维持。假如无效的话，则应改用降压药物治疗，不能因为年轻或无明显症状而不用药。

坚持长期服用药物 一旦服用降压药，就应每天坚持用药，要坚持半年至一年后再在医生指导下决定是否调整用药。

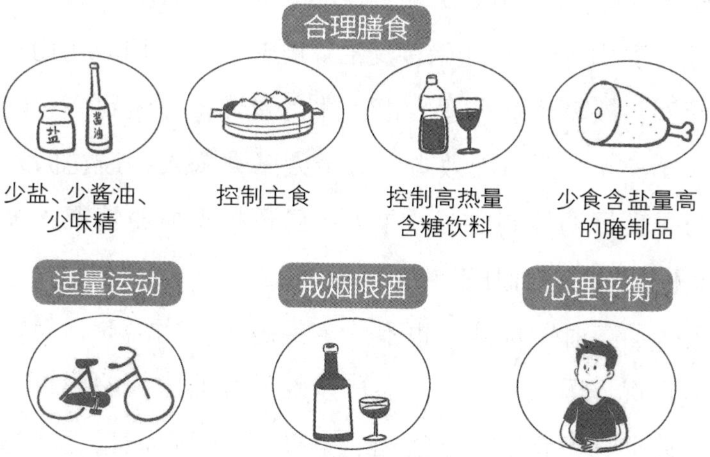

高血压患者的非药物治疗

确诊为高血压的患者如何选择治疗，目前存在两种观点：一种是主张确诊为高血压后马上用药；另一种观点认为可先进行非药物治疗 3 ~ 6 个月，如无效再服药。专家认为进行何种治疗主要决定于血压高度：如果发现高血压时血压已高达 180 / 100 毫米汞柱，并经多次测定证实，应马上服用降压药；若血压在 150 / 90 毫米汞柱左右，且时高时低，可选择非药物治疗一个阶段，以观疗效。

高血压患者治与不治，后果截然不同。经过系统治疗的病人，可以延缓病情进展，减少高血压引起的严重并发症如脑出血、心力衰竭、肾功能衰竭的发生。研究显示，治疗前舒张压高于 115 毫米汞柱的高血压患者，在有计划、有系统的治疗后，并发症和死亡率均远低于未经治疗的病人。舒张压为 90 ~ 114 毫米汞柱的病人，治疗效果亦非常显著，表现在脑出血人数、死亡人数以及发展为急进型高血压、左心功能衰竭和肾功能减退的人数均减少，而且血压可多年保持稳定，亦不易发生左心室肥厚或心力衰竭。

为此，目前凡舒张压高于 100 毫米汞柱的患者，必须接受降压药物治疗；而舒张压在 90 ~ 100 毫米汞柱的病人，应按具体病情决定治疗方案。“临界”高血压患者在开始接受治疗时应尽量采用非药物治疗，如减少钠盐的摄入、减轻体重和适当进行体育锻炼，并做到持之以恒。经上述方法治疗 3 ~ 6 个月后无效者，对于大多数病人，最初仍只需使用利尿剂即可取得良好的控制血压效果，以后再根据血压情况，决定是否需要加用其他种类的抗高血压药物。

即使达到了高血压标准，也不一定都需用药物治疗，而要综合考虑患者的身体状况。因此建议，高血压及临界高血压人群要倡导健康的生活方式，多运动、少食盐、不酗酒、不吸烟，尽可能通过非药物疗法把血压稳步地降下来。

服用降压药的基本原则

目前，高血压病仍以药物治疗为主。长期、有效降压是防治高血压及心脏损害、心力衰竭、脑卒中和肾功能衰竭等严重并发症的有效措施。那么，如何用好降压药呢？具体应注意以下几点：

用药从小剂量开始 为减少副作用，从最小的有效剂量开始，若血压控制欠佳且无不良反应可逐步加到常规剂量。老年人药量宜比青壮年少，一般为常用量的 1/3 ～ 1/2，并根据降压药的效应和副作用，调节到合适的剂量。

注重选择长效制剂 长效制剂一般降压作用温和平稳，持续时间长达 24 小时以上。患者容易耐受，很少发生因血压骤降引起的体位性低血压或晕倒。长效制剂，每日只需服药一次，减小了漏服的概率。

选择最佳联合用药方案 联合用药可减少药物毒副作用，达到最佳降压效果。当血压控制效果不理想时应考虑加用另一类小剂量药物，而不是增加已使用药物的剂量。最好是选择一种长效制剂和短效制剂联合服用。

强调个体化原则 由于个体间的血压升高程度、危险因素、器官（心、脑、肾）损害以及伴随的疾病各不相同，选择降压药时最好请专科医生指导。

降压切勿太快太猛 除非高血压急症，常规降压治疗时勿使用作用快的短效制剂（如心痛定舌下含服），因血压在短时间内降至正常时，可反射性增加心率、导致心肌缺血，血压大幅度波动还可致脑性晕厥或脑卒中发生。对老年人来说，降压更不宜过快，不一定非得要降到正常水平。

不宜频繁换药 不同药物降压的起效时间和达峰时间各异，一般长效制剂达峰时间均较长，要耐心。频繁换药反而会延误治疗。

常用降压药与用法

常用的降压药有：利尿剂、β 受体阻滞剂、血管紧张素转换酶抑制剂（ACEI）、钙拮抗剂、α 受体阻滞剂以及 α 、β 阻滞剂。其中 β 阻滞剂、ACEI（如悦宁定）等，在近年公布的大规模临床试验中，均被证实能明显提高心脑血管病人的存活率，被广泛应用于临床高血压防治，疗效很好。

合理治疗的关键在于选择合理的程序和规范进行：（1）先采用非药物疗法。（2）确定治疗目标，尽量争取达到血压低于 140 / 90 毫米汞柱，并且无副作用。但注意：某些老年性收缩期高血压者，降压不宜过快，以防不适应而引起脑缺血症状。（3）非药物治疗 4 周后仍未达到降压目标时，应开始药物治疗。

药物用法有两种：（1）先用一种药物，若 4 周后疗效不佳，可加大剂量，有效后每 3 个月复查一次；若疗效仍不佳时，改用另一种降压药物。（2）若一种降压药，在足量治疗 4 周以上仍未达到治疗目标时，可再加用另一种降压药，必要时可 2 ~ 3 种药物合用，但须注意几种药物间的配合反应。治疗中达到目标血压时，应以最小量维持之，终生服药维持疗效，切不可断断续续。

一些专家认为，如果老年人患高血压，最好是选用尼群地平等一类钙拮抗剂。应用钙拮抗剂对预防高血压并发心脑血管疾病，特别是对脑卒中发病也具有明显改善作用。研究发现，尼群地平可使脑血流量增加 10％以上，脑血流量变化和生活质量变化呈正相关关系，老年人使用尼群地平降压，可改善生活质量下降的表现；而且尼群地平还具有作用时间长、降压作用温和、不会造成夜间过度降压等特点。

动脉硬化

动脉硬化是动脉的一种全身性非炎症性的血管病变，可使动脉管壁增厚、变硬，失去弹性和管腔狭小。动脉硬化是随着人年龄增长而出现的血管疾病，其规律通常是在青少年时期发生，至中老年时期加重、发病。男性较女性多，近年来本病在我国逐渐增多，成为老年人死亡主要原因之一。

动脉硬化有多种诱因，其中最主要的是高血压、高脂血症、抽烟三大危险因子。其他如肥胖、糖尿病、运动不足、紧张状态、高龄、家族病史、脾气暴躁等都有关系。

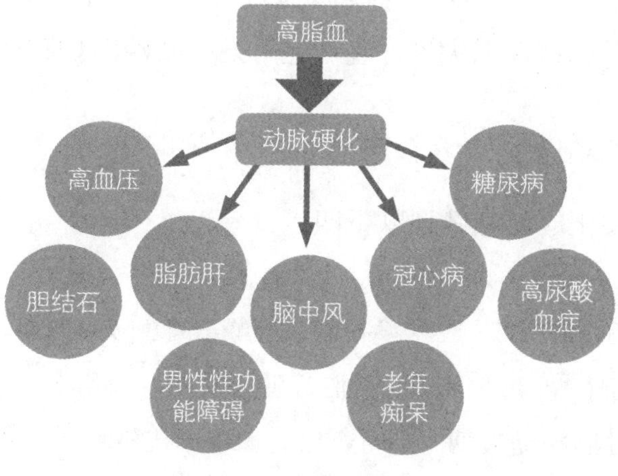

认识动脉硬化

动脉粥样硬化的表现主要决定于血管病变及受累器官的缺血程度，对于早期的动脉硬化病患者，大多数患者几乎都没有任何临床症状，都处在隐匿状态下潜伏发展。对于中期的动脉硬化病患者，大多数患者都或多或少有心悸、心慌、胸痛、胸闷、头痛、头晕、四肢凉麻、四肢酸懒、跛行、视力降低、记忆力下降、失眠、多梦等临床症状，不同的患者会有不同的症状。

动脉硬化可能发生的并发症：（1）冠状动脉粥样硬化者，若管径狭窄达75％以上，则可发生心绞痛、心肌梗死、心律失常，甚至猝死。（2）脑动脉硬化的早期阶段常表现为神经衰弱（常有头晕、头昏、头痛、耳鸣、嗜睡、记忆力减退、易疲劳），情感异常（情绪易激动，缺乏自制力，随着病情的加重，会逐渐变得表情淡漠，对周围事物缺乏兴趣），判断能力低下（表现为不能持久地集中注意力，想象力降低，处理问题要靠别人协助）；脑动脉硬化达到中后期时可出现步态僵硬或行走不稳、痴呆、癫痫样痉挛发作、脑中风。（3）肾动脉粥样硬化，常引起夜尿多、顽固性高血压、严重者可有肾功能不全。（4）肠系膜动脉粥样硬化，可表现为饱餐后腹痛便血等症状。（5）下肢动脉粥样硬化，早期症状主要表现为间歇性跛行，休息时也发生疼痛则是下肢严重缺血的表现，常伴有肢端麻木，足背动脉搏动消失等。晚期还可发生肢端溃疡和坏疽。

动脉硬化的防治

防治动脉硬化应注意做到以下四点：

减少对脂肪的摄取 应少食饱和脂肪酸占有量较多的煎炸食物及含高胆固醇食物的虾、肝、肾和其他内脏、蛋黄等。

不吸烟并防被动吸烟 烟草毒害心血管内皮细胞，损害内皮系统功能，可致心肌肥大、变厚，殃及正常的舒缩运动并可致“好”血脂 HDL 下降。

减轻体重，坚持适量的体力活动 体力活动量需根据原本身体情况而定，要循序渐进，不宜勉强做剧烈运动，每天最好坚持不短于 30 分钟的活动，可“一次性完成”或分 3 次进行，每次 10 分钟。依个体条件进行跳绳、保健体操、打太极拳、骑车、步行、修花剪草、拖地、干家务等。对于老年人，提倡散步、打太极拳、练气功。

释放压抑或紧张情绪 慢性忧郁或持续的紧张，可刺激交感神经兴奋，易致心跳快速、血管收缩、血压上升，血流减少。

当非药物治疗血脂不能降至理想水平时，可以加用降血脂药物治疗。常用药物有：（1）他汀类，如洛伐他汀、西伐他汀、普伐他汀和西立伐他汀（拜斯亭）等；（2）阴离子交换树脂类，如消胆胺；（3）苯氧乙酸类，如安妥明、必降脂、诺衡、非诺贝特等；（4）烟酸、烟酸肌醇脂以及激素类药、不饱和脂肪类药、甾体类药等。对闭塞的血管如果通过药物治疗无效，可以通过手术治疗（血管再通术、重建术和旁路移植术）。

冠心病

冠状动脉粥样硬化性心脏病简称冠心病，是严重危害人类健康的疾病之一，也是中老年人最常见的心脏病。

供给心脏心肌本身血液的动脉叫冠状动脉。冠状动脉有左右两条，每条又分成许多分支。中老年人的冠状动脉血管壁常发生不规则的增厚、变硬，失去弹性，血管腔变窄甚至闭塞。血管内膜中有大量的脂质沉积，看上去像粥一样，因此名为冠状动脉粥样硬化。在病变深部还可发生内膜坏死脱落形成的溃疡，可有出血，局部出现附壁血栓，使管腔变窄而发生阻塞，造成严重后果。冠状动脉硬化是一个长期复杂的慢性过程，血管壁内膜逐渐地被损害，若到了中老年仍不注意防治，就会加重血管腔的狭窄。当冠状动脉血管狭窄达 75% 以上时，因血流量减少造成的心肌供血不足就可出现心肌梗死的表现。这就是冠心病，也称“缺血性心脏病”。

冠心病的真正病因还不清楚，但与高血压、糖尿病、高脂血、吸烟等因素有关，在医学上将这些因素称为危险因素，有危险因素者容易患冠心病。

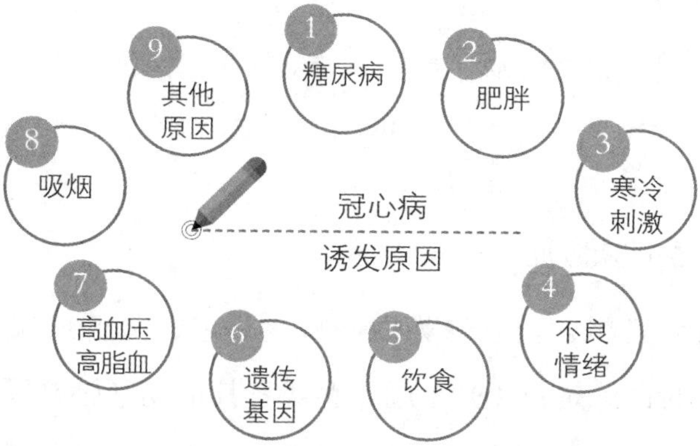

冠心病的诱发原因

预防冠心病，主要是针对易患人群，控制易患因素，防止动脉粥样硬化的形成。要从儿童、青少年时就开始积极有效地预防危险因素的发生，包括以下几点：

不吸烟 吸烟可促进冠状动脉硬化，诱发冠状动脉血管痉挛。

保持血压正常稳定 理想的血压是 120/80 毫米汞柱。高血压的防治措施包括保持正常体重，限制酒精、食盐摄入，保持适当钾、钙和镁摄入，以及在医生指导下服用降压药。

维持血脂正常 防治高脂血症。高危人群要定期检查，低脂饮食，加强运动和服用降脂药。

维持血糖正常 防治糖尿病。

避免精神紧张 长期处于紧张状态，易躁易怒，常有时间紧迫感等都易引起冠心病。

坚持适量运动 运动过少的生活方式是冠心病的重要危险因素，坚持锻炼有助于减少高脂血和高血压、冠心病的发生。

合理控制体重 肥胖者易患冠状动脉粥样硬化，体重超过标准体重 30% 的人发生冠心病的可能性明显增加，体重迅速增加者尤其如此。

对已有冠心病危险因素（高血压、糖尿病、高脂血症等）的高危病人，建议在医生的指导下长期服用药物防止冠心病的发生。

冠心病患者必须降脂

国内外研究表明，已确诊为冠心病的患者，降低血浆胆固醇水平对其有益。治疗的目标是：（1）无冠心病或者其他动脉粥样硬化症，伴有两种以下其他冠心病危险因素者，血清 LDL–C（低密度脂蛋白胆固醇）的降低目标为< 4.1mmol/L（毫摩尔 / 升）；（2）无冠心病，伴有两种及两种以上其他冠心病危险因素者，LDL–C 的降低目标为< 3.4mmol/L；（3）患有冠心病者，LDL–C 的降低的目标为< 2.6mmol/L。

专家认为，冠心病患者均应立即开始非药物治疗。包括减少摄入饱和脂肪（减至占总热量的 7% 以下）和胆固醇（减至小于 200 毫克 / 日），超重者减轻体重，进行适当的体力活动。

降 LDL 主要的药物是他汀类药物、胆酸分隔剂和烟酸。常用药物有：（1）他汀类，如洛伐他汀、西伐他汀、普伐他汀和西立伐他汀（拜斯亭）等；（2）阴离子交换树脂类，如消胆胺；（3）苯氧乙酸类，如安妥明、必降脂、诺衡、非诺贝特等；（4）烟酸、烟酸肌醇脂以及激素类药、不饱和脂肪类药、甾体类药等。

在冠心病二级预防的研究中，已确认对高胆固醇血症的冠心病患者，降低其血清胆固醇（TL）水平，可使冠心病死亡危险性及冠状动脉事件的发生率明显降低。

目前，许多动脉粥样硬化性病人都未接受积极的降胆固醇治疗。降胆固醇治疗能减少冠心病的反复发生，并且能延长寿命。

温馨提示 冠心病患者要配备急救药盒

冠心病猝死者以中年人居多，一小时内猝死的人中冠心病者占 80%，多发生在夜间睡眠时。为预防猝死，除定期复查外，要遵医嘱合理用药，尤其是应急药必须定期检查，按期更换。

有一种为冠心病人准备的随身急救药盒。盒内装有速效硝酸甘油片、长效硝酸甘油片、潘生丁、亚硝酸异戊酯和安定片等。心绞痛发作时，可及时使用长效硝酸甘油类药物及潘生丁，能改善冠状动脉血液循环，降低心绞痛发作频率。长效硝酸甘油片的用量是每日 2 次，每次 1 片；潘生丁是每日 3 次，每次 1 片。心绞痛发作时，如果病人精神紧张，焦虑不安，伴有失眠时，可服安定片，每日 3 次，每次 1～2 片。若病情严重，用上述药物无效时，可将亚硝酸异戊酯 1 支放在手帕里捏碎后立即放在鼻前吸入，半分钟即可见效。保健药盒所装药品每管只能装一种，不得混装，以免用错误事。如有变质、破碎的药片要及时更换，特别是硝酸甘油片。夜间睡觉时要放在伸手即可摸到的地方。心绞痛发作时用药越早越好，有时用药延迟几分钟甚至几秒钟，其后果会大不一样。

心绞痛

在我国，冠心病患者心绞痛发作时的表现常不典型，下列几方面的临床特点有助于判别心绞痛。

性质 心绞痛应是压榨、紧缩、压迫、窒息、沉重、闷胀性疼痛，而非刀割样尖锐痛或抓痛、短促的针刺样或触电样痛或昼夜不停的胸闷感觉。在少数病人可为烧灼感、紧张感或呼吸短促伴有咽喉或气管上方压榨感。疼痛或不适感开始时较轻，逐渐增剧，然后逐渐消失，很少为体位改变或深呼吸所影响。

部位 疼痛或不适常位于胸骨或其邻近处，也可发生在上腹至咽部之间的任何水平处，但极少在咽部以上。有时可位于左肩或左臂，偶尔也可位于右臂、下颌、下颈椎、上胸椎、左肩胛骨间或肩胛骨上区，然而位于左腋下或左胸下者很少。

时限 1～15分钟，多数3～5分钟，偶有达30分钟的。疼痛持续仅数秒钟，不适感（多为闷感）持续整天或数天者一般不是心绞痛。

诱因 多以体力劳累为主，其次为情绪激动。登楼、平地快步走、饱餐后步行、逆风行走，甚至用力大便或将臂举过头部的轻微动作，暴露于寒冷环境、进食冷饮、身体其他部位的疼痛，以及恐怖、紧张、发怒、烦恼等情绪变化，都可诱发。体力活动再加情绪激动，则更易诱发。

药物效应 舌下含服硝酸甘油片如有效，心绞痛应于1～2分钟内缓解（也有需5分钟的，要考虑到病人可能对时间的估计不够准确）。对卧位型心绞痛，硝酸甘油可能无效。

此外，心绞痛发作时心电图检查、心电图负荷试验或24小时动态心电图连续监测，可帮助确诊。诊断有困难者可做放射性核素检查或考虑选择性冠状动脉造影。冠状动脉内超声检查可显示管壁的病变，对诊断可能更有帮助。

心绞痛的防治与康复

治疗冠心病心绞痛，药物治疗仍然是重要手段。其目的有二：一是通过扩张冠状动脉（增加血氧供应）或者减少心肌血氧的消耗，以达到中止心绞痛的目的；二是长期缓慢地扩张冠状动脉，使发生堵塞血管的周围动脉扩张、增粗，逐渐建立侧支循环，改善心肌缺血状态。因为治疗心绞痛的药物种类很多，所以要掌握各种药物交替使用的知识，这可减少产生耐药性的机会。

治疗心绞痛较有效的药物大致分为四类：

硝酸盐类 包括速效的硝酸甘油（用于心绞痛突然发作时）、作用持续时间较长的消心痛、每日只需服药 1 ～ 2 次的长效心痛治、德脉宁等均可预防心绞痛发生。有些人初服上述药物会头痛、头胀，这是药物引起脑血管扩张的结果。起初应减少用药量，如先从 1/3 或 1/2 片用起，以后逐渐增加到常用量；或者先在饭后服药，待习惯后再改为空腹用药。如果夜间易发作心绞痛，可采用硝酸甘油贴片，这种药每 24 小时更换 1 片，将药膜贴在胸前，药物可以缓慢均匀地被吸收，避免患者夜间起床服药。

钙离子拮抗剂 常用药物有异搏定（停）、心痛定、硫氮卓酮（恬心耳）、络活喜，适用于合并心律失常或高血压患者。

β 受体阻滞剂 这类药物有心得安、氨酰心安、倍他乐克等，可用于心率较快的心绞痛患者。

中草药 常用中成药有冠心苏合丸、速效救心丸、活血片、复方丹参滴丸、三七片、苏冰滴丸等，具有活血化瘀、宣阳通痹、宽胸祛痰、芳香开窍之效。

服用治疗冠心病心绞痛药物，要遵循下列几项原则：

○ 根据病情，采用中西药搭配服用。如心痛定加消心痛加冠心苏合丸，或消心痛加心得安加复方丹参片，都是较好的搭配。

○ 按照心绞痛发作的规律用药，如心绞痛多发作在夜间，那么就不要把药物集中在白天服用，可以拉长两次服药间隔时间，将最后一片药放在睡前服，或睡前贴用硝酸甘油贴片。

○ 可以采取预防性用药，如心绞痛易发生在各种活动（如刷牙、吃饭、讲演、赶车、排便、看球赛等）之后，可在从事上述活动之前半小时服药，达到预防心绞痛发作的目的。

心肌梗死

心肌梗死是指急性、持续性缺血、缺氧（冠状动脉功能不全）所引起的心肌坏死。临床上多有剧烈而持久的胸骨后疼痛，休息及硝酸酯类药物也不能完全缓解，伴白细胞增高、发热、血沉加快，血清心肌酶活性增高及进行性心电图变化，可并发心律失常、休克或心力衰竭等合并症，常可危及生命。本病在欧美最常见，在美国每年约有 150 万人发生心肌梗死。中国在世界上属低发区，但近年来也有上升趋势。

心肌梗死 90% 以上是由于冠状动脉粥样硬化病变基础上血栓形成而

引起的，较少见于冠状动脉痉挛，少数由栓塞、炎症、畸形等造成管腔狭窄闭塞，使心肌严重而持久缺血达 1 小时以上即可发生心肌坏死。心肌梗死发生常有一些诱因，包括过劳、情绪激动、大出血、休克、脱水、外科手术或严重心律失常等。

约半数以上的急性心肌梗死病人，在起病前 1 ~ 2 天或 1 ~ 2 周有前驱症状，最常见的是原有的稳定型心绞痛变为不稳定型，或继往无心绞痛，突然出现长时间心绞痛。疼痛典型的心肌梗死症状包括突然发作剧烈持久的胸骨后压榨性疼痛、休息和含硝酸甘油不能缓解，常伴烦躁不安、出汗、恐惧或濒死感；少数病人无疼痛，一开始即表现为休克或急性心力衰竭；部分病人疼痛位于上腹部，被误认为胃穿孔、急性胰腺炎等急腹症，脑卒中样发作可见于年龄大的患者。全身症状：发热、白细胞增高，血沉增快；胃肠道症状多见于下壁梗死病人；心律失常见于 75% ~ 95% 病人，发生在起病的 1 ~ 2 周内，而以 24 小时内多见前壁心肌梗死易发生室性心律失常、下壁心肌梗死易发生房室传导阻滞；心力衰竭主要是急性左心衰竭，在起病的最初几小时内发生，发生率为 32% ~ 48%，表现为呼吸困难、咳嗽、发绀、烦躁等症状。

心肌梗死的防治与康复

心肌梗死病人约 70% 有先兆症状。上述症状一旦发生，必须认真对待。病人首先严格卧床，保持安静，避免精神过度紧张；舌下含服硝酸甘油或硝酸甘油喷雾吸入。立刻与附近大医院联系，同时做好送往医院的准备。交通工具必须能平稳转运。病人应避免起床，情况相对稳定时以担架运送。运送途中可持续或间断使用硝酸甘油，吸氧，并应嚼服一片阿司匹林（150 ~ 300 毫克）。

那么，心肌梗死病人出院后应该怎样加强自我保健？这里提醒患者注意做到下列几点：

定期复查勿麻痹 心肌梗死病人出院后，隐患依然存在，一定要克服“万事大吉”的思想。要严格按照医嘱服药和复查。如果再出现胸闷憋气、心悸、出冷汗等症状时要及时就医，不可掉以轻心。

情绪乐观勿焦躁 保持情绪稳定乐观，培养“顺其自然”的态度，遇事不急不躁，劳逸适度，避免因情绪激动诱发冠状动脉痉挛缺血。讲究心理卫生，注意调节情绪，不要暴怒和抑郁，还要防过喜、过悲。轻松愉快的情绪有助于血压的稳定，对防止心肌梗死复发有重要意义。

结伴外出勿忘药 尽量不单独外出。外出时要随身携带应急药（如硝酸甘油片）和写有亲属联系电话及病史简述的标记名片，如写上“本人患有冠心病，如遇本人昏倒，请将硝酸甘油放入本人舌下”等简语，以便在遇到不测时，利于他人帮助抢救。

戒除烟酒防高脂 提倡戒除烟酒，心肌梗死后恢复的患者，继续吸烟者再梗死发生率大约为不吸烟或吸烟已戒除者的 2 倍。饮食宜低糖、低脂肪。不要吃得过饱，少吃高脂肪、高胆固醇食物，如肥肉、各种动物内脏、无鳞鱼、鸡蛋黄等，积极防治高脂血症。同时，要防止过度肥胖。

大便通畅勿忘“素” 应多吃蔬菜素食，保持大便通畅。已有便秘的要及时服用缓泻剂，保持每 1 ～ 2 天排一次大便。加强腹部按摩，避免排便时过度用力，必要时做低压清洁灌肠以协助排便。

适度运动勿过劳 患者可以从出院后 2 ～ 3 个月开始锻炼，但要循序渐进，避免运动量过大。相对安全的形式是散步，每次 20 ～ 30 分钟，每天 1 次。活动时要注意保暖。如有累的感觉或每分钟脉搏超过 110 次时，提示运动量超负荷了，应立即停止运动。如果出现胸闷，要立即含服硝酸甘油，并停止活动一段时间。

“四血”指标勿忘查 注意“四血”指标，防止复发因素。所谓“四血”指的是血压、血糖、血脂、血黏度。这四个因素都与心肌梗死的发生、发展和复发密切相关。患有高血压、糖尿病和脑血管病的病人，要重视原发病的治疗，并应定期（2～3个月）复查一次血压、血脂、血糖和血黏度，如果高于正常值，就要积极采取治疗措施。

常服中药勿留瘀 心肌梗死在中医学中属“胸痹”“真心痛”的范畴，中医认为与瘀血阻滞于心脉相关。病后若胸阳不振，常有胸闷憋气、心悸气短、面白神疲、怕冷喜暖、舌淡胖嫩且苔白腻者，宜服速效救心丸，每次4～6粒，1日3次，温开水送服。若为气滞血瘀，心前区有刺痛、胸闷气短、舌暗红或有瘀斑者，可选复方丹参片，每次4片，1日3次，温开水送服。虚证患者宜选用人参归脾丸、二至丸、杞菊地黄丸、养血安神丸等中成药调理。平日可在医师指导下，长期服用小剂量阿司匹林或潘生丁以对抗血小板聚集，预防心肌梗死的复发。

此外，心肌梗死恢复期应节制房事，切忌纵欲。急性心肌梗死病人何时可恢复性生活，因人而异。一般来说，急性心肌梗死治愈后8周，由于心脏功能尚未完全复原，仍处于可逆变之中，此时应禁欲。如果无心绞痛发作或能耐受使心率提高至110～120次/分的运动量，则可恢复性生活，但不宜过频，应控制在生理要求的最低限度。

心肌梗死恢复期谨防复发

急性心肌梗死是冠心病的一种严重并发症，经过一个月左右的时间，病情便可趋向稳定，此即为“痊愈”。不过这并不意味着冠心病的消失，因为坏死的心肌通过组织修复，形成纤维化，也就是俗话说的结疤。这种组织不像正常心肌组织那样富有弹性，因此如果疤痕面积过大，就会影响心脏的收缩功能，发生心脏功能不全或心力衰竭。另外，虽然坏死的心肌得到修复，可是冠心病的基本病变——冠状动脉粥样硬化仍旧存在，还可能出现心绞痛或再次发生心肌梗死。国内外的资料表明，心肌梗死的复发率高达 8.7% ~ 29.6%，复发的时间以 2 年内为最高，占总复发病例的 1/3 ~ 1/2，且相当多的病例可再次或多次复发，最多者可达 6 ~ 9 次或更多，每复发一次病情都会加重。因此，患过心肌梗死的病人，半年至一年之内，在衣食住行医方面应严加注意，尽量减轻心脏的负担，防止病变复发，争取建立侧支循环，以改善心脏功能。

心律失常

正常心律起源于窦房结，频率 60 次 ~ 100 次 / 分钟（成人），比较规则。窦房结冲动经正常房室传导系统顺序激动心房和心室，传导时间恒定（成人 0.12 ~ 1.21 秒）；冲动经束支及其分支以及浦肯野纤维到达心室肌的传导时间也恒定（< 0.10 秒）。

心律失常指心律起源部位、心搏频率与节律以及冲动传导等任一项异常。“心律紊乱”或“心律不齐”等词的含义偏重于表示节律的失常，心律失常既包括节律又包括频率的异常，更为确切和恰当。

心律失常可按发生原理、心律失常时心率的快慢，以及心律失常时循环障碍严重程度和预后分类。按发生原理，心律失常分为冲动发生异常、传导异常以及冲动发生与传导联合异常。这种分类方法主要根据实验研究结果，在临床诊断技术目前尚难确定心律失常电生理机制的状况下，实用价值不高。此外，某些快速心律失常起始和持续的机制可能不同，如由异常自律性引起的室性早搏，可由折返机制而形成持续型室性心动过速。按心律失常时心率的快慢，心律失常可分为快速性和缓慢性心律失常。近年来有些学者还提出按心律失常时循环障碍严重程度和预后，将心律失常分为致命性、潜在致命性和良性三类。这两种分类方法简易可行，结合临床实际，对心律失常的诊断和防治有一定帮助。

心律失常性质的确诊大多要靠心电图，但相当一部分病人可根据病史和体征作出初步诊断。详细追问发作时心率、节律（规则与否、漏搏感等），发作起止与持续时间。发作时有无低血压、昏厥或近乎昏厥、抽搐、心绞痛或心力衰竭等表现，以及既往发作的诱因、频率和治疗经过，有助于判断心律失常的性质。

心律失常及其防治

心脏跳动的频率和节律在窦房结控制之下，但在频率和节律方面出现过快或过慢，甚至不整齐，在临床上称为窦性心动过速、窦性心动过缓和窦性心律不齐。

窦性心动过速 窦性心律，心率超过 100 次 / 分，其范围 100-150 次 / 分，主要由于交感神经兴奋性增高或迷走神经张力降低所致。窦性心动过速多为生理性原因所致，如情绪激动、体力活动、进食、饮酒和茶或咖啡、沐浴等；也可见于病理原因，如发热、心脏神经官能症、心肌炎、甲亢、贫血、休克及缺氧等；药物，如肾上腺素类、阿托品类也能引起窦性心动过速。窦性心动过速的治疗主要是消除病因，症状明显者可加用普萘洛尔（心得安）10 毫克 / 次或选用地西泮（安定）2.5 ～ 5 毫克 / 次等镇静药物。

窦性心动过缓 窦性心律，心率少于 60 次 / 分，主要是迷走神经张力过高或交感神经兴奋性降低所致。其原因多为生理性，如老年人、运动员或睡眠中，也可见于病理原因（如心脏病、颅内高压、阻塞性黄疸、黏液性水肿和伤寒等）和药物影响（如洋地黄、吗啡、普蔡洛尔等）。窦性心动过缓主要是针对病因治疗，如果心跳太慢，引起头晕等症状，可选用沙丁胺醇、麻黄素等对症治疗；症状明显时可加用阿托品 0.3 ～ 0.6 毫克 / 次或异丙基肾上腺素 10 毫克 / 次。

窦性心律不齐 窦房结发出节律不规则的冲动，使心律快慢不等、交替出现。引起窦性心律不齐的常见原因和治疗方法均与窦性心动过缓相同。

心脏过早搏动（早搏）及其防治

心脏过早搏动亦称期前收缩、期外收缩，简称早搏，是一种提早的异位心搏，为最常见的心律失常。按起源部位可分为窦性、房性、房室交接处性和室性四种。其中以室性最多见，其次为房性，窦性过早搏动罕见。过早搏动是常见的异位心律，可发生在窦性或异位性（如心房颤动）心律的基础上。可偶发或频发，可以不规则或规则地在每一个或每数个正常搏动后发生，形成二联律或联律性过早搏动。

早搏可见于正常人，或见于器质性心脏病患者，常见于冠心病、风湿性心脏病、高血压性心脏病、心肌病等；早搏亦可见于奎尼丁、普鲁卡因酰胺、洋地黄或锑剂中毒；血钾过低；心脏手术或心导管检查时对心脏的机械刺激等。

如果发现自己有早搏症状，应及时去医院检查，尽早确诊早搏的性质、类型以及有无心肌缺血的表现，以便及时选用有效的抗心律失常药物。抗心律失常药物必须由医生开处方并在医生的指导下应用，药物治疗的同时应加强自我保健。具体防治措施如下：

药物选用 凡属于频发的病理性早搏均应选用药物治疗。如频繁房性早搏，可选用异搏定、倍他乐克、心律平、乙胺碘呋酮等。频发室性早搏可选用慢心律、心律平、莫雷西嗪、安搏律定和乙胺碘呋酮等。对难治性早搏，可采用两种药物联用，如慢心律与心律平联用等，同时对病因做相应治疗。

遵照医嘱按时服药 不要擅自增减剂量或随意调药，服用胺碘酮期间，应定期复查心电图，以便及时发现药物的毒副作用，及时处理。

保持心理平衡 有的患者因早搏的反复，思想上很紧张，消极悲观。过度紧张可诱发或加重早搏的发生。因此，应保持心情愉快，消除紧张情绪，维持心理平衡。

起居有常，动静结合 如果早搏频繁发作，运动后增多，应强调卧床休息，特别是急性病毒性心肌炎患者更应注意。平时避免过度劳累，少看紧张或惊险的影视剧。晚上宜早睡，不能熬夜，要保证充足的睡眠。如有失眠，应服镇静剂或安眠药。注意气候变化，随时增减衣服，少去拥挤的公共场所。

加强锻炼，增强体质 如心跳减慢时，早搏增多，则应适当活动，不要绝对卧床休息。平时可适当参加一些体育活动，如做保健操、打太极拳等。

饮食调理 饮食宜清淡，平时宜进食容易消化的食物，以免造成消化不良。多吃富含蛋白质的食物，如牛肉、鸡、鸭、鱼、虾、蛋类等；多吃新鲜蔬菜和水果，如青菜、番茄、冬瓜、橘、苹果、梨等。少吃容易胀气的食品，如芋头、土豆、豆制品等；勿吃过分油腻或油炸类食品，如油炸鸡、油爆虾、油条等，以免腹胀。如由低钾引起的早搏，可多吃含钾较多的食物，如新鲜豌豆、脱脂奶粉、香蕉、菠萝、新鲜蘑菇、柑、橘等；尽量不吃辛辣刺激性食品或调味品，如葱、姜、醋、胡椒等；少喝浓茶、咖啡，戒烟，忌酗酒。

早搏患者应定期到医院专科门诊随访复查，如早搏频繁出现，且伴有胸闷症状，则应及时去医院检查。

阵发性心动过速及其防治

以突然发作和突然中止为特点的、阵发性快速而规则的异位心律，每分钟心率在 160 ～ 220 次者称为“阵发性心动过速”。按冲动产生的部位，分室上性和室性两种，而心房性和房室连接处性的病因、临床表现、治疗方法相同，且在心电图上难以区分，故统称为“室上性心动过速”。临床上室上性心动过速较室性心动过速多见。

阵发性室上性心动过速 常见于无心脏病的青年人，也可见风湿性心脏病、甲状腺功能亢进性心脏病、冠心病、高血压性心脏病、预激征候群等。发作时有心悸、心前区不适、憋闷或心绞痛、眩晕，心率在 200 次 / 每分钟以下，发作时间较短，压迫颈动脉窦可使心率立即恢复正常，如心脏有器质性病变，心率每分钟超过 200 次且持续时间长，导致血压下降，脑供血不足，头晕眼花、恶心呕吐、心绞痛、休克、昏厥者可发生猝死。

阵发性室性心动过速 室性心动过速绝大多数（90%～ 95%）见于严重和广泛的心肌病、严重高血压、风湿性心脏病、冠心病并发心肌梗死，少数患者无器质性病变，常伴恐惧不安，面色苍白和多尿。发作时的心率多在 150 ～ 250 次 / 分钟，常有休克和心前区疼痛出现，压迫颈动脉窦时心率无改变，与室上性阵发性心动过速可资鉴别。心电图可提供诊断依据。

如果不是器质性心脏病变的心动过速，本人又无明显痛苦，不必依赖药物。发作时可停止重体力或紧张性工作，休息片刻，即可恢复。经常发作，平时可在医生指导下服用一些药物预防，如维拉帕米、普罗帕酮、普萘洛尔及美托洛尔等。如果室性心动过速表现较为严重，每分钟心率在 150 ~ 220 次、心律稍有不齐、血压下降、头晕、黑蒙、昏厥等或有猝死的可能，一旦发现要急送医院急救。

脑卒中

脑卒中俗称“脑中风”，又称“脑血管意外”。凡因脑血管阻塞或破裂引起的脑血流循环障碍和脑组织功能或结构损害的疾病，都可以称为“脑卒中”。脑卒中大致可以分为两大类，即缺血性脑卒中和出血性脑卒中。

缺血性脑卒中 缺血性脑卒中占脑卒中病人总数的 60% ~ 70%，主要包括脑血栓形成和脑栓塞。前者由于动脉狭窄，管腔内逐渐形成血栓而最终阻塞动脉所致，后者则是由于血栓脱落或其他栓子进入血流中阻塞脑动脉所引起。如某些心脏病患者心腔内的栓子脱落便可引起脑栓塞。不论是脑血栓形成还是脑栓塞可统称为脑梗死。另外，有一小部分缺血性脑卒中的病人是由于大脑小动脉逐渐狭窄而最终闭塞所致，管腔内既无血栓亦无栓子，这种情况也叫脑梗死。此外，还有一些病人脑血管没有真正堵塞，只是短暂性缺血，也可以造成一过性脑损害的症状，称之为短暂性脑缺血发作，俗称“小卒中”或“小中风”。

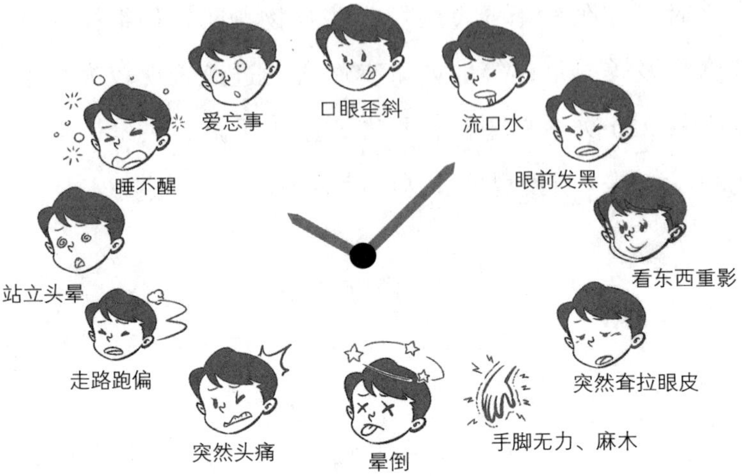

脑卒中预警信号

出血性脑卒中 出血性脑卒中占脑卒中病例的30% ~ 40%，根据出血部位的不同又分为脑出血和蛛网膜下腔出血。脑出血俗称“脑溢血”，是由于脑内动脉破裂，血液溢出到脑组织内。蛛网膜下腔出血则是脑表面或脑底部的血管破裂，血液直接进入容有脑脊液的蛛网膜下腔和脑池中。不论是缺血性脑卒中还是出血性脑卒中，都会造成不同范围、不同程度的脑组织损害，进而产生多种多样的神经精神症状，严重的还会危及生命，治愈后很多病人仍留有后遗症。因此，脑卒中是危害人类健康的大敌。

脑卒中发病前常见症状分述如下：

脑血栓形成 多见于有动脉粥样硬化病史的老年人，常在休息和睡眠中发病，医学上称“静态发病”。病情呈渐进性或阶段性发展，发病前常有头痛头晕、肢端麻木等先兆。于睡眠或休息时发生失语、复视和肢体瘫痪（偏瘫）、偏瘫侧感觉障碍，并逐渐加重。症状较脑出血轻，昏迷者少见。

脑栓塞 脑栓塞是由血液循环的栓子所造成。有心源性栓子（房颤、心律失常、二尖瓣狭窄、心内膜炎等的赘生物和附壁血栓脱落形成栓子）和血管源性栓子二类。常无先兆症状而发病，数秒钟便可出现失语、偏瘫，一侧面部肌肉、舌肌和上下肢偏瘫。可伴有房颤或其他脏器栓塞的表现。

脑出血 脑出血多见于有高血压、脑动脉硬化病史的老年人，常在劳动、精神兴奋、激动、大便或用力咳嗽时突然发病，医学上称为“动态发病”。发病时剧烈头痛，高热、呕吐，迅速昏迷并出现偏瘫，数小时内达到高峰。颞叶沟回疝时，一侧瞳孔扩大；脑干受压时出现四肢瘫痪，呼吸不规则，血压下降，心律失常而心跳停止；脑桥出血病情严重，双侧瞳孔缩小，由瘫痪发展为四肢瘫痪。内囊出血，对侧肢体瘫痪，病灶侧瞳孔扩大，病情严重。小脑出血，突然枕部疼痛、眩晕、呕吐频繁，出血量多时可突然昏迷，一两日内死亡。

救治脑卒中，与时间赛跑

据世界卫生组织统计，脑卒中已成全球60岁以上人群第二大主要导致死亡的原因。2002年，脑卒中导致全球大约550万人死亡，仅中国死于脑卒中的人数就达到165万。我国脑卒中发病率明显高于世界平均水平，每年新发病例超过200万，其中1/3成为永久性残疾，而另外的1/3导致了死亡。因此，救治脑卒中，贵在一个“早”：与时间赛跑，越早越好。

早期溶栓可拯救偏瘫肢体 脑卒中现代治疗的关键理念是进行超早期干预。脑卒中主要为缺血性脑卒中（即脑梗死）。国际上近十年来的大规模临床试验证实：超早期（3小时内）使用组织型纤溶酶原激活物（tPA）进行溶栓治疗，可以取得显著疗效。这种药物可以溶解血栓，挽救偏瘫的肢体。但是，即使在医疗设施先进、急诊体系发达、居民健康教育水平很高的美国，能够超早期得到溶栓治疗的脑梗死患者也不到10%。在我国，由于多种因素的阻碍，溶栓治疗率在北京、上海等大城市还不到1%，在其他地方更是凤毛麟角了。导致患者不能及时获得溶栓治疗的原因，主要是患者对脑卒中急性救治的认识不足，导致院前耽搁时间过长，错过了超早期治疗的时机。

时间就是大脑，时间就是生命 大脑是代谢非常活跃的器官，局部没有能量储备，因此对于缺血缺氧十分敏感。脑血栓造成局部供血障碍，在血流完全中断的缺血核心区，脑细胞在几分钟内就开始坏死；在周围的缺血区，若不及时恢复血流，脑细胞在几个小时内就会不可逆走向死亡。因此，尽早恢复脑的血流十分重要，时间是挽救大脑细胞的关键。国外临床研究证明，在90分钟内接受tPA溶栓治疗的脑梗死患者，比在90～180分钟接受治疗的患者明显得到更多的功能恢复和遗留更少的远期残疾。因此我们常说，时间就是大脑，时间就是生命。

莫错过最佳治疗时机 许多因为没有及时就医而错过最佳治疗时机的缺血性脑卒中患者，他们在接受健康教育后发现自己起初对脑卒中知识的贫乏，后悔不已：没有重视轻度的一侧肢体无力、麻木、一过性的说话不清、短暂的视物成双等等。有的患者错误地认为，出现这些症状后卧床休息一下就好了。殊不知缺血性脑卒中在睡眠中的发病率相当高，休息反而会掩盖症状的发展变化。还有一些患者盲目地把脑卒中的表现认为是心脏病和高血压，在没有医嘱的情况下自行服用速效救心丸和降压药，结果不但使病情加重，还浪费了宝贵的就诊时间。因此，我们一定要建立一个科学的现代脑卒中理念：脑卒中是个急症，需要尽早到医院处理。记住："失去时间，就是失去大脑！"

脑出血同样要早治 脑卒中还有一大类属于脑出血。与脑梗死一样，脑出血也同样强调超早期前往医院就诊。因为临床研究发现，约有40%的脑出血患者在发病几个小时内会持续地出血，使脑内血肿在急性期不断扩大，从而严重威胁患者的生命，并使其神经功能障碍加重。一项国际多临床试验显示，超早期使用重组凝血七因子的药物，可以有效阻止脑内血肿扩大，减少死亡率，改善远期残疾率。这种新治疗法已在我国开始了初步的临床观察，随着研究的不断深入，它必将在治疗脑出血方面取得与溶栓治疗脑梗死一样明显的效果。

脑卒中急救须知

掌握正确的应急措施对减少合并症、维持生命体征、防止病情加重、争取时间进一步救治是十分重要的。当家人发生脑卒中后，千万不要惊慌，应采取下列应急措施：

（1）保持安静，给病人以精神安慰。避光，拉上窗帘，避免强光刺激。

（2）初步判断为脑卒中后，应使病人仰卧，头肩部稍垫高，头偏向一侧，防止痰液或呕吐物回流吸入气管造成窒息。如果病人口鼻中有呕吐物阻塞，应设法抠出，保持呼吸道通畅。

（3）使病人平卧，解开病人领口纽扣、领带、裤带、胸罩，如有假牙也应取出。可不放枕头或将枕头垫在肩膀后面，使下颌略微仰起。

（4）如果病人是清醒的，要注意安慰病人，缓解其紧张情绪。家人要保持镇静，切勿慌乱，不要悲哭或呼唤病人，避免造成病人的心理压力。

（5）及时清除口腔内异物，如呕吐物、假牙等，保持呼吸道通畅。

（6）可以做一些简单的检查。如用手电筒观察病人双侧瞳孔是否等大等圆；如有可能应测量血压，如收缩压超过 20 千帕（150 毫米汞柱），可以给病人舌下含服硝苯地平（心痛定）1 片（10 毫克）；或利血平 0.5 ~ 1.0 毫克肌肉注射。有条件者可吸氧。

（7）打 120 急救电话，寻求帮助，必要时不要放下电话，询问并听从医生指导进行处理。

（8）有条件者都应呼叫救护车来运送病人，尽快将病人送往有条件的医院。

（9）偏远山区交通不便，距离城市太远，以到附近医院抢救为宜，以免运送时间过长，丧失抢救时机。

（10）若自行搬运病人时方法要得当。正确的方法是：2 ~ 3 人同时用力，一人托住病人的头部和肩部，使头部不要受到震动或过分扭曲，另一人托住病人的背部和臀部，如果还有一人，则要托起病人腰部和腿，三人一起用力，平抬病人移至硬木板床或担架上，切勿抱、拖、背、扛病人。

健康格言

1. 如果需要改变一种饮食习惯，那么最好对饮食全面重新调整一下。

——培根

2. 人之养老之道，虽有水陆百品珍馐，每食必忌于杂，杂则五味相扰。

——孙思邈

3. 不要忽略你的身体的健康：饮食，动作，均须有节。

——毕达哥拉斯

4. 口腹之欲，何穷之有？每加节俭，亦是惜福延寿之道。

——苏轼

5、美食珍馐可以充实肌肤，却会闭塞心窍。 ——莎士比亚

第八章

公务员常见内科疾病防治

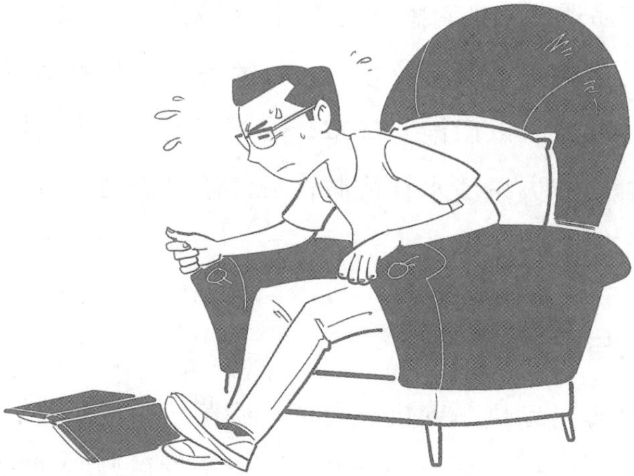

感冒（急性鼻咽炎）

普通感冒又称急性鼻咽炎，简称感冒，俗称“伤风”，是急性上呼吸道病毒感染中最常见病种。感冒多呈自限性，但发生率高，影响人群面广，且可以引起多种并发症。感冒以冠状病毒和鼻病毒为主要致病病毒，病毒从呼吸道分泌物中排出并传播。当机体抵抗力下降，如受凉、营养不良、过度疲劳、烟酒过度、全身性疾病及鼻部本身的慢性疾病影响呼吸道畅通等，容易诱发感染。感冒发作后可继发细菌感染。

感冒起病时鼻内有干燥感及痒感、打喷嚏、全身不适或有低热（体温一般不超过 39℃），以后渐有鼻塞、嗅觉减退、流大量清水鼻涕、鼻黏膜充血、水肿、有大量清水样或脓性分泌物等。若无并发症，病程约为 7 ～ 10 天。

感冒的防治与康复

人在感冒时容易发热。发热是人体与病菌抗争的表现，会消耗人的体液，因此在感冒时应注意多喝白开水。有人在感冒时讲究忌口，不吃鸡蛋和牛奶，其实这样不妥。正确的做法是感冒时应注意多吃些营养食品，以补充人体在抗病过程中的营养消耗。

如果感冒没有引起并发症，仅头部或其他部位特别疼痛，或是较长时间连续高热，患者只需吃点解热镇痛药，如APC、去痛片、消炎痛等；咽喉痛可用口含片，如碘含片、华素片、西瓜霜含片；干咳者可用咳必清及棕色合剂；痰液黏稠者可用必漱平、氯化铵等；如有可能并发感染，可适当选用抗生素治疗。再加上足够的休息，一般3 ~ 5天就能痊愈。中医辨证治疗也有较好的疗效。

温馨提示 睡眠是感冒患者的良药

英国的汉堡博士在50年前即认为："对感冒最有帮助的是睡眠。"现代医家称睡眠是"感冒患者的良药"。当人睡眠减少、劳累过度、受寒冷刺激时，抵抗力随之下降，病菌、病毒等病原微生物便乘虚而入，诱发疾病。感冒即是这类疾病之一。感冒患者的主要症状是畏寒、发热。而发热是机体的防御性反应，如果睡眠的时间增加，人体免疫力便会随之加强。

研究发现，人在睡眠时体内的微生物可制造一种叫"胞壁酸"的物质，这种物质可促进睡眠，也有增强免疫力的作用。感冒发热时体内的"胞壁酸"增加，使睡眠量增加；睡眠量的增多，又会使体内的"胞壁酸"继续增加，人体的免疫力则随之不断增强。所以睡眠称得上是一种治疗药物，特别适宜于感冒。

感冒患者的发热症状虽可促进体内产生"胞壁酸"，但若没有充足的睡眠，因发热时体内散发热量增多，发热时的出汗症状又易使身体受凉，有加重感冒的作用，即使服药也很难达到治疗效果。

流行性感冒（流感）

流行性感冒简称“流感”，是由流感病毒引起的急性呼吸道传染病，此病毒常存在于患者的口、鼻分泌物中，通过飞沫传播，传染性极强，极易造成流行。20世纪以来已有五次流感世界大流行记载，分别发生于1918年、1957年、1968年、1977年和2009年，其中以1918年的一次流行最为严重，有5.5亿人患病，死亡人数达2000万之多。

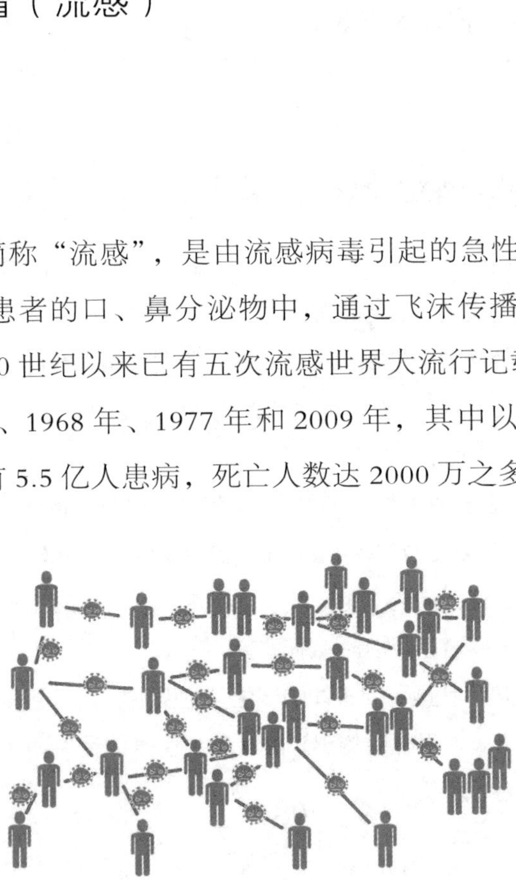

流感病毒在人群密集场所的传播

流感发病突然，首先出现头痛、发热症状，体温可达到39℃以上，头痛剧烈，双眼胀痛，结膜充血，鼻塞流涕，咽喉干痛，全身酸痛，经过3～5天后，体温很快下降而恢复正常。若体温持续不降，则有并发

脑炎的可能。也有的患者，症状轻微，甚至不被发现，

但老年人及小儿症状比较典型，病情严重。值得注意的是，有些人常将“普通感冒”与“流感”混为一谈，两者的区别见下表：

普通感冒与流感的区别

对比项目	普通感冒	流感
致病原因	由呼吸道合胞病毒、鼻病毒、腺病毒、冠状病毒和副流感病毒的全身性疾病引起的上呼吸道感染。	由流感病毒感染引起的主要累及上呼吸道的全身性疾病。
发病症状	喷嚏、鼻塞、鼻涕，咳嗽、咽干、咽痒、味觉减退、呼吸不畅、声嘶，一般无发热及全身症状，或仅有低热、不适、轻度畏寒、头痛。	突然起病，畏寒高热，体温可达39°C～40°C，头痛、全身肌肉酸痛、乏力、食欲减退，咽喉痛、干咳，鼻塞、流涕、胸骨后不适。
病程	一周左右	1～2周
并发症	一般没有	中耳炎、肺炎等
病死率	一般没有	婴幼儿、老年人和存在心肺基础疾病的患者容易并发肺炎等严重并发症而导致死亡。

流行性感冒的防治与康复

流感患者应及早卧床休息，多饮水，防止继发感染。高热与身痛较重者可用镇痛退热药。干咳者可用咳必清，棕色合剂或可待因。高热、中毒症状较重者，应输液与物理降温，密切观察病情，及时处理并发症。如有继发细菌感染时，针对病原菌及早使用适宜的抗菌药物。中药如感冒冲剂、板蓝根冲剂在发病最初 1 ～ 2 天使用，可减轻症状。

老年流感患者或养老院人员应在发病的最初 1 ～ 2 天内服用金刚烷胺盐或金刚乙胺，能减轻症状，缩短病程，起治疗作用。金刚烷胺成人剂量为每日 100 ～ 200 毫克，分 2 次服用。儿童为每日 4.4 ～ 8.8 毫克 / 千克，分 2 次服用，疗程为 5 ～ 7 天，一般无副作用，但须注意胃肠道和神经

系统反应，如过度兴奋、言语含糊、震颤、失眠、头昏、乏力、情绪障碍、共济失调等，金刚乙胺的副反应比金刚烷胺要少。

治疗流感的药物很多，但疗效常不尽如人意，所以预防十分重要。在流感流行期间，应加强个人防护，住房门窗要常开，保持空气流通；晚间可关闭门窗，用食醋（每立方米空间用原醋 3 ～ 5 毫升）煮熏或喷雾消毒。少走亲访友，少到公共场所，出门最好戴口罩。每天早晨可用 50% 的温醋溶液滴鼻并冲漱咽喉部；或用 10% 大蒜液滴鼻，每日 3 ～ 5 次，每次 2 滴，连续 3 ～ 5 日；或取菊花 30 克，水煎含漱或喷润咽喉，每日 3 ～ 5 次。亦可用大青叶、板蓝根各 10 克，煎汤内服，每日 1 剂，连用 5 日。

金刚脘胺与金刚乙胺预防甲型流感有一定效果，对乙型流感则无效。接种流感疫苗是预防流感的有效方式。流感疫苗可分为减毒活疫苗和灭活疫苗两种，接种后能阻止病毒入侵，或降低疾病的严重度和加速复原。减毒活疫苗经鼻喷入后使局部产生抗体，阻止病毒吸附，接种后半年至 1 年左右可预防同型流感的作用，发病率可降低 50% ～ 70%。灭活疫苗采用三价疫苗皮下注射法，在中、小流感中对重点人群使用。

温馨提示　勤洗手——预防感冒和流感“必杀技”

病毒是导致感冒和流感的最常见原因。用含酒精的洗手液洗手是预防感冒和流感的最有效方式。在下面这些特定的时间洗手尤为重要：（1）饭前洗手；（2）准备食物前洗手；（3）上厕所之后洗手；（4）打喷嚏、咳嗽时应用纸巾或手肘部位捂住口鼻，这些情况发生后一定要洗手；（5）皮肤感染之后要勤洗手；（6）发现周围有人感染时要勤洗手；（7）修剪花草、修整园艺之后要洗手；（8）用手触摸公共物品之后要洗手。

睡眠呼吸暂停综合征（打鼾）

睡眠时鼾声如雷，通常称之为“打鼾”，是睡眠呼吸暂停综合征的一种特征性表现。

睡眠呼吸暂停综合征是一种发病率高，具有潜在危险性的疾病。近几年来其危害性虽然已引起人们的关注，但由于对其缺乏足够的认识，加上部分患者以高血压、心律失常等并发症为首发症状，有相当的患者不能得到正确、及时的诊断和治疗，从而延误病情。睡眠呼吸暂停综合征的患者在睡眠时会停止呼吸，时间可能会长达十秒甚至更长，停止呼吸的次数可由每晚十次到数十次或数百次不等。因此，患者难以进入熟睡状态，身体亦难以得到足够的氧气和休息。

睡眠呼吸暂停综合征可分为三大类：

阻塞性睡眠呼吸暂停 原因是患者的上呼吸道在睡眠时受阻，比如呼吸道过窄或喉部组织在睡眠时松弛下垂等，都会形成阻塞，这使空气不能顺利通过，导致呼吸减弱或呼吸停止。

中枢性睡眠呼吸暂停 这是由于脑部未能有效地把呼吸信号送到有关的器官和组织，令呼吸间歇停止。

混合性睡眠呼吸暂停 这种睡眠呼吸暂停是上述两种的混合体，患者同时具有阻塞性及中枢性睡眠呼吸暂停的病征。

成人睡眠呼吸暂停综合征患者常有下列症状：睡醒后仍觉疲倦，白天瞌睡（例如读书或看电视时）；晨起头痛；精力不集中、反应迟钝；脾气暴躁、抑郁、性情改变；记忆力衰退；肥胖（不易减肥）；性欲减退等。在儿童多表现为打鼾、明显的睡眠呼吸暂停、难以安睡、睡姿怪异、晚间大量出汗、体重难以增加等。

睡眠呼吸暂停综合征是一种全身性疾病，不但影响患者的休息，而且还会引发许多健康问题，若处理不当，将会发生以下情况：如高血压，严重者可导致中风、心律失常、心衰等心脏疾病；导致肺动脉高压、肺心病、呼吸衰竭；由于血液含氧量低可导致大脑功能减退；易使体重增加，导致肥胖；工作时易发生意外；可致儿童发育迟缓。

睡眠呼吸暂停综合征的防治与康复

怀疑患上睡眠呼吸暂停综合征者，应到呼吸内科请专科医生作睡眠呼吸监测，以观察睡眠情况。通过睡眠生理评估，除可确定是否患上睡眠呼吸暂停综合征外，还可了解其严重程度及属于哪种类型的睡眠呼吸暂停。医生会根据具体情况决定是否需要进行睡眠呼吸监测或进一步的治疗。

睡眠呼吸暂停综合征治疗的方法分为非创伤性和创伤性两类。

非创伤性治疗 医生会为患者安排使用持续正压气道通气（简称CPAP）的睡眠机。其原理是将正气压经鼻罩输送至患者上呼吸道，使受阻的气管保持通畅，因此空气能顺畅地进入肺内，令睡眠呼吸暂停症状得以消除。经过适当的治疗，效果十分显著，患者在睡醒后即可感到精神焕发。这是一种最常用的、比较经济的治疗办法。

创伤性治疗 即手术治疗。医生会为患者切除多余的造成阻塞的组织，使睡眠呼吸暂停的症状得以消除或减轻。但手术有效率只有50%。

温馨提示 打鼾者应注重自我保健

睡眠呼吸暂停综合征患者需要有恒心地坚持使用治疗仪治疗，方可收到预期的效果。睡眠呼吸暂停综合征患者自我保健应注意5点：(1) 节食，减肥，戒烟；(2) 适当运动；(3) 睡眠前2小时应避免饮酒；(4) 避免服用安眠药；(5) 侧睡。

急性支气管炎

急性支气管炎是由于病原微生物感染或物理化学因素刺激引起的支气管炎症。引起本病的病原微生物主要为病毒、细菌和变应原，如鼻病毒、呼吸道合胞病毒、腺病毒、副流感病毒及流感嗜血杆菌、肺炎链球菌和葡萄球菌等。吸入变应原如花粉、真菌孢子或菌丝、寄生虫，像钩虫、蛔虫的蚴虫游走到肺部时也可引起急性支气管炎。

起病时可出现鼻塞、流涕、咽痒、咽痛等症状，如果声门周围充血水肿时还可出现声音嘶哑。也可伴畏寒、发热、乏力和肌肉酸痛，甚至胸骨后疼痛。咳嗽程度轻重不一，严重者可影响睡眠。咳痰量不多，色白，微黄，较黏稠。病程通常为 1 周，少数达 2 周以上。

急性支气管炎的防治与康复

本病防治的重点在于避免受病原微生物和理化刺激因素侵犯及接触变应原。可通过体育锻炼提高免疫力，增强体质，避免感冒，减少发病。体质较差者还可应用免疫增强剂，如服用必思添（克雷白肺炎杆菌提取的糖蛋白）来提高机体免疫力。要戒烟，减少有害的烟雾、粉尘、刺激性气体的吸入。及时治疗鼻咽部慢性炎症等也有利于防止支气管炎的发生。

一旦患上急性支气管炎后，患者应卧床休息，避免劳累及各种恶性刺激。适当补充营养，多饮水，多食蔬菜和水果等。过度劳累可使病情迁延难愈，甚至发生并发症。有发热、黄痰症状时，可在医生指导下服用解热药物和抗生素。解热药物可选用阿司匹林或其类似药物如泰诺。咳嗽有痰者，可选用复方甘草片，每次 3 片，每日 3 次；或棕色合剂，每次 10 毫升，每日 3 次。咳嗽无痰者，用咳必清 25 毫克，每日 3 次；痰稠咯出不利者，用氯化铵 0.3 ~ 0.6 克，每日 3 次，或必嗽平 8 ~ 16 毫克，每日 3 次。咳嗽厉害且有哮鸣音者，用氨茶碱 0.1 克每日 3 次。抗生素可选用青霉素、先锋霉素或红霉素及磺胺等。

慢性支气管炎

慢性支气管炎是由于感染或非感染因素引起气管、支气管黏膜及其周围组织的慢性非特异性炎症。其病理特点是支气管腺体增生、黏液分泌增多。临床出现有连续两年以上，每持续3个月以上的咳嗽、咳痰或气喘等症状。早期症状轻微，多在冬季发作，春暖后缓解；晚期炎症加重，症状长年存在，不分季节。疾病进展又可并发阻塞性肺气肿、肺源性心脏病，严重影响劳动力和健康。

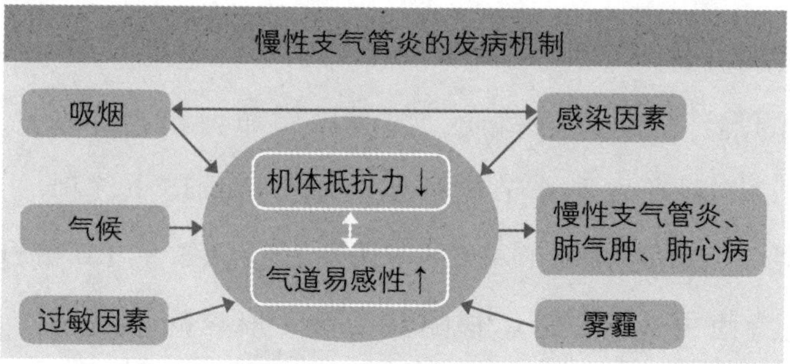

慢性支气管炎的发病机制

根据临床表现，将慢性支气管炎分为单纯型与喘息型两型。前者主要表现为反复咳嗽、咯痰；后者除咳嗽、咯痰外尚有喘息症状，并伴有哮鸣音。

慢性支气管炎的防治与康复

慢性支气管炎根据病程经过可分为三期，以便治疗有所侧重。

急性发作期 指在1周内出现脓性或黏液脓性痰，痰量明显增加，或伴有发热等炎症表现，或1周内“咳”“痰”或“喘”任何一项症状显著加剧，或重症病人明显加重者。

慢性迁延期 指有不同程度的“咳”“痰”“喘”症状，迁延到1个月以上者。

临床缓解期 经治疗或自然缓解，症状基本消失或偶有轻微咳嗽和少量痰液，保持2个月以上者。

慢性支气管炎的防治要强调预防为主的原则。吸烟是引起慢性支气管炎的重要原因，烟雾对周围人群也会带来危害，应大力宣传吸烟的危害性，要教育青少年杜绝吸烟。同时，针对慢性支气管炎的发病因素，加强个人卫生，包括体育运动、呼吸和耐寒锻炼，以增强体质，预防感冒。

1. 缓解期的治疗

缓解期的治疗应以增强体质，提高抗病能力和预防复发为主。采用气管炎菌苗，一般在发作季节前开始应用，每周皮下注射一次，剂量自0.1毫升开始，每次递增0.1 ~ 0.2毫升，直至0.5 ~ 1.0毫升为维持量。有效时应坚持使用1 ~ 2年。核酪注射液（麻疹病毒疫苗的培养液）每周肌肉或皮下注射2次，每次2 ~ 4毫升；或卡介苗素注射液每周肌肉注射3次，每次1毫升（含卡介苗提取物于重0.5毫克），在发病季节前用药，可连用3个月，以减少感冒及慢性支气管炎的发作。必思添首次治疗8天，2毫克 / 天，停服3周；第2次治疗8天，1毫克 / 天，停服

3 周；第 3 次治疗 8 天，1 毫克 / 天，连续 3 个月为一疗程。可预防慢性反复呼吸道感染。

2. 急性发作期及慢性迁延期的治疗

急性发作期及慢性迁延期的治疗应以控制感染和祛痰、镇咳为主；伴发喘息时，加用解痉平喘药物。

抗菌治疗 抗菌治疗应在医生的指导下选用药物。常用药有复方磺胺甲恶唑（SMZ）、阿莫西林、氨苄西林、头孢氨苄和头孢拉定等，亦可选择新一代大环内酯类抗生素如罗红霉素口服。抗菌治疗疗程一般 7 ～ 10 天，反复感染病例可适当延长。经治疗 3 天后，病情未见好转者，应根据痰细菌培养药物敏感试验的结果，选择抗生素。

严重感染时，可选用氨苄西林、环丙沙星、氧氟沙星、阿米卡星（丁胺卡那霉素）、奈替米星（乙基西梭霉素）或头孢菌素类联合静脉滴注给药。

祛痰镇咳 可给沐舒痰（盐酸溴环已胺醇）30 毫克，或化痰片（羧甲基半胱氨酸）500 毫克，每日 3 次口服。溴己新（必嗽平）、氯化铵、棕色合剂等均有一定祛痰作用。当痰黏稠不易咳出时，可用枇杷叶蒸气吸入，或用超声雾化吸入，以稀释气道内分泌物。

慢性支气管炎除刺激性干咳外，不宜单纯采用镇咳药物，因痰液不能排出，反而使病情加重。

解痉平喘药 喘息型支气管炎常选择解痉平喘药物，如氨茶碱 0.1 ～ 0.2 克，每日 3 次口服；美喘清、博利康尼、复方氯喘片等均可选用。慢性支气管炎有可逆性阻塞者应常规应用支气管舒张剂。如异丙托溴铵（溴化异丙托品）气雾剂、博利康尼都保等吸入治疗。阵发性咳嗽常伴有不同程度的支气管痉挛，采用支气管舒张剂后可改善症状，有利于痰的清除。

慢性支气管炎患者在自我调理中，需注意以下几点：保持居室空气新鲜，通风换气；要预防感冒，当感冒流行时，每天做空气消毒，如食醋熏蒸等；在天冷及气候骤变时，注意保暖防止受凉，以预防呼吸道感染；吸烟者一定要戒烟，同时病人的生活环境要避免烟尘等空气污染；发现咳嗽、气急、痰量增多时，应及时就医。

肺　炎

肺炎是由病原体（如细菌、病毒、真菌、寄生虫等）、理化因素、免疫损伤、过敏及药物等多种原因引起的肺部感染。细菌性肺炎是最常见的肺炎，也是最常见的感染性疾病之一。日常所讲的肺炎主要是指细菌性感染引起的肺炎，此肺炎也是最常见的一种。

正常的呼吸道免疫防御机制使气管隆突以下的呼吸道保持无菌。是否发生肺炎决定两个因素：病原体和宿主因素。如果病原体的数量多，毒力强和(或)宿主呼吸道局部和全身免疫防御系统损害，即可发生肺炎。肺炎可通过误吸胃肠道的定植菌（胃食管返流）和通过人工气道吸入环境中的致病菌引起。病原体直接抵达下呼吸道后，滋生繁殖，引起肺泡毛细血管充血、水肿，肺泡内纤维蛋白渗出及细胞浸润。除了金黄色葡萄球菌、铜绿假单胞菌和肺炎克雷伯杆菌等可引起肺组织的坏死性病变易形成空洞外，肺炎治愈后多不遗留瘢痕，肺的结构与功能均可恢复。

肺炎的症状和体征

多数肺炎患者起病急骤，常有受凉淋雨、劳累、病毒感染等诱因，约1/3的患者患病前有上呼吸道感染。主要症状有：

寒战与高热 典型病例以突然寒战起病，继之高热，体温可高达39℃～40℃，呈稽留热型，常伴有头痛、全身肌肉酸痛、食量减少。使用抗生素后热型可不典型，年老体弱者可仅有低热或不发热。

咳嗽与咳痰 初期为刺激性干咳，继而咳出白色黏液痰或带血丝痰，经1～2天后，可咳出黏液血性痰或铁锈色痰，也可呈脓性痰，进入消散期痰量增多，痰黄而稀薄。

胸痛 多有剧烈侧胸痛，常呈针刺样，随咳嗽或深呼吸而加剧，可放射至肩或腹部。如为下叶肺炎可刺激隔胸膜引起剧烈腹痛，易被误诊为急腹症。

呼吸困难 由于肺实变通气不足、胸痛以及毒血症而引起呼吸困难，呼吸快而浅。病情严重时影响气体交换，使动脉血氧饱和度下降而出现发绀。

其他症状 少数有恶心、呕吐、腹胀或腹泻等胃肠道症状。严重感染者可出现神志模糊、烦躁、嗜睡、昏迷等。

细菌性肺炎患者多呈急性面容，双颊绯红，皮肤干燥，口角和鼻周可出现单纯性疱疹。有败血症者，皮肤黏膜可有出血点，巩膜黄染，心率增快或心律不齐。革兰阴性杆菌肺炎病变范围大者，可有肺实变体征，双肺下野及背部可闻及湿性啰音。支原体肺炎患者体征多不明显，可有咽部中度充血，肺部干、湿啰音，耳镜可见鼓膜充血甚至出血，呈炎症性改变。病毒性肺炎胸部体征亦不突出，有时偶尔可在下肺闻及湿啰音。

肺炎的药物治疗

抗感染治疗是肺炎治疗的最主要环节。细菌性肺炎的治疗包括经验性治疗和针对病原体治疗。前者主要根据本地区、本单位的肺炎病原体流行病学资料，选择可能覆盖病原体的抗菌药物；后者则根据呼吸道或肺组织标本的培养和药物敏感试验结果，选择体外试验敏感的抗菌药物。此外，还应该根据患者的年龄、有无基础疾病、是否有误吸、住普通病房或是重症监护病房、住院时间长短和肺炎的严重程度等，选择抗菌药物和给药途径。

肺炎的抗菌药物治疗应尽早进行，一旦怀疑为肺炎即刻给予首剂抗菌药物。病情稳定后可从静脉途径转为口服治疗。肺炎抗菌药物疗程至少 5 天，大多数患者需要 7 ~ 10 天或更长疗程，如体温正常 48 ~ 72 小时，无肺炎任何一项临床不稳定征象可停用抗菌药物。肺炎临床稳定标准为:（1）T ≤ 37.8℃;（2）心率≤ 100 次 / 分;（3）呼吸频率≤ 24 次 / 分;（4）血压：收缩压≥ 90mmHg ;（5）呼吸室内空气条件下动脉血氧饱和度≥ 9O% 或 PaO2 ≥ 60mmHg ;（6）能够口服进食;（7）精神状态正常。

抗菌药物治疗后 48 ~ 72 小时应对病情进行评价，治疗有效表现体温下降、症状改善、临床状态稳定、白细胞逐渐降低或恢复正常，而 X 线胸片病灶吸收较迟。如 72 小时后症状无改善，其原因可能有:（1）药物未能覆盖致病菌，或细菌耐药;（2）特殊病原体感染如结核分枝杆菌、真菌、病毒等;（3）出现并发症或存在影响疗效的宿主因素（如免疫抑制）;（4）非感染性疾病误诊为肺炎。

肺炎治疗主要是抗病原菌治疗，关键是要正确合理使用抗生素。肺炎球菌对青霉素类敏感，而支原体肺炎则对红霉素敏感。抗生素的疗程应为 14 天。用得不对，要么没有作用，要么可能造成耐药性。治疗肺炎的同时，还要治疗原有疾病，提高免疫力，如糖尿病、肿瘤患者合并肺炎，应积极控制原有疾病。此外，保证摄入充足的热量、营养、蛋白质等，对维持体内水电解质的平衡、祛痰、解热镇痛等也很重要。

中医辨证治疗也有良效，以下两则简便方可选用：

（1）蒲公英30克、败酱草45克、半枝莲15克、虎杖30克，水煎服，每日1剂，分2次服。用于急性肺炎。

（2）鱼腥草煎剂：鱼腥草500克，浓煎成100毫升溶液，每次30毫升，每日3次。用于大叶性肺炎。

肺炎患者的康复护理

家庭护理对肺炎患者的恢复很重要。发热的患者要卧床休息，注意保暖，保持室内空气清新，要多吃高热量、高蛋白、易消化的食物。有胸痛的患者最好采取患侧卧位或者用宽胶布固定患侧胸廓，目的是减少胸廓的活动以减轻疼痛，在咳嗽、深呼吸时用手或枕头压紧胸壁，也可减轻疼痛。

有一点对于肺炎患者很重要，就是要注意咳嗽和咳痰。咳嗽、咳痰对机体起到自净和防护作用。因此，肺炎患者不能盲目止咳，应鼓励患者每隔1小时进行1次深呼吸和有效咳嗽。卧床患者应注意翻身，患者家属每隔4小时应为患者拍背排痰1次。对年老体弱者，家属要特别注意观察患者病情变化，尤其在发病初期的24小时，要注意其一般状况，如呼吸、脉搏、体温、血压等。

治愈后的患者，在恢复期还应注意采取措施，促进机体彻底康复，如增加休息时间；坚持深呼吸锻炼至少要持续4～6周，这样可以减少肺不张的发生；出门要戴口罩，要避免呼吸道刺激，如吸烟、灰尘、化学飞沫等；尽可能避免去人群拥挤的地方或接触已有呼吸道感染的患者。

肺结核

结核病是由结核杆菌感染引起的慢性传染病。结核杆菌可侵入人体全身各种器官，但主要侵犯肺脏，称为肺结核病。结核病是一种古老的呼吸道传染病，又称为痨病和“白色瘟疫”。在历史上，它曾在全世界广泛流行，曾经是危害人类的主要杀手，夺去了数亿人的生命。自 20 世纪 50 年代以来，不断发现有效的抗结核药物，使结核流行得到了一定的控制。

肺结核的传播

研究表明，只有痰涂片抗酸杆菌阳性的肺结核病人才具有传染性，才是结核病的传染源。在肺结核病变或空洞中，存在大量繁殖的结核菌，这些结核菌随着被破坏的肺组织和痰液，通过细支气管、支气管、大气管排出体外。含有大量结核菌的痰液，通过咳嗽、打喷嚏、大声说话等方式经鼻腔和口腔喷出体外，在空气中形成气雾（或称为飞沫）。较大的飞沫很快落在地面，而较小的飞沫很快蒸发成为含有结核菌的“微滴核”，并长时间悬浮在空气中。如果空气不流通，含菌的微滴核被健康人吸入肺泡，就可能引起感染。由此看来，传染性的大小和传染源病人的病情严重性、排菌量的多少、咳嗽的频度、居住房子的通风情况、与接触者的密切程度及接触者自身抵抗力有关。以上方式称为“咳嗽传染”，是经科学验证的最主要的传播方式。也有可能通过随地吐痰形成“尘埃传染”，但这是次要的传播方式。

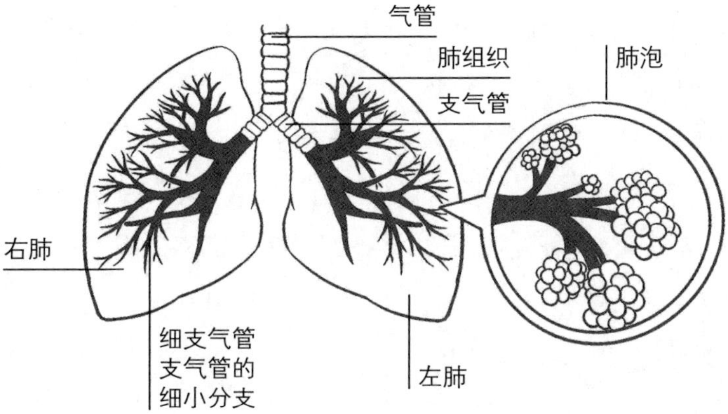

肺部组织结构

肺结核的防治

结核病的预防，主要是要提高自身的抵抗力。实际上，我们每一个人都在结核杆菌的包围之中。感染结核病菌后发病与不发病，关键是自身抵抗力问题。同时，树立健康观念，养成良好卫生习惯，提高文明程度，如不随地吐痰等，也是重要的预防措施。目前，卡介苗接种已纳入计划免疫之中，它是预防儿童结核病的主导性措施，特别是对那些可能危及儿童生命的严重类型，如结核性脑膜炎、粟粒性结核等具有较好的效果。因此，新生儿是卡介苗的主要接种对象，最迟在孩子 1 岁以内要接种上卡介苗。

对已经感染结核菌的人，给予抗结核药物来预防结核病的发生称为“药物预防”。在我国，感染结核菌的人数已经达到总人口的 45%，因此，广泛采用药物预防是不适宜的。但是，对特殊人群或重点对象进行药物预防是非常必要的，这样可以减少结核病的发生。

药物预防的对象包括：(1) 人类免疫缺陷病毒（HIV）感染者；(2) 与新诊断传染性肺结核病人有密切接触的结核菌素阳性幼儿和青少年；(3) 未接种卡介苗 5 岁以下结核菌素试验阳性者；(4) 结核菌素试验阳性的下述人员：糖尿病病人、矽肺病人、长期使用肾上腺皮质类固醇激素治疗者、接受免疫抑制疗法者；(5) X 线胸片有非活动性结核病变，而又没有接受过抗结核治疗者；(6) 结核菌素试验强阳性者。

药物预防的方法是：单用异烟肼预防，成人 300 毫克 / 日；儿童每千克体重 8 ～ 10 毫克／日，每日总量不超过 300 毫克，服用 6 ～ 12 个月。有研究表明，服用 2 ～ 3 个月利福平或迪克菲，或服用 2 个月利福平加吡嗪酰胺，预防结核病的效果更好。

结核病的用药原则

自 1954 年以来，抗结核药物相继问世，使结核病治疗进入化疗时代。过去认为不治或难治的肺结核病，经抗结核药物治疗的初治肺结核病治愈率可达 90% 以上，甚至 100% 的病人可以治愈。结核病人的治疗关键是合理化疗。合理化疗不仅可治愈病人，而且能控制传染源，避免结核病的播散。合理化疗的原则就是早期、联合、适量、规律、全程和督导。

早期　早发现，早治疗，至关重要。对于那些结核病密切接触者，长期应用皮质激素、免疫抑制剂、细胞毒素药物治疗者、过度劳累、营养不良者、糖尿病患者、胃大部切除患者等，均为易感人群，应定期体检，尤其当出现低热、乏力、盗汗等结核中毒症状时，更应及时到专科医院就诊，尽早明确诊断。早期活动性病变中的结核菌，处在生长繁殖的代谢旺盛期，如能及时用药，则易被药物杀灭而达到彻底治愈。

联合 联合用药可发挥药物的协同作用，增强疗效，减少耐药性产生。目前初治病例常用化疗方案为强化期 4 药联合（异烟肼、利福平、吡嗪酰胺加链霉素或乙胺丁醇），巩固期 2 ～ 3 药联合（雷米封、利福平或加乙胺丁醇）。复治病例的联合方案中应选用至少两种或两种以上敏感药物，不可在原来的基础上只加用 1 种新药，否则可造成对多种药物产生耐药性。

适量 每一种抗结核药物以发挥最大疗效、产生最小的毒副作用为适量。药物剂量不足则疗效差、易产生耐药，过量则导致毒副反应发生。我国成人常用抗结核药物的剂量是：雷米封 0.3 ～ 0.6 克 / 日，利福平 0.45 ～ 0.6 克 / 日，吡嗪酰胺 1.5 克 / 日，链霉素 0.75 克 / 日，乙胺丁醇 0.75 克 / 日。

规律 在整个疗程中，患者应定期复查，不漏用一次药物，更不可因临床症状好转而自行停药，严格遵医嘱完成规定疗程。

全程 化学疗法的疗程长短与结核病的复发率有密切关系。一般标准化疗方案的疗程为 12 ～ 18 个月，淋巴结核及结核性脑膜炎为 24 个月，部分肺结核患者可根据情况采取短程化疗 6 ～ 9 个月。

督导 实行直接督导化疗（简称 DOT）是现代结核病控制策略。督导的核心就是发现和治愈涂片结核菌阳性的病人，他们是肺结核的传染源。

结核病患者及其家属，都应了解并遵守以上化疗原则，从而减少化疗失败，顺利治愈疾病，以控制结核病的进一步传播。

极少数化疗无效者可考虑手术治疗。

急性胃炎

急性胃炎指各种外在和内在因素引起的急性广泛性或局限性的胃黏膜急性炎症。急性胃炎是一种常见病，主要表现为上腹疼痛、不适，食欲下降，恶心呕吐，有时伴腹泻，严重的急性胃炎还会引起呕血、便血等症状。

急性胃炎包括四种类型，在日常生活经常遇到的是急性单纯性胃炎。一般在暴饮暴食或食用了细菌或其毒素污染的食物、服用对胃有刺激的药物（如阿司匹林）后数小时至 24 小时发病。临床表现主要为：

上腹痛　正中偏左或脐周压痛，呈阵发性加重或持续性钝痛，伴腹部饱胀、不适。少数病人出现剧痛。

恶心、呕吐　呕吐物为未消化的食物，吐后感觉舒服，也有的病人直至呕吐出黄色胆汁或胃酸。

腹泻　伴发肠炎者出现腹泻，随胃部症状好转而停止，可排稀便和水样便。

脱水　由于反复呕吐和腹泻，失水过多引起，有皮肤弹性差、眼球下陷、口渴、尿少等症状，严重者血压下降，四肢发凉。少数病人呕吐物中带血丝或呈咖啡色，大便发黑或大便潜血试验阳性。说明胃黏膜有出血情况。

急性胃炎的防治与康复

急性单纯性胃炎病因简单，治疗起来不复杂，只要按下列措施进行救护，很快可以恢复正常。

○ 去除病因，卧床休息，停止一切对胃有刺激的饮食和药物。酌情短期禁食（1～2 餐），然后给予易消化的清淡的少渣的流质饮食，利于胃的休息和损伤的愈合。

○ 鼓励饮水，由于呕吐腹泻失水过多，病人在尽可能情况下多饮水，补充丢失水分。以糖盐水为好（白开水中加少量糖和盐而成）。不要饮含糖多的饮料，以免产酸过多加重腹痛。呕吐频繁的病人可在一次呕吐完毕后少量饮水（50 毫升左右），多次饮入，不至于呕出。

○ 解痉止痛。应用颠茄片、阿托品、654-2 等药均可。还可局部热敷腹部止痛（有胃出血者不用）。

○ 伴腹泻、发烧者可适当应用黄连素、氟哌酸等抗菌药物。病情较轻者一般不用，以免加重对胃的刺激。

○ 呕吐腹泻严重，脱水明显，应及时送医院静脉输液治疗，一般 1～2 天内很快恢复。

○ 预防为主，节制饮酒，勿暴饮暴食，慎用或不用易损伤胃黏膜的药物。急性单纯性胃炎要及时治疗，愈后防止复发，以免转为慢性胃炎，迁延不愈。

急性胃炎主要是通过外源及内源性刺激因素损伤胃黏膜导致，因此在日常生活中应尽可能避免内外两种因素的作用，必须注意饮食卫生，不得暴饮暴食、进食不洁食物或酗酒、服用刺激性药物。另外，对于可产生内源性刺激因素的原发病给予足够的重视，彻底治疗及清除之。本病病程较短，系自限性疾病，数天内可恢复，一般不需做特殊检查。但病情严重者，如合并脱水、酸中毒、休克及消化道出血者，必须积极处理。

慢性胃炎

慢性胃炎分为慢性浅表性胃炎和慢性萎缩性胃炎两种。浅表性胃炎多发生于青壮年，胃镜下显示胃黏膜充血、水肿或浅表性糜烂。主要症状为食欲减退、上腹部胀满不适伴疼痛等，严重的可引起胃出血。也可以没有明显的症状，胃酸可高可低，也可正常。慢性萎缩性胃炎多发生于中年以后，主要表现为食欲不振、腹胀隐痛、嗳气、恶心呕吐、乏力、营养不良和贫血，大多数患者胃酸减少或缺乏。在慢性胃炎患者中萎缩性胃炎患者占 10%～20%。慢性胃炎主要依靠胃镜诊断。一般认为，重度慢性胃炎的癌变发生率为 3%～5%。

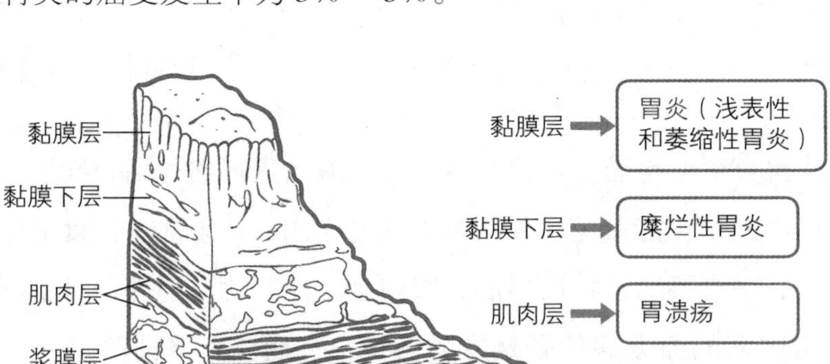

由表及里——胃病的发生和发展

慢性胃炎的病因还不完全清楚，但与幽门螺杆菌感染，饮食不当如进食过急、咀嚼不充分，食物过于粗糙、烫热、生冷、坚硬、辛辣、浓烈，长期饮用高浓度酒、吸烟过多以及服用对胃有刺激的药物等有关。另外，急性胃炎治疗不彻底，慢性疾病如口腔、鼻、咽部的慢性感染性病灶，由于毒素的刺激而损伤胃黏膜等因素，这些都可引起慢性胃炎。

慢性胃炎的防治与康复

养成良好的饮食习惯，戒除不良嗜好 做到定时进食，切忌暴饮暴食。避免吃生冷、坚硬、粗糙、烟熏、油炸及辛辣刺激性食物。进食时要细嚼慢咽，尽量减轻胃的负担，保护胃黏膜。严禁烟酒，烟酒极易损伤胃黏膜。据统计，每天吸烟 20 支以上，40%的人会得胃炎。每天饮白酒 100～150 克，胃炎发病率可达 60%；嗜酒者胃炎发生率可高达 80%左右。

消除可能的致病因素和原发病 尽可能避免服用对胃有刺激性的药物，如阿司匹林、去痛片、安乃近、保太松、激素等。积极治疗口腔、鼻、咽的脓毒病灶。

锻炼身体，增强体质，改善胃肠功能 此外，患有慢性萎缩性胃炎的病人最好每年做一次胃镜检查，尽可能避免复发和恶变。

保持心情舒畅 精神因素对消化系统的功能影响很大，保持乐观情绪有利于防治胃炎，对健康也十分重要。

在医师指导下进行药物治疗 如镜下检出幽门螺杆菌，可用抗菌药物（目前多选用质子泵抑制剂 + 阿莫西林两联疗法，或胶体铋 + 阿莫西林 + 甲硝唑三联疗法）根除幽门螺杆菌。上腹部疼痛，可选用阿托品 0.3 毫克或普鲁苯辛 15 毫克，每日 3 次，口服。如胃酸增高致上腹部饱胀、嗳气、呕吐酸水或上腹部有烧灼感，可选用 1 至 2 种制酸药物，如胃舒平、生胃酮、谷丙胺、甲氰咪胍等。如胃酸过低、食欲不振，可口服稀盐酸合剂，以增加胃酸分泌，促进消化。伴有贫血的患者，应加强营养，吃含蛋白质与铁质丰富的食物，如瘦肉、动物内脏、鱼虾、奶蛋、豆制品、绿叶蔬菜及黑木耳、芝麻酱等。

消化性溃疡

消化性溃疡主要指发生于胃和十二指肠的慢性溃疡，是一种多发病、常见病。溃疡的形成有各种因素，其中酸性胃液对黏膜的消化作用是溃疡形成的基本因素，因此得名。消化性溃疡主要包括胃溃疡和十二指肠溃疡，故又称“胃十二指肠溃疡”。消化性溃疡是十分常见的疾病，据估计约有 10% 的人曾患过此类疾病。有关资料统计，十二指肠溃疡的发病率是胃溃疡的 3 倍。

本病以腹痛为主要症状，消化性溃疡疼痛有以下特点：

长期性 由于溃疡发生后可自行愈合，但每于愈合后又好复发，故常有上腹疼痛长期反复发作的特点。整个病程平均 6 ～ 7 年，有的可长达 10 ～ 20 年，甚至更长。

周期性 上腹疼痛呈反复周期性发作，乃为此种溃疡的特征之一，尤以十二指肠溃疡更为突出。中上腹疼痛发作可持续几天、几周或更长，继以较长时间的缓解。全年都可发作，但以春、秋季节发作者多见。

节律性 溃疡疼痛与饮食之间的关系具有明显的相关性和节律性。在一天中，凌晨3点至早餐的一段时间，胃酸分泌最低，故在此时间内很少发生疼痛。十二指肠溃疡的疼痛多发于两餐之间，持续不减直至下餐进食或服制酸药物后缓解。一部分十二指肠溃疡病人，由于夜间的胃酸较高，尤其在睡前曾进餐者，可发生半夜疼痛。胃溃疡疼痛的发生较不规则，常在餐后1小时内发生，经1～2小时后逐渐缓解，直至下餐进食后再复出现上述节律。

疼痛部位 十二指肠溃疡的疼痛多出现于中上腹部，或在脐上方，或在脐上方偏右处；胃溃疡疼痛的位置也多在中上腹，但稍偏高处，或在剑突下和剑突下偏左处。疼痛范围约数厘米直径大小。因为空腔内脏的疼痛在体表上的定位一般不十分确切，所以，疼痛的部位也不一定准确反映溃疡所在解剖位置。

疼痛性质 多呈钝痛、灼痛或饥饿样痛，一般较轻而能耐受，持续性剧痛提示溃疡穿透或穿孔。

影响因素 疼痛常因精神刺激、过度疲劳、饮食不慎、药物影响、气候变化等因素诱发或加重；可因休息、进食、服制酸药、以手按压疼痛部位、呕吐等方法而减轻或缓解。

本病除中上腹疼痛外，尚可有唾液分泌增多、胃灼热、反胃、嗳酸、嗳气、恶心、呕吐等其他胃肠道症状。食欲多保持正常，但偶可因食后疼痛发作而惧食，以致体重减轻。全身症状可有失眠等神经官能症的表现，或有缓脉、多汗等植物性神经系统不平衡的症状。

怀疑有消化性溃疡的患者，应做X线钡餐检查（如发现溃疡阴影则可确诊）。经积极正规内科治疗2～4周仍不见效者，要警惕胃癌，进一步做内镜和病理学检查。

消化性溃疡的防治与康复

由于本病的病因尚未十分明了，目前医学界公认的发病基础是胃酸、胃蛋白酶和幽门螺杆菌为主要致病因素对胃黏膜的损害，是侵袭因素与胃十二指肠黏膜对这些侵袭（损害）的防御能力之间失去平衡的结果。当前，用于治疗胃十二指肠溃疡的药物很多，然而就其主要的药理作用来看，不外乎着眼于减少胃酸和增强胃十二指肠黏膜的防御能力这两个重要环节。所以，众多的抗溃疡药物大致可归为两大类：抗胃酸的药物和增强黏膜防御能力的药物。

抗胃酸的药物又分如下几种：

碱性制酸药 如复方氢氧化铝胶囊或片剂、氧化镁、胃舒平、胃得乐、乐得胃等，能降低十二指肠内的酸度，缓解疼痛，降低胃蛋白酶的活性，促进溃疡愈合。制酸剂应在饭后 0.5 ～ 1 小时服。片剂应磨碎后服，不宜整片吞服。

抗胆碱药 常用药物有 654-2、阿托品、颠茄片、普鲁本辛、胃安、胃欢、胃长宁等，能减少胃酸分泌，解除平滑肌与血管痉挛，有利于延长制酸剂和食物对胃酸的中和作用。睡前加服此类药物，能加速十二指肠溃疡愈合。此药不宜用于胃溃疡、溃疡出血和反流性食道炎患者，禁用于幽门梗阻患者。

H2 受体拮抗剂 如甲氰咪胍（400 毫克，睡前服）、雷尼替丁（150 毫克，每天 2 次）和法莫替丁等，对胃壁细胞分泌盐酸有阻滞作用。

质子泵抑制剂 如洛赛克，这是很强的抑制胃酸分泌的药物。用法：每次 20 毫克，1 日 1 次，早上服。

增强黏膜防御能力的药物主要有硫糖铝、胶体铋剂、生胃酮及前列腺素 E 合成剂等，有保护胃黏膜，促进溃疡愈合的作用。

胃溃疡和十二指肠溃疡在发病机制方面有着显著不同。因此，选择药物应有所不同。对十二指肠溃疡应侧重选用降低胃内酸度的药物，而对胃溃疡则应以增强胃黏膜抵抗力的药物和促动力药为主。此外，杀灭幽门螺杆菌，有助于提高愈合力，降低复发率。常用药有呋喃唑酮（痢特灵）和甲硝唑（灭滴灵）。铋剂也有强烈的杀灭幽门螺杆菌的作用。

消化性溃疡预防要点

保持良好精神状态，消除不良情绪 情绪不良、精神紧张都可通过神经内分泌系统增加胃酸的分泌，同时影响胃肠道黏膜的血液营养供应，从而引起溃疡病。终日处于紧张状态的人极易出现消化道溃疡甚至出血。

饮食要有规律，不要嗜食零食 暴饮暴食或无规律饮食，都可影响胃消化功能，造成消化不良和营养不良；营养不良则削弱胃黏膜的屏障作用，导致溃疡病的发生，并可影响黏膜的修复。频繁吃零食会刺激胃酸分泌，但由于摄入食物较少，无须大量胃酸来帮助消化，多余的胃酸就会消化胃及十二指肠黏膜本身，造成消化性溃疡。

注意戒烟限酒 吸烟是消化性溃疡的一个重要致病因素。烟草中含有的尼古丁成分会损伤胃黏膜；另外长期吸烟还可使胃酸分泌过多，并使胆汁返流进入胃而破坏胃黏膜。酒精也同样能刺激胃酸分泌，对胃黏膜有直接损伤作用。有饮酒嗜好同时又经常吸烟者，更易发生溃疡病。

根除幽门螺杆菌感染 这种细菌的感染是引起慢性胃窦炎的主要病因，而慢性胃窦炎与消化性溃疡密切相关，多数消化性溃疡患者合并有慢性胃窦炎存在。所以，凡有幽门螺杆菌感染的溃疡，均需抗菌药物联合治疗，才可能根治。选用对幽门螺旋杆菌有杀灭或抑制作用的中药如大黄、槟榔、参三七、黄芩、黄连、黄柏、桂枝、土茯苓、地丁、玫瑰花、丹参、玄胡、高良姜、乌梅、山楂等药物作汤剂治疗，无论对改善症状或治愈疾病都有积极意义。

防止滥用药物 阿司匹林、消炎痛、保泰松，以及皮质激素类药物如强的松、地塞米松等都可引发溃疡病，其中以阿司匹林尤甚。

此外，气候改变也是诱发溃疡病的因素之一，秋冬之交与冬春之交为消化性溃疡的高发时期。因而，要顺应气候，适寒温，慎起居。

病毒性肝炎

病毒性肝炎是由一组肝炎病毒引起的全身性疾病，主要临床表现为乏力、食欲不振、恶心呕吐、肝肿大及肝功能损害，部分病人出现黄疸。按病毒不同可分为甲、乙、丙、丁、戊五型，其中，乙型和丙型肝炎极易转变为慢性，并可发展为肝硬化甚至肝癌。

病毒性肝炎的早期症状与检查

病毒性肝炎大多起病缓慢，有时临床症状并不明显。初始症状除全身乏力外，以消化道症状最为突出，如食欲不振、厌恶油腻、恶心甚至呕吐、上腹不适、腹胀腹泻等。个别病人病初腹痛剧烈，类似急腹症。少数以上呼吸道症状起病，尤以甲型肝炎多见。以发冷、发热起病者占半数。凡有肝炎接触史者出现上述症状时，应考虑有肝炎的可能，并及时到医院进行相关实验检查。现将部分常见检查项目及其临床意义简述如下：

血、尿检查 急性肝炎患者的白细胞总数正常或稍低，淋巴细胞相对增高。黄疸型肝炎患者尿胆红素、尿胆原及尿胆素阳性。

肝功能检查 有黄疸者血清胆红素增高；急性及活动性肝炎 SG PT（血清谷丙转氨酶）增高。重型肝炎白 / 球蛋白比例倒置。

病原及血清学检查 甲型肝炎可通过血清抗 -HAVIgM 和血清 -HAVIgG 的检查帮助诊断，早期也可检测粪便中 HAV 颗粒；乙型肝炎应查“乙肝二对半”。

肝活组织检查 疑为急性肝炎，经其他方法未能确诊，可作肝活检。本法对慢性肝炎的诊断亦有较大价值。

其他免疫学检查 如检测免疫球蛋白、抗核抗体、抗平滑肌抗体、抗肝细胞膜脂蛋白抗体、类风湿因子等。慢性活动性肝炎患者自身抗体可呈阳性。

病毒性肝炎的传播途径

预防病毒性肝炎，首先应弄清它的传播途径。常见的五型肝炎中，甲型与戊型肝炎的传播途径基本相同；乙、丙、丁型多为经血液传播。

甲型肝炎由甲肝病毒（HAV）引起，主要经消化道传播，尤以日常生活接触经口入传播最为重要。水生贝壳类（如毛蚶等）被污染可引起甲型肝炎的暴发流行。

乙型肝炎由乙肝病毒（HBV）引起，主要通过以下 4 种途径传播：

母婴传播 一般认为人群中的 HBsAg（乙肝表面抗原）携带者中约有 1／3 来源于母婴传播。HBsAg 阳性，尤其 HBsAg 和 HBeAg（e 抗原）双阳性的母亲对子女的传染性极大。母亲多通过三种方式传染给子女：(1) 在分娩过程中传染给新生儿。即分娩过程中新生儿吸入含有乙肝病毒的母血、羊水和阴道分泌物而被传染，或通过婴儿破损的皮肤或黏膜感染。分娩过程中感染乙肝病毒的新生儿，出生后如不预防，90%～100%将变成HBsAg携带者。如进行乙肝疫苗联合乙型肝炎免疫球蛋白注射，便会得到有效的预防。(2) 宫内传播。即在子宫内通过胎盘传染给新生儿。若胎儿已感染乙肝病毒，出生后再预防就无效了。因此，HBsAg和HBeAg双阳性孕妇，应在怀孕后期（7、8、9三个月）每月注射乙型肝炎免疫球蛋白，中和孕妇体内的乙肝病毒，减少宫内传染的概率。(3) 产后感染新生儿。新生儿与母亲的密切接触也可被传染。对新生儿进行乙肝疫苗及乙型肝炎免疫球蛋白的联合接种，能有效阻断这种传染。

经血液传播 由于乙肝病毒主要存在于病人的血液中，因此经血液传播也是一重要途径，如：通过输血或血制品、血液透析、文身、扎耳洞、被针头意外刺伤、共用刮脸刀或牙刷等传播。

性接触传播 HBsAg阳性的男性精液肯定有传染性。黑猩猩阴道内放入HBsAg阳性病人的精液后感染了乙肝的实验更直接证明了这一点。因此婚前进行乙肝病毒检查是非常重要的。

其他传播方式 除以上3种传播途径外，当口腔黏膜（包括牙龈）破损时有可能经口入感染。通过昆虫也可能传播。

病毒性肝炎的预防措施

病毒性肝炎预防的关键是切断传播途径。具体措施包括：(1) 搞好个人卫生，养成饭前便后洗手的良好卫生习惯。(2) 搞好饮食卫生，加强饮用水的消毒；大力消灭苍蝇、蟑螂、臭虫；病人的日用品及排泄物、血液均应严格消毒。(3) 不共用注射器，避免使用公用茶具、面巾以及理发、刮脸、修脚的工具。(4) 不使用市场上出售的廉价血制品。(5) 阻断母婴传播。应将HBsAg检查列为产前常规检查之一，对HBsAg阳性尤其是HBeAg同时阳性者加强产程和产后的卫生保护，分娩过程中尽量避免血液和阴道分泌物污染新生儿的消化道、皮肤和黏膜，分娩后彻底清除新生儿口腔和咽部的分泌物。（6）保护易感人群。可根据需要注射人血丙种球蛋白和胎盘丙种球蛋白、高效价乙肝免疫球蛋白（HBIG）、甲肝疫苗和乙肝疫苗。其中，乙肝疫苗可用于阻断母婴传播，亦可应用于对乙肝易感的学龄前儿童及其他高危人群。预防接种方法是 0、1、6 个月时各肌注一针，每次 10 微克；若与 HBIG 合用，先注射 HBIG 1 毫升，2 ~ 4 周后开始注射第一针。

病毒性肝炎的治疗与康复

急性肝炎的治疗与康复

有肝炎接触史的人，如近期出现无其他原因可以解释的乏力、食欲不振、厌油、肝大或黄疸等症状，均可考虑为急性肝炎。结合实验室检查，可帮助确诊。

急性肝炎患者经适当休息和合理营养，绝大多数可恢复健康。常规治疗方法包括以下几个方面：

注意休息 急性肝炎患者患病早期要卧床休息，待黄疸消退、自觉症状改善后可逐渐下床活动，活动量以不感觉疲劳为度。临床治愈出院后，仍应休息 1 ～ 3 个月，经复查病情稳定后方可恢复工作，但半年内不宜参加重体力劳动或剧烈运动。

合理饮食 给予容易消化、维生素含量丰富的清淡饮食，增加蛋白质摄入量。食欲明显下降且有呕吐者，可静脉补充葡萄糖溶液。严禁饮酒。

药物治疗 可口服维生素 C、维生素 B 族等。中医认为，急性肝炎黄疸型多属湿热困脾，肝失疏泄。如脘腹闷胀、食少纳呆、恶心呕吐、目赤或黄、头重身困、大便溏、小便黄、舌质淡、苔白腻、脉缓，治宜清热化湿，利胆退黄。有黄疸可选用茵陈蒿汤或栀子柏皮汤；无黄疸可用茵陈五苓散或柴胡疏肝饮加减。常用中成药有：(1) 黄疸茵陈冲剂，每次 20 克，1 日 2 次。(2) 护肝片，每次 5 片，1 日 3 次。(3) 茵栀黄注射液，每次 2～4 毫升，1 日 2 次，肌肉注射。(4) 片仔癀，每次 0.6 克，1 日 3 次。(5) 鸡骨草胶囊，每次 4 粒，1 日 3 次；或鸡骨草肝炎冲剂，每次 1 袋，1 日 2 次。(6) 益肝灵片，每次 2 片，1 日 2 次。(7) 急肝退黄胶囊，成人 1 次 4 粒，1 日 3 次。非湿热型黄疸者忌服。

慢性肝炎的治疗与康复

慢性肝炎应采取抗病毒、调整免疫、保护肝细胞、防止肝纤维化、改善肝功能、改善肝脏微循环等综合治疗措施。治疗方法包括以下几个方面：

注意休息 处于活动期的病人，应以静养为主；处于静止期的病人，可从事力所能及的工作，症状消失、肝功能正常 3 个月以上者可恢复原有工作，但仍要随访一两年。

饮食宜忌 需注意蛋白质的摄入，每次量不必太多，但要持之以恒。要绝对禁酒。

免疫治疗 用免疫治疗的方法，加强和调节人体的免疫功能，清除侵入人体的病原体及其毒素，这种治疗方法称为“免疫治疗”。

保肝治疗 除维生素 B 族、C、E、K 及叶酸外，还可使用具有解毒功能的药物如肝太乐、维丙胺等；促进能量代谢药如肌苷、复合核苷酸钠等；促进蛋白质合成药如复方氨基酸、水解蛋白、人血清白蛋白等。可根据病情选用一两种，避免使用过多。

降低转氨酶 常用药有五味子制剂、联苯双酯、垂盆草、山豆根制剂、齐墩果酸等，应用过程中注意逐渐停药，防止反跳。

中药治疗 运用中药治慢性肝炎应辨证施治。

肝硬化

肝硬化是指一种或多种病因作用，造成弥漫性肝脏损害，肝细胞变性、坏死、再生、纤维组织增生及纤维板形成，最终导致肝小叶结构被破坏及假小叶形成。肝硬化按病因可分为乙型肝炎和丙型肝炎后肝硬化、血吸虫性肝硬化、酒精肝硬化、药物中毒性肝硬化等多种类型，其中以由慢性肝炎演变而来者居多。据统计，我国仅乙型肝炎病毒感染导致的慢性肝炎患者有3000多万，许多人因得不到有效的治疗，而导致肝硬化甚至肝癌。肝炎病人一旦到了肝硬化的程度，标志着肝病进入了较为严重的阶段，必须积极治疗，以预防各种并发症的发生。

肝硬化往往因并发症而死亡，上消化道出血为肝硬化最常见的并发症，而肝性脑病是肝硬化最常见的死亡原因。因此肝硬化的治疗原则是：合理饮食营养、改善肝功能、抗肝纤维化治疗、积极防治并发症。

肝硬化的防治与康复

肝硬化目前尚无特效治疗药物。肝功能代偿期病人可参加轻微劳动，失代偿期或有并发症者须绝对卧床休息。饮食以高热量、高蛋白质、维生素丰富且易消化的食物为宜，有腹水的病人应少食钠盐。此外，肝硬化病人应避免烟酒对肝脏的刺激。

治疗可选用维生素类药及保肝药，如：(1) 复合维生素 B，每次 2 片，1 日 3 次口服。(2) 维生素 C，每次 0.2 ~ 0.3 克，1 日 3 次口服。(3) 维生素 B6，每次 20 毫克，1 日 3 次口服。(4) 肝泰乐，0.2 克，1 日 3 次。(5) 阿卡明，0.2 克，1 日 3 次，口服。(6) 云芝肝泰，每次 1 包，1 日 2 次。(7) 维丙胺，80 ~ 160 毫克，肌肉注射，1 日 1 次。(8) 重症患者可用 10% 葡萄糖注射液 1 000 毫升，加维生素 C 1.0 克、三磷酸腺苷（ATP）80 毫克、辅酶 A 200 单位，静脉滴注，1 日 1 次。合并有其他并发症时应由医生做相应治疗。

治疗肝硬化必须立足于廉价、高效，中医药是实现这一目标的最佳手段，经过长期不懈的研究，中药制剂在治疗肝硬化中取得了可喜突破，现已证实，早期肝硬化可以通过中药治疗得到抑制甚至逆转。下列中药制剂可供临床参考选用。

丹参制剂 现代药理研究表明，丹参具有多方面的药理作用，如改善微循环障碍，改变血液流变状况，抗凝、抗炎、耐缺氧、提高免疫功能等，而且有研究认为丹参对已形成的胶原纤维有消散、吸收的可能。适用于气滞血瘀兼有血热类型的患者（主要表现为肝硬化、脾大，兼有低热、烦躁、失眠、胁痛、痈肿疮毒等）。成人用法为丹参注射液或复方丹参注射液 10 ～ 20 毫升 / 天，加入 10% 葡萄糖 250 毫升中静滴，20 ～ 30 天为 1 个疗程；临床上常用的成药还有丹参酮片、复方丹参片、丹参酮磺酸钠注射液和香丹注射液等。

桃仁制剂 桃仁的主要功能是破瘀行血，适用于瘀血征象明显，伴有肠燥便秘、舌质紫暗、面色黧黑、肝区刺痛、腹腔感染等患者。现代药理研究证实，桃仁具有抗菌、抗过敏、抗炎、镇痛等作用。桃仁中活血化瘀的主要成分是苦杏仁甙，动物实验表明，桃仁有明显抗四氯化碳所致的大鼠肝纤维化作用，能抑制胶原增生，对血吸虫肝硬化患者，它能使肝脏缩小，增加肝血流量，促进肝脏代谢功能。临床可用苦杏仁甙注射液1.0～1.5克，加入5%葡萄糖500毫升中静滴，隔日1次，总疗程3个月。

冬虫夏草制剂 中医认为冬虫夏草的主要功能是补虚损、益精气，适用于各种虚证患者。研究表明，冬虫夏草可减少肝内胶原总量，使Ⅰ、Ⅱ型胶原在肝脏中降解；还能提高肝炎患者白蛋白水平，改善非特异性免疫指标。目前用于临床的有虫草菌丝胶丸，每次5丸(每丸含量为0.259克)，每天3次，疗程3～4个月。

汉防己制剂 主要成分为汉防己碱，是从防己科植物粉防己根中提取的一种生物碱，现代药理研究发现，汉防己甲素还具有镇痛、抗过敏、显著的降压及抗菌、抗原虫和抗肿瘤作用；多项研究显示，它有显著的抗肝纤维化作用，主要适用于湿热壅盛类型的胸水、腹水、肢肿的肝硬化患者。可口服汉防己甲素片，每日150毫克，分3次服，疗程18个月。

根据中医辨证用药，肝硬化气滞血瘀型可用：（1）复方紫参冲剂，每次1袋，1日3次；（2）鳖甲煎丸，大蜜丸每次2丸，或水蜜丸每次3克，1日3次；（3）大黄䗪虫丸，每次3～6克，1日2次。肝硬化气滞湿阻型可选用木香顺气丸、五苓丸（片、散）。腹水严重的湿热蕴结型可用十枣丸、舟车丸或臌症丸。

脂肪肝

脂肪在肝脏贮积过多，必然导致肝脏的“肥胖”，这就是通常所说的脂肪肝。正常肝内脂肪占肝重的3%～4%，如果脂肪含量超过肝重的5%即为脂肪肝，严重者脂肪量可达40%～50%，脂肪肝的脂类主要是甘油三酯。脂肪肝一般可分为急性和慢性两种。急性脂肪肝类似于急性、亚急性病毒性肝炎，比较少见，临床症状表现为疲劳、恶心、呕吐和不同程度的黄疸，并可短期内发生肝昏迷和肾衰，严重者可在数小时死于并发症，如果及时治疗，病情可在短期内迅速好转。

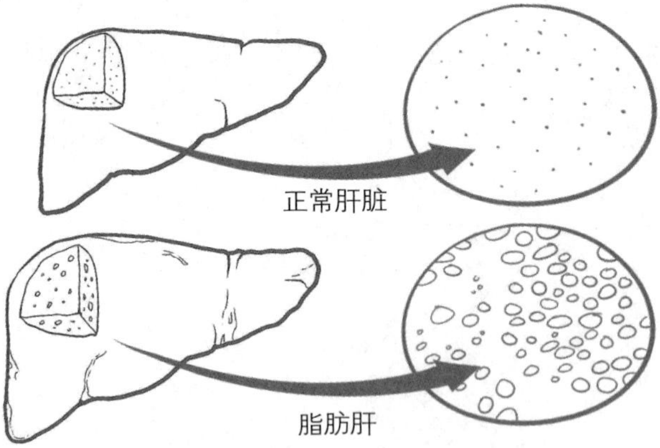

正常肝脏与脂肪肝

慢性脂肪肝较为常见，起病缓慢、隐匿，病程漫长。早期没有明显的临床症状，一般是在做B超时偶然发现，部分病人可出现食欲减退、恶心、乏力、肝区疼痛、腹胀，以及右上腹胀满和压迫感。由于这些症状没有特异性，与一般的慢性胃炎、胆囊炎相似，因而往往容易被误诊误治。

据资料分析，我国大中城市中，患有不同程度脂肪肝的人已达10%。其中，在长期有应酬的企业经营人士，以及饮食无规律、无节制的人群中，脂肪肝的平均发病率高达20%以上；肥胖人群与II型糖尿病患者中脂肪肝的发病率为50%；嗜酒和酗酒者脂肪肝的发病率为57.7%；在经常失眠、疲劳、不思茶饭、胃肠功能失调的亚健康人群中脂肪肝的发病率约为60%。

肝脏是人体内的重要脏器，中医说“肝藏血”，西医说它是“人身上的血库”。它除了有解毒作用外，肝脏在代谢、胆汁生成、凝血、免疫及水与电解质调节方面均起着非常重要的作用。因此，一旦肝脏中脂肪积聚过多，势必影响各种功能的正常发挥，引起多种疾病，如肝硬化，甚至肝癌等，其危害显而易见。不过，早期诊断，早期治疗能有效地控制脂肪肝的进一步发展，并可使病情逆转。

脂肪肝的防治与康复

脂肪肝的治疗重在控制饮食，降低体重，辅以少量药物治疗。治疗脂肪肝的药物主要有以下三大类：

降脂性药物 由于脂肪肝与高脂血症关系密切，故长期以来，降脂性药物一直被用来治疗脂肪肝具有一定的效果，例如：胆碱、蛋氨酸、烟酸及其衍生物、肌醇、消胆胺、安妥明（氯苯丁酯）、苯扎贝特（必降脂）、弹性酶、美降脂等。还有许多新药物，如环丙贝特、非诺贝特（立平脂、普鲁脂芬）吉非罗齐、阿西莫司（乐脂平）、克利贝特、苄氯贝特、依托贝特（益多脂）、洛伐他汀、辛伐他丁等，具有降低血清甘油三酯、胆固醇、VLDL、LDL 以及升高高密度脂蛋白的作用，因而对脂肪肝也有效。但种类繁多的去脂性药物，大多疗效尚不十分确切，有些副反应较大，如应用不当反可加剧肝脂肪沉积，甚至导致患者肝功能不全或恶化，故均应在医师指导下应用。

保肝去脂药 近年来一些兼有保护肝细胞和纠正肝细胞脂肪代谢作用的药物正在积极研究之中，部分已应用于临床，如：前列腺素 E（P 克 E）、肝得健、马洛替酯、牛磺酸、巯基丙酰甘氨酸等可以试用。

中医中药 许多中草药具有降血脂的作用，如何首乌、丹参、川芎、决明子、山楂、泽泻等对脂肪肝有效；一些中药方剂，如小柴胡汤、四逆散、六味地黄丸对治疗脂肪肝和高脂血症均有一定的疗效。目前治疗脂肪肝较常用的中成药和中药提取物有茶色素、血脂康和脂必妥。(1) 茶色素：是从绿茶中提取的天然有效成分。有较好调节血脂紊乱的作用，可降低血清胆固醇和三酰甘油，还有显著的抗脂质过氧化和清除自由基作用。适用于治疗高脂血症和脂肪肝。用法：每次 1 ～ 2 粒，每日 3 次。(2) 血脂康：血脂康是由中药红曲精炼而成，具有明显的调节脂质代谢和抑制高胆固醇饮食引起的脂肪肝形成的作用，还能有效防治动脉粥样硬化及由此引发的冠心病、脑血栓等心血管疾病，被称之为“天然的辛伐他汀”。用法：0.6 克，每日 2 次。(3) 脂必妥：主要成分为山楂、白术、红曲等，用法为：1.05 克，每日 3 次。临床报道，用血脂康与脂必妥治疗高胆固醇血症，均取得较好的疗效。

温馨提示 如何治疗脂肪肝

脂肪肝的治疗光靠药物未必理想，患者尤其要注意将控制饮食与加强运动相结合。脂肪肝可以用一些降脂的药物治疗，但是降脂药物往往仍须在肝脏中经过一系列的生化代谢，才能达到化解脂肪的目的。这就有点类似瓷器店里打老鼠，老鼠虽被灭了，瓷器也难免有所损伤。所以治疗脂肪肝最好的办法是控制饮食，不仅要控制脂肪饮食，还要控制饮食的总量，包括米饭也要少吃些。因为这些糖类食物进入体内后，摄入过多，也会在肝脏中转化为脂肪。

同时，要增加运动，消耗体内多余的脂肪。体内多余的脂肪被消耗掉，体重下降了，肝脏中侵入的脂肪减少，脂肪肝也就会逐渐得到消除。

胆囊炎

大多数胆囊炎都与胆囊结石密切相关，它们两个犹如一对孪生兄弟，常常并存。胆囊炎并发胆结石的症状一般都表现为上腹部疼痛，疼痛多在右上腹，开始呈持续疼痛，逐渐加重至难以忍受。疼痛常涉及右肩胛区，病人坐卧不安、弯腰打滚、出冷汗，常伴有恶心、呕吐。

胆囊炎可以分为急性和慢性，但是实际上大多数为慢性，开始几次发病症状很轻，疼痛不太厉害，常被误认为胃病而没有引起注意。胆囊结石的症状往往和胃病相似，故不能仅凭症状来进行诊断。目前胆囊结石主要依靠B超诊断，B超检查胆囊结石的准确率可达95%，既无痛苦，又便宜。

胆囊炎多发生于中年人，尤其是中年肥胖女性。绝经前的中年妇女，得胆囊炎的机会比同龄的男性多。40岁左右的中年人，由于工作的压力、生活方式的改变，往往有不同程度的神经调节和代谢障碍，影响胆囊的正常收缩和舒张，使胆汁的排泄不通畅。慢慢发胖的中年人，由于脂肪代谢紊乱，更容易刺激胆囊强烈收缩。如果同时有感染、消化不良、结石形成就更容易诱发胆囊炎发作了。

胆囊炎的防治与康复

针对上述病因，预防胆囊炎及胆石症应注意以下几点：（1）强调低脂饮食。食物应是低脂肪含量的，忌吃肥肉，少吃烧烤类肉食，多吃含纤维素成分多的食物，注意摄入足够的维生素C、维生素B6和维生素E。低脂肪低胆固醇食物，可防止在慢性胆囊炎的基础上导致胆固醇性结石的形成。（2）多吃橙子可防胆囊炎。科学家通过调查后发现，多吃水果，特别是橙子，对于减少胆结石的发生起到明显的作用。橙子中的维生素C可以抑制胆固醇转化为胆汁酸，减少分解脂肪的胆汁与胆固醇的中和机会，两者聚集形成胆结石的机会也就相应减少。（3）积极减肥控制体重。适当减少碳水化合物摄入量，以清淡、低脂饮食为宜。坚持体育锻炼，积极防治糖尿病、肾炎及甲状腺功能低下等疾病，不要长期服用安妥明等降脂药物，以免因胆汁中胆固醇过度饱和并析出后形成结石。（4）彻底治疗急性胆囊炎。要保持稳定的情绪，避免急性转变为慢性胆囊炎，及时控制胆道感染，适时手术治疗慢性胆囊炎，特别是当其合并结石时。（5）治疗易生结石的疾病，如糖尿病、慢性肝病、高脂血症等。

急、慢性胆囊炎，目前皆以切除胆囊疗效最好。非手术疗法亦可作为术前准备，包括：(1)卧床休息、禁食 、腹胀者胃管减压；(2)补液，纠正水、电解质与酸碱平衡失调；(3)解痉止痛；(4)静脉联用有效抗生素，如庆大霉素、氨苄青霉素、氯霉 素、先锋霉素等，对 80% ~ 85% 的早期病例有效。

便　秘

多数人每日排粪便 1 ~ 2 次，少数健康人习惯隔日或 2 ~ 3 日排便 1 次，属正常。只有粪质干燥坚硬、排便不畅，正常频率丧失者，方被视为便秘。便秘一般没有症状，但是如果粪便过于坚硬，可引起肛门疼痛、肛裂或痔等。便秘时间较长者，可有腹胀或轻微腹痛。值得注意的是，如便秘较久，粪块压迫局部肠壁而引起炎症，反而可有腹泻，以至腹泻与便秘交替出现。

引起便秘的常见原因如下：有单纯性便秘和继发性便秘两种类型。继发性便秘常见的疾病有：肠梗阻、肠结核、先天性巨结肠、结肠癌、肛裂、痔、腹水、腹腔内肿块、截瘫、多发性神经根炎、脊髓肿瘤、严重肺气肿、肠神经官能症等等。有些药物也可导致便秘，如麻醉性止痛药、颠茄、氢氧化铝、次碳酸铋、硫酸钡、硫酸钙、多虑平、阿米替林等。

单纯性便秘也称功能性便秘。常见于：(1)食物中纤维素含量过少，原因多半与食物摄入过少、对食物过于挑剔有关；（2）经常忽视便意或与生活习惯改变、工作过度紧张、缺乏有利的厕所条件、卧床使用便盆不习惯等有关。有肛裂痔疮者因害怕疼痛也可能不敢排便；（3）腹肌力量弱，如老年、多次妊娠、肥胖、消瘦、长期卧床；（4）饮水过少或出汗过多。

我们都知道，人体内的毒素，主要是通过粪便排出体外。正常的排便，能清除体内糟粕，调节人体的气机，升清降浊，保持脏腑和调。故古人云："若要长生，肠中常清；若要不死，肠中无滓"。欲求健康长寿，保持大便通畅至关重要。

便秘危害多，它是健康的大敌。如：粪便滞留压迫肠道，能让人感到腹部饱胀不适，影响人食欲；粪便中未消化的蛋白质被细菌分解后，许多有害物质会被人体吸收，如果超过肝脏的解毒能力，可引起中毒症状，如精神淡漠、疲乏头晕、食欲减退，甚至心律减慢、血压下降、呼吸抑制等；便秘还会引起脱肛、子宫脱垂、疝气、痔疮、小便失禁等继发病；患有肺心病、冠心病、哮喘、高血压、脑血管病的老人，便秘还会加重病情，特别是大便努争不下时，往往引发脑出血、心绞痛等。因此，保持大便通畅，对人体健康极为重要。

便秘的防治与康复

每天早晨空腹饮一杯冷盐水有通便作用，但有高血压、肾炎和心衰的老人，可用冷的甜牛奶代替。汽水、啤酒等含二氧化碳的饮料，麻油、牛奶等富含脂肪酸的食物，味酸甜的杨梅、菠萝等含大量有机酸的水果，粗粮（荞麦、糙米）、青菜、萝卜、土豆、海藻等含大量植物纤维的食物，乳糖、蜂蜜等含糖量多的食物，都对结肠壁有化学性或机械性刺激作用，能促进肠蠕动，促进粪便下排。

下面推荐几种便秘的自助疗法：

食疗方案

（1）麻子苏子粥　紫苏子 10 克、麻子仁 10 克，研细，加入粳米 100 克，熬粥食用，晨起空腹食用。

（2）郁李仁粥　郁李仁 10 克，捣烂，水研后取汁，加入粳米 100 克，煮粥食用，食时加蜂蜜 10 克。

（3）苹果醋　苹果醋不但有根除便秘的作用，还能抑制黑斑粉刺类皮肤病，有促进皮肤新陈代谢的作用。此外，嚼服核桃仁，内服芝麻末、土豆汁、韭菜汁亦可起到润肠通便作用。

药疗方案

药物治疗一般使用缓泻剂。首先用开塞露，多可解出大便。如无效，可选择服以下 1 种药物：果导，每晚 1 次，1～2 片／次；甘油，每晚 1 次，20 毫升／次。

中药可选择使用下列治疗方药：

（1）决明子 15～30 克，微炒后，每日泡茶饮用。对于中老年人防治便秘有良效。

（2）番泻叶 5 克，沸水冲泡，当茶饮。不可长期饮用，特别是中医辨证为虚秘的患者。

（3）麻仁丸：功能润肠通便。用于胃肠燥热，大便秘结，小便频数。是老人便秘、妇女产后便秘、阴虚津亏便秘的缓下剂。服法：小蜜丸每次 9 克；水蜜丸每次 6 克；胶囊每次 2～4 粒。均为 1 日 2 次。年老体虚、血枯津燥者不宜久服。

自我按摩

排便时从盲肠经横结肠向降结肠作“の”字形按摩，有助于顺利排便。此法还可于排便前在床上进行，方法是：排空小便，仰卧在床上，用右手掌根部紧贴腹壁，左手叠在右手背上，双手用力，按右下腹→右上腹→左

上腹→左下腹的顺时针方向循环按摩。手法从轻到重，每 2 秒钟按摩一圈，一般到 100 次左右可出现便意。

温馨提示 防治便秘掌握“六要点”

在运用上述疗法的同时，如能把握防治便秘的“六要点”，则收效更捷。

这“六要点”可用歌诀概括为：

饮食均衡不偏食，蔬菜水果要多吃；

定时排便建信号，时间最好在晨起；

90 度曲身做锻炼，腹肌增强排便易。

糖尿病

糖尿病是一种由于胰岛素分泌缺陷或胰岛素作用障碍所致的以高血糖为特征的代谢性疾病。持续高血糖与长期代谢紊乱等可导致全身组织器官，特别是眼、肾、心血管及神经系统的损害及其功能障碍和衰竭。严重者可引起失水，电解质紊乱和酸碱平衡失调等急性并发症酮症酸中毒和高渗昏迷。糖尿病是一种有明显遗传倾向的疾病，如果父母有一人患病，其子女的发病率比正常人高 3 ~ 4 倍，因此，40 岁以上并有糖尿病家族史者应定期检查血糖和尿糖。糖尿病的典型症状是“三多一少”，即多饮、多食、多尿及消瘦。但一部分患者病情轻，症状不明显。还有些人患糖尿病后并不以典型症状首发，故患者在出现以下情况时，应及时去医院检查，明确诊断。

糖尿病的诊断标准目前采取的是世界卫生组织规定的统一标准。如：

○具有糖尿病的症状（如“三多一少”），空腹血糖超过 78 毫摩尔 / 升。

○具有糖尿病症状，餐后 2 小时中血糖超过 1.11 毫摩尔 / 升的情况出现 2 次以上。

○空腹血糖低于7.8毫摩尔/升，疑有糖尿病者，应做葡萄糖耐量试验。服糖后 2 小时血糖大于 1.11 毫摩尔 / 升，或半小时、1 小时血糖大于 1.11 毫摩尔 / 升，且又有糖尿病症状，即可诊断。无症状者需重复做 1 次葡萄糖耐量试验，结果仍如上述，即可诊断。

糖尿病的防治与康复

要预防糖尿病，最重要的是不能肥胖。而要做到这一点，不是靠喝减肥茶或吃减肥药就能做到的，而在于良好的生活方式。首先是控制饮食，应在医生的指导下制订科学的食谱。食量要八分饱即可，筷下留情，不能吃得过饱。但也不能像有些人那样采取饥饿疗法，因为营养必须保证。

糖尿病患者要注意食物的选择，如：不要多吃含糖和纯淀粉食品，包括各种糖果、果酱、蜜饯、甜点心、藕粉等；要限制含淀粉高和胆固醇高的食物，如谷类、甜薯、马铃薯、蛋黄、动物内脏、动物油等；多采用含淀粉低的蔬菜和含糖少的瓜果，蛋白质方面少吃猪、羊、牛肉，但可吃鱼虾，即所谓“白肉比红肉好”。这些原则，可供参考。

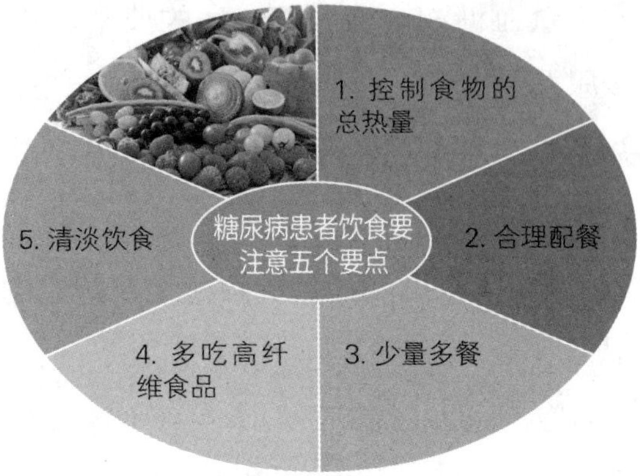

糖尿病患者怎么吃

糖尿病是慢性终身性疾病。在饮食、运动及心理调整后，如血糖仍高，糖尿病患者千万不能马虎，要坚持上医院，进行血糖监测，并在医生的指导下坚持用药。

糖尿病药物有 4 大类。

口服药 口服药种类非常多，现在主要有 4 类：(1) 磺脲药，如优降糖、美比达、达美康、糖适平等，这类药能刺激胰岛素分泌，降糖效果比较好，但也可引起低血糖。另外，胰岛素高后，往往人的食欲就好，如果不注意控制饮食，磺脲药还可能引起肥胖，所以适用于血糖偏高一些的病人。(2) 双胍类药，作用和磺脲药完全不一样，不刺激胰岛素分泌，使食欲下降，所以特别适合肥胖者用。(3) 葡萄糖苷酶抑制剂。(4) 胰岛素增敏剂，现在国内用的不多。

胰岛素 许多人谈胰岛素色变，怕打针，认为打针把 II 型糖尿病打成 I 型糖尿病，这是误解。胰岛素主要用于 I 型糖尿病、妊娠期糖尿病、II 型糖尿病口服药物失效的病人，如为了保护肾和眼睛不得不打胰岛素。胰岛素有短效、中效、长效之分，如何选择应根据病情由医生决定。

其他口服药 因为糖尿病病人一般不仅有血糖高的问题，还有其他问题，如血压高、血脂高、血液黏稠度高等一些并发症，都要采取相应治疗措施。特别是高血压，血压高对糖尿病患者来说是一个危险的并发症，因为它们可同时破坏人的心、脑、血管、肾、眼睛，所以必须强调降压。

中药类 糖尿病属中医学“消渴病”的范畴。根据其临床以多饮、多食、多尿、烦渴、善饥、消瘦或肥胖、疲乏无力等主要症状，中医的治疗方法主要为养阴补肾以及清热生津止渴。多种降糖中成药，如降糖甲片、降糖丹、养阴降糖片、益肾消渴胶囊、消渴平片、糖尿乐胶囊、糖尿灵片、糖脉康颗粒、金芪降糖片、参芪降糖片和消渴丸等，有独特疗效，能起到辅助降糖、减轻症状、治疗并发症等多方面的作用。

糖尿病患者一定要在医生指导下做到四个坚持：坚持饮食控制，坚持运动锻炼，坚持监测，坚持科学治疗。

运动是糖尿病患者的“良药”

经验证明，运动是控制血糖、治疗糖尿病的基本方法，但常常被人们所忽略。运动在糖尿病防治中的作用主要表现在以下四个方面：

促进肌糖原和血液中葡萄糖的利用 人在安静时，能源消耗大部分来自游离脂肪。运动一开始，机体就会动用肌肉中的糖原和血液中的葡萄糖。运动 10 ～ 15 分钟，消耗糖原和葡萄糖就会急剧增加，其后，越接近最大运动量，葡萄糖的利用率越大，因此运动有利于降低血糖。

抑制饭后血糖升高 研究发现，饭后血糖升高和运动强度成负相关。也就是说，运动强度越大，饭后血糖值上升越小。

减少胰岛素消耗量 临床研究发现，适量的运动可使胰岛素消耗减少，使胰岛β细胞负担减轻。另外，肥胖型糖尿病患者对自身和外来注射的胰岛素不敏感，通过运动使体重减轻后，可改善细胞对胰岛素的敏感性，从而使胰岛素的用量减少。

减少糖尿病并发症的发生 我们知道，长期的体育锻炼使肌肉能更多地利用脂肪酸，降低甘油三酯、极低密度脂蛋白和低密度脂蛋白胆固醇，增加高密度脂蛋白胆固醇，增强脂蛋白酶活性，并促进新陈代谢，从而有助于降低血脂，预防和减少并发心、脑血管疾病。因此，糖尿病患者一定要根据年龄、体质等情况不同，选择打太极拳、打球、游泳、骑自行车、慢跑等运动项目锻炼，或至少每天走路30分钟。

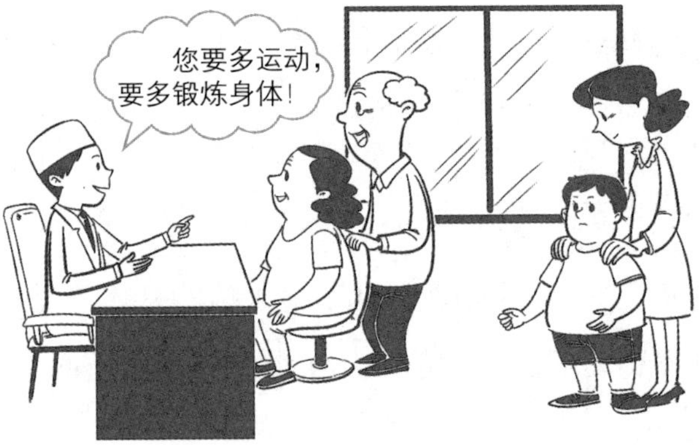

糖尿病人应该多运动

有研究指出，散步是治疗糖尿病的“良药”。散步是最简便易行，又轻松自如的运动方式。医学专家们通过长期的实验观察后认为，每天进行1～3次，每次持续20～30分钟轻松、愉快的散步，对一些控制饮食而不需依赖胰岛素和虽需少量胰岛素，但病情能得到明显控制的糖尿病人，是非常有益的。糖尿病人不能单纯地把散步理解为减肥运动，散步是具有药理学意义的。也就是说，让糖尿病患者每天“服”两次，每次 30 分钟的散步“药丸”，就能产生相应的医疗效果。

但是，并不是所有的糖尿病患者都能进行运动锻炼，在某些情况下，要禁止进行运动锻炼，例如血糖过高、胰岛素用量过大、血糖波动较大的糖尿病患者；感染包括结核感染、发热的糖尿病患者；酮症酸中毒及合并心脏病、高血压病（肾病）的糖尿病患者；Ⅱ型糖尿病中的消瘦患者；胰岛素作用敏感；注射胰岛素后未进餐及眼底病变严重的糖尿病患者；妊娠及呕吐、腹泻后有低血糖倾向的糖尿病患者等。此外，要注意运动不要太过激烈，应根据患者年龄及健康状况坚持长期的有氧运动。所谓有氧运动是指患者运动时组织器官不会产生明显缺氧，通常可通过计算运动中的心率来确定是否有氧运动。如果运动时的心率或脉搏低于（170-年龄），通常属于有氧运动。

低血糖症

低血糖症是由多种病因引起的血葡萄糖（简称血糖）浓度过低所致的一组临床综合征。当血糖浓度低于 2.8 毫摩尔 / 升（50 毫克 / 分升），伴有交感神经兴奋或神经精神症状者，可确定为低血糖症。

正常空腹血糖浓度维持在 3.3 ～ 5.6 毫摩尔 / 升（60 ～ 100 毫克 / 分升）。餐后血糖高峰一般不超过 8.9 毫摩尔 / 升（160 毫克 / 分升）。即使长期禁食，血糖也很少低于 3.9 毫摩尔 / 升（70 毫克 / 分升）。若因某种器质性或功能性病变使这些激素调节机制破坏，或因严重肝病和某些先天性酶缺陷引起糖原代谢异常，或常用对糖原代谢影响的药物以及胰岛素自身免疫综合征，均可引起低血糖症。

根据症状发生的时间、原因和机理不同，低血糖分为空腹低血糖、餐后低血糖和酒精性低血糖等。其他也有因药物引起者，如使用胰岛素或口服降糖药等引起低血糖，属外源性低血糖。

本病的临床表现与血糖下降速度、程度和持续时间有关，因个体差异大，故症状复杂。急性低血糖及病程短者呈交感神经兴奋症群，如激动不安、饥饿、软弱、出汗、心动过速、收缩压升高、舒张压降低、震颤、一过性黑矇、意识障碍，甚至昏迷。缓慢性血糖下降者多呈现头痛、头晕、焦虑、激怒嗜睡、注意力涣散、定向障碍、震颤、癫痫发作、人格改变（哭，吵，闹，骂）、奇异行为、共济失调等，直至昏迷，长期严重低血糖可造成对中枢神经不可逆的损害。

低血糖症的防治与康复

低血糖的治疗措施一般为以下几点：应为低血糖者立即口服糖水或糖果、甜点等糖类饮食，对神志不清的危重病人静脉注射 50% 葡萄糖，90% 的低血糖患者可恢复。对反应差的病人需持续静点 5% ~ 10% 葡萄糖液数天，以防止低血糖再发生。紧急危重病人可先肌肉注射胰高血糖素，然后静注 25% ~ 50% 葡萄糖液，数分钟后清醒。对垂体及肾上腺皮质功能减退者，可静点氢化可的松，对肝病所致的低血糖须治疗原发病。胰岛素自身免疫综合征引起低血糖可对症处理，少吃多餐，多数病人于一年左右可自行缓解，如自身免疫病所致，可用激素治疗。对胰岛素瘤或胰外肿瘤所致低血糖需及早手术治疗。对癌转移或瘤体未被切除者可服氯苯甲噻二嗪，或口服大量肾类皮质激素或肌注胰高血糖素，但需注意副作用。对胰岛细胞癌合并转移患者可用链脲霉素。

反复发作低血糖的患者，除积极寻找病因外，应常备糖类食品。并建议患者携带病情说明卡（或称急救名片），以便低血糖发作时能得到及时的援救和治疗。

肥　胖

肥胖症主要是指人体因各种因素引起的脂肪成分过多，当体内脂肪贮量超过正常人平均值时即可称之为肥胖；体重超过标准体重的 20% 时则称为肥胖病。肥胖不仅使人外形笨拙，影响健美，而且还易患高血压、冠心病和糖尿病等多种“富贵病”，严重影响人的健康。因此，怎样防治肥胖症的问题，已引起人们的广泛关注。

肥胖症的防治与康复

肥胖症患者应在医生的指导下，采取逐步降低热量的饮食疗法。根据能量守恒定律，每减 6.8 千卡热量时，体重可下降 1 克。可以此来计划膳食，每月以减低体重 1 千克左右为宜，为此应做到以下几点：

控制热量 患者根据自己的肥胖状况适度降低主食量，并做到少吃糖果、点心、甜食、冷饮、肥肉和含油脂多的干果、油料子仁等。

限制食盐的摄入量 因为食盐能潴留水分，使体重增加。

适当增加蛋白质食物 由于限制主食，蛋白质也会相应地减少，故应补充富含蛋白质食物，如瘦肉、鱼类、黄豆及豆制品。每日每千克体重蛋白质的摄入量不应少于 1 克，有条件的每日可增加到 100 克左右。

多吃些蔬菜和水果 这不仅会产生饱腹感，而且还能供给充足的无机盐和维生素。

少食多餐 患肥胖症的老年人更应如此。由于老人体内肝糖原随着年龄的增长而减少，各种代谢反应减慢，所以老年人不耐饥饿，易进食过量。为此，老年人可安排一日 4 ～ 5 餐制。这种多餐次、小餐量的食法，可防止肥胖。

坚持锻炼 如散步、打太极拳、跳舞及多干家务活等，多运动、勤劳动能帮助消耗体内的脂肪和糖类，从而使多余的脂肪被消耗掉，起到减肥的作用。

肥胖辅以药物治疗时，必须在医生指导下进行。

痛　风

痛风是尿酸过量生产或尿酸排泄不充分引起的尿酸堆积造成的，尿酸结晶堆积在软骨、软组织、肾脏以及关节处。在关节处的沉积会造成剧烈的疼痛，因此称之为痛风。

体内尿酸是不断地生成和排泄的，因此它在血液中维持一定的浓度。正常人每升血中所含的尿酸，男性为 0.42 毫摩尔 / 升以下，女性则不超过 0.357 毫摩尔 / 升。在嘌呤的合成与分解过程中，有多种酶的参与，由于酶的先天性异常或某些尚未明确的因素，代谢发生紊乱，使尿酸的合成增加或排出减少，结果均可引起高尿酸血症。当血尿酸浓度过高时，尿酸即以钠盐的形式沉积在关节、软组织、软骨和肾脏中，引起组织的异物炎症反应，成了引起痛风的祸根。近两三年来我国痛风患者增加一倍多，其中 95% 为男性，临床发现我国痛风患者有年轻化发展的趋势，应引起我们的高度警惕和关注。

痛风病在任何年龄都可以发生。但最常见的是 40 岁以上的中年男人。男女发病比例是 20 ∶ 1。脑力劳动者，体胖者发病率较高。急性痛风性关节炎发病前没有任何先兆。轻度外伤，暴食高嘌呤食物或过度饮酒，手术、疲劳、情绪紧张，内科急症（如感染，血管阻塞）均可诱发痛风急性发作。常在夜间发作的急性单关节或多关节疼痛通常是首发症状。疼痛进行性加重，呈剧痛。体征类似于急性感染，有肿胀、局部发热、红及明显触痛等。局部皮肤紧张、发热、有光泽，外观呈暗红色或紫红色。大趾的跖趾关节累及最常见（足痛风），足弓、踝关节、膝关节、腕关节和肘关节等也是常见发病部位。

痛风发作时全身表现包括发热、心悸、寒战、不适及白细胞增多。

痛风开始几次发作通常只累及一个关节。一般只持续数日，但后来则可同时或相继侵犯多个关节，若未经治疗可持续数周。最后局部症状和体征消退，关节功能恢复。无症状间歇期长短差异很大，随着病情的进展愈来愈短。如果不进行预防，每年会发作数次，出现慢性关节炎症状，并发生永久性破坏性关节畸形，手足关节经常活动受限。在少数病例，骶髂、胸锁或颈椎等部位关节亦可受累。黏液囊壁与腱鞘内常见尿酸盐沉积，手、足可出现增大的痛风石并排出白垩样尿酸盐结晶碎块。尿酸还可沉积于肾脏间质，引起蛋白尿、高血压，甚至破坏肾小管，导致痛风性肾实质病变。

痛风的防治与康复

痛风的治疗以纠正高尿酸血症、迅速终止急性发作、防止复发及尿路结石形成、保护肾功能为目的。急性发作可用秋水仙碱、非甾类抗炎药、糖皮质激素治疗，应注意秋水仙碱有骨髓抑制、胃肠道反应大、肝功能损害、脱发、中枢抑制等不良反应；糖皮质激素常有停药“反跳”的现象。尿路结石引起急性肾功能衰竭时应碱化尿液，使用别嘌呤醇，必要时先行输尿管造瘘术，缓解肾外梗阻，再进一步处理结石。

为了预防和治疗痛风，饮食上应做到三多三少：

多饮水，少喝汤 血尿酸偏高者和痛风患者要多喝白开水，少喝肉汤、鱼汤、鸡汤、火锅汤等。白开水的渗透压最有利于溶解体内各种有害物质。多饮白开水可以稀释尿酸，加速排泄，使尿酸水平下降。汤中含有大量嘌呤成分，饮后不但不能稀释尿酸，反而导致尿酸增高。

多吃碱性食物，少吃酸性食物 痛风患者本身有嘌呤代谢紊乱，尿酸异常，如果过多吃酸性食品，会加重病情，不利于康复。而多吃碱性食物，能帮助补充钾、钠、氯离子，维持酸碱平衡。

多吃蔬菜，少吃饭 多吃菜，有利于减少嘌呤摄入量，增加维生素C，增加纤维素。少吃饭有利于控制热量摄入，限制体重、减肥降脂。

急性痛风性关节炎发作期的患者应忌食高嘌呤食物，如：动物胰脏、脑、肝脏、凤尾鱼、肉汤、牛肉、牛肾、牛舌、沙丁鱼、鲤鱼、鳕鱼、比目鱼、鲈鱼、梭鱼、鲭鱼、鳗鱼、鳝鱼、猪肉、羊肉、兔肉、鹿肉、贝类、鸡汤、鸭、鹅、鸽、鹌鹑、野鸡、火鸡等。可吃葡萄、橘子、山楂、番茄、苹果、咖啡、茶、奶、蛋、海藻类等低嘌呤偏碱性食物。切忌喝啤酒。

再生障碍性贫血

再生障碍性贫血简称再障，系多种病因引起的造血障碍，导致红骨髓总容量减少，代以脂肪髓，造血衰竭，以全血细胞减少为主要表现的一组综合征。临床上以进行性全血细胞减少为主要特征，一般表现为贫血、出血、感染、发热（高烧或低烧），并伴有走路乏力、头晕等症状。发病以青壮年多见，男性发病率略高于女性。

再障分先天性和获得性两大类，以获得性居绝大多数，先天性再障甚罕见。获得性再障可分原发和继发性两型，前者系原因不明者，约占获得性再障的50%；又可按临床表现、血象和骨髓象不同综合分型，分为急性和慢性两型。

急性型再障起病急，进展迅速，常以出血和感染发热为首起及主要表现。病初贫血常不明显，但随着病程发展，呈进行性进展。几乎均有出血倾向，60%以上有内脏出血，主要表现为消化道出血、血尿、眼底出血（常伴有视力障碍）和颅内出血。皮肤、黏膜出血广泛而严重，且不易控制。病程中几乎均有发热，系感染所致，常在口咽部和肛门周围发生坏死性溃疡，从而导致败血症。肺炎也很常见。感染和出血互为因果，使病情日益恶化，如仅采用一般性治疗多数在一年内死亡。

慢性型再障起病缓慢，以贫血为首起和主要表现；出血多限于皮肤黏膜，且不严重；可并发感染，但常以呼吸道为主，容易控制。若治疗得当，坚持不懈，不少患者可获得长期缓解以至痊愈，但也有部分病人迁延多年不愈，甚至病程长达数十年，少数到后期出现急性再障的临床表现，称为慢性再障急变型。

再生障碍性贫血的防治和康复

再障的治疗包括病因治疗、支持疗法和促进骨髓造血功能恢复的各种措施。慢性型再障一般以雄激素为主，辅以其他综合治疗，经过长期不懈的努力，才能取得满意疗效，不少病例血红蛋白恢复正常，但血小板长期处于较低水平，临床无出血表现，可从事轻体力工作。急性型再障预后差，上述治疗常无效，诊断一旦确立宜及早选用骨髓移植或抗淋巴细胞球蛋白等治疗。

支持疗法 凡有可能引起骨髓损害的物质均应设法去除，禁用一切对骨髓有抑制作用的药物。积极做好个人卫生和护理工作。对粒细胞缺乏者宜保护性隔离，积极预防感染。贫血和出血严重者可输入新鲜血液或输入浓缩血小板。出血并有感染时，应选用对致病菌有效而对造血功能无损害的抗生素。

雄激素疗法 雄激素为治疗慢性再障首选药物。常用雄激素有丙酸睾丸酮、同化激素司坦唑（康力龙）。如：丙酸睾丸酮 50 ～ 100 毫克，每日肌肉注射 1 次；或康力龙 6 ～ 12 毫克，每天分次口服，疗程至少 3 个月以上。

免疫抑制剂 适用于年龄大于 40 岁或无合适供髓者的严重型再障。最常用的是环磷酰胺。近年临床使用抗胸腺球蛋白（ATG）和抗淋巴细胞球蛋白（ALG）治疗有一定疗效。此外，糖皮质激素（如强的松）对骨髓造血机能有一定的兴奋作用；硝酸士的宁具有兴奋骨髓作用，对血细胞增生有一定疗效；氯化钴能促进红细胞生成素的产生，从而促进骨髓造血的恢复。

骨髓移植 骨髓移植是治疗干细胞缺陷引起再障的最佳方法，且能达到根治的目的，适用于严重型或极严重型再障。国内已开始应用异基因骨髓移植治疗严重再障，并已有获得成功的报道。凡移植成功者则可望治愈。

中医药疗法 中医认为再障属“虚劳亡血”的范畴，因肾为先天之本，在造血中起主导作用，故治宜补肾为本，兼益气活血。常用中药为鹿角胶、仙茅、仙灵脾、黄芪、生熟地、首乌、当归、肉苁蓉、巴戟天、补骨脂、菟丝子、枸杞子、阿胶等。但实际应用中医治疗时宜辨证论治，一般先滋肾育阴，清热凉血，而后方可根据临床症状表现运用温补肾阳药。国内治疗慢性再障常用雄激素合并中医补肾法治疗，临床表明有较好的疗效。

再生障碍性贫血的治疗需要较长的时间，患者的自我护理也很重要。康复护理要点如下：

预防感染 日常生活中要注意增减衣服，避免受凉。做好个人卫生，保持皮肤清洁，勤洗澡、更衣、剪指甲。居室定时通风，少出入公共场所，外出时戴口罩。注意口腔卫生，餐后睡前漱口。注意肛周清洁，便后坐浴（可用 1∶1000 高锰酸钾溶液坐浴），女性患者注意会阴清洁。若出现咽痛、咳嗽、流涕、尿痛、牙龈肿痛、红肿等，应及时到医院治疗。

防止出血 根据病情适当活动，活动时防止滑倒或外伤，以免伤后出血。禁止用硬毛牙刷刷牙，牙签剔牙，进食宜慢，避免口腔黏膜及牙龈受损。预防鼻腔黏膜干燥，必要时涂油保护，禁止挖鼻孔，以免损伤鼻腔黏膜，引起出血。注意小便颜色，女性患者要注意月经量及时间。一旦发现出血倾向，必须及时住院治疗。

生活调理 饮食上易进食清淡易消化、富含维生素的食物。要避免辛辣、刺激、过冷、过硬食物，禁食海鲜品。日常生活要有规律，情绪稳定，适当活动，避免劳累。避免接触有害物质、辐射及服用对骨髓有影响的药物（如氯霉素、合霉素、保泰松等）。贫血、出血较重时，要卧床休息，减少活动，必要时住院治疗。

科学用药 严格遵医嘱服药，千万不能自行调整药物或减量。用药过程中还要注意定期复查血常规及肝、肾功能。

三叉神经痛

三叉神经痛是指三叉神经分支范围内反复发作的阵发性剧烈疼痛。由缺血、机械性压迫、营养紊乱、中枢原因及病毒感染等引起者为原发性三叉神经痛；由肿瘤、脑底脑膜炎或蛛网膜炎等某些器质性变化所致者为继发性三叉神经痛。

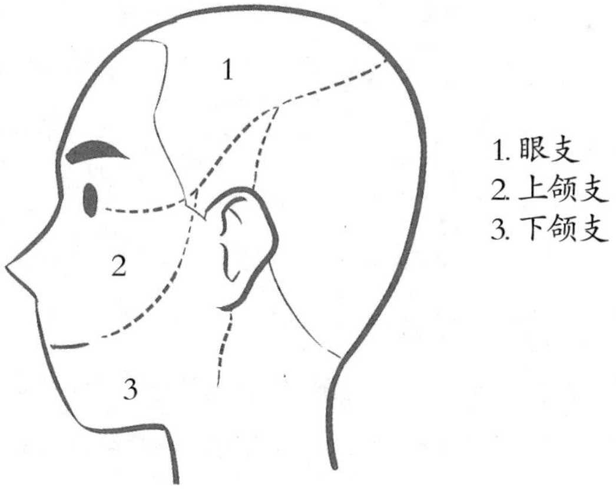

三叉神经分布区

原发性三叉神经痛多于中年以后发病，疼痛限于三叉神经分布区内，每次疼痛仅数秒钟至 2 分钟。疼痛常发作突然，呈刀割样、电击样或烧灼样疼痛，间歇期间常无任何不适。疼痛发作每日数次，多至每分钟数次，发作数周或数月后常自行缓解，如果再次发作，疼痛较前次更为剧烈。疼痛发作时可引起同侧反射性面部肌肉抽搐，并有流涎、流泪、结膜充血等，可因触及面部或口腔某一点而引起发作，如说话、咀嚼、漱口、洗脸、刮脸等均可诱发。

三叉神经痛的防治与康复

对于原发性三叉神经痛，现在还缺乏有效且无副作用的治疗方法，主要以镇痛等对症治疗为主。常用药物有以下几种：

苯妥英钠 每次 0.1 克，1 日 3 次口服。无效可每日增加 0.1 克，至有效量为止；有中毒反应则应减量至反应消失。若疗效不佳可改用卡马西平。

卡马西平 是目前较为有效的药物，开始时每次 0.1 克，1 日 3 次口服。以后每日增加 0.1 克，直至疼痛停止，再逐渐减量至最小有效维持量。

氯硝基安 开始每次 1 毫克，以后逐渐增加至每天 4～8 毫克。

维生素 B_{12} 每日肌注 0.1 毫克，10～14 天为 1 个疗程。

中成药 （1）当归龙荟丸，适用于颜面疼痛似火灼难忍，突然发作，发作时伴有面肌痉挛，发作停止后如常人，烦躁易怒、失眠梦多、口渴欲饮者。每日 2～3 次，每次 6～8 克。（2）川芎茶调丸，适用于面痛遇寒发作或痛甚，痛有定处，疼痛剧烈，痛如刀割，伴有畏寒、目眩者。每日 2～3 次，每次 6 克。（3）元胡止痛片，适用于颜面疼痛，经久不愈，伴有烦躁、失眠、健忘，口干口苦，胸胁胀满，情志不畅者。每日 2 次，每次 6 克。

本病一般先用药物治疗，当药物治疗无效时，可在医院由医生施行封闭疗法，必要时应进行手术治疗。患者应注意防治牙病等慢性病灶，尽可能减少发病的机会。不要食用辛辣食物及过冷、过烫、过硬的食物。对于脑膜炎、听神经瘤、异常血管压迫等继发性三叉神经痛引起的，经手术治疗后，疼痛便可消失。

偏头痛

偏头痛病人多数在青春期起病，表现为一侧的眼眶上、唇或额颞部的钝痛，然后头痛加剧扩展至半侧或双侧头部甚至上颈部。可伴有面色苍白、恶心、呕吐、畏光等症状。头痛持续一至数日后可自行缓解。本病发作常有一定诱因，如月经来潮、疲劳、紧张、饮酒等常可诱发偏头痛。约有 1% 的人口患有此病，约半数病人有阳性的家族病史，以女性发病率为最高。

偏头痛的病人在诊疗前可以进行一些辅助检查，以便明确诊断。如头颅部位的 CT 检查可帮助排除颅内器质性或占位性病变，防止延误这类疾病的诊治。经颅多普勒超声（TCD）检查可发现发作时脑血流速度加快。

偏头痛的防治与康复

由于偏头痛呈反复发作的慢性过程，给病人带来难以忍受的痛苦，因此，掌握正确的防治方法十分重要。首先要尽量避免诱发因素，如过度紧张、疲劳、睡眠不足、过饥过饱、噪音、强光刺激，对酒精饮料、奶酪、熏鱼、巧克力等也应少食；再就是熟悉防治偏头痛的相关药物，学会合理使用。用于防治偏头痛的药物大致有以下几类：

甾体类消炎镇痛药 在发作期内可以选择此类药物以缓解症状。如：阿司匹林 0.3 ～ 0.6 克，1 日 3 次；或吲哚美辛（消炎痛）25 ～ 50 毫克，1 日 3 次；或布洛芬 0.2 ～ 0.4 克，1 日 3 次。

5- 羟色胺受体激动剂 常用的有麦角胺咖啡因片剂和酒石酸麦角胺注射剂。发作少但很剧烈者，可在发作早期服麦角胺咖啡因 2 片，如不能缓解，可于 30 分钟后和 1 小时后各追加 1 ～ 2 片。每次用量最多不能超过 6 片，每周用量不超过 12 片。

预防性药物 头痛发作频繁，如每月 2 次以上者可考虑服用预防性药物。预防用药时间要长一些，无论是钙离子拮抗剂西比林、尼莫地平，还是 β 受体阻滞剂心得安、美多心安以及三环类药苯噻啶等，都必须坚持长期用药，一般需服药 2 ～ 3 个月，甚至服用半年。

中药制剂 根据偏头痛发病急骤，痛在巅顶，具有“风”的特点，因此中医治疗多效“治风先治血，血行风自灭”之法。用复方羊角冲剂能祛风、止痛、通络，并且无明显的副作用，值得参考应用。

坐骨神经痛

坐骨神经痛是指组成坐骨神经的神经根、神经丛或神经干本身受多种原因影响，引起坐骨神经通路及其分布区内疼痛的一种疾病。按病因不同可以分为原发性与继发性两类，临床以沿坐骨神经走行的放射性疼痛、牵拉痛为特点，以单侧性为多，男性青壮年多见。常见病因有椎管内病变、骨盆及骨盆腔病变、肌肉和筋膜病变以及坐骨神经病变等。

坐骨神经痛是临床常见病，属中医“痹证”“筋脉痹”“腰腿痛”范畴。

坐骨神经痛的防治与康复

治疗坐骨神经痛首先要寻找发病原因，进行对症治疗。坐骨神经炎所致坐骨神经痛者急性期卧床休息 3 周，口服止痛药物芬必得 0.3 克，每日 3 次；阿司匹林 0.3 克，每日 3 次；安定 2.5 毫克，每日 3 次。同时辅以维生素类，还可短期服用激素。1%奴夫卡因 10 毫升，强的松龙 0.5 毫升骶管内注射封闭有较好疗效，但必须在医院由有经验的医生进行。卧床期间可进行双下肢持续或间断牵引，局部按摩、理疗、针灸、推拿等，均有疗效。

中成药可选追风透骨丸：每次 3 ~ 6 克，每日 2 ~ 3 次。适用于腰腿关节酸痛、屈伸不利、活动不便、遇寒痛甚、得热则缓、痛似锥刺者；或独活寄生丸：每次6克，每日3次。适用于腰膝酸冷疼痛、转侧不利、头晕耳鸣、怕冷喜温、四肢乏力、食欲不振者。也可用大活络丸：每次1丸，每日2次，温开水送服。适用于瘀血阻络型坐骨神经痛。

坐骨神经痛病人在急性期应卧床休息，由椎间盘突出引起者应睡硬板床4～6周。小心着凉受湿，防止感染。有便秘、咳嗽者须积极治疗。去除加重病情的因素，防止上呼吸道感染，积极治龋齿、鼻窦炎、扁桃体炎及其他慢性炎症。疼痛严重时，为减轻病人痛苦，可给予服用镇痛药、安眠药以及痛点局部作普鲁卡因封闭止痛。在治疗过程中不能以暂痛否为治愈标准，必须坚持治疗，以求根治。因椎间盘突出而引起的，可考虑做手术切除，术后常能取得满意的疗效。

失　眠

脑力劳动者和中老年人失眠的发生率高，严重影响人体健康。引起失眠的原因很多，有精神疾患引起的原发性失眠；更多的是继发于生理、心理和环境因素的影响，如细菌性感染、伤痛、急性心理应激（生活事件刺激）、环境改变（如噪声大、初到新环境等）都可影响睡眠质量。人们习惯内服安眠药及安定类药物治失眠，但极易成瘾，副作用多，不宜久服。

失眠的防治与康复

目前，治疗失眠的安眠药大体有三类：第一类是苯巴比妥类，有苯巴比妥和速可眠等。第二类是安定剂，又称抗焦虑药，如安定、舒乐安定、氯硝基安定等。安定类药不仅影响中枢脑干系统，更重要的是影响边缘系统而诱导人们入睡，醒后无明显困倦感，是当前使用最广泛的安眠药。第三类则是其他安眠药，有水合氯醛、眠尔通，还有最新一代安眠药思诺思、松果体素等。那么，怎样正确选择安眠药呢？具体来说，应做到以下几点：

因病施治 在医生帮助下积极寻找病因，对因施治。如一些顽固性失眠则可能是因精神疾病引起的。像忧郁症病人就应首选抗忧郁药，如阿米替林、百忧解等；精神分裂症病人要选用抗精神病药，如氯丙嗪、氯氮平等；又如躯体疾病性的失眠，继发于心脑血管病、咳嗽、哮喘、多尿等，就需积极治疗原发病，原发病治好了，失眠症自然随之缓解。

对症用药 其实失眠症中分为入睡困难、睡眠浅易惊醒、多梦和早醒等几类。入睡困难者，可选用起效快的安眠酮、眠尔通、速可眠等短效安眠药；睡眠浅易惊醒者，可选用中效的如佳静安定、舒乐安定；早醒睡程短的病人可选用长效氯硝基安定、氟安定等。这样用药既可减少副作用，又可增加疗效。

温馨提示 失眠患者千万不要依赖安眠药

不要幻想安眠药“药到病除”，应注重“先睡心、后睡眠”。

不要长期使用安眠药。睡眠得到改善后，应立即停止使用，避免耐药性和依赖性。

注意用药量个体化。每个人服药量就像饭量一样有大小。太少了不起作用，量大会引起不良反应。

勿单一用药，应选择几种交替使用，以减少依赖性甚至成瘾性。如果安眠药使用超过 2 周，不能突然停药，否则易出现“反跳”症状，出现更为严重的失眠。故停药要渐停，每隔几天减少半量，甚至 1/4 剂量。一旦出现“反跳”再恢复原来的用量，等病情稳定了再减药。还有，在使用各种安眠药时，要严密注意药品各自的禁忌证和副反应，最好要在专科医生的指导下服用。

健康格言

1. 清洁仅次于圣洁。 ——培根

2. 你把消化弄得失常了，就是自己毒化自己的血液。 ——恩格斯

3. 不要因为你自己没有胃口而去责备你的食物。 ——泰戈尔

4. 整天赴宴的人没有一顿饭能吃得香。 ——福勒

5. 一味追求食物精美是生活奢侈的标志，不愿再吃家常便饭是精神病症的预兆。 ——塞涅卡

第九章

公务员常见外科疾病防治

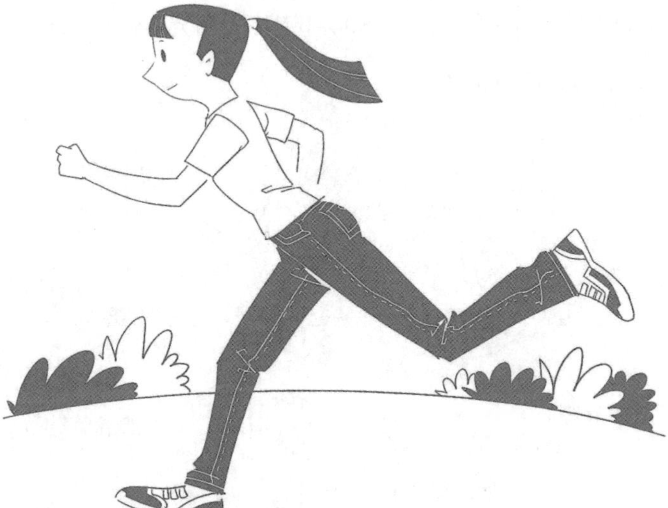

胆结石

胆囊的主要作用是储存肝脏分泌的胆汁，在人体进食后，它将胆汁释放出来，参与对食物的消化。如果胆囊中出现了一些由不同成分构成的结石，这种情况就叫胆结石。造成胆结石的原因，是因为食物中脂肪含量过高，结果导致肝脏分泌的胆固醇量超过胆汁酸所能溶解的量，于是过量的胆固醇形成结晶。大约80%的胆结石是这样产生的，另有20%是钙与胆红素结合的产物。

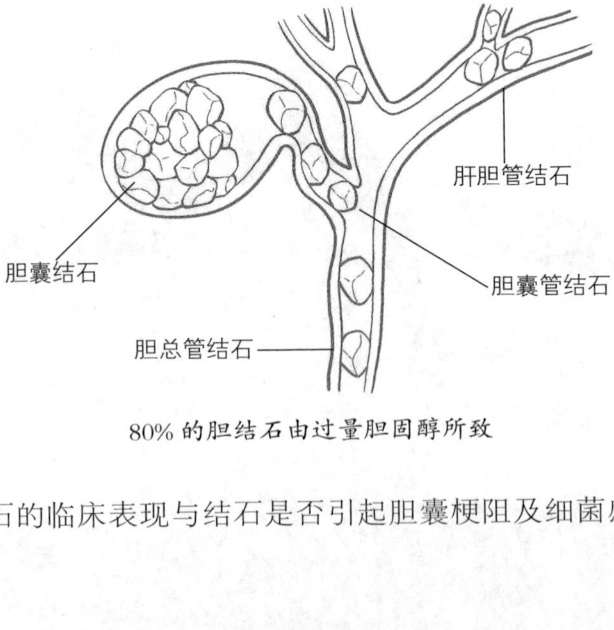

80%的胆结石由过量胆固醇所致

胆囊结石的临床表现与结石是否引起胆囊梗阻及细菌感染等因素有

关。较大的结石不易引起胆囊的梗阻，可长期不发生症状，病人无任何不适感觉，仅在B超体检时发现。也有部分病人表现为慢性胆囊炎的症状，如饭后上腹饱胀或隐痛，且多与吃油腻食物有关。平时有上腹不适及嗳气等消化不良症状，易被误认为是胃病。有时感觉右上腹及肝区隐痛，多为持续性，同时出现一些胃肠道症状，可被误认为是肝炎。当结石嵌顿（卡住）于胆囊颈部或胆囊管时，则出现典型的胆绞痛发作。表现为突然发生的右上腹绞痛，呈阵发性加剧，同时向右肩或胸背部放射，伴有恶心及呕吐。起病多与饮食油腻、身体劳累及精神因素有关。在发病早期可以没有发冷及发热，当胆囊有化脓感染时，则可出现发热、恶心及食欲减退等症状。胆囊发生坏疽和穿孔是急性胆囊炎的严重并发症，多见于老年有动脉硬化的病人，腹痛剧烈，病情发展较快。同时出现脱水、休克及腹膜炎等症状。此外，较小的一些结石，可通过胆囊管下降至胆总管内。结石进入胆总管后可以引起急性化脓性胆管炎，急性或慢性胰腺炎及缩窄性乳头炎等相应的临床表现。

胆结石的防治与康复

因为胆囊结石常可并发急性胆囊炎或慢性胆囊炎，故凡胆囊结石患者伴有右上腹症状，或伴有急性和慢性胆囊炎者，均宜手术治疗。

胆囊结石的手术治疗方法包括：胆道镜保胆取石、腹腔镜摘除胆囊和传统的开腹胆囊切除术，这三种方法都宜根据具体情况而定。“微创纤维胆道镜保胆取石术”是目前最先进的“保胆取石”手术，它的优点是：彻底取净结石的同时，完整保留胆囊，让胆囊结石病人术后和正常人一样健康生活。整个手术微创、可视、安全系数高，术后1天可下地活动、进食，住院3～5天就能出院。再就是“腹腔镜胆囊切除术”，它的优点是：和传统的剖腹胆囊切除手术相比，腹腔镜手术具有安全可靠、视野广阔、可以同时进行疾病诊断和病灶治疗、创伤小、痛苦轻、出血少、恢复快、没有明显手术疤痕、术后恢复快，6 小时后可下床走动，12 小时后可进流质饮食。住院时间短，一般住院 5 天即可出院。

尿结石

尿结石包括肾和输尿管、膀胱、尿道等部位的结石，是一种常见病、多发病。本病多见于青壮年，20 ~ 50 岁者约占 90%，男性多于女性。

泌尿系结石可从以下几点来诊断：（1）发作时腰部或腹部绞痛，向下腹、腹股沟及外阴放射，持续数分钟至数小时。伴面色苍白，出冷汗，恶心呕吐。（2）肉眼可见血尿，或小便时有砂石排出。有时可出现尿频、尿急、尿痛。（3）病侧肋脊角或腰部有压痛和叩击痛。（4）尿常规检查，可见多数红细胞。作肾系 B 超检查或 X 线尿路平片、肾盂造影等可明确结石部位，必要时作膀胱逆行造影，核素肾显像可显示尿路梗阻曲线。

尿结石的防治与康复

尿结石的治疗，可采用解痉、镇痛、抗炎及非开放手术治疗，仅有少数病人需要进行开放手术。

一般治疗 大量饮水，同时配合利尿解痉药物，有助于小结石的排出。尿液稀释可降低草酸钙、尿酸等在尿中的饱和度，延缓尿石生长、再发，控制感染。肾绞痛时可用杜冷丁 50 毫克、异丙嗪 25 毫克、阿托品 0.5 毫克，肌肉注射，以解痉止痛。较小结石（直径在 1 厘米以内）无梗阻、无严重感染，或双侧多发性小结石，可采用中西医结合或适当运动，如跳跳跑跑、体操、跳绳等活动，促使其自行排出。

中医治疗 肾结石、输尿管结石和膀胱结石统属中医“石淋”范畴。中医多以清利湿热、通淋排石为治疗主法，常用方为石韦散加味，药如：石韦 12 克、冬葵子 12 克、瞿麦 12 克、滑石 12 克、车前子 15 克、金钱草 15 克、海金沙 12 克、鸡内金 12 克、芍药 12 克、甘草 6 克。若尿中带血加小蓟、生地、藕节以凉血止血。目前有多种溶石排石汤剂及成药，如复方石淋通片、金钱草冲剂、消石片等，但均应在医生指导下合理选用。

外科治疗 结石较大，估计难以自行排出者，可用体外冲击波碎石。这是一种利用水下高压放电引起水的爆炸性气化，释放巨大能量，于是水中产生超声速的冲击波。这种强大的冲击波经过聚焦，将分散的力量集中起来，作用于人体内的结石，将结石粉碎，然后碎石随尿液排出。最后一个办法就是手术治疗，通过手术将结石取出，特别是一些阻塞时间过久，或者较大的结石，或者肾功能已受影响，需争取尽快治愈的病例，医生会考虑施行。

总之，尿结石在体内不能听之任之，应该密切配合医生，寻找适当与有效方法，尽早将结石处理掉。

急性阑尾炎

急性阑尾炎是外科常见病，居各种急腹症的首位。一个世纪以来，由于外科技术、麻醉、抗菌药物治疗和护理的改进，绝大多数病人得到治愈，死亡率已降至0.1%左右。转移性右下腹痛及阑尾点压痛、反跳痛为其常见临床表现。

典型的急性阑尾炎病人，腹痛开始的部位多在上腹痛、剑突下或脐周围，约经6～8小时后，腹痛部位逐渐下移，最后固定于右下腹部。腹痛固定后，原来初发部位的疼痛可明显减轻，甚至完全消失。这种腹痛部位的变化，临床上称之为转移性右下腹痛，它是急性阑尾炎所独有的特征，也是和其他急腹症鉴别的主要依据之一，大约80%的病人具有这一特点。但是，没有典型的转移性腹痛病史，也不能轻易地完全排除急性阑尾炎的存在。

急性阑尾炎的病人腹痛多数以突发性和持续性开始的，少数可能以阵发性腹痛开始，而后逐渐加重。突然发生完全性梗阻的急性阑尾炎，发病初期就可为剧烈的阵发性腹痛，这是由于阑尾腔内压力增高，阑尾壁强力收缩的结果，一阵剧痛过后，可经短暂的间歇而再次发作。腹痛的程度和特点因人而异，但与阑尾炎的病理类型关系密切，单纯性阑尾炎多呈持续性隐痛或胀痛，而化脓性和穿孔性阑尾炎常为阵发性剧痛或跳痛。

右下腹固定压痛和不同程度的腹膜刺激征为其主要体征，特别是急性阑尾炎早期自觉腹痛尚未固定时，右下腹就有压痛存在。急性阑尾炎的压痛始终在右下腹部，并可伴有不同程度的腹肌紧张和反跳痛。

胃肠道的反应以恶心、呕吐最为常见，早期的呕吐多为反射性，常发生在腹痛的高峰期，呕吐物为食物残渣和胃液，晚期的呕吐则与腹膜炎有关。单纯性阑尾炎的体温多在 37.5℃ ~ 38℃之间，化脓性和穿孔性阑尾炎体温较高，可达 39℃左右，极少数病人出现寒战高烧，体温可升到 40℃以上。

急性阑尾炎的防治与康复

急性阑尾炎诊断明确后，不要盲目服用止痛药，应早期外科手术治疗，如此既安全，又可防止并发症的发生。早期手术系指阑尾炎症还处于管腔阻塞或仅有充血水肿时就手术切除，此时操作简易。如化脓或坏疽后再手术，操作困难且术后并发症显著增加。非手术治疗主要适应于单纯性阑尾炎、阑尾脓肿、妊娠早期和后期阑尾炎及高龄合并主要脏器病变的阑尾炎。保守治疗合并应用中药有良效，常用大黄牡丹皮汤加红藤、败酱草、薏苡仁等。

痔疮

痔是人体直肠末端黏膜下、肛管及肛缘皮下静脉丛瘀血、曲张、扩张形成的血管瘤样病变，俗称“痔疮”。痔的发病率很高，民间有“十人九痔”之说，是成年人的常见病、多发病。痔疮一般以齿线为界，分为内痔、外痔、混合痔。

痔疮主要临床表现有 6 个特点：（1）便血。便血是内痔的早期症状。一般是排便后出血，或粪便表面附有少量血液，色鲜红，无疼痛感。（2）痔核脱出。Ⅱ期内痔排便后能自然复位，Ⅲ期内痔排便后需手法回纳。（3）黏液溢出。Ⅱ、Ⅲ期内痔因慢性炎症而致管状腺分泌液增多，有的因黏液流出肛外，造成肛门湿疹，引起瘙痒和湿疹样改变。（4）疼痛。混合痔或内痔因嵌顿，不能回纳而引起局部水肿、感染、坏死等，可引起剧烈疼痛。（5）坠胀。当排便下蹲时腹压增加，可引起坠胀不适。（6）贫血。主要是内痔出血造成的贫血。

痔疮的防治与康复

痔疮不易根治。这是因为痔是一种血管病变，加上肛门的特殊结构，故旧痔虽然根治了，新痔还会产生，复发率极高。尽管痔疮不易根治，但养成良好的生活习惯可预防其发生和恶化。日常生活中应做到以下几点：

合理膳食，保持大便通畅 过量食用油腻、生冷、辛辣的食物，易使肠胃壅滞，导致肛肠血管扩张，形成痔疮。饮食中长期缺乏纤维素，易使粪便在肠道内滞留时间延长，增加腹部对肛肠的压力，同时排便时的用力增加，都会导致直肠末端静脉瘀血，从而酿成痔疮。因此，患痔疮的人平时应少食或不食辣椒、生葱蒜、胡椒、芥末、姜、酒等辛辣刺激性食物，而应多食纤维素丰富的糙米、玉米、粗麦面粉、薯类以及各种新鲜茎叶蔬菜和水果。

养成良好生活习惯，注意定时排便 不宜久坐、久蹲、久站，要养成坐卧结合、劳逸结合的生活习惯。为了保持大便畅通，每天要定时大便。排便的次数不能过频，每次排便的时间不宜过长。若能每天温水坐浴，清洗肛门，对痔疮的康复很有益处。

经常提肛与按摩 提肛即收缩肛门，并向上提收，数秒钟后放松。然后，侧卧位按摩长强穴（背部尾骨尖端与肛门之间凹陷处）和会阴穴（肛门与生殖器之间的正中点）。用食指先按压揉摩长强穴，后至会阴穴，再揉摩肛门四周，每次 5 分钟，早晚各 1 次。提肛和穴位按摩能减轻痔内静脉的压力，促进肛肠静脉血液回流，可使痔逐步缩小、消失。每次提肛和按摩后，再用手掌旋转揉摩小腹 20 ～ 30 次，这样能促进排便功能。

单纯性痔无明显症状者一般不需特殊治疗，或采用姑息疗法以达到减轻患者不适或疼痛、预防脱垂、消除炎症、减少流血的目的。根据病情对症处理原则，可选用通便药、止血药和抗生素，如液体石蜡、酚酞、安络血、复方新诺明、氟哌酸、甲硝唑等。还可选用中成药：痔疮便血可服槐角丸，每次 6 克，1 日 3 次；内痔肿痛、脱出，伴口苦口干，大便干结者，可服脏连丸每次 6 克，每天 2 ～ 3 次；或用化痔丸，每次 6 克，每天 2 ～ 3 次。外治可用洗必泰栓剂、冲和膏、四黄膏、金黄膏和马应龙痔疮膏。

下肢静脉曲张

下肢静脉曲张是指下肢浅静脉瓣膜关闭不全，使静脉内血流瘀滞，导致静脉壁扩张、变性，出现不规则膨出或扭曲。下肢静脉曲张是一种常见病。据统计，我国下肢静脉曲张的发病率为 8% 左右。该病多见于长期站立工作的人，如教师、交通民警、强体力劳动者、孕妇、便秘患者和体形高大肥胖者等。其中，教师是发病率相对较高的职业人群。

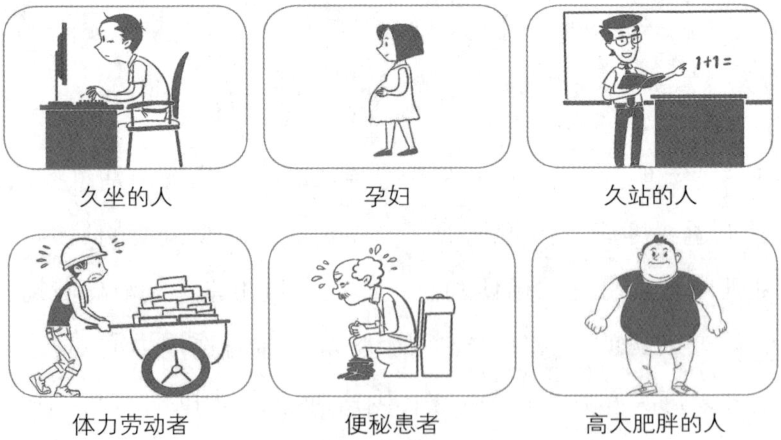

下肢静脉曲张高发人群

下肢静脉曲张发生以后，因血液回流不畅及重力关系，血液经常在小腿淤积，腿内血液供应不足，营养和氧气不足，站立时间较长时，患者自觉下肢沉重、发胀、麻木、隐痛，容易疲劳，足背和内外踝部，常有肿胀的感觉。到了晚期，小腿皮肤色素沉着，呈紫铜色，常有脱屑和瘙痒。如遇虫咬、搔抓或外伤，很容易溃烂发炎，长久不愈，称为“老烂脚”（瘀积性皮炎）。

下肢静脉曲张的防治与康复

患了轻度下肢静脉曲张，最好在小腿上扎绑腿，或包扎有弹性的绷带。但应注意包扎前先抬高患肢，让曲张静脉里的血液排空，这样可以压迫浅静脉，使它不再过度充盈扩张。严重的下肢静脉曲张，需要外科手术结扎和剥脱下肢的大隐静脉，才能纠正。妇女妊娠期下肢静脉曲张，绝大多数不必治疗，分娩后会自行消失。如分娩后仍未能消失，应请医生检查治疗。

本病无有效治疗药物，可通过日常生活中一些简便易行的措施，预防下肢静脉曲张的发生。

快速步行 静脉曲张的患者，如果能坚持每天快速步行 4 次，每次 15 分钟，就可以有效地缓解病症。快速步行后，最好能躺下休息并将脚抬高于身体平面，持续 15 分钟左右。

爬行运动 爬行运动不需要场地和设备，如能戴上手套和护膝，那就更好了。要注意循序渐进，距离由短到长，速度由慢到快。还要注意不要在饭前饭后爬，以免影响消化。

穿长筒弹力袜 穿长筒弹力袜，能使皮肤表面产生一股保护力，促使曲张的静脉不再向外膨胀，从而对曲张的血管起保护作用。

四项小措施 （1）平时要多作双腿上下摆动或蹬夹练习，多作腿部按摩。（2）站立时，不要总用两条腿一起支撑全身重量，可有所侧重，让两条腿轮换休息。站立时，要经常踮起脚来，让脚后跟一起一落活动，或经常进行下蹲练习。小腿肌肉的强烈收缩，可减少静脉血液积聚。(3) 挑担负重或军人行军前，先将腿脚垫高，用弹性绷带将小腿绑扎，能防止下肢静脉瘀血扩张。绑扎时，应从踝部向上绑扎，并尽量扎得稍紧一些。(4) 每晚睡觉前，要养成用热水洗脚的习惯，忌用冷水洗脚。用热水洗脚，能消除疲劳，有利睡眠，又能活血通络。

温馨提示 预防下肢静脉曲张“三忌”

一忌长时间站立。为了使已经曲张的下肢静脉恢复正常，促进气血畅行，防止血络瘀阻，千万不要长时间站立。哪怕一小时坐下休息几分钟或抬抬腿也好。

二忌下肢活动过少。宜经常活动下肢或把患肢抬高，以利血液流畅。切忌下肢活动过少或下肢长时间下垂不动。

三忌滥用收缩血管的药物如麻黄素等。

颈椎病

颈椎病是由于颈椎间盘退行性改变，颈椎骨质增生以及颈部的急、慢性损伤等原因引起脊柱内外平衡失调，刺激或压迫颈神经根、椎动脉、脊髓、交感神经而引起颈、肩、臂疼痛伴手指麻木、头痛、眩晕，或出现视物模糊、耳鸣、甚至肢体瘫痪的一组临床综合征。

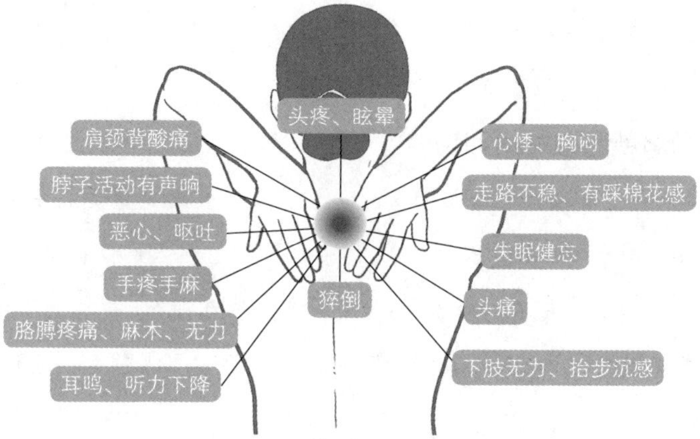

颈椎病症状

颈椎病可发生于任何年龄，原本多发于 40 岁以上的中老年人，但近年来有越来越年轻化的趋势。它的起病比较隐匿，病程长，治疗不及时会遗留神经症状。颈椎病可分为：颈型颈椎病、神经根型颈椎病、脊髓型颈椎病、椎动脉型颈椎病、交感神经型颈椎病、食管压迫型颈椎病。中医认为，中老年人因肝肾不足，气血渐亏，经脉筋肉失养，加之长期低头工作，如长期伏案工作、缝纫、刺绣等职业，久劳伤筋；或因颈部外伤，瘀阻气滞；或因感受风寒湿邪，邪入经络，经气受阻而发病。本病属于中医学“项筋急”“颈肩痛”“眩晕”等范畴。颈椎病一般分为痹证型、眩晕型和瘫痪型进行辨证论治。治疗多采用祛风除湿，活血化瘀和舒筋止痛等法进行论治。

颈椎病的防治与康复

颈椎病患者可以自我进行一些治疗，也能够起到缓解症状的作用。一般有两种情况：

自己做颈部的按摩治疗 比如用右手放在颈后，然后用四指按摩左侧的颈部肌肉，按摩1～2分钟。用左手也放在颈后，按摩颈部右侧肌肉，按摩1～2分钟,2～3分钟都可以，做按摩，使颈部疼痛紧张的肌肉放松，能够达到缓解肌肉疼痛的作用。

锻炼颈肩部肌肉的活动功能 一般有以下几个动作：让患者低头，尽量低到最大，使下颌靠近胸骨，停2～3秒；抬头，尽量抬到最大，使后脑勺靠近后背，停2～3秒；左转，转到最大，停2～3秒；右转，转到最大，停2～3秒；耸肩，抬起来停2～3秒，放下；扩胸，使后面的肌肉绷紧，停2～3秒。这个动作一天可以练1～2次，每次可以做8～10次。

颈椎是脊柱中活动度较大，而且十分灵活的部分。平时麻痹大意和持久的不良姿势，容易引起慢性或急性损伤，从而促进颈椎的退行性改变。随着年龄的不断增长和不良姿势的继续，会导致颈椎病的发生。日常生活中应防止颈部外伤，纠正不良姿势，减缓或杜绝颈椎病的发生。行走时保持抬头挺胸的姿势，不要低头弓背走路；长时间伏案工作的岗位，如教师、财会金融人员、办公室文秘人员和科研工作者等，在工作过程中要适当、有间歇、有节奏地调整颈部位置，定期做一些颈部的后伸、旋转动作和扩胸、仰伸和耸肩活动，改善颈部的疲劳状态，防止颈椎病的萌生。睡眠时枕头高度不适当、睡觉姿势不对也会给颈部、颈椎带来压力。平时一定要养成良好的睡眠习惯，严防“落枕”。

特别提醒：对脊髓型颈椎病患者绝对禁止做颈部的旋转复位手法，以免发生严重的不良后果。

肩关节周围炎（肩周炎）

肩关节周围炎（简称“肩周炎”）是肩关节及其周围软组织发生退行性改变所引起的广泛炎症反应而出现肩痛的慢性疾病。属中医的“肩痹”“肩臂痛”范畴，俗称较多，有“漏肩风”“凝结肩”“冻结肩”“五十肩”等，多发生于50岁以上的中老年人，临床以肩关节及其周围疼痛，功能活动障碍为特征。多因肩部长期过多活动，外伤劳损，以及随着年龄的增长发生退行性改变而引起。中医认为，人到中年，肾气渐衰，脏腑气血不足，营卫虚弱，血不荣筋，关节失于营养，筋骨衰退，经络空虚；或因汗出当风，夜卧露肩受凉，风寒湿邪乘虚侵袭肩部，寒凝筋膜，经络、筋脉拘急；或劳累闪挫，经脉闭阻，气血不畅，筋屈不伸，终致肩关节周围软组织发生退行性改变，筋肉挛缩拘急废用，而导致肩关节疼痛和活动功能障碍。临床主要有风寒湿痹阻、寒凝血瘀及气血虚损等征候类型。

肩关节周围炎（肩周炎）的防治与康复

本病病程长，疗效慢，故要树立战胜疾病的信心，积极参加各项娱乐活动及功能锻炼，运动范围和运动量须按病情而定。衣着应温暖，要特别注意肩部的保暖，勿汗出当风或冷水冲淋，夜卧勿露肩，不要淋雨，夏日不宜用电风扇直吹肩部，以免诱发肩周炎或加重病情。在日常劳动中注意保护双肩，防止外伤和劳损，不宜长时间单手提重物，肩部不宜长时间受压和过度牵拉。平时要积极进行体育锻炼，特别要注意肩部的活动，做臂上举、外展、旋肩等活动，并可配合肩部和足部肩关节反射区的保健按摩，以保持肩关节的滑利。肩周炎发作时，不能因疼痛而不动，在能忍受的前提下，多进行肩关节各种方向的运动，以减轻粘连。当上肢骨折或肩部软组织损伤后，不要固定过久，防止肩部软组织粘连。

膝关节创伤性滑膜炎

膝关节创伤性滑膜炎，是膝关节因持续劳损或外伤后，引起关节肿胀、疼痛、髌骨浮漂、活动受限的一种疾病。应与关节积血鉴别。主要区别为：关节积血在伤后立即出现，而创伤性滑膜炎则于伤后数小时逐渐出现；关节积血疼痛明显，而创伤性滑膜炎较轻；关节积血常伴有全身反应，体温升高，而创伤性滑膜炎多无此反应。必要时可通过关节穿刺，以明确诊断。膝关节创伤性滑膜炎是一种普遍存在的症状，如半月板损伤，关节内游离体，软骨软化，活膜结核血友病，类风湿性关节炎等均可引起，因此在诊断时，应注意排除这些因素。

膝关节创伤性滑膜炎的防治与康复

中医认为外伤后，膝关节内积淤积液，瘀久化热，湿热相搏，致使气血瘀滞，膝关节发热胀痛、拘挛而发病。中医称之为“痹证挟湿”“湿气下注”，属中医痹证的范畴，中医药治疗会有显著疗效。

患者在急性期应动静结合，禁止做过量的活动，在膝关节产生积液的情况下，最好要制动，以免造成膝关节负重，产生更多的积液。膝关节长期处于阴暗潮湿的环境下，致使水湿滞于筋骨关节，络脉不通，筋肉骨节失养，从而产生关节肿胀、疼痛、反复发作，或肥胖之人，湿气下注于关节而发病。很多滑膜炎患者都是因为关节炎而引起的。膝关节为人体负重最大的关节，人们每天都要工作、学习，负荷量是可想而知的，滑膜炎与膝关节负重活动有直接关系，正确的活动不但有利于疼痛的恢复，同时预防旧病复发。

腰椎间盘突出症

腰椎间盘突出症是在椎间盘退行性病变的基础上，因负重或脊椎运动，椎间盘受到急性或慢性损伤致纤维环破裂、髓核突出，压迫邻近的神经根而发病。损伤和劳损，尤其是积累性损伤，是引起该病的重要因素。

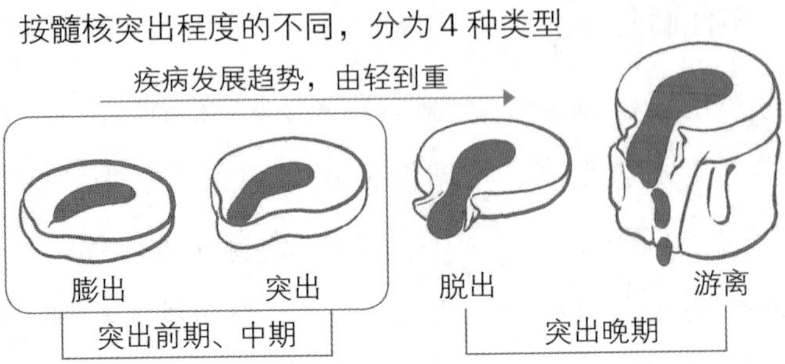

腰椎间盘突出病变趋势

本病的主要表现为腰痛和一侧下肢放射痛。程度轻重不等，严重者不能久坐久站，翻身转侧困难，咳嗽、喷嚏或大便用力时，因腹内压增高而疼痛加重。下肢放射痛多向一侧沿坐骨神经分布区域放射。腰部各方向活动均受限，尤以后伸和前屈为甚。脊柱姿势的改变有脊柱侧弯、腰椎前凸增大、腰椎曲线变平或倒转四种形式，尤以脊柱侧弯最多见，占 80%以上。中央型髓核突出可见鞍区麻痹。患者感觉患肢不温，怕冷。

检查可见在腰 4 ～腰 5 或腰 5 ～骶 1 间隙、棘突旁有明显压痛，用力按压或叩击痛处时，可引起下肢放射痛。且在巨髎、环跳、委中、阳陵泉、绝骨等穴处常有不同程度的压痛。

肌力检查、X 线检查、CT、MRI 检查都有助于本病的明确诊断。

腰椎间盘突出症的防治与康复

腰椎间盘突出症是在退行性变基础上积累伤所致，积累伤又会加重椎间盘的退变，因此预防的重点在于减少积累伤。平时要有良好的坐姿，睡眠时的床不宜太软。长期伏案工作者需要注意桌、椅高度，定期改变姿势。职业工作中需要常弯腰动作者，应定时伸腰、挺胸活动，并使用宽的腰带。应加强腰背肌训练，增加脊柱的内在稳定性，长期使用腰围者，尤其需要注意腰背肌锻炼，以防止失用性肌肉萎缩带来不良后果。

如需弯腰取物，最好采用屈髋、屈膝下蹲方式，减少对腰椎间盘后方的压力。

本病经确诊后可采取如下治疗方法：

绝对卧床休息 初次发作时，应严格卧床休息，强调大、小便均不应下床或坐起，这样才能有比较好的效果。卧床休息3周后可以在佩戴腰围保护下起床活动，3个月内不做弯腰持物动作。此方法简单有效，但较难坚持。缓解后，应加强腰背肌锻炼，以减少复发的概率。

牵引治疗 采用骨盆牵引，可以增加椎间隙宽度，减少椎间盘内压，椎间盘突出部分回纳，减轻对神经根的刺激和压迫，需要专业医生指导下进行。

理疗和推拿、按摩 可缓解肌肉痉挛，减轻椎间盘内压力，但注意暴力推拿按摩可以导致病情加重，应慎重。

支持治疗 可尝试使用硫酸氨基葡萄糖和硫酸软骨素进行支持治疗。硫酸氨基葡萄糖与硫酸软骨素在临床上用于治疗全身各部位的骨关节炎，这些软骨保护剂具有一定程度的抗炎抗软骨分解作用。基础研究显示氨基葡萄糖能抑制脊柱髓核细胞产生炎性因子，并促进椎间盘软骨基质成分糖胺聚糖的合成。临床研究发现，向椎间盘内注射氨基葡萄糖可以显著减轻椎间盘退行性疾病导致的下腰痛，同时改善脊柱功能。有病例报告提示口服硫酸氨基葡萄糖和硫酸软骨素能在一定程度上逆转椎间盘退行性改变。

急性腰扭伤（闪腰）

急性腰扭伤俗称“闪腰”，又称“闪腰岔气”，为一种常见病。急性腰扭伤大多由于负重或上举时用力过度，或者由于剧烈运动，超限活动及外力碰撞等引起腰部肌肉纤维或韧带的撕裂，所以也称急性腰部软组织损伤。

症状表现为伤后立即出现腰部疼痛，呈持续剧痛，次日可因局部出血、肿胀、腰部活动受限，不能挺直，俯、仰、扭转均感困难，咳嗽、打喷嚏、大小便时可使疼痛加剧。特别在腰部活动或咳嗽时疼痛加剧，两侧骶棘肌或棘间韧带处有明显压痛，患者不能直立，常侧弯呈一种保护性姿势。

急性腰扭伤的防治与康复

一旦发生“闪腰”，可酌情选用以下几种方法：

背运法 让闪腰者与家人靠背站立，双方将肘弯曲相互套住，然后家人低头弯腰，把患者背起并轻轻左右摇晃，同时让患者双足向上踢，约3～5分钟放下，休息几分钟再做。一般背几次之后，腰痛会逐步好转，以后每天背几次，直至痊愈。

按摩法 闪腰者取俯卧姿势，家人用双手掌在脊柱两旁，从上往下边揉边压，至臀部向下按摩到大腿下面、小腿后面的肌群，按摩几次后，再在最痛的部位用大拇指按摩推揉几次。

推拿法 最好由熟悉推拿手法者施行。推拿治疗后，腰部应适当制动1～2周，卧硬板床，待症状减轻后进行腰背肌锻炼。

热敷法 用炒热的盐或沙子包在布袋里，热敷扭伤处，每次30分钟，早、晚各1次，注意不要烫伤皮肤。

药物外敷法 取新鲜生姜，将内层挖空，把研细的雄黄放入生姜片盖紧，放瓦上焙干，把生姜焙成老黄色，放冷，研细末，撒在伤湿止痛膏上，贴患处，痛止去药。

腰肌劳损

腰肌劳损是指腰部肌肉、筋膜、韧带等软组织的慢性损伤，积久成疾而出现的腰部酸痛和运动障碍为主要症状的疾病，有人称为功能性腰痛。多发生于成年体力劳动者和“久坐族”，是腰痛中最常见的疾病之一，包括臀筋膜综合征、腰横突综合征、棘间韧带损伤及积累性腰肌劳损。临床以腰痛时轻时重、反复发作为特点。

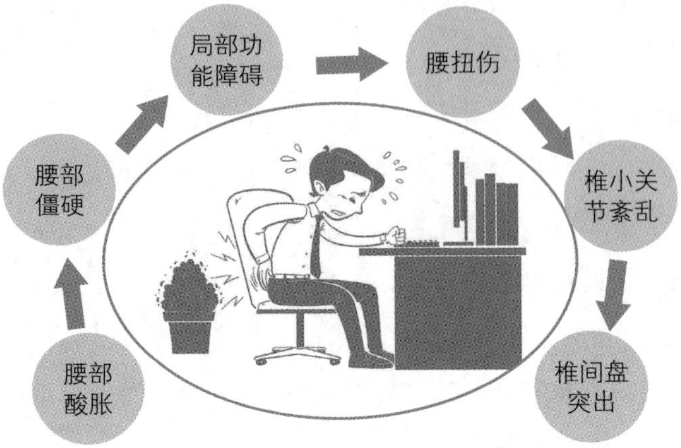

“久坐族”当防腰肌劳损

腰肌劳损的防治与康复

腰肌劳损大抵属于中医的“腰痛”“腰尻痛”“腰背痛”“腰脊痛”等范畴。中医治疗会有显著疗效。中医认为，慢性腰痛常因跌仆闪挫，劳伤积损，或冒风淋雨，寒湿痹阻，导致气滞血瘀，经脉不通，气血运行不畅，不通则痛；或先天禀赋不足，或久劳伤肾，久病体虚，导致肾气不足；或年老体衰，肝肾亏虚，筋脉懈惰，经脉失养，不荣亦痛。此外，亦有损伤之后，外邪乘虚侵袭，形成血瘀夹痹而痛者。临床常见寒湿痹阻、劳损瘀阻及肝肾亏虚等征候类型。

腰肌劳损患者宜卧硬板床，束宽腰带，或采用各种围腰保护腰部，减轻腰肌负担，以防劳损。慎起居，适寒热，节劳欲，防寒保暖，避潮湿，腰部宜温暖，勿卧寒冷潮湿之地板，汗出未干勿直接吹风及冷浴。加强腰背筋肉锻炼，可自我热敷、按摩，或做弯腰、后仰、转腰等活动，以促进血液流通，增强腰部筋肉力量。保持正确的坐、立、行走姿势，纠正工作中的不良姿势，不要长时间固定一种姿势和弯腰工作，要间歇伸腰活动，防止腰肌过度疲劳而受损伤。

踝关节损伤

在体育运动、劳动或有时在高低不平的路上行走、上下楼梯时不慎踏空，都可能引起脚踝关节突然向内或向外翻转，轻则韧带拉长、扭伤，重则韧带撕裂或发生骨折，这就是踝关节扭伤。

脚踝扭伤后，轻者踝关节出现瘀血、肿胀和疼痛；重者不能行走，疼痛难忍。外踝扭伤时，若将足部内翻，则外踝前下方发生剧痛及压痛；内踝扭伤时，若将足部外翻，则内踝前下方发生剧痛及压痛。

踝关节损伤的防治与康复

轻度踝关节扭伤的处理要点是：待剧痛过后，可以脚尖做支点，分别按顺时针方向和逆时针方向转动，如此稍加活动后可行走，但局部疼痛可能还会持续数日，可用伤湿止痛膏等贴敷。

如果发生较重的脚踝关节扭伤，可按如下方法处理：

○ 急性期可将踝部浸入冷水中，或用冷毛巾置于患部湿敷，可以使受伤部位的毛细血管收缩，防止继续向外渗血或渗液，从而起到消肿、止痛作用。

○ 局部肿胀处可以涂擦正骨水、敷贴消肿止痛膏或伤湿止痛膏。轻度扭伤可局部痛点注射 1% 普鲁卡因 10 毫升。

○ 制动。可用宽胶布、石膏托固定踝关节两周。如果损伤较重，可用 5～7 条宽约 2.5 厘米的胶布从小腿内侧下 1/3 经过内、外踝粘贴于小腿外侧中部，胶布外用绷带包扎。使足保持外翻位置，使韧带松弛，以利愈合，固定约 3 周。如为内侧韧带损伤，包扎固定位置相反。

○ 受伤 36～48 小时后，用热水或热毛巾热敷，可促进血液循环，使组织间隙的渗出液及瘀血尽快吸收，加速修复。民间常用热食醋浸泡患处，每天 2～3 次，每次 15 分钟，也有良效。

○ 怀疑有骨折的，应及时去医院进行 X 光摄片检查，以确定病情，选用合适的治疗方法。

健康格言

1. 以自然之道，养自然之身。 ——欧阳修

2. 运动太多和太少，同样地损伤体力；饮食过多与过少，同样地损伤健康；唯有适度可以产生、增进、保持体力和健康。 ——亚里士多德

3. 起居之不时，饮食之无节，侈于嗜欲，而吝于运动，此数者，致病之大源也。 ——王国维

4. 流水不腐，户枢不蠹，动也。 ——吕不韦

5. 散步促进我的思想。我的身体必须不断运动，脑筋才会开动起来。 ——卢梭

第十章

女性公务员常见疾病防治

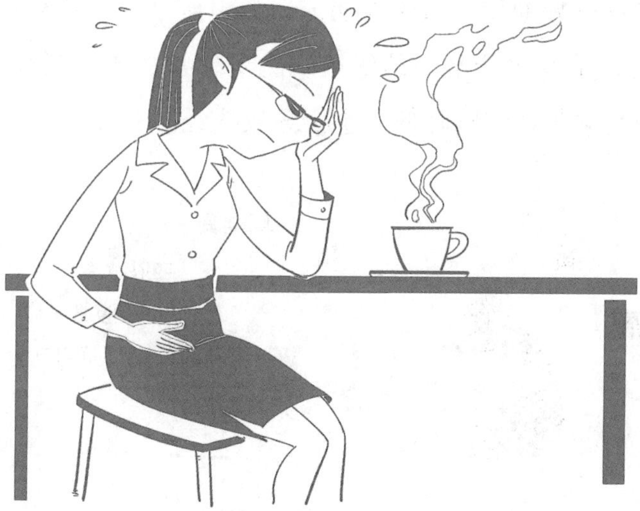

痛　经

女性在行经前后或行经期间出现小腹疼痛、腰酸、下腹坠胀及其他不适，因而影响生活、学习或工作的异常情况，称为痛经。痛经主要由于子宫内膜的前列腺素水平含量过高，使子宫肌纤维发生强烈痉挛性收缩引起。另外，子宫内膜不成碎片而是整块脱落，排出困难，或子宫颈口狭窄、子宫过度屈曲使经血不能畅流，皆可刺激子宫收缩而引起疼痛。子宫发育不良、子宫肌纤维与结缔组织比例失常、子宫收缩不协调，或身体虚弱、精神紧张使痛阈降低，也会导致痛经。

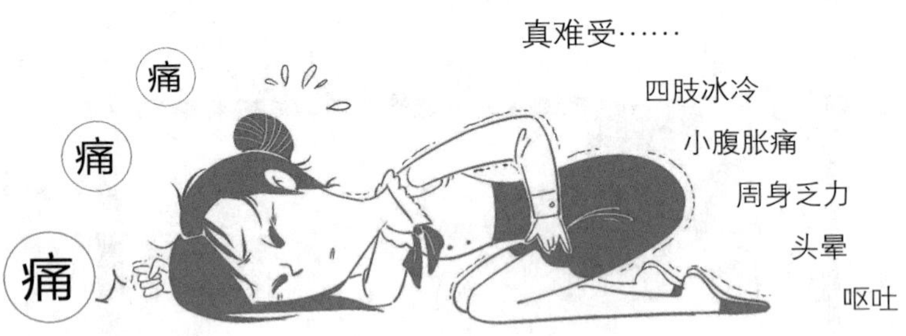

痛经——女性的烦恼

痛经的防治与康复

痛经发作时可适当服用镇痛剂，如吲哚美辛（消炎痛）25 毫克，每日 2 ～ 3 次；或经医生处方用可待因 30 毫克，痛时服用 1 次。也可配合解痉药服用，如延胡索乙片 50 ～ 100 毫克，4 ～ 6 小时服 1 次。此外，还可在医生指导下应用激素类药如己烯雌酚、黄体酮等。

自我保健与预防应该做到以下几点：（1）应学习、了解一些卫生常识，熟知月经来潮是生理现象，消除恐惧及紧张心理，可预防原发性痛经及提高痛阈、减轻疼痛程度。（2）要注意经期及性生活卫生，防止经期、产期感染，积极治疗可能引起经血潴留的疾病；应注意保暖，防止寒邪侵袭；注意休息，减少疲劳，加强营养，增强体质；应尽量控制剧烈的情绪波动，避免强烈的精神刺激，保持心情愉快；平时要防止房劳过度，经期绝对禁止性生活。（3）经期要注意饮食调理，经前和经期忌食生冷寒凉之品，以免寒凝血瘀使痛经加重。月经量多者，不可食用辛辣香燥之品，以免热迫血行，出血更甚。（4）不要滥用药物，要在医生指导下用药。

带下病

女性发育成熟，阴道内流出少量白色、无臭的黏液，连绵不断，称白带或带下，属生理现象。当白带的量、色、质、气味出现异常，伴有局部或全身症状时，称为带下病，多见于生殖系统炎症和妇科肿瘤等。

带下病的防治与康复

预防带下病，应节制房事，注意月经期、妊娠期和产褥期的卫生。平时保持阴部清洁，不洗公共盆浴；患有足癣的妇女，洗脚与洗外阴应使用不同的毛巾和水盆。

治疗带下病，首先必须查明引起带下病的原因。重视原发病的治疗，如阴道炎、子宫颈炎、盆腔炎及妇科肿瘤等，不可简单地应用收涩止带的方法。中医认为，带下病发生的病因病机以脾虚不能运化水湿为主，总与湿邪或湿热、湿毒下注相关，故治疗以祛湿为主。现介绍几种中成药。

调经止带丸 功能为补血调经，清热利湿。适用于血虚气滞，湿热下注，赤白带下。口服每次 9 ～ 12 克，每日 2 次。感冒发热者忌服，同时忌食生冷、辛辣食物。

妇科白带丸 功能为健脾利湿，补肾固冲，收涩止带。适用于脾虚湿盛、肾虚不固所致的白带、腹泻等病症。口服，每日 3 克，1 日 3 次，温开水送服。

千金止带丸 功能为补虚止带，和血调经。适用于赤白带下，月经不调，腰酸腹痛。用法：大蜜丸每次服 1 丸（9 克），1 日 2 次；水蜜丸每次服 6 ～ 9 克，每天 2 ～ 3 次。

艾附暖宫丸 功能为暖宫散寒，调经止痛。用于血虚受寒引起的小腹冷痛，腰酸带下，白带清稀、色白者。口服每次 1 丸（9 克），每日 2 次。忌食生冷食物。

乌鸡白凤丸 功能为补气养血，调经止带。用于气血两虚，腰膝酸软，崩漏带下。每次服 1 丸，每日 2 次，温开水或温黄酒送服。

还有一些简便验方，亦可供选用:（1）鸡冠花30克、金樱子30克，水煎服，每日1剂。（2）白果7粒，打碎后置杯中用豆浆煮开后冲服，每日1次。（3）蚕豆花20克，鲜品加倍，水煎内服，1日2次，连服5天，可治脾虚带下。（4）银花藤、大黄、苦参各30克，加水1500毫升，水煎至1000毫升，去渣后分早晚2次熏洗坐浴，治湿热带下。（5）苦参15克、百部15克、鲜桃树叶30克，煎汤熏洗坐浴，治滴虫性阴道炎带下者。

月经不调

月经不调也称月经失调，是妇科常见疾病。月经不调表现为月经周期或月经量等异常，还可伴经前、经时的腹痛及其他的全身症状。具体表现有以下几种情况：

（1）经期提前。指月经周期缩短，短于21天，连续出现2个周期以上。（2）经期延迟。月经错后7天以上，甚至40 ~ 50天一行，并连续出现两个月经周期以上。（3）经期延长。月经周期正常，经期延长，经期超过7天以上，甚至2周方净。（4）不规则子宫出血。经量过多或持续时间过长或淋漓不尽的出血。常见于子宫肌瘤、子宫内膜息肉、子宫内膜异位症等疾病情况。（5）功能失调性子宫出血。指内外生殖器无明显器质性病变，而由内分泌调节系统失调所引起的子宫异常出血。是月经失调中最常见的一种，常见于青春期及更年期。（6）闭经。通常将闭经分为原发性和继发性两种。凡年过 18 岁仍未行经者称为原发性闭经；在月经初潮以后，正常绝经以前的任何时间内（妊娠或哺乳期除外），月经闭止超过 6 个月者称为继发性闭经。

月经不调的因素有很多，如内分泌失调、子宫疾病、妇科炎症、精神因素、情绪波动、环境改变、药物影响、劳累、压力过大及营养状况等，患者切记不要盲目用药，应到专业的妇科进行诊断后以便明确原因，再进行科学的治疗。

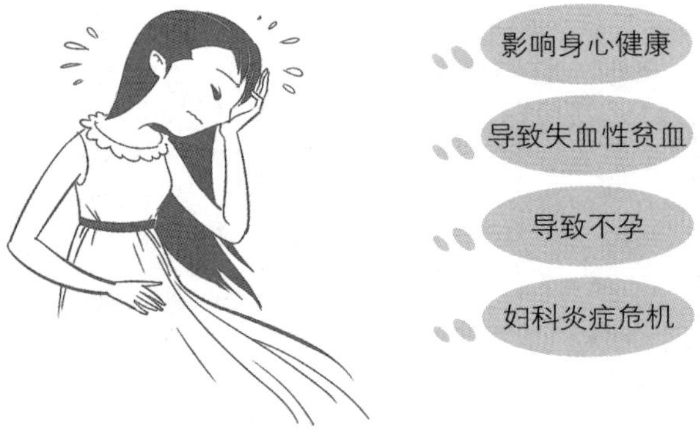

月经不调的危害

月经不调的防治与康复

月经不调的药物有克罗米芬，于月经第 5 天开始，50 ~ 100 毫克 / 每晚，连用 5 天；也可于月经周期第 5 天开始服用己烯雌酚，0.25 ~ 0.5 毫克 / 日，分 2 ~ 3 次口服，连用 20 天；因甲状腺功能低下引起者，可用甲状腺素片 0.03 克 / 日，分 2 ~ 3 次口服；黄体萎缩不全者，可用安宫黄体酮 8 ~ 12 毫克，每晚 1 次口服，经前 7 天开始，共 5 次。

在中医药治疗方面，根据病因的不同，治疗方法也不同。

血虚型 常见症状有经期错后、量少色淡、质清稀、头晕眼花、心悸怔忡、少寐多梦，面色萎黄无华、舌淡少苔。治宜补血益气，可服妇科调经片、妇宁丸、八珍益母丸、当归补血膏、参茸白凤丸等。

血瘀型 常见症状有月经错后、经来量少、色紫黑有块、小腹胀痛或刺痛、血块排出后其痛减轻、舌质紫暗或有瘀点、瘀斑。治宜活血化瘀，可服田七痛经散、坤灵丸、鸡血藤膏、桂枝茯苓丸、益母草膏、调经姊妹丸等。

血寒型 常见症状有经期延后，色暗量少、小腹冷痛、得热则减或畏寒肢冷、面色苍白、舌苔薄白。治宜温经祛寒，可服十二温经丸、艾附暖宫丸、调经丸、温经丸等。

气滞型 常见症状有月经延后、量少色暗有块、小腹胀痛、胸胁乳房胀痛、舌质暗。治宜理气活血，可服七制香附丸、妇科养坤丸、妇康宁片、妇宁片、妇宝冲剂等。

肝郁型 常见症状有经来先后无定、经行不畅、胸胁乳房及腹胀痛、脘闷不舒、烦躁易怒或善叹息、嗳气食少、经血色暗红或紫、舌淡、苔薄白或薄黄。治宜疏肝解郁，可服调经止带丸、逍遥丸、丹栀逍遥丸等。

气虚型 常见症状有经来先期或经期延长、量多色淡质清稀、神疲肢软乏力、心悸气短、食少便溏、小腹空坠、舌淡苔薄。治宜补气摄血，可服补中益气丸、归脾丸等。

血热型 常见症状有经来先期，经血色深红或有紫块、质黏而稠、心胸烦闷、面红口干或咽干口燥、尿黄便结、舌红苔黄。治宜清热凉血，可服固经丸、清经胶囊等。

在日常生活中，对于月经不调的调理，还应该注意以下几个方面：

（1）保证充足睡眠。长期的熬夜、失眠，下丘脑垂体卵巢激素分泌会失常或者失去规律，就会导致月经不调。

（2）饮食要规律，多吃补血补肾食物，少吃辛辣。补充足够的铁质，以免发生缺铁性贫血。多吃乌骨鸡、羊肉、鱼子、青虾、对虾、猪羊肾脏、淡菜、黑豆、海参、胡桃仁等滋补性食物。

（3）控制体重，科学减肥。无节制地减肥或过量运动，身体没有摄入足够的蛋白质和脂肪，从而影响体内的雌激素的正常合成，出现月经量过少或闭经的情况。

（4）经期注意保暖，防止受寒。一定要注意经期勿冒雨涉水，避免腹部受寒。

（5）要调理心情，释放压力。压力过大、心烦易怒会导致肝郁气滞，气行则血行，气滞则血瘀，气滞血瘀可以导致卵泡生长发育、排卵障碍，也可以导致月经不调。

闭　经

闭经是妇科常见病症，按其发病时间可分为两类：年已 18 岁尚未行经者，称原发性闭经；女性已有规律性月经来潮后，又有 3 个月或以上时间未来月经者，称为继发性闭经。

仅就继发性闭经而言，在排除妊娠和绝经等正常情况外，应从以下几个方面来查找发生闭经的原因：

（1）如果闭经时间不长，或偶尔发生，则可能与精神刺激、过度紧张、劳累、寒冷刺激、营养不良等因素有关。因为这些外界因素的变化有时可抑制中枢神经系统功能，从而减少垂体促性腺激素的分泌而引起闭经。

（2）受服避孕药物的影响。服避孕药后有时也可由于直接抑制垂体促性腺激素分泌而引起闭经。

（3）积极寻找原发病。妇科疾病例如子宫内膜结核、宫腔粘连、多囊卵巢、卵巢早衰等均可引起闭经。内分泌系统疾病如闭经溢乳综合征、下丘脑－垂体功能障碍等也可引起闭经。出现闭经后，特别是有头痛、泌乳等现象时应去医院检查，如测定卵巢雌激素水平、血泌乳素水平，必要时作蝶鞍 X 线检查以确定有无垂体病变，作腹腔镜检查观察卵巢、子宫的情况，根据结果来判断闭经原因。

闭经的防治与康复

闭经的治疗主要是针对病因进行调治。有些闭经患者通过身心调整或停服避孕药后，月经可自然恢复；有些患者经用黄体酮、人工周期、促排卵药等治疗后可恢复正常；少数闭经患者则疗效不佳，或难以治愈，以致只能用性腺激素作为替代治疗。选择何种方法治疗，应由医生根据病情需要来确定。

经前期综合征

经前期综合征，又名经前期紧张症，是妇女常见的疾患。经前期综合征的表现为：平时情绪稳定、正常的女性在月经来潮前一周，突然情绪变得郁郁寡欢，对外界的兴趣减低，工作和社会活动能力下降。有的出现烦躁不安而易激惹，常为一些莫名的小事而发脾气；有的表现为失眠、健忘、浮肿、头痛、头晕、乳房胀痛等症状。

经前期综合征的防治与康复

经前期综合征的情绪变化，既有生理因素，也有心理因素。妇女在月经前体内的雌激素量增高，雌激素与脑中的神经递质，特别是儿茶酚胺、去甲肾上腺素和多巴胺有密切关系，而这些递质决定着情绪变化。因而患经前期综合征的患者多是生活和工作常处于紧张状态的人。

药物治疗 对某些焦虑紧张患者可以使用抗焦虑药物，如多虑平、安定之类。如忧郁症状严重，可合并使用阿米替林、舒必利等药物，也可使用谷维素。国外近来报道，应用普萘洛尔（心得安），对少女经前期综合征也有效。

心理治疗 精神活动可直接影响内分泌功能，并能影响症状的轻重。要避免精神紧张，增强战胜疾病的信心，解除各种顾虑。最简便易行的是自我放松训练和光照疗法。

（1）自我放松训练：有些类似于传统气功中的“三线放松功”。患者静坐椅上，四肢和躯体都处于放松的状态，或平卧床上。关键是自我感觉放松了（不用力了）。训练环境要安静，保持一定的温度。嘈杂和寒冷本身就会引起肌肉紧张，使患者无法放松。要按心理医生的指导进行训练。从头皮、眼睛、口唇、面部、颈部肌肉开始，一直到四肢，逐块放松。为了充分体验放松，可以先体验紧张感，然后比较如何才能达到最大的放松。比如先紧握右拳，然后松开，手指处于自然松弛状态，从中体验血液怎样从上肢涌向手指，手指逐渐发热、变沉，变得几乎无法支配。每次训练 15 ～ 20 分钟。经过一段时间的训练，会自然地获得不同深度的放松感。一般每日训练 1 次，月经来潮前 1 周起，可以加至每日 2 次，月经终止后恢复为每日 1 次。

（2）光照疗法：对经前期综合征有效。这是美国派雷博士 1987 年研究的新成果。他让患者每天 18 时至 22 时，坐在离光源 1.8 米处（光源是 2500 勒克斯的白炽灯），患者每隔数分钟目视光源一次，可使症状明显减轻。光照疗法是通过视神经传导而产生的，皮肤光照的疗法相对较差。

不孕症

当育龄妇女结婚后，夫妇同居且性生活正常，男方生殖功能也正常，未避孕而2年未怀孕者；或曾生育、早产、流产后未采取避孕措施，又经2年仍未怀孕者，均称为不孕症。尽管现代人都减少生育，但患上不孕症的人却有增长的趋势。近两年来，我国不孕症发病率已高达8% ~ 17%，平均数达到12%。

那么，究竟什么原因会导致不孕呢？

受孕是一个复杂的生理过程，包括正常精子、卵子的产生和运行，精卵结合等，其中任何一个环节发生障碍，都可导致不孕。不孕的原因十分复杂，夫妇双方都占50%左右。若就女性而言，不孕主要是因卵子的发育、成熟、排卵功能有障碍，输卵管或子宫的发育不良。另外，月经不调、子宫肌瘤等，也都会导致不孕。值得关注的是，除了男女因素外，因免疫因素而造成不孕的也高达20% ~ 40%。所谓的免疫因素，是指男女双方产生抗体，互相排斥，导致不孕。

不孕症患者应和配偶双方一起有计划、有步骤地进行检查，找出原因，方可有效进行治疗。不应乱用药物，若非对症下药，也是徒劳无功。

不孕症患者应检查的内容包括：(1) 体格检查，应注意有无全身疾病，如结核、炎症、肿瘤、畸形等；有无内分泌失调体征，多发或脱发等。（2）妇科检查，了解内外生殖器官发育情况，有无畸形、肿瘤、炎症、包块，以及检测分泌物有无异常。（3）男方重点应作精液检查，了解精液量、颜色、精子计数、活动率、成活率、畸形率，以及精液液化是否正常。引起不孕的原因既可以是男方的，也可以是女方的，有时则与夫妇双方有关。所以不孕症患者第一次就诊时，最好夫妇双方同时前往。这样做有以下几点好处：一是便于了解双方的各种情况，包括双方过去的检查结果和治疗经过，如能发现线索，可根据具体情况把进一步检查的重点放在男方或女方一方。这样可以少走许多弯路，有利于尽快明确诊断。二是便于对双方进行指导，如受孕的基本知识，影响受孕的常见因素等。

除上述检查项目外，必要时还应做以下检查：（1）卵巢功能测定；（2）诊断性刮宫或子宫内膜活组织检查；（3）输卵管畅通试验；（4）性交后试验，反复性交试验结果差者，应进一步做免疫学检查；（5）腹腔检查主要用于其他各项检查未发现异常，或输卵管通畅性不明确及疑有子宫内膜异位症的患者；（6）怀疑有子宫黏膜下肌瘤、息肉、宫颈粘连、子宫畸形及反复自然流产者，应做宫颈镜检查；（7）染色体检查。此外，根据病情尚可进行 B 超检查、蝶鞍多向断层造影或 CT 扫描等，以确诊相关疾病，明确不孕的原因。

不孕症病因复杂，检查方法繁多。检查应“先简后繁”，通常是先检查男方，然后才检查女方的排卵功能及输卵管的通畅情况，最后才检查是否是因免疫因素造成不孕。有的检查项目如取内膜、输卵管通液术和输卵管造影术等不能在一个月内进行，自己应在遵照医嘱的同时，作出合理安排。当在检查中发现属于不可逆的病变，如结核输卵管阻塞、无子宫等，则大可不必进行无效治疗。

不孕症的防治与康复

不孕症的病因复杂，治疗的方法及药物亦较多。这里从以下四个方面作一简单介绍。

内分泌失调的治疗 由于丘脑下部－垂体－卵巢轴功能失调而无排卵者，可应用药物诱发排卵。常用药物有：（1）克罗米芬，从月经第5天开始，口服克罗米芬50～150毫克/日，连服5天，可能在停药后5～11天排卵。如雌激素水平低，可先用小剂量雌激素，己烯雌酚0.125～0.25毫克/日，连服20天，应用1～3个周期，以增加丘脑下部－垂体－卵巢系统的敏感性，然后用克罗米芬促排卵，能提高疗效。如宫颈黏液量少且黏稠，在服完克罗米芬后，加用己烯雌酚0.125～0.25毫克/日，连服7天。（2）对一般月经失调而有一定雌激素水平者，可序贯应用雌孕激素做人工周期治疗3个月，停药后可能出现排卵。（3）人绒毛膜促性腺激素（HCG）具有促黄体激素的作用，使卵泡发育接近成熟。给药可促排卵。（4）黄体生成素释放激素（LH-RH）适用于丘脑下部分泌不足的无排卵者。（5）溴隐亭适用于无排卵伴有高泌乳素血症者。上述药物应相互配合应用，并应注意针对病情、化验检查综合分析，区别应用，方能取得较好的治疗效果。可在咨询后经医师指导应用，不可盲目用药。

卵巢无排卵的治疗 常用药有克罗米芬、氯米芬及舒经芬，为人工合成的非甾体制剂，化学结构与己烯雌酚相似。首选药物是克罗米芬，其适应证为体内有一定雌激素水平的功能性闭经，无排卵功能失调性子宫出血、多囊卵巢综合征及黄体功能不全等所致的不孕症。此外，人绝经期促性腺激素（HMG）和人绒毛膜促性腺激素（HCG）联合应用可诱发排卵。由于HMG可引起严重副作用且药价昂贵，因此应用HMG和HCG联合激发排卵应严格掌握适应证，并须在有经验的医生指导下用药。

输卵管不通的治疗 子宫、附件的炎症及流产等因素引起输卵管阻塞，患者可服用消炎、通管药物；如有粘连可用腹腔镜分离粘连及输卵管造口，使其通畅。输卵管慢性炎症及阻塞的治疗方法比较多，主要有以下三种：（1）口服活血化瘀中药，同时进行超短波、透热、离子透入等物理疗法，以促进局部血液循环，消除水肿，缓解组织粘连。（2）输卵管内注射药液，如用地塞米松磷酸钠注射液、庆大霉素，加生理盐水，在一定的压力下，缓慢进入，有减轻局部充血、水肿，抑制纤维组织形成，达到溶解或软化粘连的目的。但输卵管间质部炎症及阻塞不宜用。（3）输卵管再通术，如输卵管造口术或输卵管吻合术等。目前比较常用的是介入疗法，简单地说，就是在X线电视系统监测下，使用特制导管把溶解组织药物输送到阻塞部位，溶解阻塞组织，使输卵管通畅。

免疫性抗体的治疗 不孕症中10% ~ 20%属免疫性不孕。主要治疗方法有：（1）隔绝疗法，即主张精子同种免疫性不孕夫妇使用避孕套3 ~ 6个月。（2）免疫抑制疗法，如排卵前两周口服强的松，或于阴道局部应用氢化可的松治疗宫颈黏液中存在抗精子抗体的不孕妇女。此外，还可采取宫腔内人工授精、体外授精、胚胎移植（试管婴儿）和输卵管内配子移植术治疗免疫性不孕。

妊娠呕吐

妊娠呕吐，多发生怀孕头3个月内，表现为胸闷不适、恶心呕吐、头眩体倦等，一般会在短期内自行消失。反复持续的恶心呕吐，可导致水电解质失衡和营养障碍，影响母体健康和胎儿发育，故应引起重视。

妊娠呕吐的防治与康复

妊娠呕吐的调理，首先应让孕妇了解妊娠后的生理现象及正常反应，以消除思想上的紧张情绪。饮食调养应注意以下几点：

妊娠呕吐怎么办

- 饮食方面，提倡少食多餐
- 服用少量维生素 B_6
- 用生姜治疗孕妇恶心呕吐有奇效

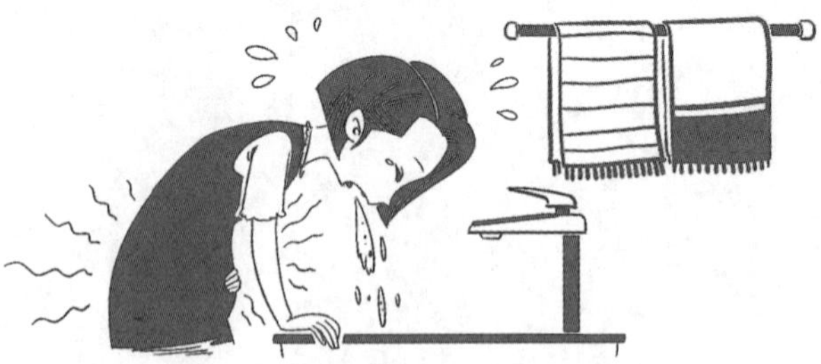

妊娠呕吐有妙方

少食多餐最重要 尽量做到“能吃时，就多吃些想吃的东西”。妊娠期的饮食，应以“营养均衡”为原则；但在有早孕反应时，可以暂时不管“营养平衡”或“有规律的饮食”等，能吃什么尽量吃，每次量少一点，分几次吃，等早孕反应的症状消失后，就可考虑饮食保健的一般原则。

饮食宜忌要知晓 应忌食容易引起呕吐的食物。油腻或汤类往往会引起呕吐，故应暂时不吃。生姜饮和生姜敷对孕吐反应有很好效果。对孕吐反应有酸味的食品如梅干、柑橘类、醋等能增进食欲，容易接受；吃凉拌豆腐、沙拉、凉拌蔬菜都比较适宜。要想办法使菜品不断变换花样，看一眼就能引起食欲。

找出规律适时吃 查出呕吐规律，改变饮食习惯。孕吐多数是在早晨起床或早餐后反应强烈，这是因为空腹的缘故。为此，可在起床前吃一点馒头、咸饼干等。午后多数孕妇呕吐现象消失，故在晚餐时要增加可口的饭菜。此外，睡前也可吃些易消化的食物。如在其他时间孕吐反应强烈，可按上述原则，做适当安排。

不想吃时莫强食 在孕吐期间，孕妇喜爱吃的食物要满足，不想吃的不要强食。注意维生素 C、K、B6、B1 的摄入，可防止或减缓呕吐。

补充水分不可少 不断呕吐会使体内的水分不足，因此，必须补充水分。而且随着身体内部新陈代谢的增加，身体也需要水分，以起利尿作用，将有害物质及早排出体外。水果、菜汤、牛奶要尽量多吃。虽说妊娠必须控制水分的摄入量，但在有早孕反应的时期，不会因摄水过量造成浮肿。轻度呕吐多数在两三个月后消失。如果孕吐反应强烈，甚至产生脱水现象，应去医院诊治。

宫外孕

正常情况下，妇女怀孕后受精卵种植于子宫腔内，如果因某种原因，使受精卵在子宫腔以外种植发育者，被称为宫外孕，医学上称之为异位妊娠。最常见的是受精卵在输卵管内种植发育所致的输卵管妊娠，约占宫外孕的95%以上。此外，也有在腹腔妊娠、卵巢妊娠和宫颈妊娠的，但都较少见。

出现宫外孕的常见原因是慢性输卵管炎、输卵管内膜炎、输卵管发育异常、输卵管良性肿瘤，均可阻止孕卵的正常运行，导致输卵管妊娠。此外，输卵管除有从伞部向狭部蠕动外，还有反方向逆蠕动，正常功能受内分泌调节。内分泌失调，可引起输卵管功能障碍，造成宫外孕。

怎样及时发现宫外孕呢？凡是育龄妇女月经期后，有少量阴道流血，突然出现腹痛和肛门坠胀，即出现了“停经、下腹痛、阴道流血”三大症状，则可能患宫外孕，应尽快去医院就诊。

宫外孕的防治与康复

宫外孕是一种相当危险的急腹症。以输卵管妊娠为例，如孕卵着床于输卵管内，则可引起输卵管妊娠流产及破裂。当发生大量内出血时，可因之突然晕倒和血压下降，从而导致失血性休克，危及孕妇生命。因此，育龄妇女都应掌握必要的宫外孕的防治知识，有以下几点需要注意：

○ 预防输卵管炎，准备生育的女性一旦发生生殖系统炎症，均应积极治疗。

○ 疑似宫外孕者，应立即到医院做 B 超检查以确诊。

○ 凡确诊的女性均应住院观察治疗，治疗的基本原则是补充血容量，补液、输血、抗休克；采用中药保守治疗只适用于早期轻症或陈旧性病例，如有严重内出血或胚胎继续生长时，应遵医嘱及时手术治疗。

产后抑郁

俗有“产后三日闷”的说法，即中医所谓的“产后烦闷”，西医属产后抑郁状态。它的特点是产后 3 ～ 4 天，多至 15 天，产妇出现失眠、焦躁、忧郁和情绪失控等现象。轻者仅有烦闷和疲倦感，重者有时面对婴儿不知所措，两眼发呆，满面泪水；孩子的哭声会使她惊恐不已；在处理孩子粪便时异常畏难，不知所措；食欲不振，精神陷入混乱状态。病人根本体验不到生儿育女的喜悦，为此常引起家庭的不安。

据调查，产后烦闷的发生率约占年轻产妇的 50%。病人多具有以下一些特点：（1）内向不稳定的性格；（2）婚前缺少独立生活经验；（3）母亲及姐妹中有类似病史；（4）缺乏育儿知识，没有和长辈一起生活；（5）因为生女儿受丈夫、公婆的怠慢；（6）夫妻感情有波动，丈夫不够体贴；（7）身体素质差，产后奶少或无奶，产后休息不好等。

产后抑郁的防治与康复

患有产后烦闷的产妇，除少数严重忧郁者外，大部分可由家属自行调治，2～3周即可恢复。调治方法有以下几种。

○ 请有经验的长辈代为照料婴儿，避免闲杂人探视，环境要相对安静，室内气温不能太高，光线要明亮。应注意：半流质饮食，保证大便通畅。

○ 经医生指导，服用少量安定或抗抑郁药，轻者以舒乐安定为好，重者可服多虑平。中医认为，产后烦闷多为血虚脏燥，可服甘麦大枣汤，即用炙甘草 10 克、淮小麦 30 克、大枣 15 克，水煎服，每日 1 剂。

○ 精神疗法：长辈的关心、丈夫的体贴、同伴友好的开导，都有不可轻视的作用。如一个月内不恢复且忧郁情绪加重者，说明已转为产后抑郁症，应去医院治疗。

产后便秘

产后大便数日不解，或大便艰涩，便时干燥疼痛者，称“产后大便难”，中医称为“产后便秘”。

引起产后便秘的原因，主要是胃肠功能减低，蠕动缓慢，肠内容物停留过久，水分被过度吸收。其次是怀孕期间，腹壁和骨盆底的肌肉收缩力量不足。三是分娩晚期，会阴和骨盆或多或少的损伤，通过神经反射，抑止排便动作。四是产后饮食过于讲究所谓高营养，缺乏纤维素，食物残渣减少。五是下床活动不便，许多产妇又不习惯在床上用便盆排便。

产后便秘的防治与康复

中医认为，本病多因产后分娩失血，营养聚虚，津液亏耗，不能濡润肠道；或阴虚火旺，内灼津液，肠道失于滋润，传导不利所致。因血虚者，多是失血后津液亏少，致大便失于润泽而便难，其症状除便难外，尚有面色萎黄，皮肤不润，舌淡苔白，脉细涩等血虚的特点，治疗宜养血润燥，方用四物汤（当归、熟地、白芍、川芎）加肉苁蓉、柏子仁、火麻仁、何首乌。因气血虚者，多是素体元气虚弱，复因产后耗气失血，使气虚失运无传送肠道糟粕之力，而致便难。其见证除便难外，尚有汗出气短、神疲、舌淡等气虚的特点，治疗宜益气养血，润肠通便，方用八珍汤(熟地、当归、川芎、白芍、党参、云苓、白术、甘草)加肉苁蓉、火麻仁。

防止产后大便难的发生，关键要注意饮食调养，多饮水，多食清淡新鲜蔬菜。麻油和蜂蜜有润肠通便作用，产后宜适当多食用。要适当活动，也可以在床上做产后体操，做缩肛运动，锻炼骨盆底部肌肉，促使肛门部血液回流。方法是将肛门向上提，然后放松。早晚各一次，每次10 ~ 20下。同时，应注意保持每日定时排便的习惯。

此外，可适当应用一些简便方，如:(1)用番泻叶5克，泡服，每天1剂。注意:番泻叶属刺激性泻药，不可久服。(2)胡桃肉20克，捣碎，冲豆浆服，每天1次。(3)紫苏子10克、芝麻10克、粳米100克，加水煮成粥，每日1剂，分2次食用。

产后肥胖

产后女性体重超出正常范围20% ~ 50%，医学上称为生育性肥胖，通常称之为产后肥胖。产后肥胖主要是营养过剩，忽视身体锻炼而致。产后肥胖不仅给许多爱美的女性带来烦恼，而且对产妇健康也有很大的影响。产后肥胖的女性往往出现食欲不振、四肢无力、生殖器恢复缓慢，严重的甚至会出现尿失禁、子宫后倾或脱垂等问题。因此，应积极预防产后肥胖。

产后肥胖的防治与康复

预防产后肥胖应注意以下几点：

合理膳食，粗细搭配 在保证摄取足够营养、满足母婴需求的前提下，避免营养过剩。可多食些鱼、虾、蛋、豆制品、奶制品和新鲜水果蔬菜，尽量少吃甜食、油炸食品、肥肉等。

母乳喂养，促进代谢 母乳喂养不仅可以满足婴儿生长发育的需要，而且有利于母亲恢复身材。研究发现，母乳喂养促进了母体新陈代谢和营养循环，还可将体内多余营养成分运送出来，减少皮下脂肪蓄积，预防产后肥胖的发生。

产后避孕，不可大意 产后性生活应及早采取避孕措施，怀孕、人工流产都会导致身体肥胖。其原因是：产后受孕，体内新陈代谢及性激素分泌出奇地旺盛，进而导致机体糖类合成脂肪的功能增强。

积极运动，至关重要 孕期及产后积极运动是预防产后肥胖的重要措施。适当的运动可促进新陈代谢，避免体内热量蓄积。要鼓励产妇早下床活动，自然分娩的产妇产后 24 小时就可下床活动，从产后第二天开始，就可以做一些轻微的运动，如在床上做抬头、伸臂、抬腿运动。经常锻炼肌肉，防止腹肌松弛，每日 4 ～ 5 次，以后逐渐增加运动量，半个月后可做些力所能及的家务。只有这样，才能有效地防止肥胖，保持体形美。

急性乳腺炎（乳痈）

急性乳腺炎是乳腺的急性化脓性感染，是乳腺管内和周围结缔组织炎症，多发生于产后哺乳期的妇女，尤其是初产妇多见。属中医“乳痈”的范畴，俗称“奶疮”。

乳痈最初的表现是感到乳房渐渐作痛，一两天后痛处有红肿、硬实现象，稍加碰撞或哺乳时疼痛加剧，还有畏寒、发热、全身不适等症状。继之，乳房肿胀更甚，触之有发热和包块，如鸡蛋大小，压之疼痛明显，口苦咽干，胸闷不适，饮食无味，体温升高，白细胞增多，患侧腋窝淋巴结肿大。舌苔薄黄或黄腻，脉象弦数。

急性乳腺炎的防治和康复

乳痈初期，是乳汁淤积、热毒蕴结而成，治以疏肝清热、通乳消肿为主，方用栝楼牛蒡汤加减：全栝楼30克、牛蒡子15克、丝瓜络20克、夏枯草15克、野菊花30克、金银花15克、通草12克、路路通15克、甘草5克。每日1剂，水煎服。服用4～6剂，即可达到乳房包块消散的目的。必要时遵医嘱注射青霉素、链霉素或二者同用，疗效较好。

乳痈的早期局部治疗非常重要。外敷药可选金黄散、玉露散、双柏散，或用鲜菊花叶、鲜蒲公英等捣汁调敷患处；也可用50%芒硝溶液湿敷，每日3～4次，或用仙人掌去刺捣烂外敷。

预防乳痈，关键是避免乳汁淤积，防止乳头损伤；经常保持乳头清洁卫生，随时更换内衣和乳罩，注意观察婴儿口腔有无感染；同时，应保持心情舒畅，饮食有节。若发现乳头皲裂，应积极治疗，减少哺乳次数，并使用保护乳头的药物，如在乳头上搽复方安息香酸酊或50%蓖麻油铋糊剂（次碳酸铋及蓖麻油等份搅匀）。注意喂奶前将药物洗净。

乳房囊性增生（乳腺增生症）

乳房囊性增生是一种乳腺组织异常增生性疾病。其特点为乳腺小叶、小管和末梢导管高度扩张，呈囊肿样改变。这种病理性改变有恶变的可能，其癌变率为2%～4%，应予高度重视。

乳房囊性增生是妇女的常见病，多发生在30～50岁的妇女，亦可见于青春期后任何年龄，绝经期后少见。由于本病有癌变可能，故不少妇女患上此病后，迫切要求诊治和排除乳腺癌。当今乳腺增生症已成为外科医生的重要课题。

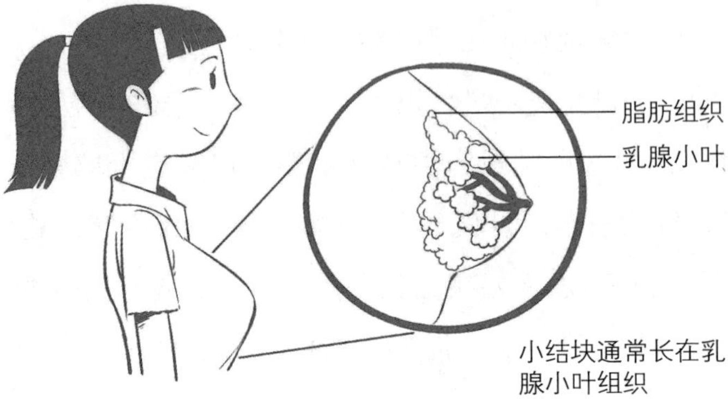

乳腺增生

乳房囊性增生的防治与康复

防治乳腺增生应注意以下几点：

（1）在青春期应穿合适的胸罩，不要束胸，以利乳房的正常发育，因为发育不好的乳房较容易发生乳腺增生及肿瘤。

（2）保持精神舒畅和情绪稳定。现代医学证实，情绪不稳定会抑制卵巢功能，使雌激素水平增高，导致乳腺增生。

（3）避免使用含有雌激素的面霜和药物。有的女性，尤其是中老年女性，长期使用含有雌激素的面霜，使体内的雌激素水平相对增高，久之可诱发乳腺增生。为治疗更年期综合征需要补充外源性雌激素时，应保持最小剂量、最短疗程，否则会使体内激素失去平衡而导致乳腺增生。

（4）妊娠、哺乳对乳腺功能是一种生理调节。因此，婚育、哺乳对乳腺是有好处的，而 30 岁以上仍未婚、未育或哺乳少的妇女则易罹患乳腺增生。

（5）乳腺受内分泌的影响而呈周期性变化。性乱或性冷淡、性生活不协调均可导致内分泌紊乱，从而导致乳腺增生。因此，保持夫妻和睦、性生活和谐，对预防乳腺增生十分重要。

（6）研究资料表明，半数以上的妇科病人患有乳腺病，最常见于月经周期紊乱和附件炎患者，患子宫肌瘤的妇女乳腺增生的发病率也很高。因此，积极防治妇科疾病无疑是减少乳腺增生诱发因素的一个重要环节。

患有乳房囊性增生的女性应予积极治疗。为谨慎起见，要定期检查，常做的相关检查有乳腺 X 片、乳腺红外线扫描、彩色乳腺 B 超等。如果疼痛明显影响生活或病变较严重时，可考虑采用中医中药治疗。中医治疗乳腺增生以疏肝解郁、行气化痰、调理冲任为主要治法，可选用小金片（每次 4 片，1 日 2 次）、逍遥丸（每次 6 ~ 9 克，1 日 2 次）或乳癖消片（每次 5 ~ 6 片，1 日 3 次）等内服。西药可口服 5% 碘化钾 5 毫升，每日 3 次，有缓解疼痛的作用。

现介绍几则中医外治方法：

外敷法 中药外敷法具有舒筋活血、去瘀生新、消肿止痛、清热解毒等作用。治疗乳腺增生时可应用乳脐散等置脐窝部固封，或用乳腺增生外敷散等敷于患处。

针刺治疗 在用针刺疗法治疗乳腺增生时，可选屋翳、膻中、合谷、肩井、天宗、肝俞等穴位，根据患者病情辅以相关腧穴，如肝火者加太冲；气血两虚加足三里、脾俞；月经不调加三阴交；乳痛严重者加乳根等等。月经期停止治疗。

刮痧、拔罐法 治疗乳腺增生时局部涂以刮痧活血剂，刮至局部出痧为止，然后对出痧部位进行拔罐，发泡后取罐，再刺破水泡，包扎固定，后饮热开水。

穴位注射法 如取足三里、曲池、阴谷、阴陵泉、少海、曲泽等穴位，注射相关药物（如维生素、丹参等等）进行治疗。

乳腺癌

乳腺癌的病因可能与下列因素相关：

雌激素水平高 乳腺癌常见于雌激素水平较高者，如月经初潮早、绝经晚的妇女。雌激素水平低下者（如卵巢功能低下）几乎不发生乳腺癌。绝经者长期应用激素替代疗法、摄入脂肪及蛋白质过多可引起雌激素水平升高，增加乳腺癌的发病风险。

有家族史 有乳腺癌家族史的家族成员，比一般人群患乳腺癌的危险性高 2 ～ 3 倍；母亲或姐妹中有患乳腺癌者发病率更高，且具有发病年龄早、发生双侧乳腺癌、可能伴发其它部位癌症的特点。

不良生活方式 乳腺癌发生风险相对较低的亚裔人移居美国 10 年后，发生乳腺癌的风险增加了 80%。许多学者认为，西方的生活方式、饮食结构会增加发生乳腺癌的风险，且环境因素的影响大于遗传因素的影响。

其他因素 通常 45 ～ 64 岁的妇女达到发病高峰，65 岁以后发病率逐渐下降。超过 40 岁的未婚、未育或产后没有亲自哺乳的妇女和乳房曾受放射线异常照射或经常饮酒的妇女乳腺癌发病风险增大。

乳腺癌的防治与康复

根据已知与乳腺癌发病有关的因素，通过改变日常生活习惯，完全是有可能降低乳腺癌发病率的。

第一，要建立良好的生活方式。少吃高脂肪、高蛋白的饮食，目前发现青春期及青春前期过多摄入脂肪及动物蛋白，将使体内脂肪过量积聚，使月经初潮提早，可能增加乳腺癌发病的危险性。尽量不饮酒，日本学者有调查表明，女性每天摄取酒精 15 克以上，患乳腺癌的危险比不饮酒者高 3 倍。

第二，鼓励产后母乳喂养婴儿。英国牛津大学的医学专家研究发现，母乳喂养不仅可以保证婴儿得到全面的营养，还可以有效减少母亲患乳腺癌的概率。专家们对 40 多个国家的 14 万多名女性进行的调查表明，女性每多生一个孩子，她患乳腺癌的概率将减少 7%，母乳喂养时间延长一年，患乳腺癌的概率将减少 4.3%。

第三，小心使用性激素类药品。妇女更年期如有更年期综合征或骨质疏松需要补充外源性雌激素时应保持最小剂量，最短疗程，尽量避免不必要地使用雌激素及雌激素的替代剂。

第四，更年期后适当增强体育活动，控制总热量的摄入，减少体内脂肪过剩。脂肪的积累可以使体内的雄激素更多地向雌激素转化，易导致乳腺癌的发生。

此外，避免不必要的放射线照射，也对预防乳腺癌有帮助。

尿路感染

泌尿系统感染属中医淋证的范畴。包括肾盂肾炎、膀胱炎、尿道炎等疾病，统属尿路感染。临床表现以尿频、尿急、尿痛、小腹疼痛、腰部酸痛为特征。

尿路感染的防治与康复

对本病的治疗，中医强调分期论治。

急性发作期 临床表现与中医“热淋”相符，可见小便频数，点滴而下，尿色黄赤，灼热刺痛，急迫不爽，痛引脐中，或伴有腰痛拒按，部分病人怕冷、发热、口苦、便秘、舌苔黄腻、脉滑数。若见血尿、蛋白尿，则属“血淋”“膏淋”“淋浊”之范畴。

急性期泌尿系统感染应积极治疗，否则易转为慢性。伴有高热者应卧床休息，鼓励患者多饮水、勤排尿，促使细菌和炎性渗出物排出；饮食要吃易于消化的食物，有足够热量和维生素。中药治疗宜选用清热利湿、凉血解毒之品。方如：柴胡 12 克，黄芩 10 克，瞿麦 10 克，荔枝草 30 克，蒲公英30克，车前草30克，熟大黄6克，甘草梢3克。水煎服，每日1剂。中成药可选用导赤丸、八正合剂、龙胆泻肝丸、分清五淋丸等。常用西药有复方磺胺甲恶唑、呋喃妥因肠溶片、诺氟沙星、环丙沙星等。

恢复期及慢性期 多属“劳淋”范畴，可见腰酸痛、困倦乏力、头昏耳鸣、尿频尿急等症状，个别病人可伴有低热，晚期患者可有肾功能损害。也有的病人无明显症状，但尿常规不正常，尿培养有细菌生长。

恢复期及慢性期患者应注意生活规律，注意劳逸结合。饮食宜清淡、易消化而富含营养。治宜滋肾扶正，清热利湿。方如：知母 6 克，黄柏 6 克，熟地 12 克，茯苓 10 克，牡丹皮 6 克，蒲公英 30 克，车前子 15 克，车前草 15 克，甘草梢 3 克。水煎服，每日 1 剂。中成药可用知柏地黄丸，每次 6 ～ 10 克，每日 2 ～ 3 次。此外，大补阴丸、补中益气丸、当归龙荟丸、滋肾丸等均可随症选用。

外阴溃疡

外阴溃疡多由外阴炎症所引起，可见于非特异性外阴炎、单纯疱疹、白塞氏病、结核、性病、淋巴肉芽肿和外阴癌早期等。

急性外阴溃疡多发生于青年女性，尤其是体弱或营养不良者。一般发病急，消失也快，多在 2 ~ 3 天或 1 周内达到高峰。发病前可有全身不适、无力、发冷、发热等症状。外阴可先有瘙痒、灼热、疼痛，或有小疱疹，继而破溃并出现浅表溃疡。溃疡呈圆形或不规则形，表面附有脓液或渗出物，溃疡面周围充血、水肿。2 ~ 3 周可以治愈。

慢性外阴溃疡可见于肿瘤、结核等疾患中，起病缓慢，开始多为小结节或丘疹，破溃后形成溃疡，疼痛多不严重，需靠活检以确诊。

外阴溃疡的防治与康复

加强营养和注意休息，对防治外阴溃疡有重要作用。局部治疗可用高锰酸钾或呋喃西林溶液等坐浴熏洗，溃疡面可用金霉素软膏、新霉素软膏或可的松软膏等外涂；也可用中成药妇宁栓，每晚睡前 1 粒，塞入阴道深部，连用 1 周。患者应保持局部清洁、干燥，减少摩擦。全身治疗可采取大剂量补充 B 族维生素及维生素 C 等；同时可选用青霉素、红霉素、卡那霉素等控制感染。

真菌性外阴炎

白色念珠菌所致的外阴炎症，称真菌性外阴炎，常与真菌性阴道炎并存。主要表现为外阴灼热感及瘙痒，常伴有性交痛及排尿痛；有的病人可见外阴红肿，有时发生水疱状丘疹或湿疹样糜烂，病变局限于外阴或扩展至会阴、肛门及股部等，严重时可形成溃疡。分泌物直接涂片或培养，显微镜下可发现霉菌丝和芽孢。

引起真菌性外阴炎的病因有：

○ 体质因素，如患有严重的传染性疾病、消耗性疾病和糖尿病，以及维生素 B 缺乏的人，由于抵抗力下降易引起念珠菌的生长繁殖而发生外阴炎。

○ 生殖道损伤，破坏了外阴防御机能；或长期使用广谱抗生素、皮质激素及长期接受雌激素治疗的患者，容易引起机体菌群失调，导致真菌生长，产生外阴炎。

真菌性外阴炎的防治与康复

本病以局部治疗为主。可用 2% ～ 4% 的苏打水清洗外阴，每次 100 毫升，1 日 2 次。外涂药物可选用制霉菌素软膏、克霉唑软膏，或 2% 龙胆紫，涂于外阴部，每日 2 ～ 3 次。可同时应用阴道塞药，如每天早晚各用制霉菌素栓 1 个，塞入阴道深处，连用 5 天。也可在医生指导下口服制霉菌素片，每次 50 万单位，1 日 4 次，10 天为 1 疗程。

真菌性外阴炎的患者要加强预防与护理。要注意卫生，保持外阴清洁、干燥，内裤洗净后要放在日光下暴晒或用开水烫洗，用过的毛巾、浴巾要煮沸消毒。因念珠菌对热的抵抗力不强，在 60℃时即可死亡，故煮沸即可达到消毒目的。炎症期应忌食辛辣刺激性食物，每天用等渗盐水冲洗外阴，禁止性生活，并应夫妻双方共同治疗。患糖尿病者应积极治疗，注意合理应用抗生素。

阴道炎

真菌性阴道炎

真菌性阴道炎是一种常见的妇科病，80% ~ 90% 因白色念珠菌感染所致。患病后阴道内可见黏膜中度充血、发红，渗出或流出浓稠的分泌物，偶为稀水状。阴道壁上附有厚厚的白色干酪样或豆渣样物质，除去后可见红色发炎基底。病变可延及外阴及其周围皮肤而出现典型的皮肤念珠菌病表现，如在会阴、阴唇、整个阴股区域、臀间及肛周等处，出现皮损并伴有剧烈瘙痒或烧灼感，同时出现尿痛、尿频及性交疼痛。在糜烂或溃疡表面，有时可见假膜。取假膜或皮屑进行显微镜真菌检查可见念珠菌丝或孢子。阴道念珠菌病症状在月经期加重。须注意的是，此病可同时并发泌尿系白色念珠菌感染，并可发生阴道滴虫及阴道嗜血杆菌等混合感染。此外，很多妇女感染此病后并无临床症状，因而更易造成性接触传播。

真菌性阴道炎的防治与康复

对念珠菌性阴道炎治疗的关键在于改变阴道的酸碱度，使阴道偏于碱性，造成不利于念珠菌生存的条件，同时用杀菌药物。内服常选用酮康唑、克霉唑、咪康唑、制霉菌素和曲古霉素等。治疗念珠菌病的药物较多，除内服药外，局部治疗仍是主要用药途径。一般常用 2% ~ 4% 的碳酸氢钠液冲洗外阴及阴道，10 次为 1 疗程。冲洗后外涂 1% 龙胆紫溶液，或选用抗真菌的阴道栓剂，每晚塞入阴道 1 粒。以下列举的几种药物可在医生指导下选用。

克霉唑 有活跃的抗白色念珠菌作用。用法：3% 克霉唑霜或溶液，外用，每日 2 ～ 3 次。阴道栓剂（每粒含克霉唑 100 毫克），睡前塞入阴道深处，疗程 7 ～ 14 天。

咪康唑 2% 霜剂或溶液，外用，每日 2 次；2% 的阴道霜剂，睡前用 1 次，疗程 7 ～ 14 天。

制霉菌素 本药是有效的抗白色念珠菌药物。外用制剂有制霉菌素软膏，每克含制霉菌素 1 万～ 5 万单位。也有制霉菌素阴道栓剂（每粒含量为 25 万单位），睡前放入阴道内。

两性霉素 B 系抗真菌的抗生素，抗白色念珠菌的能力比制霉菌素强。此药口服后不易吸收，且不稳定，故以外用最为安全。用法：3% 的两性霉素 B 霜剂、软膏或洗剂供外用；还有阴道塞片（每片含 50 毫克），睡前用或每日塞用 2 次。

此外，亦可选用 1% 亚硝酸硫康唑霜外用，每日 1 次，7 日为 1 疗程。对生殖器念珠菌病的治疗，每一疗程结束后，应复查阴道分泌物，直到查菌阴性。如果夫妇同患病，必须同时治疗。

滴虫性阴道炎

滴虫性阴道炎是由阴道毛滴虫引起的阴道炎症，多发生于育龄妇女。由于其体内雌激素水平较高，阴道上皮内含糖原时增高，易于滴虫生长繁殖。主要通过性交传染及各种被污染的浴具、衣物、器械、敷料等间接传染，属性病范畴。

感染滴虫后，约70%的妇女无症状，也无体征。常见的表现是阴道分泌物增多，呈灰黄色、乳白色、黄绿色，泡沫状，带有臭味，合并有其他细菌感染时分泌物呈脓性。多伴有外阴及阴道瘙痒、灼痛、性交痛等。如滴虫侵犯尿道及膀胱时可并发尿道炎、膀胱炎，引起尿频、尿急、尿道灼热疼痛等尿道刺激症状。滴虫能吞噬精子，改变阴道酸碱度，同时大量脓性分泌物又可影响精子的活动和存活，从而导致不孕症。阴道滴虫病可经妇科检查及阴道镜检确诊。

滴虫性阴道炎的防治与康复

滴虫性阴道炎患者可口服甲硝唑，每次200毫克，1日3次，7～10天为1疗程。此药可同时杀灭尿道和肠道滴虫，是治疗滴虫的高效力的药物。应夫妻双方同时服用，男方每天2次，每次200毫克，7天为1疗程。本药一般无副作用，偶可致食欲不振、恶心、呕吐等，也可见头痛、皮疹、白细胞减少，一旦出现上述症状应暂停用药。

本病局部治疗可用0.5%醋酸或1%乳酸冲洗阴道；也可用1∶5000高锰酸钾溶液，并放入甲硝唑200毫克，冲洗阴道，10天为1疗程，月经净后开始，连续应用3个疗程。还可用阴道放药法：用滴维净1片，每晚放入阴道，7天为1疗程。用于阴道滴虫病的外用药还有卡巴胂、曲古霉素栓等，可在医生指导下选用。

预防滴虫性阴道炎的关键是搞好个人卫生，提倡淋浴，取消坐式厕所，不使用公共浴盆、浴巾、洗刷浴具等；对于滴虫患者使用过的各种被服、器械、浴具应进行严格消毒，避免交叉传染。

非特异性阴道炎

不是由特异的病原体（如滴虫、霉菌或阴道嗜血杆菌等）引起的阴道炎，称为非特异性阴道炎。病因病理在于长期子宫出血、盆腔炎、流产、分娩后损伤、不洁性交、异物刺激、腐蚀性药物，以及身体抵抗力弱，子宫分泌物增多等，使阴道正常功能遭到破坏，而病原菌如葡萄球菌、链球菌、大肠杆菌、变形杆菌等得以生长繁殖所致。

有分娩、流产和妇产科手术史、不洁性交史、经期使用不洁物品史，而出现阴道灼热、坠胀；阴道分泌物增多，甚至有脓性分泌物；尿频、尿急，伴有下腹部坠胀、疼痛，全身乏力；且经阴道分泌物检查未见滴虫、霉菌、淋菌等，即应考虑为本病。

非特异性阴道炎的防治与康复

本病以局部治疗为主。可用1%乳酸或醋酸冲洗阴道；或用中药苦参60克、蛇床子30克、黄柏30克、苍术15克、薏苡仁15克，煎液洗外阴和阴道，1日2～3次，7日为1疗程。或将氯霉素及苯甲酸雌二醇按500∶1的比例加入适量鱼肝油，制成油膏。将油膏涂在带线棉球上，放入阴道内，12小时后拉出棉球，每天换药1次，7天为1疗程。或用氯霉素粉或四环素粉0.5克，喷撒阴道壁及子宫颈，每天1次，7天为1疗程。用妇炎净外用亦可，用法：每晚睡前先用1∶5000高锰酸钾溶液冲洗外阴，再将1粒（片）妇炎净放入阴道，7天为1疗程。

预防非特异性阴道炎，要注意经期和产后卫生，保持外阴清洁；对手术损伤和伤口要及时处理，防止感染；患病后要休息，增加营养，提高抗病能力。

老年性阴道炎

老年性阴道炎的发生，主要与绝经期或绝经以后卵巢内分泌功能减退和阴道内环境变化有关。在绝经期或绝经以后，由于卵巢分泌雌激素减少，阴道壁萎缩，黏膜干燥，分泌物减少；阴道上皮细胞所含的一种叫糖原的物质减少，因而阴道的酸度降低，抵抗细菌侵入的能力就减弱了。所以，细菌很容易侵犯绝经期或绝经后的妇女的阴道而引起阴道炎。

老年性阴道炎的主要症状是白带增多，呈黄水状。病情严重时，白带可转变成脓性并有臭味，偶有点状出血。外阴或阴道内有瘙痒或灼热感，下身坠胀和盆腔不适。炎症波及前庭及尿道口周围黏膜时，可有尿频、尿急等症状。

老年性阴道炎的防治与康复

绝经期或绝经后的妇女出现白带增多时，不能盲目治疗，一定要到医院去检查，排除其他原因（如滴虫、真菌等）所致的阴道炎；如有血性白带，还要注意排除子宫癌。倘若经过医生详细检查，确认是老年性阴道炎后，可按照下述方法治疗。

（1）用酸性溶液擦洗阴道。常用 0.5% 醋酸或 1% 乳酸溶液。

（2）已烯雌酚 0.5 毫克（半片）研碎装入胶囊内，每晚临睡前塞入阴道内，7 ~ 10 天为 1 疗程。炎症较重者，在医生指导下同时口服已烯雌酚 0.5 毫克，每晚 1 次,7 ~ 10 天为 1 疗程。有的妇女服药后有恶心、呕吐等症状，可加服维生素 B6 10 毫克或甲氧氯普胺片（胃复安）5 毫克，每日 3 次。

（3）醋酸磺胺米隆、金霉素或氯霉素等制成软膏（用凡士林或冷霜配制）或粉剂，局部涂擦或撒布。

（4）可口服中成药知柏地黄丸，每次 4 ~ 6 克，每日 2 次，10 ~ 14 天为 1 疗程。老年妇女绝经后肾气衰退，阴阳俱虚，可用中药补脾益肾，清热解毒。

防治老年性阴道炎应注意几点：（1）注意外阴部卫生，勤换洗内裤；（2）多食清淡、富于营养之品，平时少食辛辣及高脂、高糖食物；（3）保持心情开朗，解除心理障碍及精神负担。

慢性盆腔炎

慢性盆腔炎是妇科常见病，多因急性盆腔炎治疗不及时、不彻底或病人体质较差的情况下迁延而成。慢性盆腔炎病情多顽固，当机体抵抗力下降时，常可引起急性发作。

慢性盆腔炎的病变主要局限于输卵管、卵巢和盆腔结缔组织。主要临床表现有下腹隐痛、腰骶部酸痛，常在劳累后、月经期、性交后加重。由于盆腔淤血，常有经期延长，经量增多或痛经；白带增多，有时为脓性。倘若输卵管粘连阻塞，还可导致不孕。慢性盆腔炎患者全身症状多不明显，病程长或反复发作者可出现头昏、失眠、精神不振等症状。

慢性盆腔炎的防治与康复

本病治疗多采取中西医结合疗法，常用治疗方法如下。

中药治疗 （1）内服药多以清热利湿、活血化瘀、行气止痛为治疗原则。（2）外治可用红藤汤保留灌肠。取药用红藤、败酱草、蒲公英、鸭跖草、地丁各 20 ～ 30 克，煎取药汁 100 毫升。将导尿管或小儿肛管插入直肠内 14 厘米以上，待药液温热时于 20 分钟内灌完，之后卧床休息 30 分钟。

如能晚上临睡前灌肠，并将药液保留至次晨，则疗效更佳。

物理疗法 温热的刺激可促进局部血液循环，有利于炎症吸收消散。常用的物理疗法有短波、超短波、激光、蜡疗、药物离子导入（加青霉素、链霉素等），也可将食盐炒热装入布袋中，热敷下腹部。

其他用药 为了促进药物和炎症吸收，在用抗炎药物治疗的同时，可用α-糜蛋白酶肌肉注射，或同时加服强的松；也可用胎盘组织液肌肉注射。

患有慢性盆腔炎的病人，应消除思想顾虑，增强战胜疾病的信心；要注意加强营养和锻炼身体，增强机体抵抗力；同时，要配合妇科医生采取积极有效的综合治疗措施。

子宫颈炎

子宫颈炎是生育年龄妇女的常见病，有急慢性两种，临床以慢性多见。慢性宫颈炎多见于分娩、流产或手术损伤宫颈后发生，细菌于此时侵入而引起感染。按病理形态不同分为宫颈糜烂、肥大、息肉、腺体囊肿、宫颈管炎等5种类型。

子宫颈炎的主要临床表现为白带增多，呈乳白色黏液状，或淡黄脓性；如息肉形成，则可带血或有性交后出血。其次是小腹坠痛、腰骶部酸痛，并于经期、排便或性交时加重。在子宫颈炎患者中，有少数人可偶伴不孕。

子宫颈炎的防治与康复

药物治疗 （1）氯霉素胶囊 0.25 克，每晚 1 次，塞入阴道内，10 天 1 疗程。塞药前以 1∶5000 高锰酸钾溶液坐浴。（2）用子宫颈粉撒于带线棉球上敷塞子宫颈，24 小时后拉出。于月经干净后开始，每周 2 次，4 次为 1 疗程。子宫颈粉的成分为黄矾 10 克、金银花 20 克、五倍子 15 克、甘草 6 克。

预防护理 （1）注意有无白带内含血或性交后出血，如有应立即去医院做病理检查，以排除恶性肿瘤。（2）宫颈活组织检查后所塞阴道纱条，必须于次日抽出。（3）宫颈电熨术后，若创面脱痂时出血多，需卧床休息，避免重体力劳动。（4）宫颈创面出血者，饮食可吃菠菜，如猪肝菠菜汤、鳝鱼炒菠菜。荠菜、马兰头亦有止血功效，可选食。出血期忌刺激性食物。（5）创面未愈，忌性生活。

子宫肌瘤

子宫肌瘤是生长在子宫上的良性肿物，可能长在子宫肌层内、子宫表面或者靠近宫腔内的子宫黏膜下，所以又称为子宫纤维肌瘤或子宫平滑肌瘤。子宫肌瘤在 30 ～ 50 岁的女性中较为常见，通常无症状或症状轻微而不易察觉，仅在盆腔检查或超声检查时偶被发现。根据肌瘤大小和生长位置的不同，出现的症状也不同。临床上常见的症状有：（1）月经异常。月经量过多、经期延长，可能导致患者贫血而感到乏力和疲惫；痛经；经期前或经期后点滴出血；两次月经期间出血。（2）腹部、盆腔或下背部疼痛；腹胀和腹部压迫感。（3）排尿、排便问题。膀胱受压而出现尿频；输尿管受压导致肾积水；压迫直肠而出现排便困难或疼痛。

通常认为子宫肌瘤可能和以下的因素有关：

与体内雌激素的水平有关　研究发现子宫肌瘤的患者体内的激素水平往往高于健康人，这可能是由于瘤体的雌三醇产生的雌酮转化的量比较低；

与瘤体当中雌激素的受体有关　研究发现子宫肌瘤的雌三醇的受体往往高于正常组织中的雌激素的受体；

与平时摄入食物、药物有关 比如减肥的食品、高雌激素的食品、美白瘦身的药物、食物等也可导致肌瘤发生；

与情绪有一定的关系 比如有的患者情绪抑郁、焦虑，现在社会生活压力和工作压力也大、家庭不和谐，造成女性非常焦虑、抑郁，从而引起子宫肌瘤的发生。

子宫肌瘤的防治与康复

定期检查 如子宫肌瘤直径小于 4 厘米，患者无明显症状且无恶变征象，可定期复查，观察肌瘤和月经的情况。

药物治疗 主要作用是短期改善症状，常用于手术前缩小肌瘤体积。以下情况可以考虑药物治疗：肌瘤较大（一般指直径大于 4 厘米，小于 7 厘米），但症状不明显或轻微；临近绝经年龄（45～55 岁）；有全身疾病不适合手术者。药物的选择主要有：（1）铁补充剂，用于改善因长期失血引起的贫血。（2）激素避孕药、氨甲环酸、非甾体类消炎药（NSAIDS）等，可以改善月经过多等症状。（3）促性腺激素释放激素激动剂（GnRH-a）、米非司酮、醋酸乌利司他等，既可以改变月经过多或贫血症症状，又可以一定程度缩小肌瘤体积。

手术治疗 手术仍是子宫肌瘤最常用的治疗手段。主要分为子宫切除术和肌瘤剔除术。（1）子宫切除术：有手术指征，不要求保留生育功能或疑有恶变者，可行子宫切除术。目前对于大多数患者建议行全子宫切除术。术前应行宫颈刮片细胞学检查，排除宫颈恶性病变。未绝经女性可保留双附件，绝经后可考虑同时切除双侧附件。（2）肌瘤剔除术：对小于 40 岁、希望保留生育功能的患者，或不愿切除子宫的患者可考虑行肌瘤剔除术。术前应通过阴道检查、B 超等对肌瘤的大小、部位及数目作充分了解，借以选择合适的途径（开腹、腹腔镜、宫腔镜或阴式）行肌瘤剔除术。

中医疗法 中医认为子宫肌瘤因脏腑功能失调、气滞血瘀而成。所以中医治疗子宫肌瘤，多以活血化瘀、消瘀散结、清热解毒、疏肝理气、化瘀止痛为主。

子宫肌瘤患者的注意事项

○经期避免过于劳累，注意休息。

○合理搭配膳食，注重均衡营养，不随意服用保健品。

○尽量少使用化妆或美白产品。一般见效越快的化妆品或者护肤品，激素含量越高。

○注意个人卫生。月经期应该保持外阴清洁，不穿不透气或者太紧的内裤。

○确诊患者要积极配合医生治疗，定期做检查，防止病情恶化。

○避免再次怀孕。子宫肌瘤患者在做人工流产后，子宫恢复条件差，常会引起长时间出血或慢性生殖器炎症。

○不吃雌激素含量较高的食物。月经期间，正常的女性可以多吃红枣、蜂蜜、豆浆、桂圆等益气补血食品，但子宫肌瘤患者是不能吃的。雌激素是肌瘤生长的养分，这些食物里恰恰就富含了大量雌激素。

子宫颈癌

子宫颈癌是多种因素作用的结果，其发病与早婚、早育、多产、宫颈糜烂、性交过频、包皮垢及性激素失调等因素有关，也与社会经济状况和精神刺激有关。以下是目前比较明确的一些致病因素，也是能够加以避免的。

早婚、早育 子宫颈癌的发生与性生活有密切关系，过早性生活或早婚妇女子宫颈癌发病率显著增高。

宫颈糜烂、裂伤与外翻 由于子宫颈的生理和解剖上的缘故，容易遭受各种物理、化学和生物等因素刺激，包括创伤、激素和病毒等。子宫颈癌的发生与子宫颈糜烂的存在关系密切，患有宫颈糜烂者，子宫颈癌的发病率较高。有研究表明，有子宫颈糜烂的妇女，子宫颈癌发生率为 0.73%，明显高于无子宫颈糜烂妇女的 0.10%。北京市普查发现有糜烂组之发病率比无糜烂组高 2 倍。宫颈裂伤与癌的发生也有一定关系。

包皮垢因素 一些临床资料指出，人的包皮垢不仅对阴茎癌的发生有决定性影响，而且与子宫颈癌的发生有密切关系。包皮垢可能是病毒或化学致癌物质的携带者；也有认为包皮垢中的胆固醇经细菌作用后，可转变为致癌物质。动物实验证实，包皮垢可诱发小鼠子宫颈癌；包皮垢或包皮垢总脂对小鼠子宫颈和阴道上皮都有致癌作用。

病毒因素 近来已肯定某些病毒能诱发动物肿瘤，不断有人证实子宫颈癌与疱疹病毒的关系。用免疫荧光抗体法发现子宫颈癌病人的宫颈脱落细胞中，含有疱疹 II 型病毒。此外，血清学研究发现，在子宫颈癌患者中，疱疹 II 型病毒的抗体阳性率高达 80% 左右，而正常妇女阳性率仅 30% 左右。近年来，国内外一些研究表明，人乳头瘤病毒（简称 HPV）与子宫颈癌的发生有关。尤其是在性开放的腐蚀下，性乱易引起性病如生殖器疱疹、尖锐湿疣等，使许多女性成为易患子宫颈癌的高危人群。

子宫颈癌的防治与康复

预防子宫颈癌需做到以下几点：

（1）加强青春期性教育、婚前性教育，普及性知识，注重卫生保健；

（2）加强道德教育，恪守婚姻道德、社会道德，禁止卖淫嫖娼，做到洁身自爱；

（3）要避免宫颈损伤，如生育时发生裂伤应及时缝合，并预防感染；

（4）配偶有包皮过长的要行包皮环切术，要督促男子在性生活前彻底清洗外生殖器，防止包皮垢致癌；

（5）要重视对子宫颈糜烂及慢性子宫颈炎的治疗，将引起子宫颈癌的病变消灭在萌芽状态，以防患于未然。积极参加防癌普查，对子宫颈癌可早发现、早确诊、早治疗。

女性更年期综合征

更年期综合征是女性在围绝经期和绝经期因卵巢功能衰退至消失而出现的一组内分泌失调和植物性神经功能紊乱的综合症状。约85%的更年期妇女可出现该症，并可引起骨质疏松、动脉硬化等一系列疾病。

更年期综合征的症状多种多样，患有更年期综合征的女性可能会感到浑身上下不舒服、全身都是病。上半身的主要症状为忽热、出汗、胸闷、心慌，大部分妇女可能还会出现情绪上的障碍，其中忽热、出汗是比较典型的症状，也可以说是进入更年期的信号。下半身的主要症状为腰酸、下肢麻木，乏力，月经失调，性欲减退，心绞疼痛，以及一些反复发作的阴道炎、尿道炎，此外有一部分妇女还可能会出现全身或局部的皮肤反复性瘙痒。

就更年期综合征的实质而言，是即将进入老龄时期发生的一组生理和心理症状。生理因素是内分泌失调；精神因素表现为焦虑、忧郁、猜疑等。这样的人往往出现性格上的明显变化，有些心理和行为让人难以适应和理解。患者自己往往也比较苦恼。

女性更年期综合征的防治与康复

那么，要解除更年期的烦恼，心态平和地度过更年期，应该做到以下几点：

○正确认识生理衰老是人生的自然过程，不要有什么顾虑，如果出现一些症状，是内分泌失调带来的，经过一段时间适应和调整之后，症状会有所改善的，不要过于担忧。

○生活中要注意劳逸结合，保证充足的睡眠，如果睡眠不好，可在睡觉之前先服用安定或氯氮卓（利眠宁）等镇静剂帮助睡眠。

○适当参加文娱体育活动，多与社会接触，多和他人交流，多想一些开心的事，这样能够陶冶心情，保持良好的心态，也能够锻炼身体。

○保持性生活，给自己带来“并不老”的良好感觉，有助于心理的调整。

西医对更年期综合征通常采用激素替代治疗，它有很多的优点，见效也比较快。一般患者每日服用 0.625 毫克雌激素和 2.5 毫克甲孕酮，坚持治疗 1 年左右，对更年期症状如潮热、盗汗、阴道干涩、关节疼痛或僵硬、全身酸痛等有明显改善。但是如果长期服用可能会出现乳房胀痛、阴道流血等反应，用药时要引起高度重视，出现副反应时要及时向医生咨询。

需要提醒的是，更年期激素替代治疗并非适合每一个女性。以下口诀是激素代替治疗的禁忌证：“阴道出血，原因不明；肝肾功能，受损严重；恶性肿瘤，激素依赖；半年以来，血管栓塞；红斑狼疮，血卟耳硬”。也就是说，阴道不明原因出血、肝肾功能不全、患有乳腺癌和子宫内膜癌等雌激素依赖的肿瘤（如妇科肿瘤、乳腺肿瘤）、近半年来有血栓栓塞性疾病、患红斑狼疮、血卟啉症和耳硬化症，都不能用激素替代治疗药物。

女性更年期抑郁症

据报道，女性进入更年期，约有 46% 的人罹患抑郁症，明显高于其他年龄段。抑郁症对更年期女性的身心健康影响巨大，直接影响到晚年的生活质量。更年期抑郁症的发病原因较复杂，除与自身的生理机能改变有关外，还与社会、家庭、心理等方面的关系十分密切。

女性更年期抑郁症的防治与康复

从临床发病机理来看，防治更年期抑郁症应从以下几个方面着手：

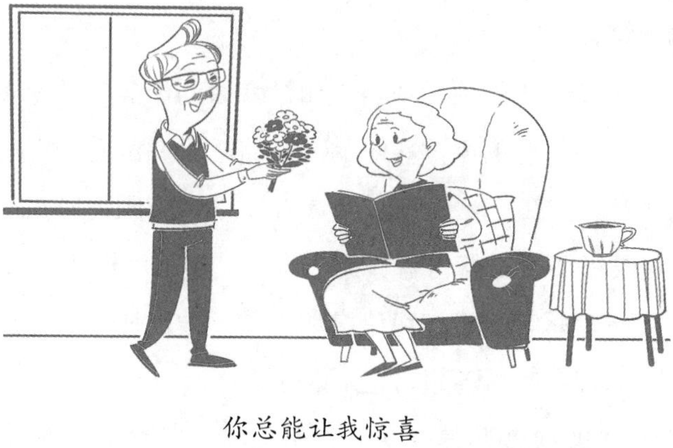

你总能让我惊喜

识本质，做好心理准备 正确认识本病的发病原因，了解其临床表现，在心理上提前做好准备，即使出现早期临床症状，也不要因此而忧虑不安。更年期生理、心理变化是女性必经过程，虽然出现一些不适症状，也是内分泌失调带来的，这些症状经过调整是可以有所改善的。顺乎其自然，泰然则安然。

调情志，保持乐观情绪 步入更年期的妇女，要努力克制自己的不良情绪，保持心态平衡，有规律地安排好个人生活。应消除紧张，勿忧勿虑，勿躁勿怒，清心寡欲，尽量避免不良的精神刺激。稳定情志有助于机体处于正常状态，恢复失调的脏腑功能。同时，还应该加强夫妻间的安慰与沟通，注意保持正常的性生活，这样会给自己带来“并不老”的良好感觉，有助于心理的调整。特别要注意的是：当遇到生活中难以避免的“负性生活事件”（如丧偶、亲人离别、患病等）时，一定要做到正视现实，遇事镇静，以自身健康为重，切不可忧心如焚、不思后果，从而诱发或加重本症。

适劳逸，加强体育锻炼 劳逸适度，可以使经络通畅，气血调和，阴阳偏盛偏衰得以恢复平衡。参加气功、太极拳、体操、练剑、慢跑、散步等户外活动，在运动中获得欢乐，忘掉身边的烦恼，从而增强体质和植物性神经的调节能力，对防治本病大有益处。同时，生活中要注意劳逸结合，保证充足的睡眠。

广交谊，丰富个人生活 适当参加社会活动，多与社会接触，多和他人交流，多想一些开心的事，能够陶冶性情，保持良好的心态。更年期妇女大多临近退休，有的已经退休或下岗在家，精神压力较大，总存在一种失落感。这时要把生活安排得有节奏，适当增加业余爱好。如养鱼、养花、绘画、下棋、听音乐等，不仅可以增加生活情趣，还能保持良好的大脑功能，增进身心健康，对防治抑郁症大有裨益。

节饮食，注重饮食调养 饮食不可偏嗜，宜食易消化富于营养的食物，且要定时定量。多食蛋白质类食品，如牛奶、豆浆、蛋以及新鲜蔬菜瓜果，每日补充含钙量较丰富的食品，有利于稳定情绪。动物肝脏、瘦肉、鸡鸭血及新鲜蔬菜，酸枣、红枣、赤豆、桂圆、糯米也有健脾益气及养血安神作用，可多食用。更年期妇女不要吸烟和饮用酒、咖啡、浓茶等刺激性饮料。

健康格言

1. 富有生机就是美。 ——威·布莱克

2. 清新、健康的笑，犹如夏天的一阵大雨，荡涤了人们心灵上的污泥、灰尘及所有的污垢，显露出善良与光明。 ——高尔基

3. 生活多美好啊，体育锻炼乐趣无穷。 ——普希金

4. 有两种东西丧失后才会发现它的价值——青春和健康。 ——阿拉伯谚语

5. 爱是一种能力，健康是本钱。 ——三毛

第十一章

中老年公务员常见疾病防治

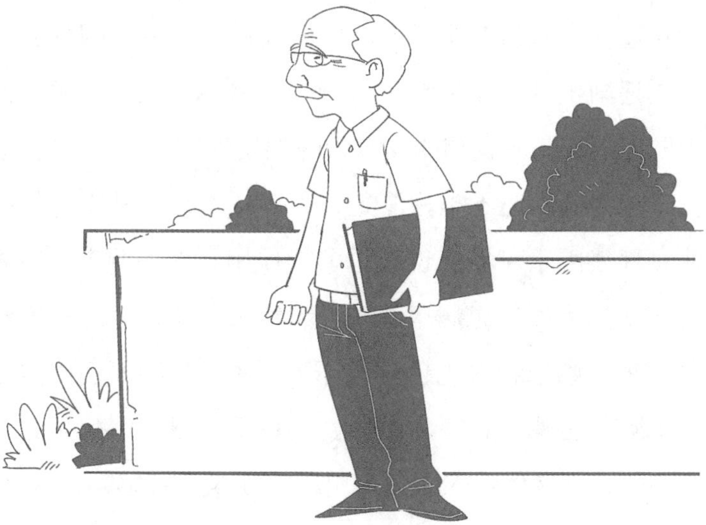

支气管哮喘（哮喘）

支气管哮喘（简称“哮喘”）是由多种细胞如肥大细胞、嗜酸性粒细胞、T 淋巴细胞和细胞组分参与的气道慢性炎症。在易感者中，此种炎症可引起反复发作的喘息、气促、胸闷或咳嗽等症状，多在夜间或凌晨发生；此类症状常伴有广泛而多变的呼气流速受限，但可部分自然缓解或经治疗缓解；此种症状还伴有气道对多种刺激因子反应性增高。国外支气管哮喘患病率、死亡率逐渐上升，全世界支气管哮喘者约 1 亿人，成为严重威胁人们健康的主要慢性疾病。我国的支气管哮喘发病率为 1%，儿童达 3%。

支气管哮喘的病因还不十分清楚，大多认为是多基因遗传有关的变态反应性疾病，环境因素对发病也起重要的作用。许多调查资料表明，哮喘患者亲属患病率高于群体患病率，并且亲缘关系越近，患病率越高；患者病情越严重，其亲属患病率也越高。环境因素在哮喘发病中也起到重要的促发作用。如吸入尘螨、花粉、真菌、动物毛屑或二氧化硫、油漆、氨气等；病毒、细菌、支原体或衣原体等引起的呼吸系统感染；食物过敏如鱼、虾、蟹、蛋类、牛奶等；还有气候变化、运动、妊娠等都可能是哮喘的诱发因素。多数人认为变态反应、气道慢性炎症、气道反应性增高及植物性神经功能障碍等因素相互作用，共同参与哮喘的发病过程。

哮喘相关的症状有咳嗽、喘息、呼吸困难、胸闷、咳痰等。典型的表现是发作性伴有哮鸣音的呼气性呼吸困难。严重者常被迫采取坐位或呈端坐呼吸，干咳或咯大量白色泡沫痰，甚至出现发绀。哮喘症状可在数分钟内发作，经数小时至数天，用支气管扩张药或自行缓解。早期或轻症的患者多数以发作性咳嗽和胸闷为主要表现。这些表现缺乏特征性。哮喘的发病特征：

发作性　当遇到诱发因素时呈发作性加重；

时间节律性　常在夜间及凌晨发作或加重；

季节性　常在秋冬季节发作或加重；

可逆性　平喘药通常能够缓解症状，可有明显的缓解期。

哮喘发作期胸廓膨隆，叩诊呈过清音，多数有广泛的呼气相为主的哮鸣音，呼气相延长。严重哮喘发作时常有呼吸费力、大汗淋漓、发绀、胸腹反常运动、心率增快、奇脉等体征。

支气管哮喘的防治与康复

药物治疗　以往哮喘的治疗强调平喘，近年来随着哮喘发病机制认识的进步，治疗也发生了根本性变化，已转为抗炎为主，平喘为辅。

哮喘的病理基础是慢性非特异性炎症的，所以控制慢性气道炎症，是哮喘的基本治疗，对哮喘长期理想的控制起到重要的作用。常用的药物是吸入糖皮质激素和色酮类药物。

治疗哮喘药物的作用是：解除支气管平滑肌痉挛，扩张支气管，缓解哮喘和呼吸困难症状，防治哮喘发作。可供选择的非处方药较多，如：(1)

氯喘（盐酸氯丙那林）片剂和气雾剂，适用于支气管哮喘和肺气肿患者的支气管痉挛，慢性支气管炎合并肺气肿。(2) 喘定（二羟丙茶碱）适用于支气管哮喘、喘息性支气管炎、阻塞性肺气肿，还可用于因心衰所致肺水肿而引起的喘息。(3) 舒喘灵（沙丁胺醇气雾剂）适用于支气管哮喘、喘息性支气管炎及肺气肿患者的支气管痉挛。(4) 全特宁（硫酸沙丁胺醇控释片）适用于喘息性支气管炎、支气管哮喘、肺气肿等引起的支气管痉挛。(5) 万托林（硫酸沙丁胺醇吸入气雾剂）适应证与舒喘宁相同。(6) 速克喘由沙丁胺醇的粉剂胶囊和旋转型吸入器两部分组成，适应证同舒喘宁。

平喘药为对症治疗药，患者应戒烟，注意预防感冒，不到空气污浊和有刺激性气体的场所，只有在哮喘发作时才使用此药，并注意使用抗生素治疗细菌性感染。

药物预防 如果病人仅有间隙、短暂的症状，有症状的次数少于每天1次，夜间哮喘症状少于每月2次，可以按需吸入短效 β_2 激动剂（如沙丁胺醇），也可以口服小剂量茶碱缓释片（舒弗美）。如果每天都有症状，夜间症状多于每周1次，哮喘症状影响活动或睡眠，则除了按需吸入 β_2 激动剂外，还应每日吸入皮质激素（如丙酸倍氯松200～600微克），口服小剂量茶碱缓释片。对吸入短效 β_2 激动剂效果不佳，尤其是夜间症状较明显者，可改成吸入或口服长效 β_2 激动剂（如吡布特罗、沙美特罗替长松粉吸入剂）。对于严重的哮喘病人，即哮喘频繁发作，经常夜间发作，严重影响睡眠，白天活动明显受限，应每日吸入丙酸倍氯松600～1000微克，甚至更高剂量（但必须在专科医师指导下应用），或口服皮质激素，口服缓释茶碱，吸入或口服长效 β_2 激动剂，还可考虑联用抗胆碱能药物如吸入异丙托溴铵。任何药物都有不良反应，治疗哮喘的药物也不例外。因此在选择药物时，一定要根据病情，在医生指导下合理选用。

正确选择药物是预防哮喘发作的关键，但更重要的是要注意自我保护。预防哮喘发作首先要避免接触致敏原。常见的致敏原包括尘螨、花粉、真菌、某些食物、宠物的皮屑、油漆、某些化学药品等等，这些都要在日常生活中注意防护。

支气管扩张

支气管扩张是指一支或多支近端支气管和中等大小支气管管壁组织破坏造成不可逆性扩张。它是呼吸系统常见的化脓性炎症。主要致病因素为支气管的感染阻塞和牵拉，部分有先天遗传因素。患者多有童年麻疹、百日咳或支气管肺炎等病史。

支气管扩张的典型症状为慢性咳嗽伴大量脓痰和反复咯血。

慢性咳嗽伴大量脓性痰，痰量与体位改变有关，如晨起或入夜卧床时咳嗽痰量增多，呼吸道感染急性发作时黄绿色脓痰明显增加，一日数百毫升，若有厌氧菌混合感染则有臭味。

咯血可反复发生，程度不等，从小量痰血至大量咯血，咯血量与病情严重程度有时不一致，支气管扩张咯血后一般无明显中毒症状。若反复继发感染支气管引流不畅，痰不易咳出，可感到胸闷不适炎症扩展到病变周围的肺组织，出现高热、纳差、盗汗、消瘦、贫血等症状。

慢性重症支气管扩张的肺功能严重障碍时，劳动力明显减退，稍活动即有气急、发绀伴有杵状指（趾）。

支气管扩张的治疗与康复

支气管扩张的治疗应加强控制感染和体位排痰。保持呼吸通畅，排除气管内分泌物，减少痰液在气道及肺支气管内的积聚，除去细菌生长繁殖的场所，是控制感染的主要环节。

控制感染，缓解症状 不发烧，咳嗽未加剧，只有黏痰，患者无明显不适的，不必用抗生素。如痰呈脓性（常在上呼吸道感染后），用广谱抗生素（如青霉素类、喹诺酮类）标准剂量，最少 1 ～ 2 周，至痰转为黏液性。

体位引流 根据各支气管不同走向，摆好体位后，深呼吸，10 ～ 15 分钟后咳出痰来，一天施行数次，同时加胸部叩击等理疗方法。痰一天在 30 毫升以上的，早晚都要引流。

咯血的治疗 咯血是支气管扩张的常见症状，且为威胁生命的主要原因。咯血常无明确的诱因，也不一定与其他症状，如发烧、咳脓痰等平行。少量咯血经休息、镇静药、止血药，一般都能止住。大量咯血可行支气管动脉栓塞术。

支气管扩张合并感染有发热、咳嗽、咯吐脓痰或咯血时应卧床休息，避免劳累及情绪波动，保持心情舒畅。饮食宜富有营养，可进食高蛋白、高热量、高维生素食物。注意口腔卫生，晨起、睡前、饭后用复方硼砂液或洗必泰液漱口。若排痰不畅者，应采取各种引流办法。患者的脓痰不可随地乱吐，应集中消毒处理。

肺气肿（慢阻肺）

肺气肿是指终末细支气管远端（呼吸细支气管、肺泡管、肺泡囊和肺泡）的气道弹性减退，过度膨胀、充气和肺容积增大或同时伴有气道壁破坏的病理状态。按其发病原因，肺气肿有如下几种类型：老年性肺气肿、代偿性肺气肿、间质性肺气肿、灶性肺气肿、旁间隔性肺气肿、阻塞性肺气肿。临床上以慢性支气管炎引起的肺气肿最常见，通常统称为慢性阻塞性肺气肿（简称“慢阻肺”）。

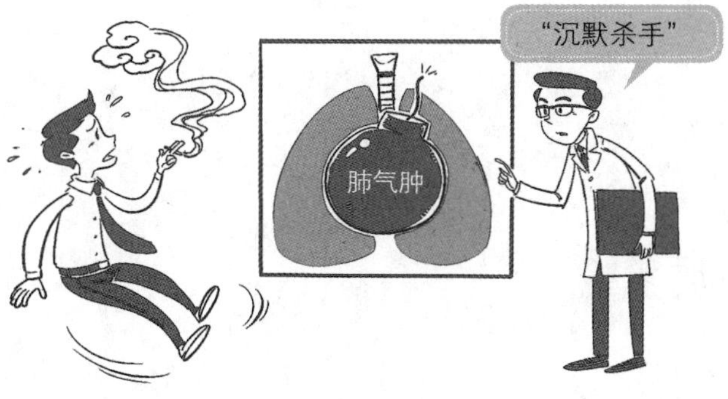

肺气肿——沉默杀手

慢性支气管炎并发肺气肿时，在原有咳嗽、咳痰等症状的基础上出现了逐渐加重的呼吸困难。最初仅在劳动、上楼或登山、爬坡时有气急；

随着病变的发展，在平地活动时，甚至在静息时也感气急。当慢性支气管炎急性发作时，支气管分泌物增多，进一步加重通气功能障碍，有胸闷、气急加剧，严重时可出现呼吸功能衰竭的症状，如发绀、头痛、嗜睡、神志恍惚等。

肺气肿的防治与康复

肺气肿的治疗中可适当应用舒张支气管药物，如氨茶碱，β2受体兴奋剂。如有过敏因素存在，可适当选用皮质激素。根据病原菌或经验应用有效抗生素，如青霉素、庆大霉素、环丙沙星、头孢菌素等。

呼吸功能锻炼作腹式呼吸，缩唇深慢呼气，以加强呼吸肌的活动。家庭氧疗也是最重要的治疗方法。肺气肿病人应加强体育锻炼，例如气功、太极拳、呼吸操、定量行走或登梯练习。

肺气肿的预防首先是戒烟。注意保暖，避免受凉，预防感冒。改善环境卫生，做好个人劳动保护，消除及避免烟雾、粉尘和刺激性气体对呼吸道的影响。

老年性肺炎

在年逾65岁的老年人死亡原因中，肺炎仅次于心脏病、癌症及脑卒中而占第四位。因此，加强老年性肺炎的防治研究，刻不容缓。

与青年人不同，大多数老年性肺炎缺乏典型症状及体征，约50%的患者体温正常，或体温略上升；发病时仅表现轻微的咳嗽、咯痰、呼吸困难，而非呼吸道症状却非常突出，如表情淡漠、意识障碍、感觉迟钝，或伴有恶心、呕吐等；胸部症状不典型，只在深吸气时才可闻及湿性啰音，且病变多只局限于肺底部，若体检不仔细，容易漏诊。老年人往往患有多种疾病，肺炎易被其他疾病所掩盖，因此并发症多，发病时常使症状复杂，可合并呼吸功能衰竭、消化道出血、脱水、电解质紊乱、昏迷、休克等。若治疗不彻底，常可反复发作。因此，老年性肺炎的预后较差。

老年性肺炎的防治与康复

老年性肺炎重在预防。注意保暖，适时增减衣物；参加力所能及的体育活动，加强营养，保证足够的能量摄入；戒烟，适当补充维生素，有助于提高呼吸道黏膜的抵抗力，特别是应提防经常发生上呼吸道感染。老年人呼吸道感染时要加用抗生素，以预防肺炎的发生。

对老年性肺炎病人，应认真护理，注意进食营养价值高且易于消化的食物，经常帮助患者翻身，勤拍背以促进痰液排出。尽早做痰培养或涂片检查，选用敏感抗生素或两种以上抗生素联合应用，疗程要够，剂量要足。同时，还要注意预防药物的副作用及基础疾病的治疗，保护肝肾功能，维持水盐平衡等。只要按医嘱治疗，并在家属及护理人员的悉心照料和护理下，老年性肺炎就没有什么可怕的。

前列腺疾病

前列腺疾病包括有急、慢性前列腺炎、前列腺溢液和前列腺增生等。前列腺疾病以其在人群中的高发性和易引其他男性病症为特点，在男科中形成第三大病类。

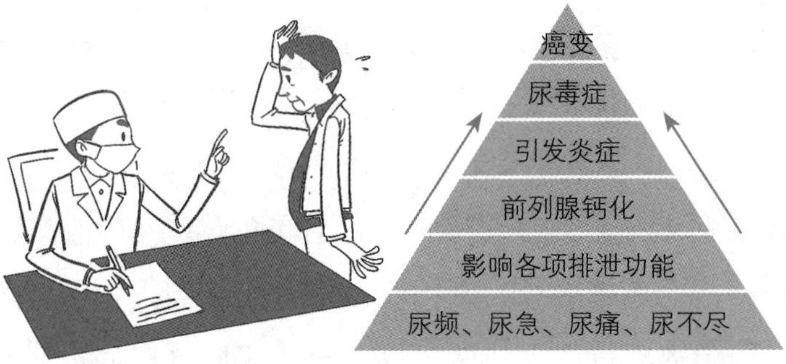

前列腺疾病——男人的烦恼

前列腺是男性特有的性腺器官，位于膀胱与尿生殖膈之间，包绕尿道根部。前列腺炎通常被认为是前列腺发炎，分急性细菌性前列腺炎、慢性细菌性前列腺炎、慢性前列腺炎（慢性盆腔疼痛综合征）和无症状性前列腺炎四种。

急性细菌性前列腺炎

急性细菌性前列腺炎是男子特有的常见病，在急性期表现为全身不适与酸痛，怕冷与发热，体温会很快升高到 39℃～40℃。其次，最常见的是局部疼痛症状，不仅前列腺部位的会阴部会感到下坠样疼痛，有时连阴茎部、腰骶部、大腿上端、下腹部以及腹股沟区域，都会出现莫名其妙的隐痛。细菌性前列腺炎容易引起尿道、膀胱的炎症，往往还会出现尿频、尿急、尿痛以及尿道部位有灼热样感觉等症状，严重时还伴有血尿。

急性细菌性前列腺炎的防治与康复

对于急性细菌性前列腺炎的治疗，如果病情较轻时可以选用复方新诺明片。

除此之外，多西环素（强力霉素）、米诺环素（美满霉素）、红霉素等抗菌药物口服，也有很好的疗效。如果病情较重，可由医生酌情选用青霉素、氨苄西林、庆大霉素或头孢菌素类等。在使用抗菌药物时，为了使前列腺间质中达到有效浓度及防止泌尿道感染的发生，医生往往会采取超大量和超时限（2 ～ 12 周）的用药法。

另外，还可根据病情程度、患病时间等，适时选用中药治疗、前列腺按摩治疗、前列腺局部注射治疗、物理方法治疗（如超短波、微波、激光、药物离子导入、磁疗等）。

慢性前列腺炎

慢性前列腺炎是泌尿、生殖系统最常见的一种病症。慢性前列腺炎除表现排尿刺激症状、疼痛、神经衰弱以外，还可伴随性功能和生育能力改变，如阳痿、早泄、遗精、性欲减退、射精痛或血精、不育等。临床资料统计表明，慢性前列腺炎患者中阳痿发生率占 18.9% 以上；在男性不育和性功能障碍患者中，合并有慢性前列腺炎者达60%。其危害程度不言而喻。

慢性前列腺炎（有细菌性和非细菌性之分）多由急性前列腺炎治疗不当或失治所致。突出表现为病程长，局部症状为排尿不适，有轻度尿频、尿急现象；排尿时尿道与阴茎部位有灼热的感觉，或尿末滴沥不清；大便时或排尿终末常有白色混浊的前列腺分泌物自尿道口滴出；会阴、肛门、腰骶部、耻骨联合上及外生殖器时有间歇性胀痛与酸胀不适，并可向腹股沟、大腿根部内侧放射。有的还因此导致阴茎勃起障碍、性欲低下、早泄、遗精或血精等现象。

慢性前列腺炎的防治与康复

慢性细菌性前列腺炎的治疗，主要是:（1）应用抗菌药物。如复方新诺明、红霉素、多西环素（强力霉素）、头孢拉定（先锋霉素6号）、头孢唑啉、美满霉素、氟哌酸、可乐必妥等。一般主张单一给药，用药时间1～2个月，并配合其他辅助治疗。慢性非细菌性前列腺炎若明确为支原体、衣原体引起者，通常用米诺环素、红霉素有一定疗效，疗程2～3个月。(2)对病因不甚明确者，亦可酌选膀胱灵、黄酮哌酯(泌尿灵)等缓解尿路刺激症状。还有护前列、舍尼通等药物，具有抑制炎症反应，增强抵抗力的作用，凡慢性前列腺炎者均可选择一种服用2～3个月。

热水坐浴对防治慢性前列腺炎有良效。方法：取一个干净水盆，倒入40℃～42℃的热水，水的深度为盆高的1/2；排净尿液和大便后，坐入盆中，使会阴部完全浸没在热水中，每次坐浴20～30分钟，每日1～2次。坐浴时要注意保持水温，要坚持长期坐浴。

预防慢性前列腺炎的关键是防止与减轻前列腺的充血，防止前列腺受到病原体的侵犯。具体应注意以下几点:（1）要节制性生活，最忌性交中断、强忍不射精或频繁手淫。（2）避免长时间骑自行车，或过多地参与骑跨动作的运动项目。（3）戒除烟酒，特别注意勿饮烈性酒；忌辛辣刺激性食物。（4）慎避寒湿侵袭。（5）注意性生活卫生，房事后最好清洗性器官并及时排尿一次，以便能及时冲除进入尿道的细菌。（6）及时治疗尿路感染或其他感染性疾病，也有益于前列腺疾病的防治。

中老年前列腺增生症

男性 50 岁以后，随着性机能的逐渐减退，前列腺也逐渐退化。大约有 50% 的人有不同程度的前列腺增生所产生的症状。

前列腺增生症（既往曾有“前列腺良性肥大症”“前列腺腺瘤”等名词，现统称此名）是老年男性的常见疾病。据国外文献资料，50 岁以上男性半数以上有前列腺增生；临床老年病学统计，60 岁以上发生率达 75%，实际发生率可能更高。前列腺增生症虽非致命性疾患，但由于前列腺位于膀胱颈部，可引起膀胱颈部梗阻（中医称为“癃闭”），因而出现感染、结石等并发症，最后终因排尿不畅而致肾功能不良及衰竭，带来严重后果，对老年健康极为不利。

为什么前列腺会肥大呢？多数人认为过多的性生活可使前列腺经常处于充血状态，久之形成肥大。年轻时由于代谢旺盛，机体活力强，恢复快，所以肥大情况少。50 岁之后，随着身体机能逐渐降低，一旦前列腺充血就恢复得慢，加上睾丸功能衰退，激素分泌减少，也可以引起前列腺组织增生，所以容易形成前列腺肥大。因此，在青年、中年时期，就应注意有规律的性生活，不可过频。有的学者做过长期的统计，认为一般青年时期 1 周 2 次，中年时期每周 1 次，50 岁以后半个月 1 次，前列腺肥大的状况明显减低，而肥大程度亦轻。反之，则发病率高，程度较重。男性睾丸是产生雄性激素的地方，它与前列腺肥大密切相关。随着年龄和性生活的增多，前列腺才逐渐肥大，增至 40 ~ 80 克，如超过 80 克，就会压迫尿道，造成排尿困难。

平时没有遗尿的毛病，50 岁以后出现尿床现象，就是前列腺肥大的信号。中年以后，夜尿多和尿不净，排尿时不能马上排出或尿流变细，尿流分叉大，这都说明有前列腺肥大的可能，应当引起注意。

中老年前列腺增生症的防治与康复

前列腺增生症没有具体的预防措施，总体原则是防止前列腺广泛而持久地充血，故应做到：（1）防止性生活过频，中年以后，以每 7 ~ 10 天过 1 次性生活为宜；禁止性交中断，谨防手淫。（2）彻底治疗前列腺的急、慢性炎症。（3）及时治愈尿道炎、膀胱炎等泌尿系统炎症，及时治愈尿道狭窄、膀胱结石等泌尿系统疾病，减少前列腺过度充血。（4）忌酒，忌酒后性生活。（5）不宜受寒、受湿、注意保暖。（6）少吃或不吃辛辣刺激性食物。

必须注意，即使是轻度前列腺增生者，除注意上述措施外，就应及时在医生指导下服用药物治疗。

前列腺增生患者病程较长，而且不易很快治愈，严重影响生活质量，如工作、外出等，患者痛苦难言。长时间可引起心情忧郁或性格改变。作为患者本身，首要问题是消除紧张心理，树立康复的信心。其次饮食起居要有规律，如吸烟、饮酒、久坐、劳累和进食辛辣、高脂肪食物等，均可使前列腺瘀血加重，应予避免。故作息有规律，不过劳，不久坐，不受凉，多吃新鲜蔬菜和水果，都对康复有益。

要坚持长期康复锻炼，如步行、慢跑、按摩两侧腹沟和前列腺局部按摩等有助于促进前列腺处静脉回流，增强膀胱逼尿肌和尿道括约肌的收缩能力。按摩足底可反射性地增强泌尿系统多脏器的自我调节功能。

康复锻炼具体方法如：

中速步行 体育锻炼可采取中速步行法，每日 3 次，每次 30 分钟。

按摩腹股沟 自我伸直手指，用手小鱼际侧按摩两侧股沟，以局部发热为标准。

局部按摩 将左手掌放于右手背上，以右手掌按顺时针方向按摩下腹膀胱处，以局部发热为标准，每日 30 次。

按摩足底 每晚睡前热水泡脚 5 分钟后，用拇指或中指指腹从跟骨内侧按揉到足底中心涌泉穴，再到第三跖趾关节，来回按摩 30 次。

尿液护张法 每次排尿前，用拇指、食指和中指上下压迫阴茎根部，使尿液潴留在膀胱至被压迫的尿道之间，使之产生内压，10 秒钟突然放开手指，使尿冲出。此法是从前列腺球囊扩张术变通而来，可扩张尿道腔，从而改善尿道梗阻症状。

前列腺增生的患者，平时应注意保持会阴部清洁，勤换内裤，以避免皮肤和尿路感染。不要憋尿，即如有尿意应及时排尿，憋尿会造成膀胱过度充盈，使膀胱逼尿肌张力减弱，导致排尿困难，容易引起急性尿潴留。如发生急性尿潴留，应及时采取相关通利小便措施或到医院检查，必要时采取间隙导尿。

膀胱癌

膀胱癌多发于50岁以上的中老年人，随着年龄的增大发病率也相应增长。膀胱癌的发生与饮食、吸烟和饮水三个因素密切相关，因此，预防膀胱癌也应从源头抓起。

膀胱癌的防治与康复

饮食宜忌 应该坚持科学的饮食习惯，多吃新鲜蔬菜、水果。因为新鲜的蔬菜、水果中含有丰富的维生素和微量元素，可以分解体内的致癌物质——亚硝基胺。应尽量少吃肉类食品，因为肉类食品在体内代谢过程中，可产生类似苯胺和联苯胺结构的物质。曾有调查发现，在使用苯胺和联苯胺化工原料工厂的工人患膀胱癌者较多。美国科学家的一项最新研究发现，通过多吃坚果、橄榄油等食品摄入充足的维生素E，可以降低膀胱癌发病的风险。研究人员统计了两类最常见的维生素E，即α-维生素E和γ-维生素E。结果发现，α-维生素E效果比较明显。富含这类维生素E的食品主要包括：杏仁、菠菜、绿芥末、胡椒、葵花籽，以及橄榄油、棉籽油和菜籽油等食用植物油。通过维生素补充剂摄入维生素E，效果也一样。

戒烟 有吸烟习惯者，要尽快戒烟。研究表明，香烟中含有特异性亚硝基胺等多种毒性致癌物质，大量吸烟的人，尿中致癌物质的浓度较高。根据最新医学证明，抽烟会增加患膀胱癌的危险性。一天抽烟超过 20 支以上的人，患泌尿系统方面的癌症，比不抽烟的人高出 3 倍。报告说，每天只抽几根烟解馋的人也不可掉以轻心。因为研究指出，每天抽烟不到 20 支的人，患泌尿系统癌症的危险性比一般人高 2 倍。抽烟还能加速膀胱癌的扩散，研究报告，确诊后继续抽烟的膀胱癌患者一般比不抽烟的膀胱癌患者年轻。另外，继续抽烟的患者比戒烟的更容易导致癌症迅速复发。研究人员对 286 名表面膀胱癌患者进行了研究，他们均已有了 20 年的烟龄，每天平均抽一盒烟，并且在确诊前已有了 10 年的烟龄。持续抽烟将对膀胱癌患者产生不良影响，接触香烟中的致癌物质越少，越能够有效地阻止癌细胞的生长。

增加饮水量 因为饮水量的多少，直接影响膀胱内尿液的浓度，对膀胱癌的发生有重要影响。饮水量少者膀胱中的尿液必然减少，而致癌物质从肾脏排泄到膀胱后，在尿液中的浓度也相应的较高。这些高浓度的致癌物质会对膀胱黏膜造成强烈的刺激。同时，饮水量少者，排尿间隔时间必然延长，这就给细菌（如大肠杆菌）在膀胱内的繁殖创造了有利条件。发生膀胱癌者，多数是平时不喜欢饮水、饮茶的人。尿液中细菌浓度的增加，不仅可引发膀胱炎，还会对膀胱黏膜产生持续性不良刺激，久而久之，膀胱黏膜在细菌和致癌物质的双重刺激下，可逐渐由炎症、糜烂而导致癌变。因此，要想预防膀胱癌的发生，就应该充分饮水，使尿液稀释后及时排出，这样尿液中细菌和致癌物质就相对降低，可以减少对膀胱黏膜的刺激和损害，起到预防膀胱癌的作用。

老年骨质疏松症

骨质疏松症是以骨量减少、骨的微观结构退化为特征，以致骨的脆性增加的一种全身性骨病，是中老年人（包括绝经后妇女）的常见病。其症状有骨病、腰背痛、驼背畸形，身体变矮、骨折。

长期以来，骨质疏松常被作为年老的必然表现而未予重视。其实，骨质疏松的危害很大，常使病人发生骨折。早期可无任何临床表现，医学界称其为静悄悄的流行病。然而一旦出现骨折现象时，已是严重阶段了。据统计，目前中国 60 ~ 70 岁的老人有 1/3 患骨质疏松症，80 岁以上的女性 2/3 患有骨质疏松症，共计发病人数在 6400 万 ~ 8800 万。到 2025 年，中国 60 岁以上的老年人将达 2.74 亿，因此对于中国来说如不及时开展群防群治，未来的骨质疏松症导致的社会负担将大大增加，而老年人的生活质量将大大降低。

骨折是骨质疏松症最常见的并发症，因此提醒大家，如果出现下列症状应立刻到医院检查诊治:(1)疼痛，以腰背痛多见;(2)驼背;(3)骨折，骨折可能发生于咳嗽、大笑、弯腰抱起小孩、屈身捡拾东西时。骨质疏松症骨折最常见的部位为髋部、椎骨、腕部。世界卫生组织（WHO）骨质疏松工作专职主席在 2003 年骨质疏松大会上提醒公众：凡是 65 岁以上妇女都应检测骨密度，未到 65 岁的绝经期妇女有家族骨折史等危险因素的也应尽早检测骨密度。

老年骨质疏松症的防治与康复

骨质疏松的病因相当复杂，是与遗传、环境因素（营养不足、体力活动减少、阳光照射不足及酗酒、吸烟）、衰老、性激素缺乏有关的一种退行性病变。随着年龄的增长，任何人的骨量都会有不同程度的减少，但并不是每个人都一定会发生骨质疏松症，关键在于如何及早进行有效的预防。骨质疏松症的病因（危险性）从儿童时期就已潜伏，一生中任何时期的营养不良、缺乏锻炼及不良嗜好都会增加患骨质疏松的危险性，因而应从儿童时期就开始锻炼，以获得最佳峰值骨量并减缓骨丢失。

预防骨质疏松应从儿童抓起。大家知道，低骨量是骨质疏松症的主要特征及诊断依据，而老年人的骨量由以下三个因素决定：骨发育成熟期达到的骨峰值、中年期骨量的维持以及之后的骨丢失速率。如果将人一生中的骨量比喻为金钱，骨量的积累就如同金钱的储蓄，只有在青少年时有足够的储蓄，才能确保年老后的消耗。青少年是骨发育的关键时期，大约 20 岁以前能获得峰值骨密度 90% 以上的骨量。此阶段影响骨代谢的营养素钙和维生素 D 的需求量相对较高，除了膳食营养调节外，在青少年时期还应注意培养健康的生活习惯，多参加体育锻炼及户外活动。具体说来应注意以下几点：

- 从儿童时期开始争取有一个最好的骨峰值。平时要多晒太阳，多进行户外活动，注意体育锻炼，通过饮食补充必需的钙如牛奶、虾皮、豆制品、坚果等。
- 要养成良好的生活习惯。不抽烟，少喝酒，不喝浓茶，不食用过多的高蛋白食品。

o 加强运动。有些科学家发现，凡是长期坚持体育运动尤其是嗜好承重运动的人，其骨密度及强度明显高于同龄人。不论老少，极少出现自己跌倒后骨折的。对于长期从事办公室工作的人，无论多忙也要抽出时间运动一下肢体，能走路不要骑车，能骑车不要坐车，哪怕每天多走一段路，多爬一次楼梯，对骨骼健康都是有益的。

o 对于骨质疏松易感人群，要定期监测骨密度。如果骨密度低于正常指标骨峰值均数 2～2.5 个标准差，就可以诊断为骨质疏松症，就要接受正规的骨质疏松治疗。因为引起骨质疏松症的病因是多方面的，所以不提倡所有的人口服钙剂，一般是在食物中无法获取足够的钙时才服用。50 岁以后可以在医生的指导下口服钙剂。

o 科学地服用钙剂。口服钙必须与胃酸结合才能变成人体可吸收的游离钙，因此最好在饭后服用或以果汁送服。目前市面上无论是天然钙还是人工合成钙大多是碳酸钙，在与胃酸结合时会产生胀气的不适感，胃病患者应注意。有些口服钙中还加入了磷，肾病患者要慎用。此外，人体对钙的吸收与年龄、性别有关，一般一次服用不要超过 500 毫克～600 毫克，每日不超过 1.5 克。服用时不宜与可乐、菠菜、面包、麦片同食。服用其他药物 1 至 2 个小时内不可服用钙剂。最好同时服用维生素 D、牛奶等有利于钙吸收的物质。其中维生素 D 有“保钙大将”之称，可有效促进食物中钙的吸收。

此外，经常到户外活动，坚持体育锻炼。精神乐观向上，心胸开朗，情绪饱满。科学安排膳食，养成良好的饮食习惯，全面均衡的营养有益于预防骨质疏松症。

退行性骨关节炎（老年性关节炎）

退行性骨关节炎又称肥大性关节炎，是指一些老年人常常会有腰痛、腿痛、关节痛。由于它多见于老年人，因而也称作老年性关节炎。老年性退化，是引起退行性骨关节炎的主要原因。中老年后，一切组织器官都会发生退行性变化，骨和关节组织也不例外，退行性变化尤其好发于承重的关节和多活动的关节。过度的负重或过度的使用某些关节，可促进退行性变化的发生。此外，如关节内骨折、糖尿病、长期不恰当地使用肾上腺皮质激素等因素，均可促进退行性变化的形成和加速已存在的退行性变化的发展。

退变性骨关节炎可发于全身各关节，但好发于负重较大的膝关节、髋关节，脊柱及手指关节等部位。尤以膝、髋关节病变为多。关节疼痛是退行性骨关节炎的主要症状，表现为钝痛，晨起或关节处于某一位置过久后，疼痛最为明显，稍加活动即可减轻。但活动过多时，由于关节摩擦又感疼痛，气候变化时疼痛加重。患者感到关节不灵活，休息后更觉明显。关节出现僵硬状态，活动时关节可发出粗糙的摩擦声。这些症状可随着病理变化的加剧而加重。除疼痛外，局部关节肿胀、有渗液、肌肉萎缩，甚至出现关节畸形，活动受限。有些骨关节病晚期病人还可能出现一些下肢畸形，以膝内翻最常见，即俗称的“罗圈腿”。本病属中医“痹证”“骨痹”“骨痿”“痿痹”等范畴。

退行性骨关节炎的防治与康复

多进行一些物理按摩 物理按摩有助于增强患者的肌力，改善关节活动范围。但要特别注意的是，按摩最好由专科医生进行操作，千万不可盲目到不正规的小诊所进行按摩治疗。因为按摩并不能起到直接的治疗作用，若治疗不当，还会加重病情。老年人常有骨质疏松，若按摩用力过猛，往往会造成骨折。尤其是颈、腰椎骨质增生的老年人，更不能轻易进行按摩治疗，一旦按摩不当造成骨折，容易出现神经损伤，甚至瘫痪，后果不堪设想。

运动时注意保护已受损害的关节 绝大多数的退行性骨关节炎都发生在膝关节。在日常生活中，不要长时间处于一种姿势，更不要盲目地做反复屈伸膝关节、揉按髌骨、抖晃膝关节等运动。另外，还要特别注意避免关节的机械性损伤，尽量减少关节的负重和磨损，如膝、踝关节的退行性骨关节炎患者平日要尽量避免上、下楼梯，长时间下蹲、站立、跪坐、爬山及远途跋涉等较剧烈的对关节有损伤的运动，尤其在关节肿胀时更应避免。为了达到锻炼身体的目的，患者可以选择游泳、骑车、做体操等关节负重较轻的运动，也可利用把手、手杖、护膝、步行器、楔形鞋垫或其他辅助设施来辅助关节运动。

进行适当的肌肉锻炼 退行性骨关节炎的患者可以进行一些适当的肌肉锻炼，使肌肉运动协调和肌力增强，这样可减轻关节症状，增强关节周围的力量和耐力及增加关节的稳定性，保持和增加关节活动的范围及提高日常活动能力，有利于病情恢复和疾病控制。如膝关节退行性关节炎患者可以多锻炼股四头肌。股四头肌能力的减弱，将会使膝关节的稳定性大受影响。因此加强股四头肌的训练对膝关节退行性关节炎病人是有益的。

腰椎骨质增生症

骨质增生又称“骨刺”“骨赘”，是中老年的常见病、多发病。腰椎的骨质增生是因为中年以后，随着年龄的增大，机体各组织细胞的生理功能也逐渐衰退老化。退化的椎间盘逐渐失去水分，椎间隙变窄，纤维环松弛向周边膨出，进而椎体不稳，纤维环在椎体边缘外发生撕裂，导致髓核突出，将后纵韧带的骨膜顶起，其下面产生新骨，形成骨刺或骨质增生。也有人认为椎间盘退变萎缩后，椎体向前倾斜，椎体前缘在中线为前纵韧带所阻，两侧骨膜掀起，骨膜下形成新骨。另外，局部的受压因素也是引起骨质增生的主要因素。

腰椎骨质增生一般主要与年龄、劳损、外伤、姿势不正确等有着直接的关系。骨质增生在临床上常出现腰椎及腰部软组织酸痛、胀痛、僵硬与疲乏感，甚至弯腰受限。如邻近的神经根受压，可引起相应的症状，出现局部疼痛、发僵、后根神经痛、麻木等。如压迫坐骨神经可引起坐骨神经炎，出现患肢剧烈麻痛、灼痛、抽痛、串痛、向整个下肢放射。

腰椎骨质增生症的防治与康复

骨质增生患者应多吃一些含钙量高的食物，如牛奶，奶制品。虾皮、海带、芝麻酱、豆制品也含有丰富的钙，经常吃，也有利于钙的补充，注意营养结构。由于骨质增生与肥胖、脱钙、维生素A和D缺乏有关，因此在饮食起居上要注意以下几点：要适当增加户外活动，尽量避免长期卧床休息；进食高钙食品，以确保老年人骨质代谢的正常需要。老年人钙的摄取量应较一般成年人增加50%左右，即每日成分钙不少于1200毫克，故宜多食牛奶、蛋类、豆制品、蔬菜和水果，必要时要补充钙剂；超体重者宜控制饮食，增加活动，减轻体重，以利于减轻关节负重；蛋白质的摄入要有限度，食物中过高的蛋白质会促使钙从体内排出；要增加多种维生素的摄入，如维生素A、B_1、B_6、B_{12}、C和D等。

患者宜睡硬板床。睡硬板床可以减少椎间盘承受的压力。注意腰间保暖，尽量不要受寒。避免着凉和贪食生冷之物，不要长时间吹空调，这样不利于加强腰背部的保护。白天可在腰部戴一个腰围，有利于腰椎的恢复和治疗。不要做弯腰用力的动作（如拖地等），注意劳动姿势，避免长久弯腰和过度负重，以免加速椎间盘的病变。急性发作期尽量卧床休息，疼痛期缓解后也要注意适当休息，不要过于劳累，以免加重疼痛。

老年痴呆症（阿尔茨海默病）

老年痴呆症，医学上又称之为阿尔茨海默病（AD），是一种严重威胁老年人生命的神秘疾病。所谓“神秘”，就是医学专家至今尚未查明此病的来龙去脉。据有关方面统计，仅美国就有10%的老年人受此病的折磨。现已知道，阿尔茨海默病是一种进行性的变性脑部疾病，它表现为记忆力丧失、记忆混乱、语言障碍与行动困难，无法辨认家庭成员等各种症状。最严重的病例，患者甚至缺乏起码的自我料理能力，给患者及家庭乃至社会带来了很大的负担。

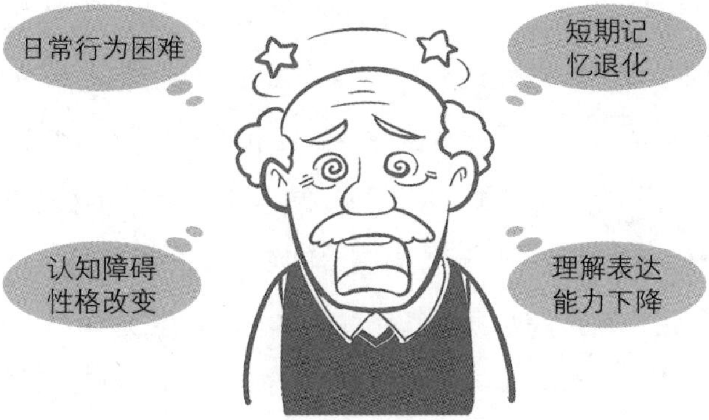

老年痴呆症的一般症状

老年痴呆症的药物治疗

如老年痴呆患者有疼痛或失眠时，医生要及时使用适当的药物以减轻其痛苦和症状。

抗焦虑药 如有焦虑、激越、失眠症状，可考虑用短效苯二氮卓类药，如阿普唑仑、奥沙西泮（去甲羟安定）、劳拉西泮（罗拉）和三唑仑（海乐神）。剂量应小且不宜长期应用。警惕过度镇静、嗜睡、言语不清、共济失调和步态不稳等副作用。增加白天活动有时比服安眠药更有效。同时应及时处理其他可诱发或加剧病人焦虑和失眠的躯体病，如感染、外伤、尿潴留、便秘等。

抗抑郁药 AD病人中约20%～50%有抑郁症状。抑郁症状较轻且历时短暂者，通过心理治疗、社会支持、环境改善即可缓解。必要时可加用抗抑郁药。阿米替林和地昔帕明副作用较轻，也可选用多塞平（多虑平）

和马普替林。近年来我国引进了一些新型抗抑郁药，如5-羟色胺再摄取抑制剂（SSRI）帕罗西汀（赛乐特）、氟西汀（优克，百优解），口服；舍曲林（左洛复），口服。这类药的抗胆碱能和心血管副作用一般都比三环类轻。但氟西汀半衰期长，老年人宜慎用。

抗精神病药 有助控制病人的行为紊乱、激越、攻击性和幻觉与妄想。但应使用小剂量，并及时停药，以防发生毒副反应。可考虑小剂量奋乃静口服。硫利达嗪片引起的体位性低血压和锥体外系副作用较氯丙嗪轻，对老年病人常见的焦虑、激越有帮助，是老年人常用的抗精神病药之一，但易引起心电图改变，宜监测心电图（ECG）。氟哌啶醇对镇静和直立性低血压作用较轻，缺点是容易引起锥体外系反应。若是病情比较复杂的话，患者还需要使用利培酮这种药物来进行治疗，对心血管及锥体外系副作用较少，适合老年病人。这种药物的疗效还是比较好的，对患者的心血管病变有一定的修复效果。

如果发现患者的智力下降非常严重，就只能采用益智药物，这种药物通过缓解患者智商下降逐渐改善患者的认知功能。而且，患者还要根据自己的具体情况来选择改善认知功能的药物，最常见的就是脑代谢赋活药物，这种药物的作用还是比较大的，主要的功效就是扩张患者脑血管，促进患者脑细胞的修复能力，长期使用可以让患者提高记忆能力。

老年痴呆症的中医治疗

标本兼顾 中医学认为：老年痴呆的治疗当以益肾健脑、填髓增智为主，兼以健脾益气、活血化瘀。按此治则，采用西洋参、鹿角胶、龟板胶、紫河车、天麻、全蝎等名贵中草药组方研制中成药，多具有填髓增智、健脑开窍之功效。可改善微循环，防止脑组织缺血、萎缩，对各类老年性痴呆及小儿大脑发育不全、脑炎后遗症、难产等所致的智力低下、记忆力减退、言语迟缓、流涎、脑萎缩等症均有良好的疗效。一些现有的中成药在抗痴呆方面的作用也引人关注，如台湾有学者对六味地黄丸、补中益气汤、归脾汤、天王补心丹等四种传统补肾中成药研究后证实，其都有抗衰老及抗氧化作用，对于早老性痴呆、神经衰弱及健忘均有疗效。能有效地控制脑动脉硬化的发展，对改善大脑组织的血流灌注、维持大脑正常代谢、预防痴呆的发生也具有积极的意义。可选用月见草油胶囊、复方丹参片、泽泻白术散、活血通脉片、愈风宁心片等。

辨证论治，促进康复 本病的产生主要与肾精亏虚、心脾不足、肝阳上亢、痰浊壅盛有关。

肾精亏虚型 症见反应迟钝、记忆力减退、神疲乏力、腰膝酸软、舌质淡、脉沉细、症状逐渐加重。用益精补肾法进行治疗，可选择紫河车、生地、熟地、杜仲、天冬、麦冬、龟板、黄柏、茯苓、牛膝等药物。

肝阳上亢型 症见烦躁易怒，头晕健忘，舌质红，脉弦数等。这种类型一般伴有高血压病史，发病较快。一般采用平肝潜阳法，用杞菊地黄丸或天麻钩藤饮加减进行治疗，药物用熟地、枸杞子、菊花、山茱萸、山药、益母草、川牛膝、杜仲、益母草、桑寄生、夜交藤、茯神等。

思虑伤脾型 症见精神疲惫，食少心悸，形体消瘦，健忘失眠，舌质淡，脉细无力等。用补养心脾法进行治疗，药物选用白术、茯苓、黄芪、龙眼肉、酸枣仁、远志、大枣、生姜、党参等。

痰湿蒙蔽型 症见精神淡漠、表情呆滞、反应迟钝、记忆力减退、默默不语、形体肥胖、舌质淡滑、脉濡滑。用豁痰开窍法进行治疗，可选用苏合香丸加减应用，药用半夏、橘红、茯苓、胆南星、枳实等。

老年痴呆症的康复护理

老年痴呆症是发生在老年期的一种原发性退行性脑病。一种持续性高级神经功能活动障碍。注重对老年痴呆的患者加强护理调理，有助于康复。

具体应做到以下几点：

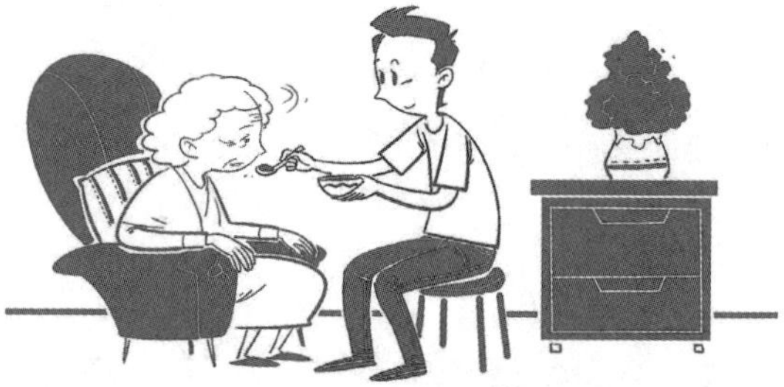

老年痴呆症的康复护理

音乐疗法，舒缓心情 根据老年痴呆患者的文化修养和兴趣爱好，选择性地给他们播放一些爱听的乐曲以活跃其精神情绪。有实验研究证明音乐能改善大脑皮层的功能，增加其供血供氧，较好地调节植物性神经系统的功能。

心理关怀，至关重要 医护人员和亲属都要关心爱护患者；注意尊重患者的人格；在对话时要和颜悦色；避免使用“呆傻”“愚笨”等词语；同时，要根据不同患者的心理特征，采用安慰、鼓励、暗示等方法；给予热情开导，对情绪悲观的患者应该耐心解释，并介绍一些治愈的典型病例，以唤起患者战胜疾病的勇气和信心。亲属对生活有困难的患者应当积极主动给予照顾，并热情耐心地加以护理，以实际行动温暖他们的心灵。

老年性耳聋

老年性耳聋一般指老人随着年龄增长而逐渐发生的进行性听力受损，其中包括因动脉硬化造成的内耳缺血、代谢障碍等引起的耳聋。正常人的听力在 20 ～ 30 岁达到顶峰，30 岁以后随年龄增长渐有下降倾向。通常在 65 ～ 75 岁人群中有 6% ～ 10% 的人自觉听力减退，甚至有部分老年人发生完全性耳聋。

老年性耳聋的防治与康复

虽然老年性耳聋是人体衰老过程中的常见表现，而在高龄老人中仍保持“视听不衰”者却大有人在，这就需要掌握一些爱耳护耳的保健知识。防止或减缓老年性耳聋，应注意做到以下几点：

避免噪声刺激 如果老年人较长时间接触噪声，会使本来开始衰退的听觉更容易疲劳，内耳的微细血管常处在痉挛状态，使内耳供血不足，听力就会迅速减退，甚至发生噪声性耳聋。研究表明，一组生活在噪声环境中者，听力下降为 60 分贝，生活在强噪声环境中者听力下降为 80 分贝。所以，老年人应尽量减少噪声对听力的干扰。

谨防耳道损伤 老年人喜欢用耳勺、火柴棒等挖耳朵。这是由于老年人的生理性血液循环减弱，耳道内分泌物减少，产生干裂感，有时感到奇痒，通过掏耳刺激后，可以得到暂时缓解。但是这样做容易碰伤耳道引起感染、发炎，甚至弄坏鼓膜。科学的方法是耳道奇痒难忍时，用棉签浸入少许酒精或甘油，轻拭耳道。也可内服维生素 E、C 和鱼肝油，内耳发痒就可得到缓解。

慎用耳毒药物 不可滥用有耳毒性的抗生素及化学制剂。人到老年，疾病较多，老年人常常使用抗生素，但需要注意的是，使用链霉素、庆大霉素、卡那霉素等抗生素，不要一次过量，或者服用时间过长，可与其他药物交替使用，也可换用中药治疗。适当应用复合维生素 B 及抗过敏药物，有可能预防听力受损。

坚决戒除烟瘾 已有研究证实，与不吸烟者相比，每天吸烟 10 支以上者，老年性耳聋有增加趋向。老年耳聋人群中 65% 有规律性吸烟史，而对照组仅 30%。

注意调节情志 老年人如经常处于急躁、恼怒的状态中，会导致体内植物性神经失去正常的调节功能，使内耳器官发生缺血、水肿和听觉神经营养障碍，这样就可能出现听力锐减或暴发耳聋。中医认为，情志失调，肝气失于疏泄，郁而化火，或暴怒伤肝，肝胆之火上逆，则清窍被蒙，导致耳聋。所以老年人而尽量使自己保持轻松愉快的良好心境。

注重固护肾气 中医认为，肾开窍于耳，听力的衰退与肾虚有着密切的关系。老年人肾气渐衰，要在医生的指导下，适当服用一些补肾的药物，如六味地黄丸、金匮肾气丸、龟龄丸等。对于已有明显耳聋症状者，可服耳聋左慈丸。常食核桃粥、芝麻粥、花生粥、猪肾粥等，对保护听力亦有裨益。

减少高脂饮食 据医学家研究发现，70% 的老年性耳聋患者，同时伴有动脉硬化症，且两者的严重程度也具有一致性，这与高脂血症有一定的关系。脂质代谢障碍，使内耳血液供应减少，血清和内耳组织中过氧化脂质增多，直接造成内耳损伤，听力下降。所以老年人不能摄入过量的高脂肪类食物，如动物内脏、肥肉、奶油、鱼卵等。

增加户外活动 人老了，惰性随之增加，往往久居室内，很少户外活动，导致体内维生素 D 含量不足，导致听觉功能的障碍。维生素的缺乏，影响了钙的代谢，从而使耳蜗发生局限性脱钙，造成耳蜗继发性形态变化，干扰内耳的正常生理功能，破坏内耳的听觉上皮或支持骨结构，以致听力减退。因此，老年人应有足够的户外活动，经常接受阳光的照射，同时食用富含铁质、钙质、维生素的食物，如瘦肉、豆类、木耳、虾皮、蘑菇、各种绿叶蔬菜和水果。

按摩护耳防聋 按摩耳垂后的翳风穴（在耳垂与耳后高骨之间的凹陷中）和听会穴（在耳屏前下方，下颌关节突后缘之凹陷处），可以增加内耳的血液循环，有保护听力的作用。宜每日早晚各按摩一次，每次 5～10 分钟，长期坚持下去即可见效。

积极治疗常见原发病 据资料统计，70% 以上的老年性耳聋者有动脉硬化，随着动脉硬化的加重，听力损害亦加重。研究认为，贫血（尤其是血红蛋白降低）对听力损失的加重有一定的影响，而中等程度的贫血在老年人中并不少见。因此，防治老年动脉硬化和贫血症，是预防老年性耳聋的有效措施之一。

老年性皮肤瘙痒症

老年性皮肤瘙痒症是皮肤瘙痒症的一型，中医学称之为“风瘙痒”。隋·巢元方在《诸病源候论》中首载“风瘙痒”这一病名，并提出本病多与风邪有关，故称“风瘙痒”。

“风瘙痒”是指自觉皮肤瘙痒而无原发皮损，但可因搔抓伴发各种继发性皮损的一种皮肤病。病初多限于一处，进而逐渐扩到身体大部，如躯干、四肢甚至全身。痒感时轻时重，短者仅数分钟，长者可达数小时，甚至彻夜不宁，痒如钻心，难以遏止，使老年人痛苦难忍，因而民间又形容其为“钻心痒”。若连续强烈地搔抓，可致患处抓痕累累，血迹成片，渗液结痂，日久患处皮肤粗糙肥厚，色素沉着。若继发感染，还可引起疥疮，糜烂溃疡等，严重影响老年人的身体健康。

老年性皮肤瘙痒症的防治与康复

合理的饮食调养，有利于防治老年性皮肤瘙痒症。患者除了多喝水外，平时饮食清淡，多吃些富含植物油脂的食物，如芝麻、花生、核桃和黄豆等，可使皮肤滋润；百合、莲子、木耳等食物都富含胶质，可以帮助身体留住水分，皮肤干的人更应多吃；多吃些新鲜水果，多喝开水，以保持大便通畅。

不要贪食辛辣，也不要多吃羊肉、海鲜等热性食物。这类食物会让体内的燥火“越烧越旺”，最好“敬而远之”。特别是要避免食用辛辣和香料等刺激性食品，节制烟酒、浓茶和咖啡类饮料，因它们对人体和皮肤是一种刺激，会引起血液中许多化学介质如组织胺、5-羟色胺、缓激肽和神经肽等神经传导介质增多，极易刺激皮肤、诱发和加重瘙痒症状。

健康格言

1. 要忠于少年时的梦想。

——席勒

2. 风度和皱纹结合的时候极可爱。愉快的暮年有种说不出来的澄光。

——雨果

3. 青年，好比百灵鸟，有他的晨歌；老年，好比夜莺，应该有他的夜曲。

——康德

4. 我喜欢青年人身上有些老年人的优点，我也喜欢老年人身上有某些青年的优点。

——西塞罗

5. 不要讥笑老年，因为你也会有老年。

——米南德

第十二章

癌症预防与康复治疗

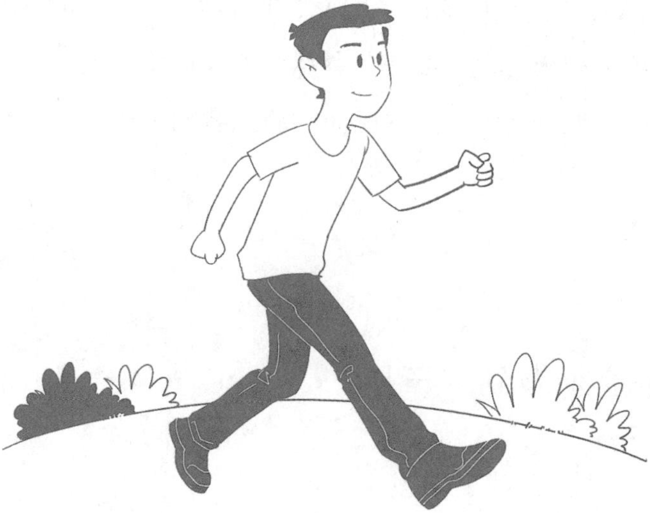

癌症是机体在各种致癌因素作用下，局部组织的细胞异常增生而形成的新生物，常表现为局部肿块，即通常所说的肿瘤。肿瘤细胞具有异常的形态、代谢和功能。它生长旺盛，常呈持续性生长。

来源于上皮组织的恶性肿瘤叫“癌”，来源于间叶组织（包括结缔组织和肌肉）的恶性肿瘤叫“肉瘤”。通常所讲的“癌症”指的是所有的恶性肿瘤，包括“癌”与“肉瘤”等。癌的英文（cancer）名字，汉译意为“螃蟹”。这就是说“癌”具有无限制地向外周扩散、浸润的特点。癌症是一组疾病，其特征为异常细胞的失控生长，并由原发部位向其他部位播散，这种播散如无法控制，将侵犯要害器官和引起脏器衰竭，最后导致死亡。

祖国医学认为，肿者，肿大也；瘤者，留居也；肿大成块，留居在一起而不消散之物谓之肿瘤。恶性肿瘤是当前严重影响人类健康、威胁人类生命的主要疾病之一。癌症与心脑血管疾病和意外事故一起，构成当今世界所有国家三大死亡原因。因此，世界卫生组织和各国政府卫生部门都把攻克癌症列为一项首要任务。尽管恶性肿瘤已成为人类致死的第1或第2位原因，但肿瘤学的进展已使肿瘤患者的1／3有根治希望。

防治癌症须做到“三早”

在中医学的预防医学指导思想上，历来强调“未病先防，既病防变”。

现代所说的“三早”即：早发现、早诊断、早治疗，就是这种预防医学观念的具体体现。癌症的预后善恶，与是否能够做到“三早”有直接的关系。

那么，怎样才能做到“三早”呢？

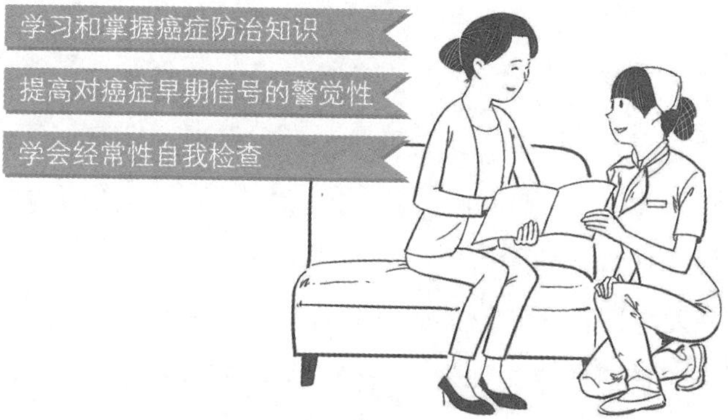

预防癌症：两手抓，两手都要硬

学习和掌握癌症防治知识 癌症防治的医学知识，并不只是医务人员才需要掌握的，有必要向社会普及一般的医学常识。这除了有关部门向大众广泛宣传防治癌症的基本知识外，我们每个人都应积极主动地去了解、掌握这些知识，对癌症的起因、早期表现、常见症状、预后、自我检查的方法等有一个较全面的认识，只有这样，才能做到人人“心中有数”。

提高对癌症早期信号的警觉性 并不是所有的“早期信号”都预示着肿瘤，但我们必须对所有的“早期信号”要加以警惕。这种警惕不是要人们整天提心吊胆、诚惶诚恐、疑虑重重，而是应坦然地、客观地对待这些表现，一旦发现有可疑症状，不要回避，不要疏忽大意，而应报以重视的态度，及时到医院做进一步检查，确定是否真与癌症有关，并进行相应的治疗。

学会经常性自我检查 自我检查是早期发现癌症的“第一道岗哨”。我们每个人对身体的某些不适，或者某个部位的异常变化，最早发现的应该是自己。只要我们在掌握防治癌症基本知识的同时，注意经常性的自我检查，可大大提高癌症的早期诊断率。通过细致的、全面的、经常性的自检，可以发现浅表或易于检查部位的异常变化，从“早期信号”中及时捕捉到可疑表现。需要指出的是：自我检查是为了早发现、早诊疗，而不应当“草木皆兵”，过于紧张，好像全身时时处处都潜伏着危险，这样反而不利于身心健康。

不要回避癌症社会普查 近年，国家大力开展癌症普查普治工作，尤其是在癌症高发地区，在有家族史、高发年龄和高发性别的人群中进行普查，这对于早期发现癌症起到了积极作用。在开展普查工作的过程中，每个人都要正确对待普查工作，应积极参加，并且一次也不应错过。因侥幸心理而不重视或因恐惧心理而回避都是不可取的。

做到及时就诊，切莫贻误时机 当发现了某些早期信号或可疑症状，不要大意，也不要恐惧，更不要因繁忙的学习和工作而拖延，应尽快去医院咨询专科医生，并做有关医学检查，直至确诊或排除。目前临床上日益发展的各种检查手段为癌症的早期发现与诊断提供了便利。在明确诊断之后，应积极配合医生进行早期治疗。

癌症的早期信号

癌症的“早期信号”，实际上就是向人们发出了“警号”。那么，癌症有哪些“警号”？如何早期发现呢？常见癌症有10大前期症状，及早发现有利于进一步筛检。这些症状包括：

○ 身体任何部位，如乳腺、颈部或腹部的包块，尤其是逐渐增大的。要检查是否乳腺癌、鼻咽癌或颈淋巴转移癌，以及腹腔内肿瘤。

○ 身体任何部位，如舌、颊、皮肤等处没有外伤而发生的溃疡，特别是一般治疗无效、经久不愈的。要警惕有舌癌、皮肤癌的可能。

○ 不正常的出血或分泌物，如中年以上妇女不规则阴道流血和分泌物增多，特别是黏液血性白带且气味秽臭者。要高度警惕妇科肿瘤。

○ 进食时胸骨后闷胀、灼痛、异物感或进行性加重的吞咽困难，要检查是否食管癌，即使是食管上皮组织重度增生症，也应及早治疗，以防癌变。

○ 久治不愈的干咳、声音嘶哑或痰中带血，特别是有吸烟史者，要警惕呼吸道癌症如肺癌、支气管癌等。

○ 长期消化不良、进行性食欲减退、消瘦，又找不出明确原因时，它往往是一些恶性肿瘤的伴发症状。

○大便习惯改变或有便血，要谨防肠道癌症。

○鼻塞、鼻衄、单侧头痛或伴有复视等，应谨防鼻咽癌，甚至脑瘤等疾病。

○赘生物或黑痣的突然增大或破溃、出血，或原来有的毛发脱落时，应注意是否皮肤癌，如恶性黑色素瘤等。

○发现无痛性血尿，应立即检查，以确诊是否肾肿瘤或膀胱癌。

一旦发现上述症状，就必须进行早期筛选试验。如宫颈癌细胞涂片和乳房的自我检查，对于早期发现宫颈癌和乳腺癌有积极意义；癌胚抗原试验对肠癌等的早期诊断也是非常有益的。

饮食防癌“六忌”

饮食与癌症的发生有密切关系。如果我们能在日常中注意饮食调养，避免致癌食物，多吃防癌抗癌食物，做到防患于未然，癌症就不会有可乘之机。

少吃腌制食品 腌制食品不仅含有超过每天摄入量的盐，还可能含有防腐剂和对人体有不良影响的亚硝酸钠。正常的标准，每人每天 5 克食盐是比较合适的。超过了正常的标准，会使胃癌发病率增加。而亚硝酸钠与蛋白质的分解物形成的亚硝胺是胃癌、食道癌、鼻咽癌的诱因。

少吃油炸、烧烤食品 在油炸过程中，淀粉类或肉类等食物经过食用油的高温加热会形成许多新的物质，其中就有致癌物丙烯酰胺。烧烤食品，尤其是肉类烧烤食品令人担忧的原因，与两种已知的致癌物质密切相关——杂环胺（HCAs）和多环芳香烃（PAHs）。富含蛋白质的食物在高温烹饪时会产生杂环胺，而脂肪在烤架上燃烧所产生的烟雾中则含有多环芳香烃。食物上的焦黑物质是食物经过高温后产生的，不仅会损失大量的营养物质，而且碳化后产生的高温裂解，会产生大量的自由基，并且相互结合成致癌物苯并芘。

不食用发霉食品 在各种粮食中，米、麦、豆、玉米、花生等食物易受潮霉变。轻度霉变的粮食肉眼很难看得出来，但其中所含的霉菌毒素对动物有致癌和促癌作用，如黄曲霉毒素 B1、B2、G1、M1，杂色黄曲霉毒素、白地霉菌毒素、镰刀菌毒素、纯绿青霉毒素等。这些毒素有较强的致癌作用，能引起机体发生肝癌、胃癌、肠癌、肾癌、乳腺癌、卵巢癌、肉瘤等，如黄曲霉素 B1 与肝癌的发生就有极为密切的关系。

少吃熏制食品 少吃熏制食物，如熏肉、熏肝、熏鱼、熏豆腐干、熏火腿等腊味。这些经木材或煤炭等燃料熏制的食物，在熏制过程中，因木材等燃料会不断地散发有毒物质，表层已经变焦，加上烟气微粒大量附着，所含致癌物苯并芘含量相当大。电炉烤制的食品同样不安全，烤焦的部分含苯并芘类致癌物，绝对不能食用。吃大量熏制食品易患食道癌，以及肺癌、肝癌、肾癌、鼻咽癌和胃癌。因此，肉类食品最好的烹饪方法是：清蒸、水煮和红烧。

尽量避免酒精伤害 临床试验和流行病学调查都显示，酒精可以致癌。食道和胃是酒最先到达的地方，一般常喝酒的人发生胃癌的比例会高于常人，而酒精对食管黏膜有强烈的刺激作用，连续持久的刺激会破伤黏膜屏障，引致食管癌。如果不顾健康，时常饮大量浓度超过 40% 的烈酒，酒精中的毒素会损伤肝细胞的健康和新陈代谢，导致肝硬化，进而演化为肝癌。

注意清除食物上的农药残留 生吃瓜果蔬菜对身体有好处，但目前不少蔬菜水果上的农药残留较多，在食用前注意浸泡、清洗十分重要。

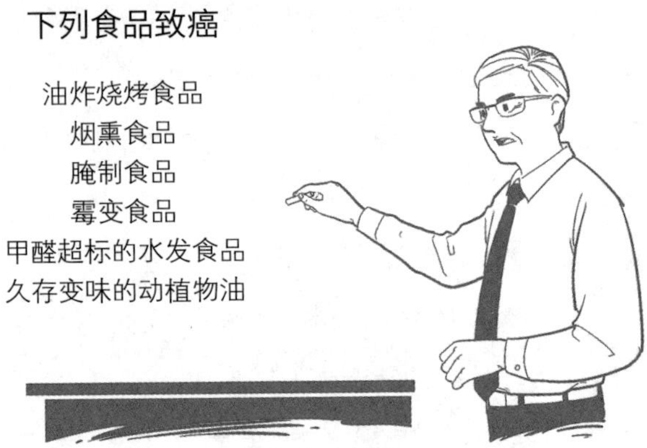

远离致癌食品

运动防癌“六功”

至今，人们尚未找到彻底征服癌症的“良方妙药”。因此，癌症的预防就显得尤为重要。美国防癌协会经过多年的观察和研究，证实体育运动是最有效的防癌方法之一。体育运动不仅能起到一般所公认的强身健体的功效，而且还间接或直接地起到防癌和抗癌的作用。

大约三千年前，我国已有人提出形不动则易招致疾病的见解。《吕氏春秋·尽数》说："流水不腐，户枢不蠹，动也。形气亦然。形不动则精不流，精不流则气郁"，气郁则病。明代高濂在《遵生八笺》中指出："运动以却病，体活则病离"。历代流传下来的运动方法颇多，如五禽戏、易筋经、太极拳、太极剑、八段锦、八卦掌等都是行之有效的运动项目，其目的都在增强体质，提高人体抗衰老及防癌抗癌能力。

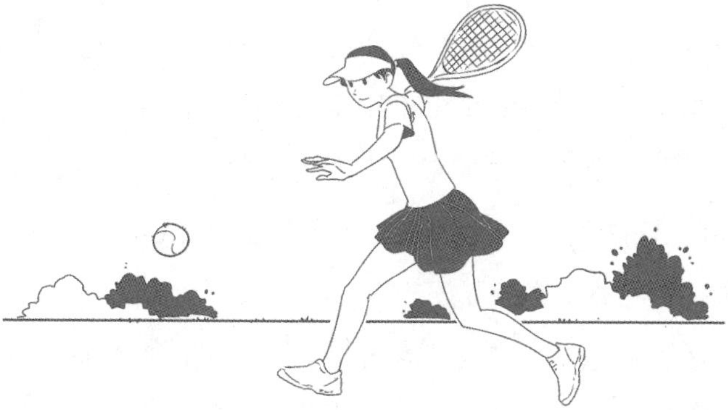

运动防癌有奇效

那么，怎样认识运动防癌的作用机理呢？

第一，运动可消耗掉体内多余的脂肪，脂肪是形成前列腺素、雌性激素的基地，而结肠癌、乳腺癌与这些物质关系密切。波士顿的美国学者撰文指出，曾是运动员的女性，其乳癌和宫颈癌的发病率下降 50%。运动消耗了脂肪，减少了雌性激素的生成，降低了雌性激素代谢产物的致癌作用，因而能够防癌抗癌。

第二，人体运动时，吸氧量要比安静时多几倍甚至十几倍。德国运动学博士爱因斯坦·阿肯说："一个人每天获得氧气比平时多八倍，就可以预防肿瘤或者延长肿瘤患者的生命"。

第三，美国医学专家发现，人体吸氧量增多，呼吸频率加快，通过体内细胞的气体交换，可将一些致癌物质排出体外。而且，运动时体内血液循环增快，排汗增多，也有助于把人体内锶、铅、铍等致癌物质带出体外。

第四，运动可以改善人体的免疫系统功能。实验表明，机体处在运动状态时，每小时分泌的干扰素量较之平时要增加一倍以上，而干扰素的抗病毒和抗癌的作用早已被证实。德国的免疫学家发现，人体免疫细胞数量可随运动量的增大而上升，甚至骑自行车、跑步、上下楼梯以及家务劳动均可增加免疫细胞的数量，从而有可能在癌细胞形成之初就被消灭。相反，久坐不动者由于缺乏足够的免疫细胞，容易患癌。有关行为学家的研究证实了这种说法。久坐的自然重心被人为地一分为二：一个位于心肺，另一个位于腿部，这就打乱了机体的压力平衡和生化过程。倘若长期久坐不动，细胞必然会出现混乱，增加致癌的机会。

第五，运动可以调节情绪。众所周知，精神压抑或情绪过度忧虑的人易患癌症，而体育运动恰恰会给人们带来身心愉快和欢畅，这对预防癌症大有裨益。正如美国癌症专家奥·卡尔·西蒙顿所指出的那样："精神抑郁是影响癌肿生长的最重要的情绪因素之一，而体育锻炼是消除抑郁情绪的有效方法之一"。

第六，运动能有利通便。经常参加运动的人很少发生便秘，这样就可减少致癌毒性物质滞留在结肠内的时间，因而大大降低了致癌机会。

那么，应该怎样合理运动呢？美国医学会防癌协会敦促人们每周至少参加体育锻炼 2 ~ 3 次，每次至少半小时，运动程度以能忍受、不感过分疲劳为宜。这个建议对我国也是合适的。如果无法规律性运动锻炼的，也可以步行或从事家务劳动来代替，如"每日频行""时时缓步"，亦为可取之法，切勿视这些活动为累赘。研究者证实，每周通过运动多消耗至少二千卡热量者，其患心脏病和癌症的危险大大降低。所以，运动防癌的观点应该大力提倡。

如何预防口腔癌

口腔癌是指唇、颊、腭、舌、口底、牙龈黏膜部位和唇红缘癌，是世界上十种最常见的癌症之一。

口腔癌的发生与生活方式如吸烟、嚼槟榔、饮酒，环境因素如光辐射、核辐射，生活因素如口腔感染、局部刺激（口腔卫生不良、尖锐牙、不良修复体的长期刺激），病毒如梅毒等多种因素有关。预防口腔癌应注重长期预防，早发现、早治疗。具体来说，应做到以下两个方面：

减少致病因素 如：(1) 避免吸烟、饮酒和嚼槟榔。(2) 注意对光辐射防护，防止长时间直接日照。(3) 平衡饮食，减少脂肪摄入量，增加蔬菜、水果，提高维生素 A、B、E 和微量元素硒的摄入量。(4) 不饮过热的饮料，不食过热食品，避免刺激口腔黏膜组织。(5) 避免不良刺激，及时调磨义齿锐利边缘，防止对软组织摩擦、压迫和创伤。(6) 保持良好的口腔卫生，拔除残根、残冠、及时调磨牙齿利牙尖，以免反复咬颊、咬舌。(7) 防止环境污染，无论工作环境还是生活环境都应注意污染问题。(8) 应注意避免核辐射的污染。

积极治疗口腔慢性疾病 已有研究证实，口腔黏膜白斑与红斑容易转化为癌。口腔疾病莫拖延，防治口腔癌的关键是要记住一个“早”字。平时要保持良好的生活习惯，以预防口腔疾病。如果在口腔内出现小溃疡或小颗粒肿块，千万别掉以轻心；也不要图方便，图便宜，盲目相信游医，应该及时到正规医院检查诊断和治疗。延误治疗的结果常常是小病变大病。

温馨提示 口腔癌的信号

发现下列几种属于口腔癌警告标志时，要特别引起警惕。

口腔内的溃疡，2 周以上尚未愈合。

口腔黏膜白色、红色和发暗的斑。

口腔与颈部有不正常的肿胀和淋巴结肿大。

口腔反复出血、出血原因不明。

面部、口腔、咽部和颈部有无原因的麻木与疼痛，可以到医院做定期口腔检查，也可自我检查。

如何预防食管癌

食管是饮食的“第一通道”，它没有显赫的位置，也没有多大的分量，结构也不复杂，却担负着输送食物、水分等重要任务，从不懈怠，从不疲倦，总是在承上（上连口腔）启下（下接胃）、默默无闻地工作着。据粗略计算，人的一生中至少有20多吨食物、饮料，通过这约40厘米的管道进入胃中。如果用汽车来装载的话，8吨的解放牌卡车要装满3辆！由此可见，为了我们的健康，一定要呵护好食管。

食管没有特殊的消化吸收功能。食管的管壁是由富有弹性的平滑肌构成，由内到外分为黏膜上皮、黏膜下层、肌肉层，通过平滑肌的蠕动收缩将食物送至胃内。食管腔最里面的一层是黏膜上皮层，既薄又软，直接同食物接触，因此最容易受到各种食物的刺激。如果过于粗糙、过于热烫的食物在通过食管接触黏膜上皮时，会擦伤或烫伤食管黏膜上皮，使黏膜上皮发生破损、溃烂、出血等疾病。但黏膜上皮有增生和修复的功能，很快会将破损溃烂、出血的部位修复如初。如果这种损害经常发生，不断刺激黏膜上皮，黏膜在反复的增生、修复中，就会出现一些“变异”了的细胞，这些不正常的细胞多了，势必会向不好的方向发展，逐渐形成癌细胞。癌细胞的扩散和增殖，就会在食管黏膜的表面出现增生、破溃、出血，并且逐渐突向食管腔或深入食管壁中间，造成人们在吞咽食物时的困难和阻塞感。防止食管癌的发生应做到以下几点：

避免滚烫伤食管 据最新研究发现，喝滚烫的咖啡和茶或长期喜食热汤热粥，会增加患食道癌的风险。

戒除烟酒慎用药 烟、酒及某些常用药（如阿托品、654-2、颠茄片、心痛定等）进入食管，易诱发胃食管反流，久之可形成食管炎。另一些药物如四环素、阿莫西林、氯化钾、去痛片等，如服用方法不当，因其化学性质亦可损伤食管。烟、酒还可削弱食管清除酸的能力和上皮的保护功能，反酸、烧心患者尤应戒烟、酒。

细嚼慢咽少摩擦 虽然食管的鳞状上皮（内衬）和其他上皮相比，具有一定的耐磨特性，但毕竟程度有限。细嚼，可使口腔“击垮”食物中的一些“硬家伙”，还可使食物与唾液充分混合，形成光滑的食团。慢咽，可使食物得到食管分泌的黏液润滑的帮助，顺利移到胃，使食管不会受到磨损。如果吃东西时狼吞虎咽，食管难免会受到损伤。

食物质量要讲究 大量吃肉、摄取动物脂肪、长期使用含盐量较高食物，都会加大患食管癌的危险。但多吃蔬菜水果、谷物和多喝绿茶，可以减轻上述危险。据调查，有规律地吃水果，可以降低 63% 患癌症的危险。最好是吃新鲜的食物，少吃腌制食品。国内某些地区的人们有长期（特别在冬季）食用腌菜的习惯。这种习惯有时可导致食管霉菌病，因腌菜含有促癌和致癌物，可导致食管癌。新鲜蔬菜和肉类含有维生素 A 和 C，对食管癌发病有预防作用。

避免刺激要乐观 精神上的重大刺激，不但促使胃食管反流发生或加重，也是静脉曲张破裂出血的诱因。如《订补明医指掌》就曾说：“（噎膈）多起于忧郁，忧郁则气结于胸臆而生痰，久则痰结成块，胶于上焦，道路窄狭，不能宽畅，饮或可下，食则难入，而病已成矣。”

如何预防胃癌

胃癌的发生与饮食习惯密切相关，故日常饮食应注意以下几点：

不要吃过咸食物 一份发表在《英国癌症杂志》研究报告称：英国和日本科学家研究发现，爱吃过咸食物的人患胃癌的危险是普通人的两倍。日本国家癌症中心研究学院的科学家们研究了18684名男性的饮食习惯和身体情况，发现其中有358人患有胃癌；另外又对20381名女性进行了检查，发现其中有128人患有胃癌。他们的统计结果表明，那些盐分摄入量低的日本男性患胃癌的比例大约是每年千分之一，而那些摄入食物结构中包括大量盐分的男性，患胃癌的比例则增加了一倍，即每年五百分之一。在日常摄入较低盐分的日本女性中，每年患胃癌的比例是两千分之一，而摄入较高盐分的日本女性中，这一比例则为一千三百分之一。高盐分食品还将容易导致萎缩性胃炎，这是胃癌的前一阶段。

避免腌、熏、炸和烘烤食品 少吃或不吃盐腌、烟熏、油炸和烘烤食品。如咸鱼、火腿、腊肉等盐腌食品均含有较多的盐，有损胃黏膜的完整性，同时这些食物在制作过程中可使致癌物质苯并芘含量增加而促使胃癌发生。腌制食物中含有或能产生大量亚硝酸盐和二级胺，进入机体后在一定条件下能合成亚硝胺类化合物，这类化合物是很强的致癌物质。

要养成良好的饮食习惯 若饮食不定时定量、暴饮暴食、进食过快过烫，对胃是一个损伤性的刺激，与胃癌的发生有一定关系。

不吸烟、少饮酒 吸烟与胃癌也有一定的关系，烟雾中含有多种致癌或促癌物质，是食管癌和胃癌的病因之一。酒精本身虽不是致癌物质，但烈性酒会刺激胃黏膜，损伤黏膜组织，促进致癌物质的吸收。如果饮酒同时吸烟，其危害性更大。因为酒精可增强细胞膜的通透性，从而加强对烟雾中致癌物质的吸收。

水果蔬菜不能少 多吃新鲜蔬菜和水果，多饮牛奶。新鲜的蔬菜、水果和牛奶富有维生素，可参与修复机体免疫力，阻止化学致癌物质在体内的合成。

此外，要重视并积极治疗与胃癌发生有关的癌前疾病。如萎缩性胃炎伴肠上皮化生、异常增生、久治不愈的胃溃疡、胃息肉等。

警惕萎缩性胃炎的病变

世界卫生组织（WHO）曾将慢性萎缩性胃炎列为胃癌前状态或胃癌前疾病，而在慢性萎缩性胃炎伴肠上皮化生或异型增生则为胃癌的癌前病变。

萎缩性胃炎，即位于胃黏膜的腺体因炎症浸润等原因萎缩或消失。主要症状表现为上腹部饱胀、不适或疼痛，餐后明显，同时伴有其他消化不良症状如嗳气、反酸、恶心、呕吐、食欲不振等。其发病率随年龄的增大而明显增多。萎缩性胃炎的胃癌发生率约为6% ~ 10%左右。

萎缩性胃炎演变为胃癌的过程是：萎缩性胃炎—胃黏膜肠上皮化生和不典型增生—胃癌。胃黏膜被肠型黏膜所替代，就是所谓的胃黏膜肠上皮化生。酶系统不健全而使吸收的致癌物质在局部累积，可致不典型增生。肠上皮化生和不典型增生是慢性萎缩性胃炎发展为胃癌的“桥梁”。

如何让患有萎缩性胃炎的患者病情向好的方向发展，远离胃癌呢？下面介绍一些注意要点：

正视病情，消除顾虑 心理失调可导致大脑皮层功能失调，对人体胃液的分泌、黏膜血管充盈程度以及胃壁的蠕动均有影响。所以，胃炎患者必须学会调节自己的情绪，轻松愉快地生活。

少吃刺激物，多食水果 饮食不宜过饱、过饥、过冷、过烫、过硬、过腻。少吃腌制品和辛辣刺激性食物。戒除烟、酒、浓茶、咖啡等。萎缩性胃炎伴有肠上皮化生和不典型增生者，平日需多进食富含β-胡萝卜素、维生素C以及叶酸的食物，如猕猴桃、柑橘、草莓和绿色蔬菜等，它们可促使病情好转。

遵从医嘱，合理用药 治疗萎缩性胃炎的药物很多，如多酶片、甘草锌、胃复康等，应在医生指导下服用；应用中医药治疗有显著疗效。注意定期复诊和复查胃镜。慎用或不用阿司匹林、强的松、消炎痛、去痛片等易伤胃的药物。

切除病灶，斩断祸源 对于重度肠上皮化生和不典型增生，应予高度重视，定期随访。必要时，及时手术切除。

如何预防大肠癌

结肠癌与直肠癌总称为大肠癌，是我国常见恶性肿瘤之一。

大肠癌的危险因素

大肠癌的早期症状不明显，易被忽略，一旦出现便血、腹痛等而确诊时已近晚期，失去最佳治疗时机。目前，大肠癌的确切病因还未彻底弄清，如前所述，多数专家相信：其发病率上升与饮食习惯改变，脂肪热量比例增大有关。另外，医学上已经知道有某些疾病时可增加发生大肠癌的危险性，故有下列情形应加倍警惕，以防患于未然。

大肠息肉 息肉主要分为腺瘤性和炎症增生性两大类。一般来说，炎症性息肉癌变机会较小；腺瘤性息肉，尤其是多个的息肉容易癌变，而直径大于 1 厘米的大腺瘤危险性更大。腺瘤性息肉被视为大肠癌的癌前病变，一经发现，必须摘除干净以绝后患。还有一种家族性息肉病，几乎难以避免癌变。

溃疡性结肠炎 又名慢性非特异性结肠炎。据资料，溃疡性结肠炎发生癌变者比正常人高 5～10 倍，如在尚未成年时发病，病变一直在活动，病期在 5 年以上者，癌变危险性更大。

日本血吸虫病 据流行病学调查，在日本血吸虫病重度流行的区域，10 万人中发现了大肠癌 21.5 人，而无血吸虫病流行的区域，10 万人中仅 1.75 人发生大肠癌。前者比后者高出 12.3 倍之多。

盆腔接受过放射治疗者 卵巢及子宫癌患者的直肠癌发生率比一般人高 4 倍，其发病时间多在放疗 10 年之后，放疗剂量过大的病人更为多见。

此外，以前患过某些其他癌症者、大肠癌的家族成员、胆囊切除术后、某些职业如石棉加工业、纺织业的工人都属于大肠癌的“高危人群”，从预防保健角度出发，应及早或定期检查，防止大肠癌的发生。

合理饮食预防肠癌

在大肠癌病因中，饮食因素较遗传因素更为重要。如高蛋白、高脂肪食物较易产生大肠癌，因为这些食物刺激胆汁的分泌，大肠厌氧菌能将胆酸分解成不饱和的多环烃，后者是致癌物质。故在其预防策略中，初级预防应以调理膳食为先。

膳食纤维要足量 膳食纤维（DF）来源相当广泛，以谷物、蔬菜、水果中含量较多。它对大肠更具有独特的维护功能，很多文献都曾报道 DF 摄入量与大肠癌的发生率呈负相关。美国曾根据蔬菜与水果的摄入量将受调查人群分为 4 部分，其中摄入量最低部分人群发生癌的危险度是摄入量最高人群的 2 倍。DF 的推荐摄入量为 20 ～ 35 克 / 天，其中 20% ～ 30% 宜为可溶性纤维，70% ～ 75% 为不溶性纤维。

摄入鱼油要适量 多数研究报道认为，鱼油，尤其深海鱼油富含多不饱和脂肪酸，具有很强的抗炎效果。许多动物实验结果也表明，鱼油有抑制大肠癌的作用，但鱼油中含有长链多不饱和脂肪酸会降低机体的免疫反应水平。当机体免疫控制能力低下时，肿瘤发生的危险性也会增加，这说明，任何补品都有两面性。因此，吃鱼油要注意适量。

微营养素不能缺 任何一种微营养素，如维生素 B12、B6、C、E、烟酸、叶酸、铁、锌缺乏均可引起类似放射性所致的 DNA 损伤，从而增加患癌的危险性。尤其是叶酸，体内叶酸水平与大肠癌危险性呈负相关。动物实验结果显示，补充叶酸的动物与不补充叶酸的相比，大肠癌前病变减少 75% ～ 100%。钙、硒摄入量与大肠癌危险性亦呈负相关。因此，不少学者建议居民应食用强化叶酸的食品，或选用含叶酸的多种维生素制剂；多食富含钙的牛奶、奶酪和酸奶；多食富含维生素 C、E、β- 胡萝卜素和微量元素硒的青菜、芥菜、卷心菜、球茎甘蓝等，有助于减少大肠癌前病变的形成。

此外，积极治疗癌前病变，如肠息肉、湿疣、久不愈合的瘘管、溃疡、炎症等，都可以有效预防肠癌的发生。

如何预防前列腺癌

前列腺癌的发病因素很复杂，目前已知的高危因素包括年龄、种族、遗传、饮食、输精管结扎、吸烟、肥胖、其他前列腺病变等。

年龄因素尤其值得注意。中医认为，年龄愈大，肾愈是亏虚，前列腺癌的发病率愈高。前列腺癌主要发生于老年男性，美国有一组报道，50 岁以上男性的尸检约 30% 有前列腺癌，80 岁以上则达 50%。

研究表明，脂肪性食物摄入过多会增高前列腺癌的患病率，而大豆蛋白类的饮食会减少其发病率。美国旧金山的中国和日本移民的前列腺癌发病率是本国人的 3 ~ 7 倍，其中很重要的一个因素就是脂肪性食物比本国人吃得多。因为脂肪摄入过多会导致胆固醇合成增加，进一步导致以胆固醇为基础合成的雄激素增加，而雄激素中的睾酮比率增加是前列腺癌的重要发病因素。当然，有关诱发前列腺癌的饮食因素远不止这些。预防前列腺癌的饮食要点主要有：一是食物总热量中脂肪所占的比率低于 20%；二是每日摄入豆制品食物 20 ~ 40 克；三是每日摄入硒 200 微克；四是每日摄入维生素 E 400 ~ 800 国际单位；五是多饮绿茶。其中三、四两项也可用多吃新鲜蔬菜和水果代替。

还有研究表明良性前列腺增生、过度肥胖、缺少锻炼、吸烟、放射线或性传播疾病可能会增加前列腺癌的发病率。有相关危险因素的老年男性需提高警惕，戒除不良的饮食和生活习惯，适量运动可能都对前列腺癌的预防有意义。

美国癌症学会提出的预防前列腺癌的建议值得借鉴。内容包括：（1）戒烟。（2）少吃动物性脂肪。（3）多吃豆类制品，豆类中所含异黄酮和含硒食品可能对抗前列腺癌有益。（4）茶，尤其是富含抗氧化剂的绿茶，也有助预防前列腺癌。（5）西红柿红素作为抗氧化剂，有助防止 DNA 的损害。除西红柿外，红色葡萄柚与西瓜也是西红柿红素的丰富来源。（6）维生素 E 可以减少 30% 患上前列腺癌的得病率，与硒共同服用时，效果更佳。（7）年过 50 的男性（有家族史的男性更注意），每年应做一次前列腺癌检查，可以做血液检查或是直肠检查。

如何预防肺癌

科学饮食防肺癌

饮食不当与肺癌的发生也有一定的关系。上海市对 2276 例肺癌患者的统计表明，喜欢吃煎、炸食物同样危险，特别是路边的煎炸食物。这些摊点常常使用劣质油反复高温加热食物，产生的高温油烟有毒有害物质浓度特别大，常在路边吃煎、炸食物，患肺癌的危险性是常人的3倍。然而，科学饮食可以有效预防肺癌的发生。

增加食物中蔬菜、水果的摄入量，尤其多食富含胡萝卜素、维生素C、维生素E、叶酸、微量元素硒等食品，可以降低肺癌的发病率。高脂肪、高胆固醇膳食和饮酒会增加患肺癌的危险性。

美国有人研究证实，多吃各种绿叶蔬菜和西红柿对预防肺癌有明显作用。研究人员观察到蔬菜中的黄酮、西红柿红色素和吲哚及其他蔬菜成分对人体有抗癌作用。有关专家发现十字花科蔬菜（如油菜、菜花菜、卷心菜、大白菜、甘蓝、花椰菜、芜菁等）对肺癌的防护作用更加突出。美国癌症研究所和中国医学科学院肿瘤研究所在对矿工肺癌的研究中，除发现与上述相同结果外，还发现葱蒜类对肺癌有防护作用，其有效成分可能是类胡萝卜素及其复合物。此研究认为，多吃豆腐，适量吃肉类和蛋类也有防护作用。

维生素A能维持细胞膜完整性，维持上皮组织正常代谢，阻断细胞癌变过程，能加速细胞核DNA修复，对基因表达具有调控作用。格拉汉氏在夏威夷多民族人群中研究发现，每月摄入维生素A少于25000国际单位者，患肺鳞癌的危险性高于每月摄入大于15万国际单位者。

维生素A的衍化物和胡萝卜素、类胡萝卜素对预防肺癌的作用更需要引起注意。湖南肿瘤医院1989年报告，在湖南两个矿区于1984年应用国产维胺酯（RI）和维胺酸（维生素A的衍化物）治疗痰细胞中中度或重度不典型增生者，治疗后一般情况改善，血液内免疫球蛋白IgA和IgM升高。治疗组与对照组的肺癌发生率为1比4，且增生细胞平均级别下降，提示本品在化学预防上有一定疗效。

食物中的维生素E也有预防肺癌作用。芬兰科学家对2.9万名成年芬兰男子进行了调查，并测试他们血液中维生素E的含量。结合显示，维生素E含量高的人，其患肺癌的概率比普通人低19%。人们已经知道，癌细胞是细胞的失控繁殖，而维生素 E 作为一种抗氧化剂，能吸附到受损细胞的表面，并激发它们“自杀”。同时，维生素 E 也能增强人体免疫能力，故能防止癌细胞侵入人体血管内，从而截断肿瘤获取营养的管道。

远离吸烟预防肺癌

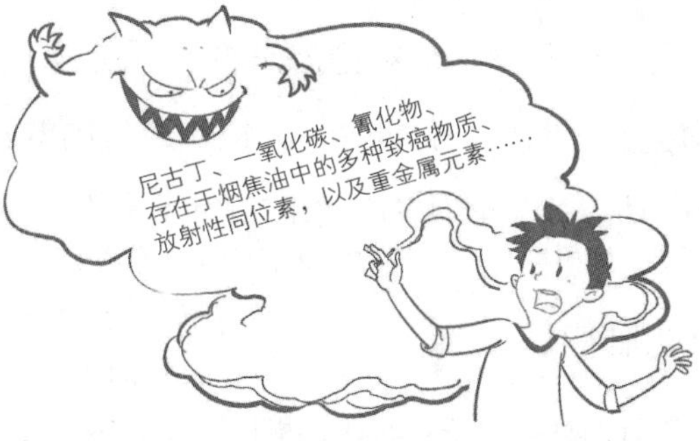

吸烟导致肺癌

引起肺癌的病因是多方面的，但吸烟已被公认是引起肺癌的最重要的致癌因素。在欧美各国，肺癌的发生归因于吸烟的占 90% 左右。80 年代，上海市区男性肺癌归因于吸烟的占 70% ～ 80%；女性肺癌约 30% 归因于吸烟与被动吸烟。开始吸烟的年龄是一个重要的影响因素。开始吸烟的年龄越早，患肺癌的危险越大。烟龄 60 年的人群肺癌死亡率要比烟龄 20 年的人群高出 100 倍左右。香烟点燃后产生的烟雾中，含有 3000 多种有毒化学物质，其中最重要的有尼古丁、一氧化碳、氰化物、存在于烟焦油中的多种致癌物质、放射性同位素，以及重金属元素等。烟草燃烧所产生的致癌物质有苯并芘、亚硝胺、β－萘胺、镉、放射性钋等，还有酚化合物等促癌物质。不吸烟的妇女因丈夫吸烟所致被动吸烟患肺癌的死亡率，要比丈夫不吸烟的妇女（无被动吸烟）高 1 ～ 2 倍。吸烟与职业的或环境的致癌因素同时对人起致癌作用时，其结果比单独因素所起的致癌作用相加还要大，称协同作用。吸烟与饮酒也起协同致癌作用。如果每天平均吸烟20支，烟龄20年的烟民患肺癌的危险性比不吸烟者高20倍。年龄小于20岁即开始吸烟者，死于肺癌的人数比不吸烟者高28倍。

由此可见，不吸烟及戒烟是预防肺癌的重要措施之一。英美等国家自60年代起，大力宣传吸烟有害健康的活动，使人群的吸烟率每年以1%～2%比例下降，这些国家逐年上升的肺癌发病率到90年代，已开始被遏止或逐渐下降。不论您吸烟已有多少年，不论您是否患了肺癌，不论您年龄多大，立即下决心戒烟都是有好处的。戒烟后，沉积在人体内的致癌毒素会逐渐减少，有助于恢复免疫功能，增强体力，预防癌症和其他疾病。

减少空气污染防肺癌

肺癌的发生与环境中空气污染密切相关。据统计，一般城市中的肺癌发病有10%，污染严重的城市有25%左右是由大气污染引起的。近年来，室内装修所用石材、油漆、地板胶、塑料饰物、黏合剂等都带来了室内污染。厨房烹调油烟和室内生火污染空气的问题也应引起重视。烹调时，当油锅里的温度在200℃以上时，所用油脂即发生化学变化，油烟随着沸腾的油挥发出来，油烟中含有杂环烃、苯并芘等致癌物质。烹调油烟是非吸烟女性、厨房工作人员发生肺癌的危险因素。

如何控制室内烟尘等污染呢？具体应做到：（1）保持厨房通风，厨房要安装抽油烟机或排风扇，点火同时打开抽油烟机或排风扇。（2）烹调时，油锅温度不要超过200℃，不能让油锅冒烟，少用煎炸烹调方式，选用精制油作为食用油。（3）客厅和卧室要与厨房分隔开，避免污染的厨房空气进入其他居室。（4）室内装修、装饰，采用无污染材料。为了防止装修材料散发有害物质对居民的危害，在装修完毕后应通风足够时间，经过检测合格后再开始住人。

如何预防肝癌

肝癌是可以预防的，关键是日常生活中注意以下三个要点：

切忌食用发霉食品 真菌中的黄曲霉毒素为致癌物质。黄曲霉毒素的致癌性比公认的致癌物亚硝胺类强75倍，比3、4-苯并芘强4000倍。该毒素能诱发人、猴、鼠、禽类发生肝癌，致癌所需时间最短为24周。

动、植物油变质后不宜食用 陈腐油类中均含有丙二醛这种化学成分，它能生成聚合物并与人体内的蛋白质和脱氧核糖核酸发生反应，使蛋白质的结构变异，导致变异蛋白质的细胞失去正常功能并向初期癌细胞转化。此外，丙二醛聚合物能阻碍脱氧核糖核酸的复制并使人的老化过程加快。因此，动植物油切勿存放太久，已变质产生哈喇味的油不宜食用。用哈喇油炸炒制作的食品不仅味道不好，更重要的是能导致癌症，使人缩短寿命。

积极防治肝炎、肝硬变等原发病 有资料表明，我国肝硬变患者中20%有既往肝炎病史；56%可查出乙肝和丙肝病毒感染的阳性指标；而肝硬变患者中，16.5%～51.5%可发展成肝癌；肝癌患者约80%可查出乙型肝炎的“三抗”（乙肝e抗原、乙肝e抗体、乙肝核心抗体）及丙肝抗体、丙肝病毒核糖核酸阳性。肝癌高发区有26%的人群可能是乙型肝炎患者或长期乙肝、丙肝病毒携带者。由此可见，肝癌的发病与肝炎、肝硬变密切相关。积极防治肝炎对防止肝癌的发生有积极意义。

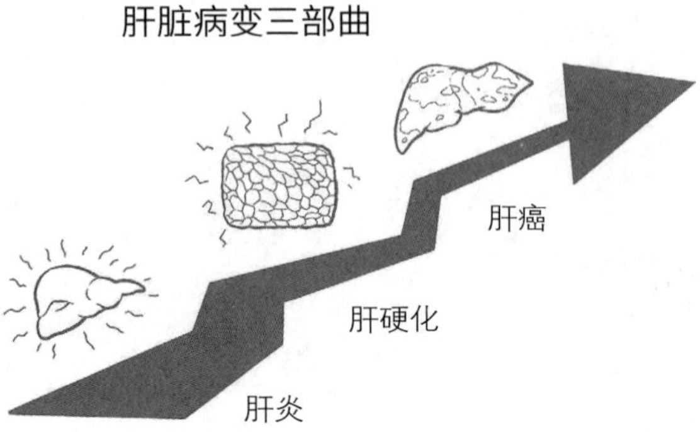

肝脏病变三部曲

肝炎患者在自我调养中，首先要保持心情愉快，正确对待客观现实。临床上大多数乙肝患者经过合理治疗是可以痊愈的；即使是慢性中、重型肝炎，只要进行有效治疗和合理调理，大多是可以取得好转或治愈的。乙型肝炎患者或者乙肝表面抗原携带者，也不必为自己受过乙肝病毒侵袭而较长期内指标阳性就惊慌失措，甚至悲观失望。临床发现，长期饮酒可促进乙型肝炎表面抗原阳性者或丙肝病毒携带者的肝硬化，或加速肝癌的发生。所以，肝病患者戒酒是预防肝硬化和肝癌的一种重要措施。

温馨提示 当心“吃”出肝癌

家藏花生、玉米、白薯干、稻米、小米等一定要晒干晒透，存放在干燥通风环境中；

发霉的花生、薯干、萝卜干等应剔除丢弃，人畜家禽均不能食用；

花生油及棉籽油均不宜久贮；

绝大部分肝癌的发生与不良生活习惯和饮食习惯有关，一旦饮食中经常含有致癌物质，就较容易促发肝癌。因此，要建立健康合理的膳食结构，养成良好的饮食习惯，掌握一些饮食防癌的知识，避免“吃”出肝癌来。

如何预防白血病

现代医学认为，引起白血病的外因有环境污染、核辐射、用药不当、不明病毒侵害等。白血病的确切病因至今未明，病毒可能是主要因素，此外尚有遗传因素、放射线、化学毒物或药物等因素。致白血病比较肯定的化学因素有苯、氯乙烯、化学药物烷化剂、乙双吗啉和氯霉素等。制鞋业、凹版印刷、喷漆等工人要防止或减少与苯接触，工作车间加强通风。用某些药物或放射线治疗后，要加强随诊。平时注意适度体育锻炼。

近年来，白血病在我国有明显上升的趋势。如何预防白血病的发生，就引起了越来越多的人的关注。现代医学研究证实，不良的情绪是导致发病的原因之一。中医认为，人体的阴阳气血平衡可维持人的正常的生理活动，情绪不稳、烦躁易怒，可使人体气机紊乱。气滞可致血瘀，血瘀可加重气滞，气滞血瘀形成体内蕴毒，毒气不能排出体外而侵入骨髓，败坏了正常的骨髓血液，使血液的生成过程发生变异，就形成了血液系统的疾病。

预防白血病必须加强自身免疫力。人体免疫力的增强，一靠增强体质，即通过日常的体育锻炼，如气功、太极拳、跑步、登山等运动，使体质、体力健康旺盛，增强抗病能力；二靠乐观的情绪、积极的生活态度。“气生百病”就是说不良情绪是致病的根源。既然如此，人们就要学会在日常生活中心态平和，排除烦恼，避免过度的喜悲、惊恐、盛怒等情绪对人体脏腑的损伤。

如何预防皮肤癌

皮肤癌是指皮肤表皮发生的恶性肿瘤。皮肤癌好发于身体暴露部位，如头、面、颈、手背等部位，占 81.1%。皮肤癌有基底细胞癌和鳞状细胞癌之分。前者好发于眼旁、鼻、鼻唇沟和颊部，后者好发于颞部、眼睑、耳、头皮、唇等部位。皮肤癌的发生与长期日光暴晒、X 线及热辐射、经常接触石油、沥青、砷、焦油等化学物质、经久不愈的溃疡等因素有关。

皮肤癌以中老年人发病率为高，男性多于女性。皮肤癌前期的表现以老年性角化瘤、白斑病为多见。还有一些慢性皮肤病，如烧伤或外伤后的瘢痕疙瘩、多年不愈的慢性溃疡、慢性皮炎、老年皮肤疣、慢性瘘管或窦道、放射性溃疡等。如果经过正规治疗，这些病变反而增大，或者破溃、变硬、变厚、色素加深、角化过度甚至还会出血，这时，应该警惕有皮肤癌的可能。总之，如果皮肤上出现了无痛性结节，质地较硬，边缘隆起，久治不愈，就应该及时去专科医院检查，以利于早期发现皮肤癌。

涂防晒霜 最好把裸露在外的皮肤一律涂上防晒霜。防晒化妆品一般通过吸收或反射紫外线的方法达到防晒目的。防晒品一般都标有防晒系数（SPF），系数越高，效果越好。平时选用 SPF15 的防晒产品即可。

衣服遮挡 即使是阴天，70% 的紫外线还是会投射到地面上，紫外线会穿透皮肤表层破坏深层的皮肤细胞，引发癌细胞的生长。所以白天在户外走动，应戴帽子、穿长袖衣服等等。

饮食防范 维生素 C 和 E 能帮助抵抗日晒。另外，茶叶中含有一种叫多酚的抗癌物质，能抑制自由基的活性。因此，喝茶也可以预防皮肤癌。

温馨提示 癌症自愈的秘密

癌症自愈的奥秘何在？经科学家研究认为，至少有十几种因素可使癌症自然消退：如随致癌因子的消退而消失；因放射线的“诱退作用”而停止发展；自我身心松弛和进行自我内心想象练习，使肿块自然消退；由于内分泌的变化使肿块消退……突出的例子是女性乳腺癌患者，会随绝经期的到来而使癌症消退。有的癌症病人在身染绝症的同时，体内又发生炎症与非特异性免疫反应，结果因祸得福，癌症自行消退。

癌症自行消退的病人大多性格开朗，喜欢运动。现代医学研究发现，精神状态和机体免疫功能的好坏，对癌症的发病和自我消退起着举足轻重的作用。如果病人充满信心和癌症作斗争，生存率就会显著提高；面对癌症精神崩溃、失去生活信心者，生存率就会明显降低。

日本医学家提出一种对付癌症的新办法——“认识生活价值疗法”，鼓励病人把注意力放在追求有意义的生活上，每天以愉快向上的态度生活，达到治疗目的。该疗法着眼于调动病人体内潜在的抗病力，采取积极的态度对抗和征服癌症。 在对待癌症应具备的心理要素方面，日本的著名医学专家伊丹指出：“惧怕死亡和疾病是非常健康的心理，没有这种害怕心理是不正常的，对惧怕的心理不要去管它，重点应放在追求有意义的度日上。”于是，他提出了一种对付不治之症的新办法，即“认识生活价值疗法”。鼓励癌症病人，以建设性的积极态度生活，以达到治疗癌症及其他顽症的目的。

这种“心理疗法”的关键，在于调动病人体内潜藏的抑制癌细胞和其他病毒的能力，让患者充分认识自己的病情；并主动采取积极的态度去对抗疾病，使大脑皮层能够产生良好的兴奋；这种兴奋可以有效地刺激大脑下部和激素分泌有关的脑垂体兴奋，从而使机体的免疫能力不断得到增强。可以想象，既然正常细胞可以因免疫功能降低而发生恶变，那么，在人体免疫功能增强时，这些变异的细胞就有可能发生逆转，从癌细胞回归到正常细胞。

健康格言

1. 科学研究显示，情绪低落时人体的抗癌功能会衰退 20% 以上。

——钟南山

2. 信念是鸟，它在黎明仍然黑暗之际，感觉到了光明，唱出了歌。

——泰戈尔

3. 应该笑着面对生活，不管一切如何。 ——伏契克

4. 风帆，不挂上桅杆，是一块无用的布；理想，不付诸行动，是虚无飘渺的雾。 ——佚名

5. 悲观的人，先被自己打败，然后才被生活打败；乐观的人，先战胜自己，然后才战胜生活。 ——汪国真

第十三章

中医疾病防治与养生

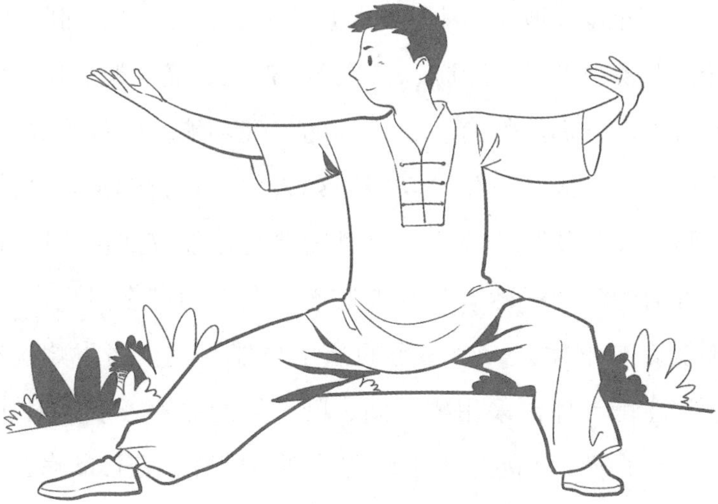

中医学基本观念

整体观念

整体观念是指人体自身的整体性以及人和自然的统一性思想。中医看病往往是从人的整体出发，不只是看到局部，更要注意整体，千万不能“头痛医头，脚痛医脚”。因为人由五脏（心、肺、脾、肝、肾）、六腑（胆、胃、小肠、大肠、膀胱、三焦）、奇恒之腑（脑、髓、骨、脉、胆、子宫）组成，它们虽然有各自不同的生理功能，但往往又是互相配合，共同协作才能完成某一生理功能。如人体对食物的消化功能，则由胆、胃、小肠、大肠及肝、脾等多个脏腑参与才能完成。正因如此，在患病时某一脏腑的病变必然影响其他脏腑，乃至引起全身反应。任何局部的病变都能影响整体，一个小小的疖子也能引起全身发烧。很显然，中医看病非常注重整体，采用望、闻、问、切的诊察方法，对病体进行系统的、全面的了解，才能作出正确的诊断。同样，在诊断后如何治疗，也必须要从整体出发，调整整体机能，才能治疗局部的病变。比如头痛是局部的症状，可以由感冒、血虚（贫血）、瘀血（如脑动脉硬化、肿瘤等）、高血压等多种疾病引起，这就要找出原因，从本治疗，才能达到预期的治疗目的。

中医诊断治疗疾病，不仅注意人的整体性，还要注意人与自然界的统一性。人生活在自然界，季节气候、地区环境，以致昼夜晨昏对人体的生理、病理也必然有影响，不同的人对自然适应能力也不相同。即使是同一种病，由于季节气候、地区环境不同也有不同表现。因此，中医治病，不仅要从整体出发，还要“因时、因地、因人制宜”，同一种病的用药并不完全一致。

辨证论治

辨证论治是中医认识疾病和治疗疾病的基本法则。辨证，简而言之，就是辨别证候，证候是指什么呢？如一个感冒的病人，初起有发热、怕冷、头痛、鼻塞流涕等症状，再结合舌苔、脉象等体征进行辨别。若病人发热较重、微有怕冷、流清鼻涕、舌苔薄白、脉象浮紧，就可诊为“风寒表证”；相反，病人主要怕冷、稍微发热、流浓鼻涕、舌苔薄黄、脉象浮数，则诊为“风热表证”。上述风寒表证和风热表证就是证候。中医认识判断疾病的特点是辨证。在辨证的前提下进行治疗，就是论治。所以辨证是论治的前提和依据，论治是治疗疾病的方法和手段，通过论治可以检验辨证正确与否。辨证和论治，是治疗疾病过程中相互关联的不可分割的两个方面。辨证论治是中医的另一个特点，既不是对症处理，即“头痛医头，脚痛医脚”，也不完全是辨病处理。如上述感冒病人，要分清寒热表里，才能正确治疗。当今中医认识和治疗疾病，是既辨证又辨病，辨病必先辨证，只有从辨证着手，才能正确地进行论治，取得满意的疗效。

预防为主，未病先防

我们的祖先早在 2000 多年前的医学典籍《黄帝内经》中，就曾明确提出了“不治已病治未病”这一预防为主的思想，强调要“防患于未然”。当人们走进医学高度发达的现代社会，中医这种“治未病”的思想理念仍然倍受尊崇。

“治未病”之义有三：一是未病先防，即注意保健，养护身心，预防疾病的发生；二是既病之后要早期治疗，防止疾病的传变发展；三是指病后积极采取措施，促使康复与防止复发。“预防为主、防治结合、防中有治、治中有防”一直被人们视为防治疾病的重要原则。预防为主，防治结合，也是我国卫生工作的方针之一。

未病先防，即是在疾病未发生之前做好各种预防工作，以防止疾病的发生。中医学认为，疾病的发生，关系到邪正两个方面。因此，它一直把增强身体对外邪的抵抗力作为健康长寿的根本和关键。体质壮实，正气充盛，则提高了人体的抗邪能力。欲达到防病保健之目的，则应通过调摄精神、锻炼身体、饮食起居、避免过度劳逸和应用适当药物等方法来实现。中医学所谓“不治已病治未病”，实际上就是防止疾病的发生和发展，强调“防患于未然”，这种防重于治的思想颇有现实意义。

有病早治，既病防变

既病防变就是指如果疾病已经发生，则应争取早发现、早诊断、早治疗，以防止疾病由轻病转为重症，由急性病转为慢性病，由重症转为疑难不治之症。因此，在疾病的初始阶段就须积极治疗，将疾病消除在萌芽状态。这样，既可防止疾病的传变深入，又可因发病之初，病情轻、病位浅而易于治愈。

治病必求于本

“治病求本”是中医治病的基本原则，“本”与“标”是相对而言的一对矛盾范畴，它常用以说明疾病的本质和现象，以及病变过程中各种矛盾的主次、先后关系。“标本”在不同的场合其内涵不同，如从邪正关系而言，正气为本，邪气为标；从病因与症状而言，病因是本，症状是标；从病位内外来分，内脏为本，体表为标；从疾病先后来分，旧病、原发病是本，新病、继发病是标。

在复杂多变的病症中，常有标有本，有主有次，因而在治疗上也就有轻重之分。一般应治“本”为主，或兼顾其“标”，或“急则治标”。若标本均急，或标本俱缓，则应标本同治。标症（如高温、神昏、大出血）的病势急骤，可能危及生命，必须首先治标，标病稳定或消除后，然后再治其本，这是“急则治其标”的原则。慢性病虚多邪少，或急性病恢复期，邪气未尽（标）而正气已伤（本）之时，应以扶正治本为主，称为“缓则治其本”。因中药治疗基本上是复方，所以标本同治也是常用的，具体应用时应当辨识标本轻重缓急而用之。

“同病异治”与“异病同治”

中医认为，同一疾病在不同的发展阶段可能出现不同的证型；而不同的疾病在其发展过程中又可能出现同样的证型。因此在治疗疾病时，可以分别采取“同病异治”或“异病同治”的原则。

“同病异治”即对同一疾病不同阶段出现的不同证型，采用不同的治法。例如麻疹初期，疹未出透时，应当用发表透疹的治疗方法；麻疹中期通常肺热明显，治疗则须清解肺热；而至麻疹后期多有余热未尽，伤及肺阴胃阴，此时治疗则应以养阴清热为主。

“异病同治”是指不同的疾病在发展过程中出现性质相同的证型，因而可以采用同样的治疗方法。比如久痢脱肛、子宫下垂等不同的病，但如果均表现为中气下陷证，就都可以用提升中气的方法治疗。这种针对疾病发展过程中不同性质的矛盾用不同的方法去解决的原则，正是辨证论治的精神实质。

扶正气与祛邪气

疾病的过程，是邪正斗争的过程。扶正是使用扶助正气的药物（补药），并配合适当的营养、精神调摄和功能锻炼等辅助治疗，增强体质，提高机体的抗邪能力，以达到战胜邪气、恢复健康的目的。祛邪是使用祛除邪气的药物，或应用针灸、手术等各种治疗方法，祛除病邪，以达到邪去正复的目的。

扶正与祛邪同时兼用，即攻补兼施。适用于邪盛正虚的虚实错杂、两方面都不甚急的病症，尤适用于慢性病的治疗。治疗这类病症，若单用补法会使邪气更加固结，单用攻法易伤正气，必须两者兼用。但临床应用时，必须详审虚实的程度，给予恰当配合，或祛邪为主，兼以扶正；或扶正为主，兼以祛邪，如气虚感冒病人，以益气解表法治之；脾虚而食积病人，以健胃消食药兼用。总之，扶正与祛邪基本原则是“扶正不留邪，祛邪不伤正”。

三因制宜

三因制宜即因时制宜、因地制宜、因人制宜，是在各种基本治则指导下的一种知常达变的治疗原则。

四时气候变化，对人体的生理功能、病理变化均可产生一定的影响，所以在治疗疾病时，必须注意时令气候的特点。如同样是感冒，暑天多兼湿，故夏季治疗要注意解暑化湿；秋天气候干燥，外感秋燥，则宜辛凉润燥；春季多风湿，宜辛凉解表；冬季多风寒，宜辛温解表。同受风寒，夏季则不宜过用辛温发散之药；冬季则可重用辛温之品。

再就是根据不同地区的地理特点、气候条件以及人们生活习惯的差异，来考虑治疗用药的原则。同时，又要根据病人的年龄、性别、体质等不同特点，来考虑治疗用药的原则。如阴虚之体，宜滋阴降火，慎用辛香燥热之品；阳虚之体，宜温补阳气，慎用苦寒之品；肥胖痰湿之体，宜健脾化痰，慎用养阴滋腻药物；消瘦火旺之躯，宜滋阴降火，慎用火热之物。特别要注意“过敏体质”，对一些中药或西药有过敏反应，在用药之前，应了解患者对某些药物的过敏史，以避免药物的过敏反应。

中医常用治法

艾灸疗法

灸法在我国已有数千年的历史，它是借灸火的热力给人体以温热性刺激，通过经络腧穴的作用，以达到防治疾病目的的一种方法。《医学入门·针灸》载：“药之不及，针之不到，必须灸之。”说明灸法有其独特的疗效。

施灸的原料很多，但以艾叶为主。艾叶气味芳香、辛温味苦、容易燃烧、火力温和，非常适宜灸疗。早在春秋战国时期就有“七年之病，求三年之艾”的说法。应用时要选干燥的艾叶，捣制后除去杂质，即可制成纯净细软的艾绒，晒干贮藏以备应用。

灸法可分为艾灸法和非艾灸法两大类，这里主要介绍艾灸疗法。

艾灸法包括艾炷灸、艾条灸、温针灸、温灸器灸，是主要的灸疗方法。

艾炷灸

艾炷灸是将纯净的艾绒放在平板上，用手搓捏成大小不等的圆锥形艾炷，置于施灸部位点燃而防治疾病的方法。常用的艾炷小如麦粒，中如莲子，大如半截橄榄。每燃烧完一个艾炷，称之为一壮。要根据病情和病人的体质选择大小不同的艾炷和壮数。艾炷灸可分为直接灸和间接灸两种。

直接灸　将大小适宜的艾炷，直接放在皮肤上施灸的方法。直接灸分两种：一种是瘢痕灸，又名化脓灸。施灸时先将所灸腧穴部位涂以少量的大蒜汁，以增强粘附和刺激作用。然后将艾炷置于腧穴上，用火点燃艾炷直至烧灭，使灸处皮肤烫伤，致使溃烂化脓成为灸疮，灸疮自行痊愈，结痂脱落后留下瘢痕。另一种是无瘢痕灸，又称非化脓灸。施灸时先在所灸腧穴部位涂以少量的凡士林，然后将小艾炷，放在腧穴上点燃施灸，感到微有灼痛时，即用镊子将艾炷夹去，换炷再灸，一般灸至局部皮肤出现红晕而不起泡为度。一般虚寒性疾患均可采用此法。

间接灸　在穴位和皮肤之间间隔某些物品施灸的方法，故又称隔物灸。

○隔姜灸　将鲜姜切成约 0.3 厘米厚的薄片，中间以针刺数孔，放在应灸的部位，上面再放艾炷灸之。当艾炷燃尽，再换炷施灸。以使皮肤红润而不起泡为度。此法具有温胃止呕、散寒止痛的作用。常用于因寒而致的呕吐、腹痛以及风寒痹痛等病症。

○隔蒜灸　用鲜大蒜头，切成厚约 0.3 厘米的薄片，操作同隔姜灸。此法有清热解毒、杀虫等作用。多用于痈疽、肿毒等。

○隔盐灸　用干燥的食盐填敷于脐部，或于盐上再放一薄姜片以防盐粒遇火爆炸，上置大艾炷施灸。此法具有回阳、救逆、回脱之力。多用于治疗急性吐泻、腹痛、虚脱。

○隔附子饼灸 将附子研成粉末，用酒调和做成硬币大小的饼，中间以针刺数孔，置于施术部位，上面再放艾炷施灸。此法具有温补肾阳等作用。多用于治疗命门火衰而致的阳痿、早泄或疮疡久溃不敛等病症。

艾条灸

艾条灸即将艾绒制作成艾条进行施灸。艾条是用绵纸或桑皮纸将艾绒裹起来做成圆桶状，不掺药粉的叫清艾条，掺入某些中药药粉的称药艾条。另外尚有利用其他材料制成的无烟或微烟艾条。艾条灸法常用以下三种：

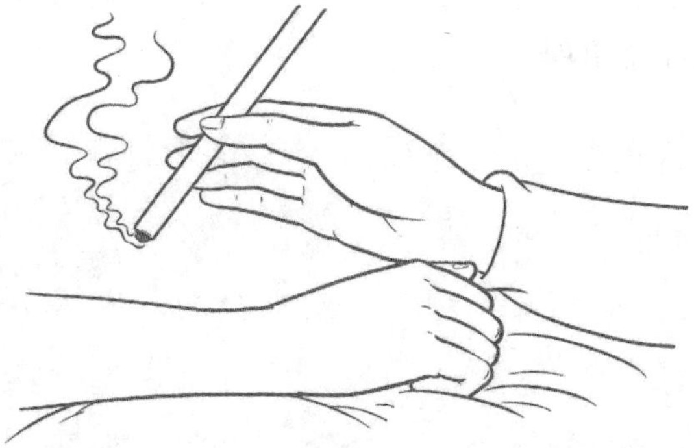

艾条灸

温和灸 施灸时将艾条的一端点燃，对准应灸的腧穴部位或患处，约距皮肤 2 ～ 3 厘米左右进行熏烤，使患者局部有温热感而无灼痛为宜。一般每处灸 10 分钟左右，至皮肤出现红晕为度。本法有温经散寒作用，适用于风寒痹痛。

回旋灸 施灸时，艾条点燃的一端与施灸部位的皮肤虽然有一定距离，但不固定，而是向左右方向移动或反复旋转地施灸。本法适用于面积较大的风湿痛、软组织老损、皮肤病等。

雀啄灸 施灸时，将艾条点燃的一端与施灸部位的皮肤并不固定在一定距离，而是像鸟雀啄食一样，一上一下活动地施灸。此法多用于灸治急性病。

温针灸

温针灸是针刺与艾灸结合应用的一种方法，适用于既需要留针而又适宜用艾灸的病症。操作方法是：将针刺入腧穴得气后，将纯净细软的艾绒捏在针尾上。或用艾条一段长约 2 厘米左右，插在针柄上，点燃施灸。待艾绒或艾条烧完后除去灰烬，将针起出。此法是一种简便易行的针灸并用方法，值得推广。

艾灸疗法的注意事项

○ 施灸的先后顺序一般是先灸上部，后灸下部；先灸背部，后灸胸腹部；施灸的壮数是先少后多，艾炷是先小后大。但在特殊情况下，则可酌情而施。如脱肛时，即可先灸长强以收肛，后灸百会以举陷。

○ 对实热证、阴虚发热者，一般不适宜灸疗。对颜面、五官和有大血管的部位以及关节活动部位，不宜采用瘢痕灸。孕妇的腹部和腰骶部也不宜施灸。

○ 无论何种灸法均以患者自身能够耐受为度。施灸后，局部皮肤出现微红灼热，属于正常现象，无需处理。如因施灸过量或时间过长，局部出现小水泡，只要注意不擦破，可任其自然吸收。如水泡较大，可用消毒的毫针刺破水泡，放出水液，或用注射针抽出水液，再涂以龙胆紫，并以纱布包敷。

○ 施灸时应防止艾火烧伤皮肤或衣物。用过的艾条，应装入小口玻璃瓶或筒内，以防复燃。

温馨提示 艾灸保健有殊功

以灸法增强体质、防患于未然、预防衰老、延年益寿的方法，称为“保健灸”。

保健灸是一种行之有效的防病健身方法。保健灸常用的穴位是足三里、三阴交、命门、神阙、气海、关元、膏肓、中脘、大椎、肾俞、脾俞等。这里介绍几种预防常见病的灸法：

感冒　灸风门、足三里。国内报道，在流感流行期间某学校 1055 人中，因病假不能上学者达 407 人（占 38.5%），后以足三里施灸进行预防，施灸组一个班的发病率仅 30%，而对照组一个班的发病率高达 97%，表明施灸防感冒有显著效果。

咳嗽、气喘　灸肺俞、风门、膏肓俞、足三里。灸风门、膏肓俞可以增强全身的抵抗力，灸此二穴作为预防措施，可配足三里。

传染病　灸足三里、大椎。如《千金方》中就有用灸法预防疟疾等传染病的记载。

中风　灸足三里、绝骨。《针灸大成》就有记载：“但未中风时，一两月前，或三四个月前，不时足胫上发酸重麻，良久方解，此将中风之候也。便宜急灸三里、绝骨四处，各三壮……如春交夏时，夏交秋时，俱宜灸，常令二足有灸疮为妙。”

防治胃肠病　因脾胃虚弱、食欲不振、胃痛、腹胀、腹泻、腹痛等，可灸神阙、中脘、足三里。日本有人使用神阙隔盐灸，防治各种胃肠病 117 例，效果良好。

固本培元除虚损　先天不足、幼年多病、虚劳诸损灸大椎、膏肓俞、百劳。《行针指要歌》云：“虚劳，须向膏肓及百劳。”《千金要方》谓：“膏肓俞无所不治。”此灸可振奋阳气。大椎为诸阳之会，灸之可兴阳固本培元。

妇科病　如月经不调、胎位不正、带下、不孕等，可灸三阴交、足三里、关元。三者同为防治妇科疾病之常用穴。

拔罐疗法

拔罐疗法是以竹罐、陶罐或玻璃罐为工具，利用燃烧排除罐内空气，造成负压，使罐吸附于施术部位，产生温热刺激并造成瘀血现象的一种疗法。具有温经通络、祛湿逐寒、行气活血、消肿止痛的作用。适用于治疗的疾病有：

- 风湿痹痛如肩胛疼痛、腰痛、腿痛；
- 胃肠疾病如胃痛、呕吐、腹痛、腹泻；
- 肺部疾病如咳嗽、哮喘；
- 疮疡外伤，用于疮疡初起或急性腰扭伤等。

拔罐疗法常用火罐有如下几种：

竹罐 一般用直径约 3 ～ 5 厘米的竹筒，一端留节作底，竹筒口打磨光滑。竹罐经济、易制。

陶罐 用陶土制成，罐口平滑，形如木钵。优点是吸附力大，但易损坏。

玻璃罐 玻璃罐有大、中、小三号，此罐吸附力大，又因其透明，可观察皮肤充血、郁血情况，但易损坏。

瓶制罐 一般用青、链霉素小瓶即可，在无条件的情况下，一般的大口瓶亦可应用。

拔罐疗法的操作方法

贴棉法 将 75% 或 95% 的酒精棉片贴放于罐内，燃着后立即拔于患处，待局部皮肤充血，瘀血呈紫色即可。

投火法 将罐口浸湿，把点燃的酒精棉球或纸片投入罐内，迅速将罐罩在施术部位。此法适用于从侧面横位拔罐。

闪火法 用镊子挟住酒精棉球，点燃后，在火罐内闪一下即退出，然后速将罐罩在施术部位。拔罐时间为 10 ～ 15 分钟。取罐时，以一指按压罐口的皮肤，使空气进入罐内，顺手取下火罐，不可硬拔以防伤皮。如果采用走罐，多选择背部，可先在施术部位涂一层润滑油，将罐拔好后，向上下或左右推移，至皮肤充血为止。

拔罐疗法的注意事项

1. 拔火罐适宜于肌肉丰满的部位，如肩、背、腰、臀部等。不适用于肌肉松弛处、毛发、骨骼凹凸处。

2. 皮肤病、出血性疾病、皮肤水肿以及孕妇的腰、腹部均不适宜拔罐。

3. 拔罐时间不要过长。如果出现烫伤，较小的水泡可不加处理，较大水泡可用注射器抽出泡内液体，或用消毒过的针刺放出泡内液体，并涂以龙胆紫，覆盖消毒敷料固定。

刮痧疗法

刮痧疗法是用边缘光滑的嫩竹板、瓷器片、铜钱、硬币、木梳背、牛角刮痧板等工具蘸油或清水，刮体表治病的一种方法。具有宣通透泄、发散解表、促进发汗、舒筋活血、调整胃肠等脏腑功能的作用。

刮痧疗法是民间治疗邪犯肌表的实热痧证常用法。所谓“痧”，就是指的夏暑季节，感受暑热或吸入秽浊之气而引起的头晕头痛、身热倦怠、胸口气闷、肢酸乏力；或恶心呕吐、胸痞腹满；或口渴引饮、壮热无汗；或中暑热、卒然昏晕；或腹痛泄泻、吐泻交作；或腹痛烦躁、欲吐不吐、欲泻不泻等诸证，民俗一概称之为“发痧”。

刮痧疗法还是治疗流行性感冒发热、骨节疼痛的一种良好方法，具有退热镇痛的作用。刮痧部位一般选择在颈脖两侧、脊柱两旁、肘弯、腿弯、肋骨间。多处刮治则应先刮颈项部，再刮脊柱两侧部，然后再刮胸部和四肢部位。刮痧前，先用毛巾蘸肥皂将应刮的地方擦净，手持光滑硬币或铜钱的边缘，蘸点刮痧油，在确定部位刮。刮时要顺刮，不要来回刮，力量要均匀，一般刮到 5 ～ 6 下时可见紫红色斑点或斑纹，即应停止。如果此时病人只是感到疼痛而刮不出紫红色斑点或斑纹，说明刮痧疗法不适合，也应停止。现介绍几种常见病证的刮痧疗法：

暑热证 盛夏中暑，可用汤匙、金属币蘸刮痧油或清水，在患者脊柱两侧由上而下轻轻顺刮，并逐渐加重，干则再蘸再刮，以出现红紫斑点或斑块为度。若中暑高热，暑闭神昏，可急用汤匙蘸刮痧油或清水在脊柱两侧顺刮，并在胸部、颈部、肘部刮治，以促使暑热发散。

外感病证 风寒感冒者，用生姜、葱白各 10 克，捣烂后布包裹，蘸热酒先擦前额、太阳穴，次刮背部脊柱两侧，刮至皮肤潮红为度，后在肘窝、腘窝推刮，如有呕恶加刮胸部。发热咳嗽者，用汤匙或铜钱沿颈部向下至第四腰椎处顺刮，以身背部出现红紫斑点为度。风热喉痛，用牛角药匙蘸清水自第七颈椎向第七胸椎两侧顺刮，并用手指蘸盐水拧提前颈部两侧肌肉（胸锁乳头肌），动作要快，水干再打湿，约 50 次，皮肤呈紫红色即停止。

脘腹病症 急性胃肠炎而腹痛、呕吐、泄泻者，用汤匙刮脊柱两侧，可缓解症状。急腹痛，可用苎麻或头发蘸刮痧油刮擦腘窝，或在腹部柔软之处，以手指蘸盐水刮擦。也可用铜钱蘸香油刮脊柱两侧相应腧穴。

风湿痹症 用露蜂房 15 克（酒浸），然后用丝线团或牛角药匙蘸药液顺刮颈背部，同时在四肢刮治，也可在痛处刮擦，每日 3 次。

运用刮治法要掌握好适应证，凡有出血性疾病者不得使用；有些虽属适应证，但若病情严重者，也应立即送医院救治，以免贻误治疗时机。

刺血疗法

刺血疗法又称放血疗法，常用针具是三棱针或小眉刀。三棱针由不锈钢制成，针尖有三面三棱，十分锋利，适用于皮肉丰厚的四肢、躯干放血；头面部及手足部放血应选用细长的三棱针。

三棱针古称“锋针”。中医认为，刺络放血能开窍泄热、通经活血、祛风止痉，对许多疑难杂症也有卓越的疗效。三棱针点刺不仅对小儿高热惊厥、婴儿吐泻不食、脾虚泄泻不止等疗效独特，而且还可治疗成人剧烈头痛、恶心、呕吐及中风昏迷等。临床主要取人中、迎香、十宣、地仓等穴。

刺血疗法的操作方法

三棱针一般以点刺法为主，针法：局部常规消毒后，先用左手拇指、食指在针刺部位上下推按，使血郁积于一处，继而在此部位常规消毒。针刺时左手拇、食、中三指夹紧被刺部位或穴位，右手持针，用拇、食二指握住针柄，中指指腹紧靠针身下端，针尖露出 1 ~ 2 分深，对准已消毒的穴位或部位刺入 1 ~ 2 分深。点刺时须对准穴位快速进针、出针。出针后以适当力度连续挤压针孔周围组织，使血液流出，直到血流自止或血色变鲜红为止。最后，用消毒棉球按压针孔。

刺血疗法应用举例

点刺放血法应用在急救中有独特疗效，现举例介绍如下：

1. 高热、中暑、中风、溺水、煤气中毒、食物及药物中毒：用点刺法。高热，取十宣；中风，取手十二井穴；中暑，取尺泽、委中，或点刺十宣穴，并在肘窝曲泽穴、腘窝委中穴拍打，待其血瘀后点刺；溺水，取人中、会阴；煤气中毒，取太阳；食物及药物中毒，取大椎。

2. 头痛、胃痛、胸痛、腰痛、胁痛、腹痛：以上属实证、热证者用点刺法。头痛，取太阳、百会；胃痛，取足三里、膏肓；腰痛，取腰俞、委中；胸痛，取心俞、膻中；胁痛，可用双手指尖分别顺左右胸胁间推揉，由慢渐快，由轻渐重，肤红为度，然后寻找红点点刺出血；腹痛，取足三里、厉兑。

3. 痛经、崩漏、滞产、恶阻：以上属实证、热证者用点刺法。痛经，取太冲、大敦；崩漏，取足三里、隐白；滞产，取三阴交、至阴；恶阻，取三阴交、行间；乳少，取中冲、足三里。

4. 小儿发热、急慢惊风、脐风、吐泻：用点刺法。小儿发热，取商阳、关冲，或点刺手十二井穴；急惊风、脐风，取人中、十宣、涌泉；慢惊风，取行间、足三里；吐泻，取商阳、公孙。

5. 目痛、耳鸣、耳聋、鼻衄、牙痛、咽喉肿痛：以上属实证、热证者用点刺法。目痛取太阳、攒竹、太冲；耳鸣、耳聋，取中渚、侠溪；鼻衄，取迎香、印堂、二间；牙痛，取颊车、内庭；咽喉肿痛，取少商、内庭。均可取耳尖、屏尖、轮1～轮6，速刺放血。

刺血疗法的注意事项

应用刺血疗法不仅要严格遵守操作规程，还必须准确掌握禁忌证。凡有下列情况者均不宜应用刺血疗法：（1）患有血友病、血小板减少症及其他有出血倾向疾病的患者禁用；（2）血管瘤患者不宜用放血疗法；（3）过饥、过饱、醉酒、大汗、过度劳累禁用放血法；（4）贫血、低血压、孕期及产后应慎用放血疗法。

点穴疗法

我们通常所说的“点穴”，在中医学中属于指压疗法的范畴。这种疗法具有简、便、廉、验、速，直观易学的特点。如下图所示的按压相关穴道就能防治许多疾病，当然还有全身其他部分的点穴方法。

指压疗法是通过点按经络上的穴位来调整人体的脏腑及各组织器官的功能，从而保持机体内环境的平衡协调，起到防病治病作用。它还能通过点压穴位造成的刺激，对体内神经系统产生很好的调节作用。临床观察表明，压力大、频率快的指压手法，可引起神经兴奋，如晕厥时，重而快地反复切按人中、涌泉等穴位可使患者苏醒；压力小、频率慢的指压手法可使神经兴奋得到抑制，当失眠时慢慢按压神门、三阴交等穴可使患者入睡。

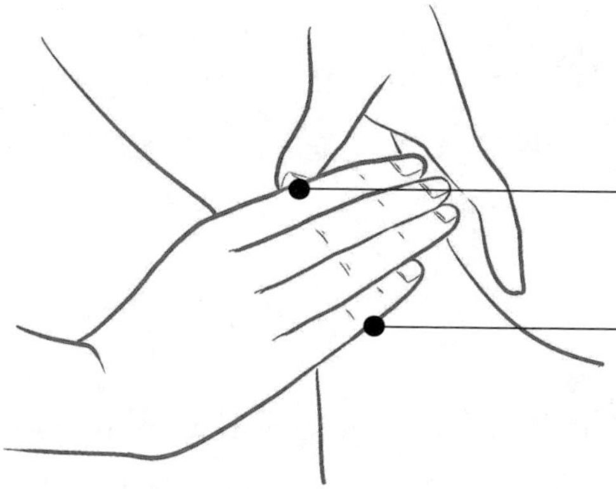

按压三阴交治失眠

指压疗法能增强人体免疫功能。现代研究表明，经常按压足三里、关元、气海等穴，可增加血液中单核巨噬细胞的活性，促进机体产生多种抗体，增强抵抗有害因子入侵的能力，如指压足三里等穴能预防流感及中风等。因此，指压疗法还具有防病保健、延年益寿的功能。

常用点穴手法

点穴是用手指为工具来操作，操作手法是产生疗效的决定因素。手指与皮肤的接触面、指力大小、频率快慢和运力时间长短的不同，对穴位、经络、脏腑的刺激也不同，身体由此产生的反应也会出现差异。因此，必须掌握一些常用点穴手法，并按规定动作进行，才能取得预期效果。

揉法 一种环形揉按法，以轻柔舒缓为特点，可行气活血、和络舒筋、平调阴阳，若与扪、捏等法配合，功效更佳。

扪法 多用于风池、太阳、天枢、背俞穴等双穴。

捏法 多用于四肢部穴位，如曲池、合谷、内关、外关、劳宫等。最适用于实证和各种急、慢性疼痛性疾病。

点冲法 速度快、冲力大，属于强刺激手法，能行气活血、泄热导滞、醒厥回阳，并能调整脏腑、经络功能。不过本法对皮肉浅薄处的穴位不宜用。

点穴应掌握的要领

在日常生活中，按压穴位是最常用、最便捷有效的养生保健方法。自我点按穴位时，心境要平和，注意力应专注于所按穴位；保持呼吸均匀，呼气时徐徐按压，吸气时徐徐放松，如此循环往复；用力一定要均匀，由轻到重，由缓到快，循序渐进，最后以轻压放松。对于老年人、儿童及体虚久病者，手法要轻柔，以受术者能接受为准。

点穴用于治疗时，一定不要误认为能包治百病，有时仅作为某些疾病的辅助治疗或对症处理，必要时须结合其他方法治疗，以免贻误病情。如中暑昏迷，切按人中使之苏醒，接着就得迅速降温，并请尽快就医。

点穴也有禁忌证，如患有出血性疾病，包括血友病、血小板减少性紫癜及过敏性紫癜等禁用点穴法；皮肤有感染、溃疡、疤痕、破损处及骨折脱臼处不可按压；孕妇腰骶部及腹部的穴位不可按压，合谷、三阴交、至阴、昆仑等有活血通经作用的穴位孕妇也禁用；小儿囟门未闭合时，禁用头顶部穴位。此外，精神过于紧张、过劳、过饥、过饱者，均不宜进行穴位按压。

按摩疗法

按摩疗法是指用手或肢体其他部分，按各种特定的技巧动作，在人体体表操作的方法，是按摩治疗疾病及康复养生的主要手段。历代医家所重视。清代吴谦《医宗金鉴·正骨心法要旨·手法释义》对手法治疗亦进行了精辟的论述：“或因跌扑闪失，以致骨缝开错，气血郁滞，为肿为痛，宜用按摩法，按其经络，以通郁闭之气，摩其壅聚，以散瘀结之肿，其患可愈”。

按摩手法的基本要求

按摩手法以持久、有力、均匀、柔和、深透为基本要点。

持久 是指在手法操作过程中，能够严格按照规定的技术要求和操作规范持续的运用，在足够的时间内不走样，保持动作和力量的连贯性，不断断续续，以保证手法对人体的刺激足够积累到临界点，而起到调整脏腑功能、改变病理状态的作用。

有力 是指手法在操作过程中必须具备一定的力度，这种有力并不是单纯指力气大，而是一种具有一定功力的技巧力。要根据治疗对象、施术部位、手法性质和病症虚实及患者的体质变化而应用，并借以调整力的大小，施加恰当的手法力。

均匀 是指手法操作时，其动作幅度、速度的快慢、手法压力的轻重，都必须保持相对的一致，应使手法操作既平稳而又有节奏性。

柔和 是指手法操作时轻而不浮，重而不滞，刚柔相济。手法变换时自然、协调。

深透 是指患者对手法刺激的感应和手法对疾病的治疗效应。

以上几个方面密切相关，相辅相成，互相渗透。持续运用的手法可以逐渐降低患者肌肉的张力和组织的粘滞度，使手法功力能够逐渐渗透到组织深部。均匀协调的动作，能使手法更趋柔和。而力量与技巧相结合，则是手法既有力，又柔和，达到“刚柔相济”的境界。

按摩手法的功效

活血散瘀，消肿止痛 理筋手法可以促进血液循环和淋巴回流，使气血通畅，加速局部瘀血的吸收，从而达到活血散瘀、消肿止痛的目的。

解除痉挛，放松肌肉 理筋手法具有镇静作用，直接作用于痉挛的肌肉组织，可起舒展放松的效应。

理筋整复，调整错缝 恰当的理筋手法可使移位的组织回复到正常位置，从而恢复关节的正常活动。如肌腱滑脱、关节脱位和小关节错缝等，经过手法整复，使之复归正常。

松解粘连，通利关节 筋伤后局部气血凝滞，关节周围软组织粘连硬结，关节失去正常功能，理筋手法通过祛瘀散结，疏通狭窄，松解、剥离粘连，以通利关节，使关节功能逐步恢复正常。

调和气血，散寒除痹 通过手法刺激穴位得气或反复用强手法刺激局部等措施，可以起调和气血、温通经络、散寒除痹的作用，促使肢体功能的恢复。

按摩疗法适应证与禁忌证

适应证 按摩治疗临床范围广泛，涉及骨伤科、内科、外科、妇科、儿科、五官等科的多种疾病。其中骨伤科软组织损伤疾病为临床最为常见的诊治范围，如颈椎病、肩关节周围炎、胸胁迸伤、胸腰椎后关节紊乱症、急性腰扭伤、慢性腰肌劳损、腰椎间盘突出症、梨状肌综合征及四肢各种扭挫伤、关节脱位、慢性劳损等；常见内科疾病，如感冒、头痛、哮喘、胃脘痛、腹泻、便秘、高血压、中风后遗症、糖尿病等；常见妇科疾病有月经不调、闭经、痛经、慢性盆腔炎、乳癖、更年期综合征、产后耻骨联合分离症等；五官科疾病中近视、视神经萎缩、慢性鼻炎、慢性咽炎、耳鸣、耳聋等；外科疾病有乳痈初起、褥疮、术后肠粘连等。

另外，由于小儿按摩独特的特定穴在治疗中的效应，对儿科常见感冒、发热、咳嗽、哮喘、百日咳、惊风、泄泻、呕吐、疳积、夜啼、遗尿、脱肛、斜视、脑性瘫痪、小儿麻痹后遗症、小儿肌性斜颈、臂丛神经损伤、桡骨小头半脱位等均有着较好的临床疗效。此外，按摩亦可以用于减肥、美容及保健医疗等。

禁忌证 一般认为，患有以下疾病者应禁用或慎用按摩治疗：各种急性传染病，如肝炎、肺结核等；各种感染性疾病，如骨髓炎、化脓性关节炎，脑脓肿等；某些急性损伤，如脑或中枢神经的急性损伤、内脏的挫裂伤等；诊断不明者，如骨折、骨裂、颈椎脱位、急性脊柱损伤；某些急腹症，如胃、十二指肠等急性穿孔；各种出血症，如外伤出血、便血、尿血等；烧伤、烫伤及溃疡性皮肤病；妇女月经期小腹部及腰骶部、孕妇的腹部、腰骶部及臀部；不能安静的精神病、年老体弱、久病体虚、过饥过饱、醉酒者。

中医"养生八笺"

法于自然，四时养生第一笺

春季养生重护肝

古代医家重视顺应四时而养生。《素问·四气调神大论》中谈到春季养生时说："春三月，此谓发陈，天地俱生，万物以荣；夜卧早起，广步于庭，被发缓行，以使志生；生而勿杀，予而勿夺，赏而勿罚，此春气之应，养生之道也。"春季阳气初升，万物生机勃发，绿意盎然，百花绽放，一派欣欣向荣的景象。养生必须在精神、饮食、起居方面顺应，春应于肝，要防春寒，注意保护阳气，畅达阳气。

春季养生具体应该从以下四个方面加以调摄。

精神调养 肝喜疏泄条达，恶抑郁动怒生气，导致肝气郁结，血瘀致病。应制怒，顺应春光，比如踏青观景、游山戏水，加强户外活动，使心境愉快，气血调畅。

起居调养 春回大地，人的阳气开始运行于体表；皮肤毛孔舒展，肌表气血供应增多；肌体因此困倦，早睡早起；广步于庭，舒展形体，信步慢行；呼吸户外清新空气，欣赏万象更新景象，使情志愉悦，而充满生机。

饮食调养 《千金要方》说：“春七十二日，省酸增甘，以养脾气。”春天阳气初生，宜食辛甘发散之品，以甘甜少酸为佳，这样可以健养脾气以防肝气乘脾。《饮膳正要》说：“春气温，宜食麦以凉之，不可一于温也。”因此，春季宜多食麦子、葱、姜、枣子、花生、香菜等。不宜过量饮酒，少食过于辛辣温燥之品，防止损伤脾胃。

防病保健 春日温暖，温热邪毒开始滋生，感冒、肺炎、过敏性疾病多发，应加强防御。春季气候刚刚转暖，天气寒暄不一。乍暖还寒时人体阳气尚未充盛，此季衣着增减要因地制宜，减衣不可过快过早，以防感受风寒。享用春天的新鲜空气，开窗使室内空气流通，但应注意少接触毒物、动物、花粉；慎用或不用损害肝脏药物，不过量饮酒，加强自我保健措施。

夏季养生宜健脾

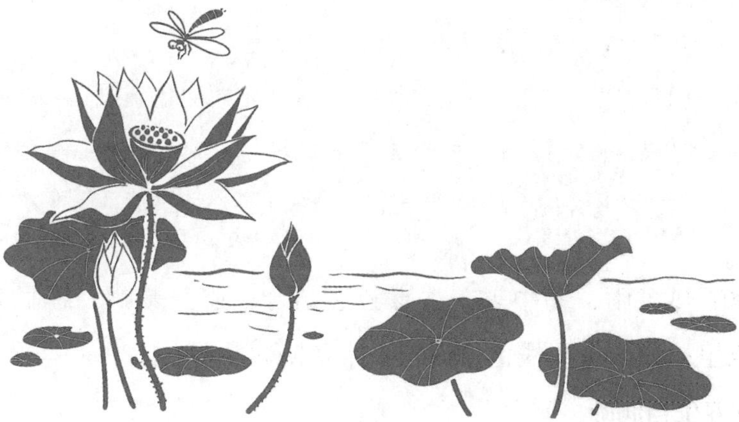

夏季养生

夏季如何养生？《素问·四气调神大论》中说：“夏三月，此谓蕃秀。天地气交，万物华实。夜卧早起，无厌于日，使志无怒，使华英成秀，使气得泄，若所爱在外。此夏气之应，养长之道也。逆之则伤心，秋为痎疟，奉收者少。冬至重病。”夏季炎热酷暑，雨水较多；万物茂盛，闷热难熬；昼长夜短，赤日炎炎。夏应于心，须防暑热，要顺应阳盛于外，注意养护阳气。

精神调养 炎夏季节，忌怒，切勿烦躁，保持情绪稳定，神清气和，使气机宣畅，通泄自如。

起居调养 应晚睡早起，加强自我防护，避免在烈日下裸体暴晒；中午烈日当空，气温过高，应做午休以消除疲劳；夏日衣服宜单薄，勤洗勤换；常以温水清洁皮肤，防暑防病；不过于贪凉，不可露宿，以免风湿之邪乘虚而入。

饮食调养 《摄生消息论》认为，“夏气热，宜食菽以寒之，不可一于热也。”夏季人的消化功能较弱，饮食宜少食油腻之品。以苦味、清淡为宜。适当选苦味酸辛食物，以增进食欲。米粥、红绿豆粥、乌梅赤小豆汤、苦瓜、豆腐、黄瓜、豆芽、蘑菇、白菜、西红柿等，搭配瘦肉鱼虾，都比较适宜。节制油炸、凉拌食，冰冷饮食适可而止。

防病保健 夏季蚊虫孳生，肠道传染病流行，因此宜注意居住环境的卫生与个人卫生，可适当食用大蒜以预防肠道感染；最好在清晨、傍晚较凉爽时锻炼，不宜剧烈运动，以免汗多伤损阳气；不要冷水冲凉，引发寒湿痹症。

夏季酷热多雨，易中暑，注意劳逸结合；避免暴晒，睡眠充足；饮食保洁卫生；衣衫宽大浅色、通气，常备防暑物品。

秋季养生当润肺

秋季，指阴历七月到九月。《素问·四气调神大论》中说：“秋三月，此谓容平，天气以急，地气以明，早卧早起，与鸡俱兴，使志安宁，以缓秋刑，收敛神气，使秋气平；无外其志，使肺气清，此秋气之应，养收之道也。逆之则伤肺，冬为飧泄，奉藏者少。”是说自然界的万物经过一个夏季的生长已趋成熟，处于一种丰硕、从容、平静待收的景象。这个季节天高风急，地气清肃。人们应当早睡早起，好像与鸡的活动规律相仿，这样才能保持神志安宁；同时秋季主收，要收敛自己的神气，不要使神志外驰，借以缓和秋天肃杀之气对人体的不利影响。

秋季要顺应“收”的养生之道，否则就会损伤肺气，在冬天容易患肠道疾病。因为人体经络中的肺经与大肠经紧密相关，互为表里，被中医视为相同的系统。肺病会累及大肠，大肠有病则会影响冬天人体储存精气的功能。

秋季天高气爽，五谷丰登之季，气候由热转凉，万木日渐萧条。秋应于肺，谨防秋日之燥，护养阴气。

精神调养 秋风萧瑟，草木凋零，自然界的景象容易使人产生“秋风秋雨愁煞人”的感觉，许多人往往触景生情而产生悲秋的情感。轻则情绪忧郁低落，重则引发疾病。中医认为，秋季精神养生的重点是避免悲伤情绪，让自己精神状态始终保持乐观愉快。用无忧无愁的心情来迎接秋天，去登高望远，去收获果实；借秋季的美景以抒发情怀，陶冶情操。这样既锻炼了身体又调节了情绪，对增强健康无疑是有益的。

起居调养 早睡以顺应阴气的收藏，早起以顺应阳气的舒长。“七月流火，九月授衣。”但入秋后加衣不要过早、过多，要适当减慢添衣的速度，让机体经受凉气的锻炼，增强耐寒能力。

饮食调养 饮食以滋阴润肺为主，不宜炙爆燥热之物，预防秋燥。水是生命之源。干燥的秋季使人的皮肤日蒸发的水分在 600 毫升以上，肺呼吸的日蒸发水在 300 毫升以上。因此，饮水润肺是秋季养肺的重要环节。每天应保证饮水 1200 毫升左右。在干燥的秋季，适量地多吃一些凉性而多汁的蔬菜水果，对预防秋燥是有益的，如黄瓜、西红柿、冬瓜、百合、白萝卜、胡萝卜、梨、苹果、葡萄、荸荠、甘蔗、柑橘、香蕉、柿子、菠萝、罗汉果、大枣等。少食葱、姜、蒜、韭、椒等辛辣食品，不宜冰冷或烈酒等刺激性强的饮食。

防病保健 秋高气爽，是开展运动锻炼的好时期，晨练、散步、慢跑、太极拳等体育锻炼。农历九月九日是重阳节，传统上有登高赏菊的习俗。如果陪伴父母、老人，一起回归到大自然中，让长辈登高远眺，饱览秋果累累、红叶似火的成熟美景，尽享自然与人伦的愉悦和谐，定会使他们忘记忧郁和惆怅，焕发出夕阳般的光辉。秋天也是肠炎、痢疾、疟疾等病多发季节，应注意饮食卫生。坚持用凉水洗脸，热水泡脚，增强免疫，促进血循环。

冬季养生贵藏精

《孝经纬》曰："冬者，终也，万物皆收藏也。"关于冬季养生，《素问·四气调神大论》中说："冬三月，此谓闭藏。水冰地坼，无扰乎阳。早卧晚起，必待日光。使志若伏若匿，若有私意，若已有得。去寒就温，无泄皮肤，使气亟夺。此冬气之应，养藏之道也。逆之则伤肾，春为痿厥，奉生者少。"这段话的大意是：冬季的三个月是封闭、收藏和储藏的季节。由于天寒地冻，水结成了冰、地冻裂开了缝，因此一定不要使人身上的阳气受到侵扰。为了躲避寒气，要早睡觉晚起床，以等待温暖的阳光。保藏自己的神志，如同埋伏、藏匿一样，如同保护自己的隐私、自己的所得一样。要远离寒冷、趋近温暖，不要让皮肤外泄，以至阳气被寒气侵夺。这就是适应冬季天气、地气特点保养、储藏阳气的方法。如果违背它就会伤肾，到了春季的时候，人就会肢体无力、晕倒昏厥。因而不能为人体适应春季万物滋生的特点提供一个良好的身体状况。

冬季养生要领如下：

精神调养 精神上要固密心志，情绪安定，不使七情过激，保证冬季阳气潜藏。

起居调养 注意避寒保温，减少房事；不骤暖大汗，以免积热于内，或阳气外泄；宜早卧晚起，安详宁静，情志收敛，深藏阳气阴精。

饮食调养 饮食宜性热、具有滋阴壮阳的食品。血肉有情之品养阳，羊肉、牛肉、鸡肉宜常食。健脾滋阴也很重要，宜食山药、蜂蜜、大枣、银耳、木耳、鸡蛋等。冬宜减咸增苦，以使肺气宣达，肾气固实。

防病保健 冬季应坚持锻炼身体，但是应避免在大风、大雪、大寒、大雾中运动，不宜大汗淋漓，以免损伤阳气。冬季是个进补的好时机，采取保健措施，促进新陈代谢，强身健体。“冬令进补，来年打虎。”药酒、膏滋、食补都可因人制宜，合理选择。冬令是老年病高发季节，如哮喘、高血压、心脏病等。要时刻注意防寒保暖，增强机体抵抗力，防患于未然。

劳逸结合，运动养生第二笺

养性之术，常欲小劳

运动是物质的固有属性，人的生命在于运动。

孙思邈（约581—682）是我国唐代著名的医药学家，对于养生保健，他常以“流水不腐，户枢不蠹”来比喻，提出“养性之道，常欲小劳，但莫大疲极强所不能堪耳。”“小劳”就是适度劳动。意思是：经常适当地劳动，而不要使身体过度疲劳，不要强做力所不能及的运动，这是健身益寿的基本道理。

古今中外的寿星，大多是勤于“小劳”的实践者。有人对新疆地区部分长寿者进行调查，发现73%的寿星都是长期从事农业劳动的农民。阿克苏地区的10位百岁老人，其中8人是体力劳动者。广西巴马地区90岁以上的老人，几乎全是体力劳动者。在全国人大代表中，曾有一位农民寿星——冉大姑，直到晚年仍精神矍铄，满面春风，能吃能睡。她104岁时不仅下田参加劳动，且养了3头大肥猪。105岁那年参加全国人大会议时，人们问她高寿而健康有何秘诀，她风趣地回答说："秘方是天天劳动，补药是阳光和风雨。不信，你们试试看。"她一生从不吃药，最后无疾而终，享年109岁。日本对一些百岁以上老人的调查也发现，有半数在75岁时，三分之一在80～84岁时，仍没有中断体力劳动。至于脑力劳动者中的寿星，也几乎无不热爱劳动或喜好运动，这方面的例子不胜枚举。

"运动好比灵芝草，何必苦把仙方找"，这些古今的生动范例，充分说明体育运动是增强体质的重要途径。

劳动为什么有助于健康长寿呢？首先，劳动能运动形体、流畅气血、锻炼筋骨，起到调节精神的作用。经常劳动可以促进饮食的消化，增加冠状动脉的血流量，改善心肌的营养和新陈代谢，增强神经、肌肉的弹性和张力。其次，体力劳动是防止早衰的重要手段之一。步入中年之后，人随着年龄的增长，组织器官都会出现老化。经常劳动的人，可增加新陈代谢，减慢肌肉的生理性萎缩，从而有效地防止或延迟关节僵直、骨质疏松等衰老现象的发生，为健康长寿打下良好基础。当然，劳动还可以增长知识，积累经验，开启智慧。当付出的辛勤汗水变成累累果实时，更能使人心情舒畅，增加生活的情趣。劳动，还可作为一种享受，陶渊明"采菊东篱下，悠然见南山"的诗句，写的即是这种心境。诚如宋代大文豪苏东坡所说："是以善养身者，使之能逸而能劳，步趋动作，使其四体狃于寒暑之变，然后可以刚健强力，涉险而不伤。"

劳逸适度，不妄作劳

劳动有益于健康长寿，但要注意量力而行，劳逸结合。例如当外界条件恶劣时，应暂时避开；长时间的劳动时，要适当休息。对于中老年人来说，因年龄增长而体力逐渐衰减，要适当减小劳动强度，以"常欲小劳”、适可而止为宜。

运动养生的尺度是“形劳而不倦”“不妄作劳”(《素问·上古天真论》)。量力而行，切勿久劳。《太平御览·老子养生要诀》说：“体欲少劳，但莫大疲。”人的体质有强有弱，不能做不能胜任的事。人的精力也有一定的限度，所以不能做损久不息的劳动，更不能猛力劳作，以防跌仆闪挫，伤筋折骨。尤其老年人精力已衰、筋软骨脆，更不宜做过重、过久的体力劳动。重者可以内伤五脏，形成虚劳之候。

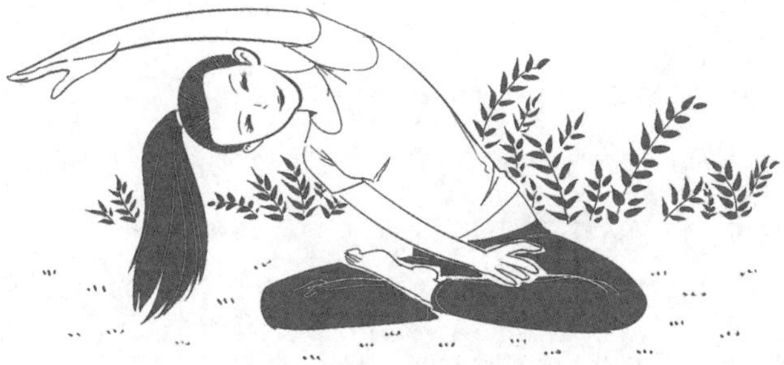

运动养生，劳而不倦

勿贪过逸，劳逸结合。日常生活中有许多人喜逸恶劳。从表面上看，逸者似乎很舒适，劳者似乎很辛苦。其实，结果适得其反，过度的休闲好逸会降低生命的活力，导致气血迟滞、经脉不畅、脏腑机能减退、四肢倦怠无力，其结果必体弱多病。

我国人民自古就有“日出而作，日入而息”的生活习惯。适度的劳动锻炼和合理的休息，是保持人体精力充沛、健康长寿的重要条件，若劳逸失常、起居无节，则可影响健康导致早衰。养生之术无须远求，只需在起居、行住坐卧之间，时时留意调摄，则会受益无穷。凡过劳过逸，均对人体不利。

知劳逸，慎起居，增寿延年，妙不可言。

简便易行“小劳术”

宋人蒲虔贯根据前人导引术改编的一套“小劳术”。这套小劳术是一种以按摩为主的健身方法，因其在练功时要求运动量小，不应使人练得筋疲力尽，故称“小劳术”。这套动作包括简单的体操和头面部、四肢及躯干的按摩，这三种导引术精练成套，肢体活动兼保健按摩法，且紧密服务于健体祛疾，是古代导引养生新的发展。它对明清的导引术势的形成有相当的影响。现做如下介绍：

基本内容和方法

- 屈伸手足：上下肢做和缓的屈伸动作。
- 两臂挽弓：两臂分别向左右拉开，作扩胸运动，似挽弓状。
- 两手拓石：两手由下而上托举。
- 双拳筑空：手握拳，一紧一松，反复多次，或反复屈伸五指。
- 手臂轻摆：两上肢轻轻摆动如甩手状。
- 头项左右顾：转头向后，左顾右盼。
- 腰胯左右转：两手叉腰，俯仰转动腰部。
- 两手互擦：两手相互搓擦、揉捏、转摇，似洗手状。
- 掩目摩面：将两手掌搓热，轻掩于眼部，再揉摩额颞及面颊部。

上述步骤各重复进行 10 余次。

自我保健应用

经常锻炼可畅通血脉、舒筋和络、消食除满，有益于健康。

注意事项

呼吸自然，动作柔和，不可过极。

专家认为：生命在于运动，但又不可动之过甚。逸而不劳，则气血涩滞；劳而太过，则耗伤血气。“小劳术”继承了汉代华佗“人体欲得劳动，但不当使极尔”的思想，简便易行，颇具特色。

寤寐有时，睡眠养生第三笺

现代科学提示，睡眠是大脑皮层发生广泛抑制的一种复杂的生理现象。睡眠时伴有呼吸、心跳、血压、肌张力、基础代谢率、内分泌激素和多种神经肽与介质的改变，使身体各组织、器官处于休息恢复状态，以消除疲劳。若夜寐不宁、梦魂萦绕、整夜难能合眼，常“夜半三更盼天明”，天长日久则有损健康，导致病魔缠身、寿命减短。据中国睡眠研究会推出的《睡出健康来》一书介绍：不良睡眠除了诱发精神错乱之外，还与感冒、抑郁症、糖尿病、肥胖、中风、心脏病和癌症的发生有关。因此，明代养生家高濂就强调：“夜卧早起，以合养生之道。”

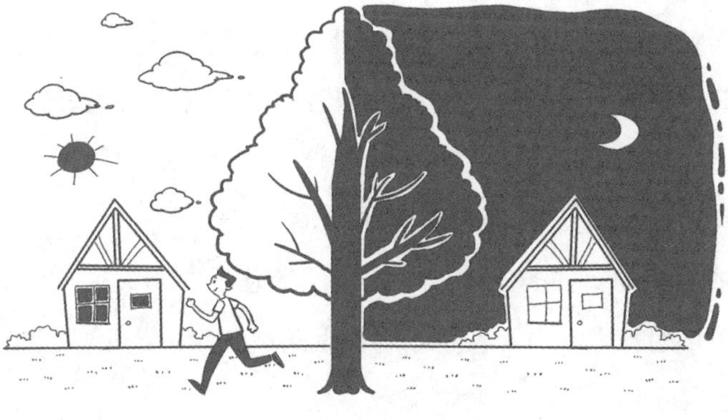

起居有时

中医心理摄生的理论认为，神以形为物质基础；神形统一，形与神俱，而同臻寿分；神形之中，神为主导。故睡眠养生应以调神、养神、御神为要务。具体说来，应注意以下五点：

起居有时 我国现存最早的医学典籍《黄帝内经》就十分重视睡眠在调神中的重要作用，要求人们起居有时。古代养生家对起居的要求是“早起勿在鸡鸣前，晚起不在日出后。”古代早有睡好“子午觉”之说，即十二时辰中夜半子时和白天的午时要保证优质睡眠。不少老人习惯于起早活动，上午学习、闲谈或做些家务，到了午间，常会感到精力、体力不支。所以，老年人在活动了一上午之后，美美地睡个午觉，自然会有利于精力和体力的恢复，不仅如此，午睡还可减少高血压脑溢血发病的机会。

掌握规律 中老年人的睡眠时间每日以多长为宜，中医古籍尚未见定论。据国外研究资料，老年人每日总睡眠时间一般只要 5 ～ 6 小时就已足够，近年来有些学者主张老年人睡眠时间一般随年龄增长应该延长：60 ～ 70 岁平均每天睡 8 小时左右，70 ～ 90 岁平均每天睡 9 小时左右为宜。一般地说，老年人的睡眠时间应因人而异，要积极排除影响睡眠的一切不良因素，不必拘泥于多少时间，睡意朦胧就衾枕，觉醒即起莫恋床。

卧室环境适宜 卧室光线要暗一点，空气要流通而暖和，最好开窗睡觉，保持“空气通窗牖”的良好居室环境，以使大脑皮层得到充分的氧气供应，既有利于怡神安处，又是重要的养生长寿法之一。

防止依赖药物 许多老年人，为了保证睡眠时间，往往求助于医师或自购安眠药长期服用。由于长期服用安眠药或安定剂而形成药物的依赖性，有的人还会因药物成瘾而损害健康。

在临床上，西药由于其习惯依赖性和诸多副作用，因而，采取中医药治疗就显得尤有价值。应用中药的效果，在于正确地把握辨证施治。故老年人应在医师指导下有针对性地服用中药汤剂或中成药（如养血安神片、枣仁安神颗粒、脑乐静、柏子养心丸等等），切忌盲目地自行用药。

注意睡眠卫生 首先要注意饮食的节养。中医认为，晚餐不宜过饱，“胃不和则卧不安”；睡前勿饮浓茶，“不可频尝无别意，只愁睡少梦君稀”；

睡时“勿歌咏”“勿大语”，消除忧虑、恼怒等不良情绪；卧具、被褥宜柔软、舒适；如果睡前喝杯牛奶，再用温水泡泡脚，您将会感受到“主人劝我洗足眠，倒床不复闻钟鼓”的惬意，这样会更有助于入眠。

性事和谐，房室养生第四笺

节欲≠绝欲，贵在“得节宣之和”

清代著名医学家徐灵胎说：“故精之为物，欲动则生，不动则不生；能自然不动则有益，强制则有害”。这是说，既要强调性欲有度，又不能忽视正常的性生活，强调“节欲”不是说要“绝欲”，关键是“得节宣之和”。如对性生活采取强行克制，都会影响身心健康。孤寂的独身生活往往不能使人在身体上、精神上、社会上达到完满状态。苏联著名医生B·弗拉季斯拉夫斯基在《延年益寿的学问》一书中指出：没有性生活的孤寂生活，“不仅破坏心血管系统，而且还损害整个机体”。故而提倡：“如果性生活的失谐（如女方性冷淡或男方阳痿）还没有扑灭爱情的火焰”，应及早求医，“给他们的帮助越快，效果也越好”。由此告诉人们一个道理：只要不是纵欲无度，正常的和谐的性生活有助于颐养天年。

慢性病患者要加强性保健

一些患有慢性病的老年人，视性生活如折寿的“魔鬼”一般。其实不然，老年患者适当而满意的性生活，可使身心舒畅，情绪稳定，增强自信感，促进健康的恢复。当然，老年患者应充分考虑自身的特点，加强保健措施，以一些老年常见的慢性病为例：

心肌梗死 发病后 2 个月内，禁止性生活。应通过适当的康复锻炼，来逐步恢复正常的性生活。如果患者能上二层楼，那么患者就完全能承受性交所需要的活动量。因此，有慢性心脏病的老人，只要选择便于放松的体位，身边备好硝酸甘油、麝香保心丸等常用药，无碍性交。患者如出现气憋、心前不适或胸闷、胸痛，应停止性交。

心绞痛 患者性交姿势宜采取坐位、半坐位或立位，性交时宜用长效硝酸甘油酯或麝香保心丸来预防。

高血压 应控制性生活频度和持续时间，血压很高的患者要禁忌性交，以免发生意外。性交时若发生头痛、头昏、眼花等不适，应停止性交。

慢性支气管炎 患者若在中度用力时会出现呼吸困难，则性交时就常常会因缺氧而感到困难。经过康复治疗后，性功能可能会有些改善，但严重患者只能改变性生活的方式，以爱抚、亲昵为主。

糖尿病 男性患糖尿病患者约一半有勃起功能障碍，60 ～ 65 岁的患者，发生率甚至高达 75%，有的老年人还可有逆向射精。一方面要控制糖尿病病情，另一方面针对性功能障碍要进行心理治疗。

调整阴阳，药物养生第五笺

吃补药能祛病延年，但如果吃的不得法，反而有损于健康。中医认为“虚则补之”，“缺什么补什么”应当是施补的基本原则。

辨别不同体质施补

怎样辨别自己的体质是否虚弱呢？一般来说，虚证分为气虚、血虚、阴虚、阳虚、肺虚、脾胃虚和肾虚等。

气虚型 表现为疲乏无力，气短，懒言，声音低微，虚汗，经色淡红、量多、稀薄等；

血虚型 表现为面色苍白，唇甲淡白，头晕，心悸，手足麻，经色淡红量少，舌质淡等；

阴虚型 表现有内热，咽干口燥，喜冷饮，大便干结，失眠，盗汗，耳鸣，经色红量少，舌红无苔，舌干等；

阳虚型 表现为怕冷，喜热食，手脚冷，出冷汗，同时具有气虚的症状；

肺虚型 表现为肺阴虚见咳嗽少痰，或痰中带血，午后低热，面色潮红，口干咽燥，盗汗，失眠，舌红少苔；肺气虚见咳嗽，乏力，易感冒，面色白，自汗，气短等；

脾胃虚型 表现为纳差，便稀乏力，或胃脘疼痛，喜按痛处，进食后痛减，或经量多，舌苔淡薄等；

肾虚型 表现为腰酸，头晕，耳鸣，遗精，早泄，白带多而稀薄，月经过多，色淡无定期。兼见口干、舌质红是肾阴虚；兼见怕冷、手脚冷、阳痿是肾阳虚。

辨别清楚后，凡属于上述虚型体质者，可针对不同体质分别采用不同的治法方药来进补。

选择补药应对症

“虚则补之”是进补的总原则，具体说，气虚者当进益气药，阳虚者当进助阳药等，这样才能达到进补的目的。益气药有人参、党参、太子参、黄芪、黄精、蜂蜜、饴糖、粳米、莲子等，中成药有补中益气丸、归脾丸、十全大补丸、四君子丸等。其中人参偏补元气；黄芪、党参等偏补脾肺之气；莲子、四君子丸、归脾丸、补中益气丸等偏补脾气。补血药有熟地、当归、何首乌、阿胶、紫河车、龙眼、枸杞子，中成药有八珍丸、桑葚膏、当归养血丸、人参养荣丸等。养阴药有西洋参、枸杞子、鳖甲、龟板、百合、银耳、燕窝，中成药有洋参丸、六味地黄丸、左归丸、杞菊地黄丸等。助阳药有杜仲、蛤蚧、冬虫夏草、紫河车、胡桃，中成药有龟鹿二仙膏、七宝美髯丹、八仙丹、金匮肾气丸、补肾丸、菟丝子丸、右归丸等。

吃补药时须注意以下几点：

（1）补养药一般用于病邪已尽而身体虚弱的患者，或由于正气不足而不能抵抗病邪以致病难愈者，可酌加补养药扶助正气。

（2）小儿身体属于“稚阴稚阳”，进服补药会破坏机体的正常发育。因此，小儿不宜吃补药。

（3）补药分峻补和缓补，峻补药药性峻烈，要严守剂量或遵医嘱。

（4）补养药一般以久煎、饭前服为宜，吃药期间不要饮茶或吃萝卜，以免破坏药性和降低药效。

（5）在吃补药的同时，配合相应的食补和助消化的药物，如吃益气药时，可多吃瘦肉、鸡蛋、鲫鱼、红枣、牛奶、黄豆芽等食物；吃补血药时多吃龙眼、生花生、猪肝、菠菜等；吃养阴药时可多吃鸭子、甲鱼、白木耳、莲藕、西红柿等；吃助阳药时可多吃狗肉、羊肉、蕈类、韭菜、大蒜、南瓜等。

（6）在吃补药期间，如感冒或腹泻时，应停药。

蓄养正气，气功养生第六笺

各种气功的功法皆以身、息、心锻炼为手段来培养人体正气，达到祛病延年的目的。气功的“气”字，不仅包括呼吸之气，也包括人体内的正气。“功”字就是用意识不断地调整呼吸和姿势的练习，都是通过以调身、调吸、调心，以意引气，循经运行，促进和加强脏腑功能的气化。即运用意识的作用，采取自我身心锻炼的方法，对机体生命过程实行自我调节、自我控制的一门科学，是一种锻炼人体真元之气，增强体质的功夫。

气功养生简易功法

卧式内养功

内养功强调默念字句、呼吸停顿、舌体起落、气沉丹田等动作与意念活动。对脏腑气血功能紊乱者有较好的疗效。介绍如下：

1. 姿势　根据体质情况，可采用卧式或坐式练功。体质较弱者，先练卧式，侧卧或仰卧均可。可侧卧于床上，头微前俯，脊柱微向后弓。右侧卧位时，右上肢自然弯曲，掌心向上，置于面前枕上；左上肢自然伸直，掌心向下，放于同侧髋关节部。右下肢自然伸直，左下肢髋膝关节自然屈曲约120度，放于下面腿上。或平身仰卧，躯干正直，两臂自然舒伸，十指松展，掌心向上，放于体侧；下肢自然伸直并拢，两足相靠，足尖向上。两目轻闭或微露一线之光，舌抵上颚。体质较好者，可练平坐式：端坐凳上，虚项悬顶，口眼微闭，舌尖抵上颚，松肩坠肘，含胸拔背，蓄腹塌腰，松胯敛臀，两脚平行站立，膝关节屈曲90度，小腿与地面垂直，两肘自然弯曲，掌心向下，轻放于大腿上。

2. 呼吸与意念　摆好姿势，用逆腹式或顺腹式呼吸，鼻吸鼻呼。意念默想“自己静”“自己静坐”“自己静坐身体好”“自己静坐身体健康”等字句。先从少的字句练起，逐渐增多字句，但最多不能超过9个字。练法是：吸气时默念所想念的第一个字，然后停顿呼吸默想中间的字，呼气时默想最后一个字。如练“自己静坐”字句时，以鼻吸气，同时舌抵上颚，收腹提肛，默想“自”字，再停闭呼吸；默想“己静”二字，然后以鼻呼气，同时放下舌尖，鼓腹，松肛；默想“坐”字，如此反复练习。

3. 意守丹田与收功　为诱导入静，练功时要意守丹田部位，一般从下丹田开始，可增强疗效。每次练功结束前，用自然呼吸法意守丹田一会儿。最后搓搓手，摩摩面再收功，如能配合保健功法则效果更好。

内养功强调呼吸与意念的运用，呼吸法较为复杂，第一种形式是：吸—停—呼。第二种形式是：吸—呼—停。第三种形式是：吸—停—吸—呼。初练者先选择第一种练习，待掌握后再练习第二种和第三种。默念字句不仅可以帮助排除杂念，通过词句的暗示、诱导，还可产生与词句相应的生理效应。词句的选择练功者可以因人而异，辨证使用。默念字句开始应少，待呼吸调成细、匀、深、长时再增加字数。

强壮功

“强壮功”是我国著名气功大师刘贵珍先生将释、道、儒、俗的练功方法，取其精华而整理发掘的一种行之有效的功法，适用于神经系统疾患，如神经衰弱、脑震荡后遗症、高血压、冠心病和一些慢性虚弱性疾病的康复。

1. 姿势

（1）自然盘坐：两小腿交叉，足掌向后外，臀部着垫，两大腿置于两小腿上。头颈躯干正直，臀部稍向后，以便于含胸。颈部肌肉放松，头微前倾，两眼轻闭，两上肢自然下垂，两手四指上下互握，也可将一手置于另一手心上，放在小腹前的大腿上。

（2）单盘坐：两腿盘坐，左小腿置于右小腿上，左足背贴于左大腿上，足心向上。

（3）双盘坐：右小腿置于左大腿上，再把左小腿搬起置于右大腿上，两足心朝上。

（4）站式：两脚平行分开，与肩同宽，膝关节微屈，身体正直，松肩坠肘，肘部微屈，五指自然分开如抱球状置于腹前。

（5）自由式：不要求采取某种固定的姿势，完全根据自身所处环境进行练功，调整呼吸或意守丹田。

2. 呼吸

（1）静呼吸法：不要求练功者改变原来的呼吸形式，不用意识调整呼吸，任其自然。适合年老体弱患者。

（2）深呼吸法：吸气时胸腹部均隆起。要求逐渐达到深长、静细、均匀的程度。对神经衰弱、便秘者比较适用。

（3）逆呼吸法：吸气时胸部扩展，腹部往外凸。逆呼吸的形成要由浅入深，逐步锻炼，不能勉强，只要经过一段时间的修炼就会达到细、匀、深、长的目的。

3. 意守　意守丹田，从下丹田开始，即可集中精神，排除杂念利于入静，又可培育真元之气，从而达到补益脏腑，强身健体，养性延年之目的。

保神金丹“六字诀法”

“六字诀法”又称之为“六字诀吐气法”。陶弘景《养性延命录》云：“纳气有一，吐气有六，纳气一者谓吸也。吐气有六者，谓吹、呼、唏、呵、嘘、呬，皆出气也”。

练习时可采用平坐式、盘坐式、站式或仰卧式等。两手自然弯曲，两掌心向内，指尖朝前，紧贴两胁下，全身自然放松，入静片刻，使心神宁静。用鼻吸鼻呼、顺腹式呼吸法。吸气时令气满，然后徐徐吐气，吐气必令尽，吐气的同时选择性地发出“吹、呼、唏、呵、嘘、呬”六字。注意吐字时不要发出声音，吐气时两手随腹肌收缩往胁下轻按，吸气时还原。每字呼 6 次，计 36 次。若单纯练某一字，则吐 30 次，练功完毕，静养片刻为佳。

六字诀法的功用，冷谦《修龄要旨·四季却病歌》曰：“春嘘明目木扶肝，夏至呵心火自闲，秋呬定收金肺润，肾吹惟要坎中安；三焦嘻却除烦热，四季长呼脾化餐，切忌出声闻口耳，其功尤胜保神丹”。

呼气时不同的口型，可以使唇、舌、齿、喉等处于不同的形态和位置，从而造成胸、腹腔内在肌肉的运动量有所不同，压力也各异。由于感应的加强，经络畅通，因而起着调节相应脏腑、经络、气血的功能。由于六字诀法有吐故纳新、补泻之功用，补时以舒适为度，泻时以不疲劳为佳。

最简易的保健功法

1. 浴面　双手先相互摩擦致热，然后顺着面颊、耳旁、太阳穴、前额、眼眶及鼻两旁作洗面状，轻轻按摩转圈24次，可使容颜光彩。

2. 叩齿、搅海、漱津

（1）叩齿：上下齿轻轻叩击24次，亦可上下齿如咬物不放24次，有健齿、固齿的作用。

（2）搅海：用舌尖在牙齿的内外侧（包括牙龈）左右上下运转各12次，可生津液。

（3）漱津：在叩齿和搅海的基础上，舌尖抵上颚，使唾液增多，接着漱津24次，然后以意引津分三口送入下丹田，有健脾和胃的作用。

3. 鼻功　以拇、食指轻捏睛明穴下方两侧突起处，双向揉捏各24次；然后用两手中指指腹或手握空拳，以拇指指间关节突起处为着力点，自睛明穴至迎香穴上下往返摩擦，左右各24次；最后用中指指腹按揉迎香穴、巨髎穴，顺逆时针各24次。此功有宣肺祛风和通鼻窍的作用，可防治感冒、鼻炎等疾患。

4. 耳功　先用两掌按住双耳，叩风池穴各24次，名曰“鸣天鼓”；接上势，手不动，两掌交替按压耳孔，左右各6次，动作需轻匀；然后将食、中指分置两耳前后，上下摩擦，左右各24次；最后两手中指置于翳风穴上顺逆时针各按揉12次。此功具有醒脑、聪耳，防治耳疾的作用。

5. 眼功　先用两手拇指或中指顺逆时针按揉太阳穴各12次，然后由内向外分抹上下眼眶各12次，再用两手中指指腹按揉四白穴片刻，最后左右运睛转动各12次。此功可醒脑明目，防治头晕目眩、视物不清等疾患，对预防近视眼有一定的疗效。

6. 颈功　站式或坐式，上体不动，虚项悬顶，头处于正中位。先将头向前屈至最大限度，稍停还原，再将头后伸至最大限度，稍停还原；

接上势，将头向左转至最大限度，稍停还原，再将头向右转至最大限度，稍停还原；接上势，将头向左转至最大限度，稍停还原，再将头向右转至最大限度，稍停还原。此为一遍。反复做 12 ~ 24 遍，同时可配合呼吸，转出时吸气，还原时呼气，动作要缓慢，切忌快速。此功可疏通颈部气血，对预防与治疗颈椎病、落枕、颈肩背筋膜炎等有较好的疗效。

7. 摩腹　站式、坐式或仰卧式均可。一手掌平贴于腹部，另一手相覆，按顺逆时针方向各揉摩 36 圈。此功有健脾和胃助消化的作用。

8. 擦命门、腰骶　站式或坐式均可。以一手掌按于腰部自命门至腰骶部往返擦 36 次，换另一只手再擦 36 次，或以局部发热为度。有强腰壮肾的作用。

9. 摩涌泉　坐式，先用热水将双脚浸泡 15 ~ 20 分钟后，将左脚置于右腿上，左手握左踝关节，右手掌摩左涌泉穴 50 次；换式，用左手掌摩右涌泉穴 50 次，如此为一遍，反复 5 遍。或以涌泉穴发热为度。有交通心肾的作用，对改善失眠症状有较好的效应。

10. 提敛二阴　站式或坐式，身体放松，心静息匀，随着呼吸的起伏作前后阴的收缩与放松的练习。吸气时腹部微微隆起，前后阴放松；呼气时腹部微微凹陷，并向上提敛二阴，做 24 ~ 36 息。如此一呼一吸，一松一紧的交替练习，可以改善盆腔脏器的血液循环，对治疗前列腺炎、盆腔炎、痔疮等效果较好。

上述功法可以全练，亦可针对性的选练一式或几式。注意按气功锻炼中三要素，做到心静、体松、息匀，力求动作准确、柔和、轻缓。

明经识穴，经络养生第七笺

刺激经穴与养生

经络是经脉与络脉的总称，意指周身气血运行的通道。经络是古人在长期生活保健和医疗实践中逐渐发现并形成理论的，它是以手、足三阴和三阳经以及任、督二脉为主体，网络遍布全身的一个综合系统，它内联五脏六腑，外布五官七窍、四肢百骸，沟通表里、上下、内外，将人体的各部分连接成有机的、与自然界阴阳属性密不可分的整体。它不仅指导着中医各科的临床实践，而且是人体保健、养生祛病的重要依据。

经络穴位养生法是运用针刺、艾灸、点穴、按摩等方法刺激经络上的穴位，以激发经气，达到调和气血、旺盛代谢、通利经络、增进人体健康等目的的一种养生方法。

人体上的长寿穴

我们每个人都有两个长寿穴：一个是涌泉穴，另一个是足三里穴。若常“侍候”这两个穴位，我们便可以身体健康，延年益寿。

涌泉穴是肾经的一个重要穴位，经常按摩此穴，有增精益髓、补肾壮阳、强筋壮骨之功。

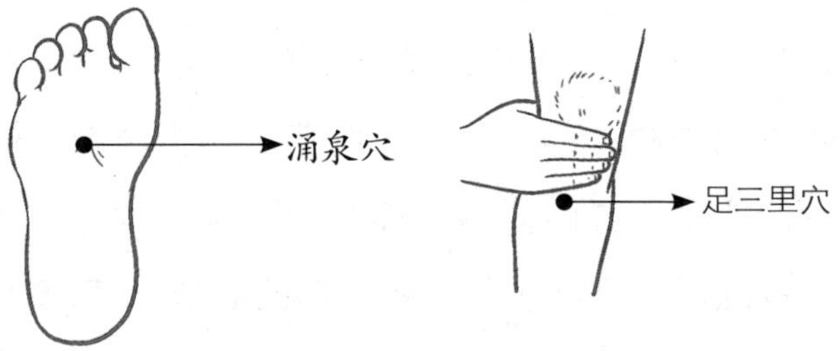

涌泉穴与足三里穴

涌泉穴位于足底，在足掌的前三分之一，屈趾时凹陷处便是。具体方法是：每晚睡前，盘腿而坐，用双手按摩或屈指点双侧涌泉穴，力量以该穴位达到酸胀感觉为度，每次 50 至 100 下。若能长年坚持，自然会增强肾脏功能。

足三里穴位于外膝眼下 10 厘米，用自己的掌心盖住自己的膝盖骨，五指朝下，中指尽处便是此穴。足三里穴是胃经的要穴。常用艾灸足三里穴，能补脾健胃，促使饮食尽快消化吸收，增强人体免疫功能，扶正祛邪；还能消除疲劳，恢复体力，使人精神焕发，青春常驻。有位名医忠告，如果能每月艾灸穴 10 次，每天 1 次，每次 20 分钟，您便可以延年益寿。若家中无艾，以指关节按压足三里，亦可达到同等效果。

“三一二”经络锻炼法

经络系统实际上是人体的总控制系统，是保持人体健康与长寿的关键。我们在养生中要认识到保持经络畅通的重要性，经常自觉地通过各种途径来锻炼经络。祝总骧教授所创的“三一二”经络锻炼法，就是简单易行、实用有效的疏通经络和强健身体的锻炼方法。

“三一二”经络健身法，分解开来，即：“三”是指合谷、内关和足三里三个穴位按摩；“一”是意守丹田的一种腹式呼吸；“二”是两条腿下蹲为主的体育锻炼。适当的体育活动，达到强身健体、防病目的。兹将功法要领与作用特点简述如下：

三个穴位按摩 按摩合谷穴对头痛、牙痛、口腔炎、喉咙痛、耳鸣耳聋、神经痛等缓解和保健作用；按摩内关穴对慢性胃炎、失眠、急躁、心窝痛、手痛、麻痹、神经痛、对心脏病减少复发有缓解作用；按摩足三里穴有强壮身体，增强消化系统功能的作用。足三里穴是足阳明胃经的主要穴位，具有调节胃肠功能、提高免疫能力和抗癌能力，调节血压、血脂，又被称为长寿穴。

一种腹式呼吸 首先要掌握意守丹田，腹式呼吸、双目微闭，心脑精力集中于丹田穴，位于小腹正中脐下三寸处。行功时平卧床上或取坐位，排除杂念，全身放松，一呼一吸为一次，动作 36 次至 66 次，早晚各一次。此法，可促进肺经络循环，使血液中含氧量增加，提高神经系统的功能；

增加胃肠蠕动，加强食物消化及营养吸收功能。对体弱多病者疗效显著，达到养气健身的目的。

两条腿下蹲为主的体育锻炼 两条腿下蹲，双膝向前弯曲，同时双臂前平伸，手心相对，起立时双手紧握拳，复位后松开。反复动作 36 次至 200 次，量力而行，以舒适为佳。此法对膝关节麻木、肾亏、关节屈伸不灵活、膝部肿痛起到缓解效果。

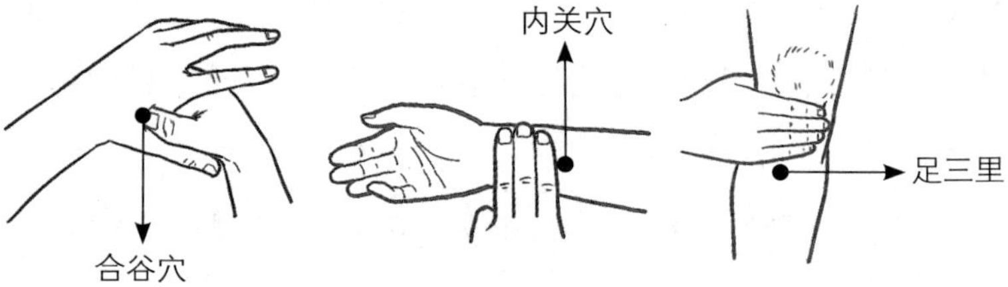

三个穴位按摩

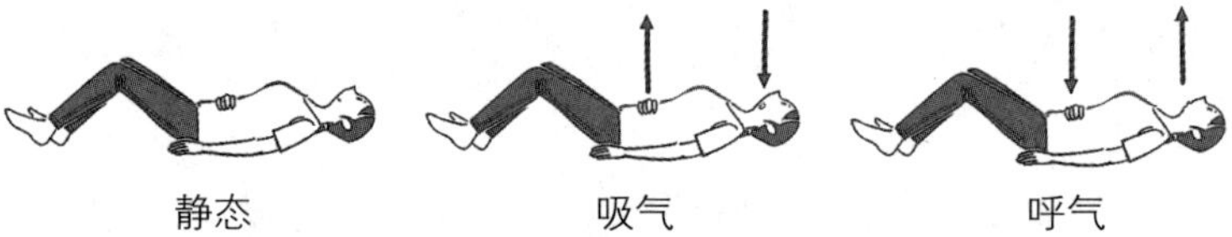

一种腹式呼吸

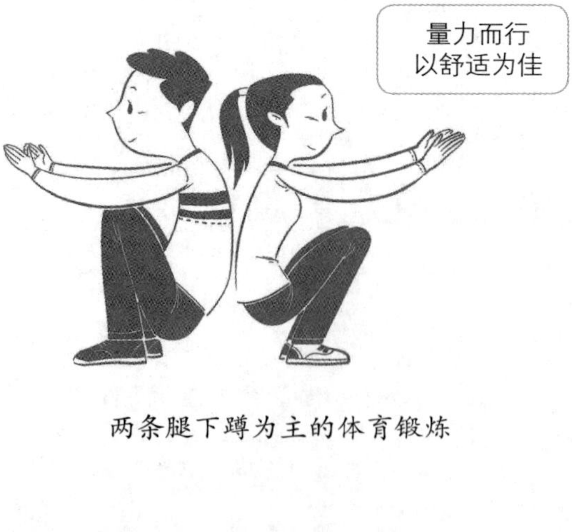

两条腿下蹲为主的体育锻炼

丰富生活，心理摄生第八笺

传统养生十乐

古人把“知足常乐”作为人们处世哲学中的一句名言，而医家和养生家们却把它当作颐养身心的座右铭。早在宋代，陈直所著《养老奉亲书》就已有“十乐”之倡，内容为：“读义理书、学法帖字、澄心静坐、益友清谈、小酌半醺、浇花种竹、听琴玩鹤、焚香煎茶、登城观山、寓意弈棋。”这十条养生之道，就是要求人们要寓乐于日常生活之中。清代著名画家高桐轩则根据自己切身体验，总结了一套更具体、更实用、更贴近生活的《十乐》之养生经验。兹录于此：

一乐　耕耘之乐　耕耘虽劳肢体，然颇健身心。伏案一日，把锄半天。既享田家之乐，又能健壮人身；既不忘耕耨之劳，又有秋收丰食之望，何乐不为？

二乐　把帚之乐　把帚扫地，洗桌净几，躬身举手之劳，则尘垢顿去，地净窗明，精神一快，理趣即寓其中。

三乐　教子之乐　幸生陋巷，周邻皆无科名之望，吾教子以诗文书画，各徇其意，惟禁学举子之业。倘子弟朴实长厚，能以艺立身，自食其力，令吾无忧于后，岂不快乐？

四乐　知足之乐　吾生为卑工画匠，远不如贵为卿相、富盈百万之禄食。然较吾困苦者，何止千百。以此退想，公卿不足为贵，而安贫乐道，吾爱吾业，岂不一乐？

五乐　安居之乐　吾所居，里人多忠厚淳朴，力作以食庄稼汉，言行诚实，和睦为习，居此仁厚乡里，不闻酷吏之呵斥厉声，亦一大乐。

六乐　畅谈之乐　田间把锄，劳而歇于地头，与野老田夫纵谈天下世外事，或测天气晴雨，或卜年景丰歉，坦胸畅谈，其乐陶陶。

七乐 漫步之乐 饮不可过量，饭不可过饱。酒饭用量过多，未免令人昏沉。作画亦然，时久则疲，宜起身散步于中庭，或漫游于柳岸花畦，心神焕然爽朗，襟怀为之一畅。

八乐 沐浴之乐 冬月严寒，不宜频浴，余三季皆当常浴，暖水温和，反复淋洗，遍身轻爽，活动经脉，有健身心，真乃一乐事也。

九乐 高卧之乐 每至炎暑伏天，白昼不宜作课，竹枕蒲席，北窗高卧，薰风吹来，五内生凉，合目养神，养精蓄锐正此时，亦劳者之一乐也。

十乐 曝背之乐 冬日天气晴和，每至日中，或坐场上，或倚北墙，每日晒之，如披狐裘，通身暖和，畏寒缩冷之感顿消。既活人筋血，又强人皮骨，其乐不可不知。

现代怡情十乐

近代中医专家马有度教授，结合现代人的日常生活，总结出了心理保健的“怡情十乐”，转述如下：

一是琴瑟之乐 弄琴瑟，赏音乐是人生一乐。音乐可以丰富生活，畅达精神，陶冶性情，怡人情怀。工作、学习之后，或听听音乐或吹拉弹奏一番，都会使您疲劳顿消，心中欢畅。

二是弈棋之乐 弈围棋，下象棋，又是一乐。围棋妙在“幽玄”，最富雅趣；象棋奥妙无穷，使人兴味盎然。对局者全神贯注，怡然自得。观战者心潮起伏，一局终了，仍会津津乐道，余兴无穷。

三是书画之乐 练习书法，习绘画，既有静中乐，又有动中乐。动笔之前，端身正容，气沉丹田，凝神静虑，恬愉之情，油然而生，这是静中之乐。动笔之际，运笔之时，任意挥洒，痛快淋漓，渲染泼墨，刻意精雕，兴味盎然，这是动中之乐。

四是集邮之乐 集邮之益甚多。邮票是世界的缩影、社会的画卷、地理的拷贝、历史的见证、微型的书本，使人获得求知之乐；邮票是艺术的珍品、雅趣的代表、美丽的化身，使人陶醉于艺术之乐；邮票是传书的鸿雁、友谊的使者，使人品味友情之乐；集邮是养生的妙方、医病之良方，使人享受康寿之乐。

五是养花之乐 赏花乐，养花乐，独乐乐而众亦乐。五彩缤纷的花色，千娇百媚的花姿，芬芳扑鼻的花香，使人陶醉于赏花之乐。亲手培植的花木破土而出，心中顿喜；渐渐叶长、枝繁，继而结蕾初绽，心中更乐；待到鲜花吐妍，四处飘香，又会体验到令人醉心之乐；一旦培出精品，参加展出，供人欣赏，独乐又变成众亦乐。养花之乐，竟胜于赏花之乐。

六是烹调之乐 品尝美食固然乐，烹调制作也是乐。买菜、配菜、炒菜，步步皆有乐；把色鲜、气香、味美的菜肴端上餐桌，供全家品尝，更是天伦之乐。倘有宾朋，交相夸赞，其乐愈浓。

七是散步之乐 轻而有节奏的步伐，深沉而均匀的呼吸，使人心神宁静，怡然自得。或在乡间的田野上信步而游，都会使你神清气爽，全身舒畅。

八是垂钓之乐 钓鱼的乐趣，只有钓翁才能体会到。钓标被吞钩的鱼儿牵动，心中暗喜，挥竿而起，鱼儿在空中摆跳，尤其令人欢快。

九是旅游之乐 旅游可使人心旷神怡。迈开脚步，投入大自然的怀抱，那绿色的世界，幽静的环境，清新的空气，温煦的阳光，绚丽多彩的山光水色，使人杂念尽除，烦恼顿消，心胸开阔。

十是运动之乐 运动之乐，乐在强身健体，祛病延年，乐从动中来。练习太极拳之后肢体轻快，精神焕发，乐在其中。到郊外慢跑，沿途的风景组成一幅美妙的图画，有节奏的呼吸声和脚步声又奏出一支和谐的乐曲，令人心身爽快。运动之乐，岂止练拳、慢跑，任何运动皆有其乐。

以上所涉及的“十乐”的内容，其核心在于自乐。我们每一个人若能如此从生活中找乐趣，人生就会成为一个乐趣无穷的里程。人生其乐无穷，自然有益身心。

中医食疗养生方案

公务员食养　注重“五多”

公务员尽管工作繁忙，但也应尽量保持有规律的饮食习惯，应该根据自己的职业特点科学饮食，才能维持身体健康，防止职业病的发生。在公务员的食养之道中，提倡多食以下五类食物。

多食益脑食物

公务员多数是脑力劳动者，脑力劳动会消耗大量能量。因此，宜适当补充富含氨基酸的食物，如优质蛋白类食品，如鱼、牛奶、大豆及其制品等，以保证精力充沛、思维敏捷，同时对神经衰弱也有较好的疗效。脑内最多的脂类是卵磷脂，吃含磷脂丰富的食物，能增强大脑的机能，提高工作效率。富含磷脂的食物主要有动物脑（如猪脑、羊脑、鸡脑等）、蛋黄、鱼、肉、胡萝卜、大豆及其制品。

同时，要注意摄取富含维生素的食物。多食维生素A的食物，如动物肝脏、乳类、蛋类及胡萝卜、韭菜、海带和木耳等；维生素中的尼克酸和硫胺素对大脑神经功能也有一定影响，故应多食富含B族维生素的食物，如谷类、豆类、花生、核桃、芝麻、香菇、蔬菜、蛋类、奶类、瘦猪肉、动物肝脏、酵母、鳝鱼等；维生素C亦不可少，可使神经管保持通畅，从而保证大脑的营养供应，让大脑更加机敏灵活。

多食养肝明目的食物

公务员经常伏案办公，视力容易受到损害。因此，除注意正确用眼外，教师要多食养肝明目的食物，如羊肝、猪肝、羊蹄筋、阿胶、乌骨鸡、甲鱼、桑葚、黑木耳、枸杞子、决明子、胡萝卜、菠菜、芥菜、西兰花、红花菜（碎米荠、紫云英）、豆苗、枸杞头、菊花等。

还有，公务员经常熬夜加班，眼部最容易疲劳。长此以往，视网膜将产生大量的自由基，对眼睛是严重的伤害。多食含叶黄素及玉米黄素的食物，可明显降低视网膜黄斑变性的危险性，帮助清除和抑制自由基。最佳食物来源是菠菜及其他绿叶蔬菜和甜玉米，另外蛋黄是这两种物质的一种来源。

多食利咽食物

咽喉炎及声带受损是公务员常见的职业病，需要从日常生活习惯及饮食上进行调节。具有清热解毒功能的蔬菜水果，如南瓜、丝瓜、芹菜、莲藕、银耳、雪梨、乌梅、莲子心、百合等，对防治慢性咽喉炎有一定的作用。平时要养成常饮温开水的好习惯，也可以用菊花、胖大海、金银花泡茶喝，能起到清热润喉的作用。应少食刺激性食物如辣椒、大蒜等，容易引起上火的油炸食物也要少吃。

多食抗疲劳食物

公务员是慢性疾病综合征的高发人群。慢性疲劳综合征的病因及机理不清，临床没有特效药物，其防治处在被动状态。处在疲劳状态的公务员宜多食如水果、蔬菜、豆类等碱性食物，碱性食物可以抗疲劳，也可以补充营养，如香蕉、黄瓜、茄子等水果蔬菜，茶等。

公务员由于工作过于繁忙，身体因消耗热量过多也会导致疲劳感增加，所以需要适当补充一些高热量食物，譬如：豆腐、牛奶、羊奶、牛肉、家禽肉等富含高蛋白的食品。还可以选购有抗疲劳功效的中药用来煲汤或烹饪其他菜肴，譬如党参、黄芪、人参、阿胶、大枣、麦冬、桂圆、三七等。

多食抗粉尘食物

公务员在日常膳食中宜适当多搭配富含胡萝卜素的食物，如胡萝卜、南瓜、西蓝花、菠菜等。胡萝卜素是一种抗氧化剂，有预防尘肺病发生的作用。此外，可适量食用能排尘的食物，如黑木耳、猪血等，这两种食物可称得上清除胃肠道中粉尘的“清道夫”。

黑木耳味甘，性平，是排毒解毒、消胃涤肠、活血止血的最佳食物。黑木耳含有一种植物胶质，有较强的吸附力，可将残留在人体消化系统内的灰尘、杂质吸附，再排出体外，并且对异物具有溶解与烊化作用，可以防止和治疗各种异物造成的胃肠不适或病症，所以建议公务员每周吃两次以上。

猪血味甘，性温，是解毒清肠、补血养容、排毒养颜的理想食物。猪血中的血浆蛋白被人体内的胃酸分解后，产生一种解毒清肠分解物，能将有害粉尘及金属微粒排出体外。另外，猪血富含铁，对贫血而面色苍白者有改善作用。

饮食有节　定时定量

人体对饮食的消化、吸收、输布、贮存主要靠脾胃功能。若饮食过量，或短时间内进食大量食物，势必增加胃肠负担。食物积滞于肠胃，不但影响消化和吸收，而且可因脾胃功能受损导致疾病的发生。倘若食量过少，营养供应不足，亦于健康不利。饮食保健中还应按固定时间、有规律地进食。如不分时间随意进食，零食不离口，就会打乱胃肠消化的正常规律，从而食欲减退和消化功能下降。既对肠胃健康有损，也可导致其他疾病的发生。

早餐最好安排在早晨 7：00 左右，因为人体在清晨时分精力最充沛，记忆力最佳，消化酶也最活跃。应该特别注意早餐的数量和质量，不仅要吃些含淀粉的主食，还应适当增加含蛋白质较多的副食。

午餐可安排在中午 12：00，既要补充人体在上午工作、学习中的体力消耗，又要为下午的活动做一些准备，所以应该增加蛋白质含量较高的食物，如鱼、肉、豆制品等。

晚餐时间最好安排在下午 6：00 左右，此时消化率最高。但由于食物在胃里的停留时间大约为 4 ～ 5 个小时，加上肝脏的转化能力有限，所以晚餐时间应该视入睡时间而定。

生活实践已一再证明：晚餐吃得迟弊端多多，因此人们更体会到晚餐早吃的重要。一些人习惯于晚间应酬而频繁赴宴，习惯于夜生活而故意晚餐晚吃，甚至还常吃夜宵；还有不少家庭因成员都到齐而专门在晚餐“改善生活”，品种备得多，烹调延时，再像宴席似的吃上 1 ～ 2 小时。这样的生活习惯很容易导致人发胖，还易引起失眠、多梦，影响睡眠质量。糟糕的是最终会导致代谢紊乱，发生许多慢性疾病。

总之，三餐晚吃不利于营养的吸收、利用，造成营养不均衡，有损于大脑及身体健康，而三餐早吃好处多多。要做到三餐早吃，首先要认识到三餐早吃的好处和晚吃的弊端，才能自觉行动并加以坚持，养成良好的生活习惯。

饮食定时，又要适量。怎样才算适量？清代医家石成金指出，人们要想长寿，就必须“以食半饱法定自辅”。“半饱”对绝大多数人来说未免太苛刻，我们认为，还是以“七八分饱”为宜。

细嚼慢咽　切勿暴食

唐代名医孙思邈《每日自咏歌》云：“美食须熟嚼，生食不粗吞”。说的就是饮食时应细嚼慢咽，狼吞虎咽最不可取。细嚼慢咽可以促进消化吸收，保护胃肠，有利于胃、胰、胆等器官消化液的分泌。暴饮暴食易伤及肠胃，亦不利于食物的消化吸收，还容易发生噎、呃、呛、咳等意外。

细嚼慢咽虽然是一种单纯的口腔动作，但并不只是关系到口腔的问题，它对于人的健康与防病也有很大的影响。若在吃饭时养成细嚼慢咽的习惯，也是养生之妙道。

现代社会患口腔疾病的人越来越多，与所吃的食品太精细以及“狼吞虎咽”不无关系。快吃对健康危害很多，而细嚼慢咽至少有10大好处：

可预防口腔疾病　反复咀嚼可让口腔有足够的时间分泌唾液，而唾液中含有多种消化酶及免疫球蛋白，不但有助于食物的消化，还有杀菌作用，可预防牙周病。

有利于营养物质的吸收　充分咀嚼让食物变得细小，使之与消化酶完全混合，被分解成分子更小的物质，便于人体吸收。

可增强食欲　细嚼慢咽可让人的牙齿和舌头感受到食物的好滋味，从而对中枢神经产生良好的刺激，产生食欲。

可减少胃肠道疾病　通过细嚼慢咽的食物，因在口腔中已对食物作了精细的加工，所以可减少胃肠道加工的负担，有利于胃肠道的健康。

有利于减肥 狼吞虎咽者因血糖值上升较慢，只有待胃中充满食物时才有饱腹感，由于进食太多，必然促使肥胖。

有利于面部美容 面容与咀嚼器官的正常功能关系十分密切。如果经常快食快咽，会因咀嚼肌缺乏锻炼而退化，随之是颌骨退化。

可保持良好的视力 如果咀嚼肌的各肌肉无力，则会导致眼球晶体的调节功能下降，从而影响视力。有实验证明，长期吃流食，很少咀嚼者，眼球水晶调节机能下降，视力减退；反之，进餐细嚼慢咽对保护视力有益。

能促进血液循环 多咀嚼具有改善脑部血液循环的作用。咀嚼时，下颌肌肉牵拉该部位的血管，加速了太阳穴附近血液的流动，从而改善心脑血液循环。此外，多咀嚼还可松弛大脑神经，解除精神紧张，对人体健康大有益处。

有利于防癌 唾液中含有多种酶、激素、维生素及蛋白质，尤其是唾液中含有 15 种消化酶具有特殊作用，如唾液中的过氧化酶，可去除食物中某些致癌物的致癌毒性。经过实验发现，唾液腺的分泌物与食物中的黄曲霉毒素、亚硝胺、苯并（a）芘等多种致癌物接触 32 秒以上就有分解其致癌毒性的作用。细嚼慢咽使口腔分泌更多的唾液腺，并与食物中的致癌物充分接触，可以减少致癌物对人体的危害。嚼的次数愈多，抗癌作用愈强。

有抗衰老作用 人到老年，胃肠功能减退，吞咽反射减弱，细嚼慢咽可起到防噎、助消化、抗衰老的功效。

素食宜养生

我国第 4 次人口普查发现，6434 位百岁以上的老寿星长寿的原因，除与遗传、优生、环境等因素有关外，饮食也是重要因素。百岁老人生长于旧社会，少时家境贫寒的占 85%，年轻时都以粗茶淡饭、蔬菜瓜果为主食，如红薯、豆类、玉米、花生等这样的“以素为主”的饮食并未影响他们的长寿。

西方人的科学理论对素食的发展起到了极大的推进作用。他们从营养学、医学的理论出发，对动物性食品、谷类及蔬果类的蛋白质、脂肪、维生素、矿物质及碳水化合物等营养成分的含量做了详细的分析和对比，发现素食不仅可以充分地提供人类所需的蛋白质等营养成分，而且去掉了动物性食品所带来的多余胆固醇等有害健康的因素。人们发现肉食和过量饮酒给自身带来心脑血管疾病、肝病以及糖尿病等诸多病症，而坚持素食几乎可以完全防止这类疾病的发生，并对这类疾病起到有效的治疗作用。调查还发现素食者比肉食者不仅在身体上更加健康，而且在生理上更能适应。素食还是提高智力、培养良好心境、有益美容的饮食。因此，越来越多的人接受素食，并希望素食在带来健康的同时，也能够让人们享受到美味。现代的素食正是朝着这个方向发展的。

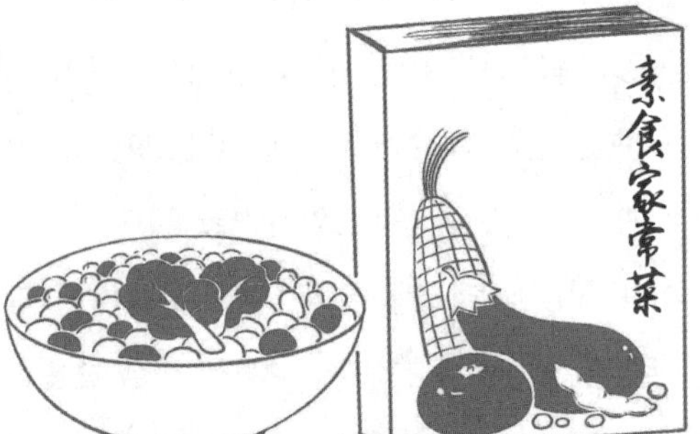

素食家常菜

那么，如何烹调素餐呢？烹调素菜时，以下几点是必须留意的：

食材的选择 除了各类新鲜蔬菜和水果之外，菇类是不可缺少的，包括香菇、草菇、蘑菇和金菇；黑木耳、银耳；豆类和豆制品如豆腐、腐皮、腐竹，面筋、油面筋也要派上用场。硬壳果仁也是素馔之材料。摩登的素食人士把牛奶、牛油、芝士及鸡蛋（未受精的）也纳入素食的食材。至于葱、韭、蒜、薤等，则为佛门中人所禁食，而鸡蛋、淡菜（贻贝）亦不在食用之列。

调味料的选择 由于素菜材料味道清淡，烹调时注重调味的搭配。常用的调味料除有南乳、腐乳、酱油（生抽和老抽）、糖、醋、盐外，还有豆豉、面豉酱、豆酱、花生酱、番茄酱、番茄汁、葡萄汁、果汁、素味粉和素上汤等。

营养的配搭 每人一天必需的营养如糖类、蛋白质、矿物质钙、铁、磷、碘等元素，各种维生素和脂肪均可在素食中获得。只要配搭均衡，不偏食，便不难摄取到足够的营养。在烹制食品时，应尽量以不同色泽的材料搭配，如绿、黄、红、棕、白、黑等色，这也是预防偏食之诀。

少食能益寿

民谚谓："每餐少一口，活到九十九。"古代流传于民间的《三叟长寿歌》中一位百岁老叟亦称"量腹节所受，定能得高寿"。这都是说，"少食"可使人健康、长寿。

早在2000多年前，医学典籍《黄帝内经》就强调"食饮有节，起居有常，不妄作劳，故能形与神俱，而尽终其天年，度百岁乃去。"这里把节制饮食放在养生大法之首。在春秋战国时期，人的平均寿命只有30多岁，而孔子这位名垂千古的思想家、举世闻名的教育家，一生颠沛流离却能活到73岁寿终正寝，个中原委当与孔圣人懂得饮食养生密切相关。因为孔子主张"食勿求饱"。《管子》也记载："饮食有节，则身利而寿命益；饮食不节，则形累而寿命损。"

东汉《太平经》认为只有少食、少污秽，才能使腹软、肠洁、气畅，从而可固根本，保健康，享高寿。梁代医学家陶弘景在《养性延命录》中说得更为明确："所食愈少，心愈开，年愈益；所食愈多，心愈塞，年愈损焉。"

多食有“五患”

唐代大医学家孙思邈在《千金要方·养性》中指出“善养性者……食欲数而少，不欲顿而多”，应把握在尚饥非饱之间的状态。他认为，饱食可结积聚之疾，多饮可酿痰癖之患。

多食有害。明代的敖英亦指出：“多食之人有五患”。哪五患呢？一是大便增多；二是小便多浊；三是干扰睡眠；四是身体困重；五是食难消化。久而久之，健康人也就成了病人。

现代的中西医养生家们也同样认为，饱食有五大害处：

饱食最伤脾胃 中医认为，食过多，则结积；饮过多，则成痰。饮食过量，超过了脾胃的纳化能力，亦可导致脾胃损伤，致使饮食物不能及时腐熟和运化，阻滞于内，形成宿食积滞，从而出现脘腹胀痛、恶闻食气、嗳腐吞酸、呕吐或泻下臭秽等食伤脾胃的病症。

少吃能减轻肠胃负担。人体过多摄取蛋白质和脂肪，使消化系统负担过重，易导致消化不良。这样，未被消化的食物长时间滞留在肠道内，会产生许多毒素和致癌物质。这些毒素和致癌物质不但易使人患肠道疾病，还会被肠道吸收，透过心脑屏障，损害中枢神经系统，使人衰老。

饱食使大脑代谢紊乱 古人云：“饱食终日，无所用心。”其实，饱食终日者是无法用心（脑）的。试想，胃肠道长期被大量食物壅塞，血管扩张。血液瘀积于肠胃，而大脑得不到充足的血液供应，大脑如何能正常地工作呢？现代科学研究证明，饱食后大脑中有一种叫“纤维芽细胞生长因子”会比不饱食时增长数万倍，而这种生长因子会使脂肪细胞和毛细血管内皮细胞增大，促使脑动脉硬化，脑皮质血氧供应不足，脑组织萎缩和脑功能退化，最终出现痴呆而缩短人的寿命。

饱食损伤细胞，使人早衰 人们呼吸时吸收的氧，有2%被氧化酶催化形成活性氧（自由基）。活性氧是对人体极其有害的物质，能导致细胞损伤，动脉血管硬化，引发疾病、衰老，甚至死亡。而人体摄入的能量越大，产生的活性氧就越多，人老化的程度也就越快。而少吃可以减少活性氧的产生，使细胞免受其害，从而延缓衰老。

长期饱食降低生命活力 长期饱食，特别是长期大量摄入酸性食物，如鸡、鸭、鱼、肉、蛋等，易使血液酸性化。长期如此，人体就会形成酸性体质，组织细胞的代谢和机能活动都会发生异常，生命活力必须降低。再者，长期饱食还易造成内脏器官慢性疲劳，功能减退。这样的人常常感到无精打采，身体倦怠乏力，甚至出现头晕、头重、焦躁、失眠、肩背腰腿酸痛等症状。长期饱食引起的疲劳症状，没有特效的治疗药物，即使增加休息或进行多种锻炼，也难以收到满意的效果。只有注意节制饮食，使内脏器官功能改善，血液恢复正常的酸碱度，组织细胞活力增强，疲劳症状才能真正消除。

长期饱食是百病之源 长期饱食引起胃肠道、肝脾胰等消化器官的疾病多有报道，然而饱食影响智力、引起过敏及缩短寿命则不是人人皆知的。

长期饱食会出现记忆力下降、思维迟钝、注意力不集中等症状。日本医学家甲田光雄研究发现，长期饱食易引起胃肠功能紊乱，罹患肥胖症、糖尿病、冠心病、高血压、脑动脉硬化、脂肪肝、胰腺炎、胆囊炎、关节炎、癌症等等疾病。

生食助健康

人类的祖先曾过着以生食野果、野菜为主，野兽、野禽、生鱼活虾为辅的原始人生活。约50万年前，原始人发明了“钻木取火”，才逐渐从生食过渡到熟食。众所周知，食物烧熟后吃，味香美，且能除腥气、杀菌毒。但近几年来，从欧美各国兴起的回归自然的生食浪潮开始席卷全球，成为现代人生活中一道悦目的风景线。

适当生食益处多

据中外饮食科学专家研究，现代人在日常膳食中，适当搭配一些蔬菜、瓜果类食物作生食，有以下几点益处：

（1）天然或人工栽培的植物性食物中的营养素不会因遇热而遭分解、破坏，尤其有健身美容、止血抗癌作用的维生素C。

（2）植物性食物中有保健抗癌作用的物质不因遇热而减少。如有抗癌功能的叶绿素、黄碱素，有提高肝脏解毒功能的植物激素，以及能助消化、促代谢的酶等。

（3）生食能保护人体免疫功能。现已发现，人体血液的“卫队”白细胞的数量，常于食用熟食后出现暂时性增多，处于如临大敌的戒备状态，不利机体的休养生息、养精蓄锐。长期、单纯地吃熟食品，会使免疫系统的应变能力受到干扰和破坏，降低免疫系统的杀菌、抗癌功能，而生食食物的生物活性和人体接近，无此弊端。

（4）生食没有人为投入的香精、糖精、增色剂、防腐剂等物质，也没有油炸、熏烤过程带来的苯并芘等致癌物，因而没有熟食加工时可能带给人体的潜在危害。

（5）可供生食的蔬菜、瓜、果，其清热解毒、凉血净血、祛暑利尿等药用价值远比食物烧熟后强，更适合夏令人们食用或作为“上火”患者之食疗佳品。

生食也要讲科学

现代人搭配一些植物性食物供生食，以求获得营养、抗癌和美容健身的功效。不过，在生食时务必要讲究卫生和科学，绝不能像无知的原始人那样茹毛饮血、生吞活剥地胡乱生吃。生食的原则是：凡能生食的自然食品，不需经热加工，保持对健康有利的原有成分，以生食为好；

少数食品虽可生食也可熟食，但熟食更好，便可以熟食为主；更多的可生食的食品还是生食为宜。可见，生食是指“可以生食的食品”，并非一切食品。

（1）可供生食的食物　除一年四季各种水果可供生食和现榨果汁生饮外，还有萝卜、西红柿、黄瓜、丝瓜、乳瓜、梨瓜、甘薯、花生、菱角、莲藕、荸荠、板栗、莴笋、芹菜、通心菜、莴苣、青葱、大蒜头、灯笼辣椒、生姜、生菜、甜菜、花菜、香菜、白菜心等，也宜生吃、榨汁生饮或作凉拌菜生食。生吃蔬菜的方法包括饮用自制的新鲜蔬菜汁，或将新鲜蔬菜凉拌；胡萝卜、包心菜等，可通过绞碎、发酵产生活性酶后再食。

（2）生食应注意卫生

第一，选择宜供生食的无污染的鲜嫩蔬菜、瓜、果。吃生菜前一定要把菜清洗干净，把菜上残留的农药、虫卵及对人体有害的物质全部清洗掉，谨防农药中毒和肠道传染病的发生。通常可在瓜果蔬菜经水冲洗后，再用冷开水冲淋后生吃。

第二，菜刀、砧板、榨汁机等使用前应洗净消毒。

第三，生食宜从量少、次数少开始，逐步增多，让胃肠有个适应过程。凉拌蔬菜时，加上醋、蒜和姜末，既能调味，又能杀菌。

第四，不宜吃生鱼、生虾、醉蟹及不宜生吃的其他动物性食物，以免惹病损身。

第五，生吃食物一定要远离野生动物肉类食物。

第六，患有中气虚寒、胃病、肠炎等症者，须慎吃或暂停生食。

食粥可延年

粥，易消化吸收、有益肠胃。清代著名医学家王孟英在《随息居饮食谱》写到"粥为世第一补物，病人、产妇粥养为宜"。

粥之为食，清淡可口，滋润不腻，四季可餐。春季食粥，升阳健脾；夏季食粥，除腻开胃；秋季食粥，润燥养阴；冬季食粥，温补强身。我国自古有春食荠菜粥、夏食绿豆粥、秋食莲藕粥、冬食腊八粥之说，颇有四时食补之道。

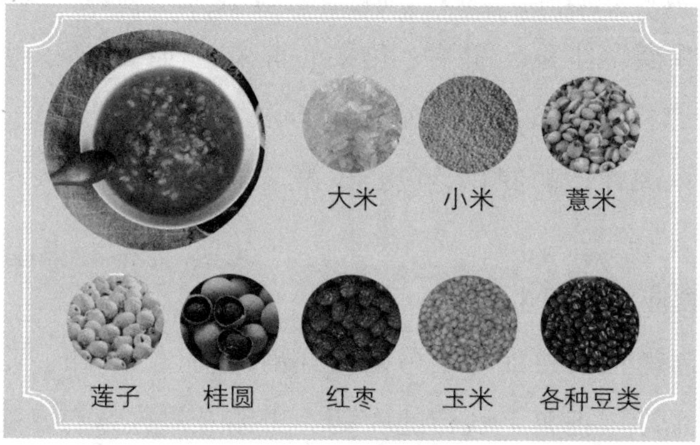

营养腊八粥

日常煮粥小窍门

煮粥虽然简单，但仍有窍门可循。关键在于原料的准备和熬制的火候。下面我们综合一些厨师的经验介绍给读者，也许可以助你事半功倍。

（1）粥的原料可选择范围极大，现在新鲜的板栗、白薯、红枣、藕也正是时尚配料，还可加入的有：各种米类、红豆、芸豆、银耳、生花生、瓜子、蜜枣、葡萄干、莲子、鲜百合、杏仁、桂圆、核桃仁、松仁……要注意下锅的先后顺序，不易煮烂的先放，如豆类、含淀粉类原料；生的杏仁、核桃仁最好先水泡剥皮去苦味后再下锅；生花生、藕、鲜百合等快熟时最后放入，以保持鲜脆的感觉；薏苡仁下锅之前要先泡发，因为好熟，所以不需太大火候，起锅前几分钟放入即可。

（2）上火煮前最好一次性把水放足，掌握好水、米的比例，不要中途添水，否则粥会稀，在黏稠度和浓郁香味上大打折扣。

（3）煮豆粥应事先将豆子放入冰箱冷冻室。煮豆粥时随时从冷冻室中取出适量豆子放进砂锅中同米一起大火煮，这样豆子容易开花，又软又糯。

（4）煮菜粥时，应该在米粥彻底熟后，放盐、味精、鸡精等调味品，最后再放青菜（不要焯水），这样青菜的颜色不会有变化，营养也不会流失。

药粥的煮制法

药粥，以谷类为主，配合水果、蔬菜、鱼肉蛋奶、药物等进行煮制。药粥疗法，是在中医学理论指导下，将药粥应用于强身延年、防治疾病的一种饮食疗法。此疗法具有补益扶正和祛邪除病的双重作用，是祖国医学宝库中一颗璀璨的明珠。然而，煮制药粥的方法得当与否，直接关系到食用口感、味道及其药效的好坏。以下介绍几种常用的煮制方法。

药米同煮法 即将药物直接与米同煮为粥。一般可供食用的中药均可采用。如绿豆、炒扁豆、山药、茯苓、党参、大枣、赤小豆、核桃仁、薏苡仁、木耳、荠菜等皆可切碎，捣烂或研末后与米同煮。

药汤煮粥法 即先将药物加水煎煮后，去滓取汁，再加入米同煮为粥。此法适用于质地坚硬、纤维粗糙、不易煮烂的药物。如用石膏、磁石、黄芪、肉苁蓉、何首乌、当归、黄精、白术等煮粥时，宜采用本法。

药末掺入法 先将药物研磨成粉状，备用。待米粥煮至半熟时，再掺入药末同煮成粥。例如葛粉、炒扁豆、芡实、菱角、莲米、芝麻、贝母、砂仁等含淀粉丰富或易于加工成粉末的药物，最好是研制成粉状同煮。

药汁兑入法 即将药物煎煮取浓汁备用，待米粥将熟时，兑入药汁再煮熬须臾令熟。选用质地滋腻、根块类或芳香类药物煮粥时宜用本法。如鸡肉、猪蹄、猪心肺、熟地、玄参、麦冬等，可用文火慢煎取汁；还有如藿香、佩兰、薄荷、菊花、葱白等宜用武火急煎取汁。

原汁拌和法 待米粥煮制已熟时，将药物原汁直接兑入粥中，拌和均匀，令沸即成。此类药汁如烊化阿胶、龟胶、鹿胶及牛奶、羊乳、甘蔗浆等。

药粥煮制最好选用砂锅、瓦罐，不宜用铁、铝等金属制品，以免金属离子与药物的成分发生化学反应而降低药效，或因产生副作用而危害健康。食粥时，可根据具体情况，酌加油、盐、姜末、葱花、红糖、冰糖等调味品，以调剂味道，增强疗效。

保健药粥之佳方选介

食粥应依四时季节变化而有所调整。粥是以糯米或粳米为主熬成的。按照中医“春夏养阳，秋冬养阴”的原则，食粥也应依季节有不同的粥谱。春季“万物发陈”，当养其生发之机，应食芥菜粥、韭菜粥、猪肝粥、红枣粥等；夏季“万物蕃莠”，宜助其盛长之势，还应适当注意清暑化湿，如绿豆粥、莲子粥、荷叶粥、菊花粥、扁豆（花）粥等；秋季宜养“收”，应食萝卜粥、栗子粥、菊花粥等，以减秋燥而收敛；冬季宜“藏”，应熬些枸杞粥、花生粥、瘦肉粥等，还应考虑制作一些具有御寒作用的粥食，如：羊肉粥、牛肉粥、海米粥、人参粥等。

食粥对中老年人食疗养生最为适宜。对于老年人来说，身体渐衰，“脾虚胃弱”，消化腺分泌渐少，故美食易纳而不易化，饱餐后又易生胀满。而食粥则不然，粥汁清稀容易消化。早晨人体内津液缺乏，食粥既能补充肠胃津液，又能推陈致新；既有生津益气之功，又无滞气生痰之弊；易于制作，便于食用，味爽适口，实为老年人养生第一补品。

下面介绍几则具有补益强壮作用的粥方如下：

枸杞粥 枸杞子30克、粳米150克，加适量糖同入锅煮粥，待粥熟即可食用。枸杞粥香甜爽口，能补肾气，益精血；有降血压、降胆固醇和防止动脉粥样硬化作用；能促进肝细胞的新生，改善肝脏功能，对慢性肝炎、中心性视网膜炎、肺结核、糖尿病等有一定疗效；还有兴奋大脑神经和性神经作用。

核桃粥 核桃仁30克、粳米100克，加糖适量，煮粥食用，每日一次。核桃粥对中老年体虚、肾虚腰痛、肺虚咳喘、神经衰弱、大便秘结，均有良效。

黄精粥 黄精15克（鲜品30克）、粳米30克，白糖适量，先煎煮黄精50分钟去渣，入粳米、白糖煮粥食之。黄精粥能补脾气，养胃阴，润心肺，为补中益气妙品，用于肺痨咳血或干咳无痰的食疗，更有良效。

补虚正气粥 黄芪30克、人参5克，二药文火煎煮，取药汁同适量粳米熬粥。早晨空腹食用，食时可加少量白糖。该方源出宋代《圣济总录》，有补益正气，健运脾胃，抗病防衰的效果。

当归羊肉粥 取当归10克，生姜、陈皮、白术各6克，四味同煎去滓；羊肉50克切细，粳米100克，同药汁同熬粥食之。当归羊肉粥适用于老年体虚、虚寒胃痛，寒疝腹痛，以及妇女更年期气血两亏、经水淋漓、少腹冷痛等。

周公八宝粥 扁豆、薏米各30克，芡实、莲子、淮山、红枣、桂圆、鲜百合各20克，粳米150克。制作：将扁豆洗净，用清水浸泡，芡实煮熟去壳，莲子用清水浸泡，红枣剔去枣核，鲜百合撕去外皮，用清水浸泡，粳米洗净。取锅放入清水、扁豆、芡实、莲肉、淮山、红枣、桂圆、百合、薏米，先用旺火煮沸再改用小火熬煮30分钟，然后加入粳米煮至粥成，以冰糖调味后进食。功能：补心脾，益气血，对心脾两虚之失眠多梦、久病体虚、神经衰弱者疗效较佳。

人参莲子粥 人参10克，莲子10枚（去心），冰糖30克，粳米100克。制作：将人参、莲子同粳米同煮为粥，待熟，入冰糖溶化，搅匀即成。每日1次，温热服食。人参可连用3次，最后吃掉。本方源于《经验良方》，功能：大补元气，开心益智。适用于元气亏损之智力低下及智力衰退。常服此粥，能延缓中老年人的智力衰退。

桂圆莲子粥 桂圆30克，莲子30克，红枣10枚，糯米60克，白糖适量。先将莲子去皮心，大枣去核，再与桂圆煮粥，食时加入白糖即成。每日晚，温热服食。本方出自《实用中医营养学》，适用于心脾两虚之智力衰减症，有健脾养心、补脑益智的功效。脑力劳动者尤为适宜。

仙人粥 麦饭石100克，何首乌60克，大米100克，红枣10枚。先将麦饭石捣碎，浸泡半小时左右。加水适量煮成麦饭石水，用纱布滤去滓后，再将何首乌煎煮成浓汁，去渣。把麦饭石水、何首乌液、大米、红枣一同放入锅内，以文火煮至半烂成粥，加白糖少许调味。每日2次，早晚餐服用。仙人粥又有“长寿粥”之美称。功能：养肝滋肾、健脾和胃、补气养血、促进新陈代谢。方中麦饭石含有十几种人体必需的微量元素，被称为“长寿之宝”。常服此粥可治疗贫血、胃病、神经衰弱、高血压、脑动脉硬化及高血压等病，并有延缓衰老的保健作用。对顽固性皮肤病也有一定疗效。

天冬黑豆粥 天冬、黑豆、黑芝麻各30克，糯米60克，冰糖适量。将天冬、黑豆、黑芝麻及糯米洗干净，放入砂锅，加水适量，同煮成粥。待粥将熟时，加入冰糖，再煮1～2沸即可。用法：每日2次，5～7日为1疗程。也可随意食，温热服。功能：益肝补肾，滋阴养血，固齿乌发，延年益寿。适用于头晕目眩、目暗耳鸣、发白枯落、面容憔悴、腰酸腿软、神经衰弱以及肠燥便秘等症。注意：脾虚腹胀便溏者勿用。忌用铁锅。忌食鲤鱼。

乌发粥 何首乌 30 克，核桃仁 15 克，黑芝麻 30 克，黑米 100 克，冰糖适量。先将何首乌入砂锅煎取浓汁，去渣取汁，与黑米、黑芝麻、核桃仁（均洗净）同煮成粥。待粥将熟时，加入冰糖，再煮 1 ～ 2 沸即成。供早晚餐服食。功能益肝肾，抗衰老，乌须发。适用于肝肾不足所致的须发早白、脱发，以及老年性高脂血，动脉硬化等症。注意：大便泄泻者忌服。服粥期间，忌食葱、蒜、萝卜、羊肉；有龋齿者忌服。

健康格言

1. 每日饭后走数千步，是养生家第一秘诀。 ——曾国藩

2. 养生之道，常欲小劳。 ——孙思邈

3. 善养生者：食不过饱，饮不过多；冬不极温，夏不极凉。 ——葛洪

4. 书可益智，书可熏性，书可养生。 ——杨名时

5. 人体健康有五大基石，分别是合理膳食、适量运动、戒烟限酒、心理平衡、充足睡眠。心理平衡最为重要。养生第一要义就是心理平衡，这是最重要、也最难做到的一点。 ——钟南山

第十四章

生命安全与急救常识

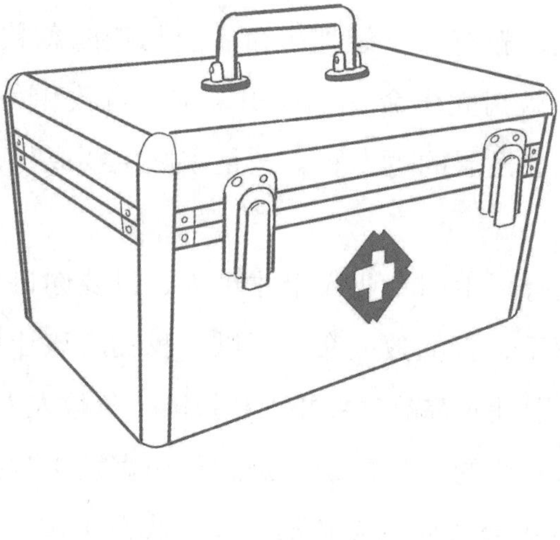

公务员要学一点急救常识

在大自然面前，人的生命是很脆弱的。在我们生活的具体环境中，每一个人都可能遇到这样或那样猝不及防的伤害，严重时危及生命。我们不妨搜索一下媒体新闻，各类意外伤害的重大悲剧几乎每天都在发生，更不用说那些不计其数的没有见诸报道的一般性意外伤害。自救与互救是保证生命安全的基本技能，现实生活中的每一个人都需要掌握这种技能。正因为如此，教育部已经把生命安全与校园急救纳入中小学课程，意在让学生从小就树立生命安全意识，掌握自救和互救的常识和技能。公务员是经济社会发展的主力军，又是家庭主要成员，更应该学习和掌握一点急救常识。

急救并非只有医生和专业人士才可为，只要你自救有信念，互救有爱心，用好一双手，就能救人命。所以，我们应该让更多的人掌握基本的急救常识，特别是入院前急救知识和技能。急救人人有责。

切记：本章介绍的急救常识，是意外伤害发生时缺乏医疗条件的情况下采取的紧急救治和临时性救治，是为获得正规医疗赢得时间。急救措施完成并不意味着救治过程结束，应尽快考虑将被救者送医院接受正规治疗。有些意外伤害在急救的同时要考虑尽快拨打 120 急救电话，以期尽早获得正规治疗。

急救第一术：心肺复苏术

当心脏病以及其他各种意外情况导致受伤者意识丧失，心搏停止时，快捷而有效的抢救措施就是心肺复苏。研究表明，大脑需要大量的氧，呼吸心跳停止后，大脑很快会缺氧。4 分钟内将有一半的脑细胞受损，超出 5 分钟再施行心肺复苏，只有四分之一的人可能救活，真可谓“生死存亡一瞬间”。因此，当意外发生时，作为“第一目击者”——家人、同事或过路人如能掌握一些急救知识，在医疗救援人员尚未到达的几分钟内立即对发生在身边的患者实施早期心肺复苏术，这对病伤者来说，无疑是最紧要和最有效的急救措施。

什么是心肺复苏术

心肺复苏术的国际通用名称为 CPR。顾名思义，心肺复苏术是在伤病员呼吸终止及心跳停顿时，合并使用人工呼吸及心外按摩来进行急救的一种技术。通过抢救使伤病员恢复正常的心跳和呼吸，从而挽救生命，并力求不留下影响患者生活质量的后遗症。

心肺复苏术分为现场心肺复苏和医院内心肺复苏。现场心肺复苏，又称之为徒手心肺复苏。即是指非医务人员在发病现场，不借助任何器械所进行的徒手心肺复苏，又称为“初级生命支持”。它与医院内医务人员所进行的心肺复苏（又称为“高级生命支持”）同样重要。因为心跳和呼吸骤停发生的瞬间是最危险的时刻，也是抢救最关键的时刻。此时不可能凑巧有医务人员在场，因此，抢救任务必须由懂得急救常识的群众来完成。一般来说，在通常情况下，心跳停止 3 秒钟患者即感头晕，10 ~ 20 秒钟发生昏厥或抽搐，60 秒钟瞳孔散大，4 ~ 6 分钟后大脑细胞就会发生不可逆的损害，造成生物学死亡，再也无法挽救。从这个意义上讲，一旦发现心跳、呼吸停止的患者，就必须抓住时机，不能有任何犹豫和拖延。力争在 4 分钟内进行心肺复苏术，把患者从“死神”手中夺回来！千万记住——“时间就是生命！”

西方发达国家十分流行“第一目击者”的培训。用 1 ~ 2 天或 2 ~ 3 天，学习以心肺复苏（CPR）为主要内容的急救知识和技能，通过考试后，可获得 CPR 培训证书。这些自己花钱甚至利用周末接受培训的人，不少有过亲属痛失现场抢救宝贵时机的教训。有两亿多人口的美国，20 世纪末 CPR 受训的人数已达 7000 万。我国不少高校、机关团体、工厂也开始学习 CPR。一些外企明确规定，必须对员工进行基础 CPR 培训，以便在发生紧急情况时能够自救互救，挽救生命。事发现场，“救世主”首先是我们自己——接受过 CPR 等急救知识和技能培训的“第一目击者”。据统计，欧美国家因在现场应用了 CPR 技术，每天约有 100 多人幸免于死。

心肺复苏 ABC

基础生命维持是现场急救的关键环节，其时间性和技术性对能否挽救生命、抢救能否成功至关重要。专家呼吁：所有的医务人员及 12 岁以上的公民都应该掌握维持生命的急救方法。

当病人突然发生心跳、呼吸停止时，必须在 4 ~ 8 分钟内建立基础生命维持，保证人体重要脏器的基本血氧供应，直到建立高级生命维持或自身心跳、呼吸恢复为止，其具体操作即心肺复苏。为方便记忆，心肺复苏的操作步骤也称为心肺复苏 ABC。

A（Airway）——保持气道通畅　即判断有无意识、畅通呼吸道。当病人发生猝然倒地等症状时，首先要判断病人是否还存在意识，可以轻拍病人面部或肩部，并大声喊叫名字或其他称呼。如果没有反应，说明病人意识已丧失，可用手指掐其人中；同时立即高声呼救，呼唤其他人前来帮助救人，并尽快拨打急救电话。然后将病人放成合适的仰卧体位，先清除病人口腔、鼻腔内异物；并立即将其颈后垫枕，使头部尽量后仰，下颏充分突出，以确保气道通畅。只有气道畅通后，人工呼吸提供的氧气才能到达肺部，人的脑组织以及其他重要器官才能得到氧气供应。

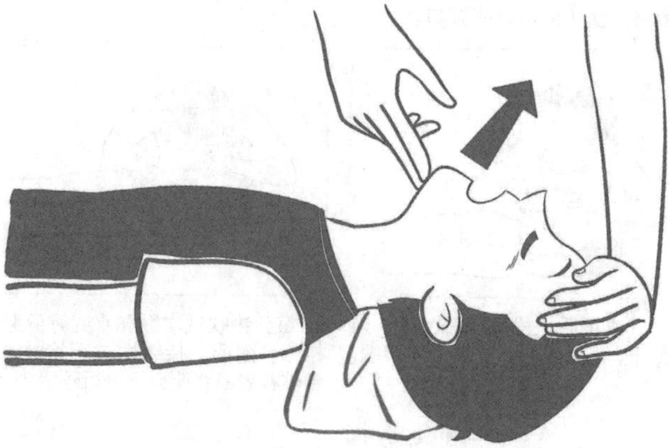

心肺复苏术——保持气道通畅

B（Breathing）——恢复病人呼吸　如病人无自主呼吸必须立即进行人工呼吸。人工呼吸是心肺复苏基本技术之一。开放气道后要马上检查有无呼吸，如果没有，应立即进行人工呼吸。最常见、最方便的人工呼吸手法是采取口对口人工呼吸和口对鼻人工呼吸。口对口人工呼吸时要用一手将病人的鼻孔捏紧，以防止吹气气体从鼻孔排出而不能由口腔进入到肺内。然后深吸一口气，用口唇严密地包住病人的口唇，注意不要漏气，在保持气道畅通的操作下，将气体吹入病人的口腔到肺部。吹气后，嘴离开，并松开捏鼻的手指，使气体呼出。观察病人的胸部有无起伏，如果吹气时胸部抬起，说明气道畅通，口对口吹气的操作是正确的。口对鼻人工呼吸与口对口人工呼吸类似，一般用于婴幼儿和口腔外伤者。

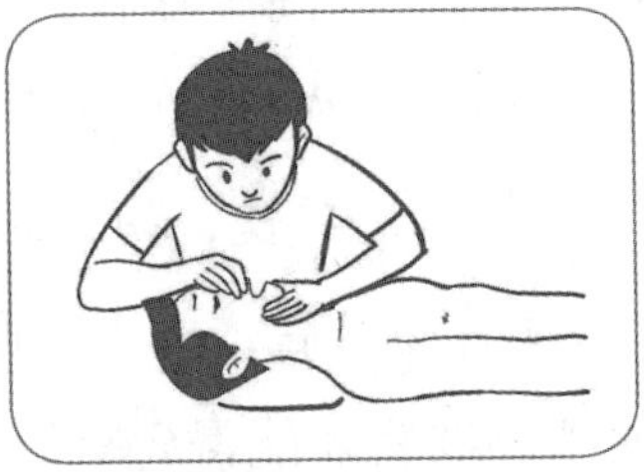

1. 将被救者移入空气清新之处，解开其衣领，清除口、鼻内污物，颈下垫物，使头后仰，张开口。

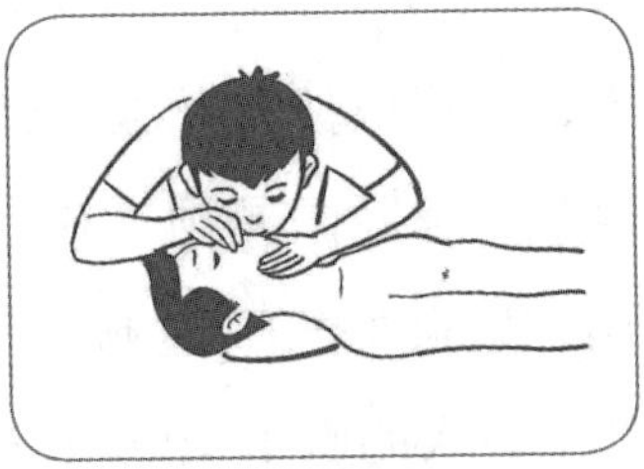

2. 救护人深呼吸，对准被救者的口，用手捏住其鼻孔，吹气。

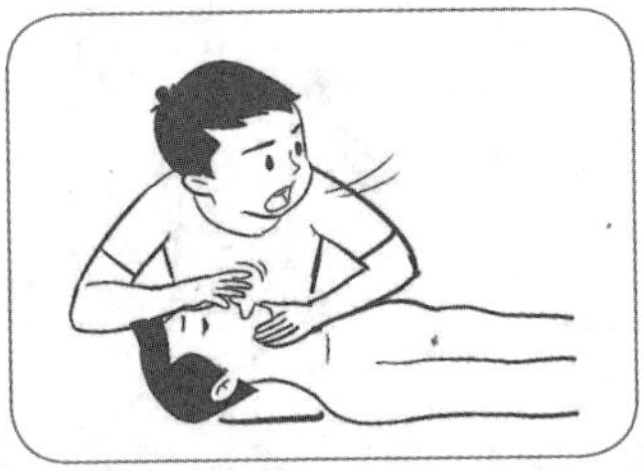

3. 吹气停止后，松开捏鼻的手，嘴也离开。再深吸气，重复上述步骤。

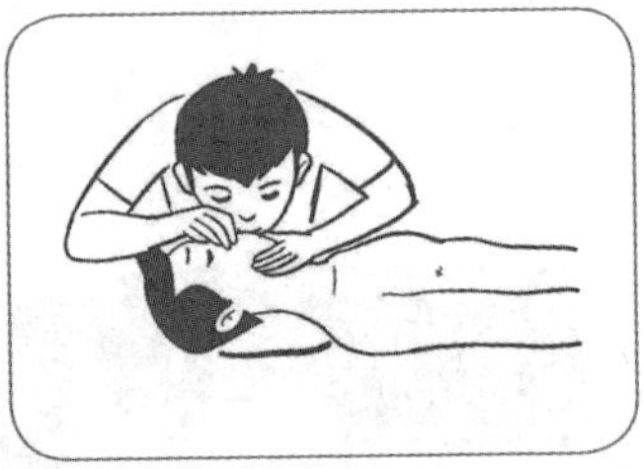

4. 每分钟吹气次数和平时呼吸频率相似。耐心、持续地进行抢救，直到被救者最终能自己进行呼吸为止。

心肺复苏术——人工呼吸

C（Circulation）——人工循环　人工循环的基本技术是胸外心脏按压。在心脏停止跳动后，用胸外心脏按压的方法使得心脏被动射血，以带动血液循环。只要判断心脏停止跳动，应立即进行人工呼吸和胸外心脏按压。实施心脏按压首先要找准按压的位置，正确位置在胸骨下半部，胸骨中线与两乳头连线的交叉点。左手的掌根部放在按压区，右手重叠在左手背上，两手平行重叠且手指交叉互握稍抬起，使手指脱离胸壁。双肩正对病人胸骨上方，两肩、臂、肘平稳地、有规律地垂直向下按压。每次抬起时，掌根不要离开胸壁，保持已选择好的按压位置不变。按压深度在 4 ~ 5 厘米，按压频率每分钟 80 ~ 100 次。

在进行心脏复苏时，心脏按压应与人工呼吸同时进行。由二人进行复苏时，有一人专司口对口人工呼吸，另一人行胸外心脏按压。频率为每做 5 次心脏按压间加入一次口对口人工呼吸；如只有一人进行复苏，则按压心脏 15 次后，给予人工呼吸 2 次。心肺复苏有效的指征是：摸到大动脉搏动；瞳孔由大变小；发绀消退；自主呼吸和心跳恢复等。当病人心跳、呼吸初步恢复后，应立即送附近医院进一步检查治疗。

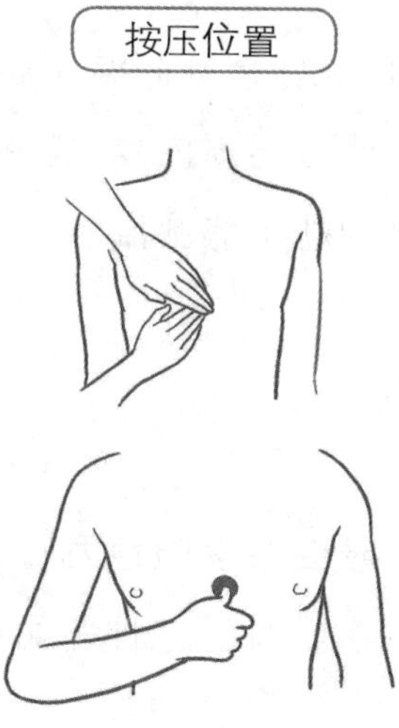

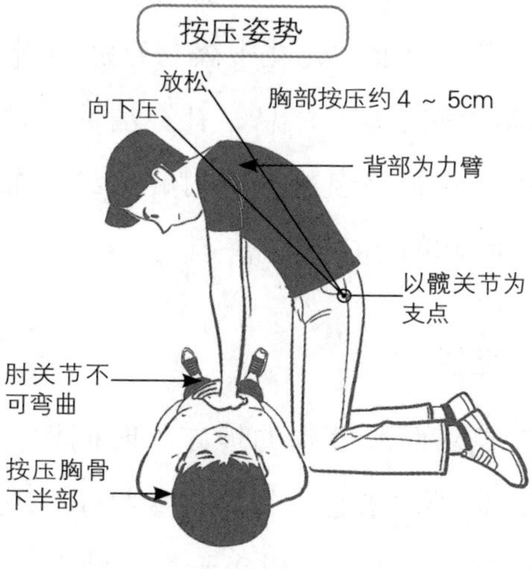

心肺复苏术——胸外心脏按压

中暑急救，越快越好

中暑是指在高温和热辐射的长时间作用下，机体体温调节障碍，水、电解质代谢紊乱及神经系统功能损害的症状的总称。颅脑疾患的病人、老年体弱及产妇耐热能力较差，尤易发生中暑。

一般情况下，先兆中暑与轻症中暑患者，应立即离开高温作业环境。到阴凉安静的地方休息，补充清凉含盐饮料，即可逐渐恢复。轻症中暑而有呼吸和循环衰竭倾向时，应给予葡萄糖生理盐水静脉滴注，必要时可用呼吸和循环中枢兴奋剂。

热痉挛

在炎热而湿度高的地方长时间地活动，有时会突然脸色发青，感到头痛、头晕、恶心，并会发生痉挛，这叫热痉挛。对于这种病如不及时处理会进一步发展，以至于意识消失，最后死亡。

热痉挛的急救措施

（1）轻者要迅速到阴凉通风处，仰卧休息，解开衣扣、腰带，喝些凉开水或淡盐水。

（2）如意识丧失、痉挛剧烈，应让患者取侧卧体位、头向后仰，保证呼吸道畅通，同时快速通知急救中心。

（3）如虚脱者苏醒，也应送至附近医院，严禁让患者自行行走，更禁用阿托品以及催眠、镇静等药物。

热痉挛急救注意事项

（1）让热痉挛的患者喝淡盐水，是简单有效的方法（一杯水中加一匙盐）。由于热痉挛时大量出汗，身体丢失很多水和盐分，血液浓缩，循环不良。这时，盐水是救命水，应当立即补充。

（2）热痉挛常与日射病混同。本病的显著特点是皮肤黏湿，体温不高。与日射病的处理有些不同，一定要加以区别。凡长时间在温度高的环境中劳动时，都应多喝盐水，预防发病。

（3）如有条件，可给患者服用人丹、十滴水或藿香正气水等药品。

日射病

在海滨、登山或在炎热的夏天进行运动时，由于在阳光下暴晒过久，头部缺少防护，突然发生高烧、耳鸣、恶心、头痛、呕吐、昏睡、怕光刺激等现象，这便是日射病。严重的日射病也能致死，千万不可粗心大意，应采取紧急处理。

日射病的急救措施

（1）轻者要迅速到阴凉通风处仰卧休息，解开衣扣，腰带。可服十滴水、人丹等防治中暑的药品。

（2）如果患者的体温持续上升，有条件者可以在澡盆中用温水浸泡下半身，并用湿毛巾擦浴上半身。

（3）如果患者出现意识不清或痉挛，这时应取侧卧体位、头向后仰，在通知急救中心的同时，一定要注意保证呼吸道畅通。

日射病急救注意事项

（1）作为降温手段，也可用酒精擦身体并吹电扇，可以达到降温的目的。但是，采取这种方法降温较快，医生不在现场时最好不要使用。

（2）有人症状稍有好转又参加运动，应多加注意，防止再得日射病。

（3）与日射病相近似的还有一种热射病。这是由在炎热的天气作业或旅游，由于过量的热积聚所致。其症状是皮肤干热无汗，体温高达 42℃，伴疲乏、头痛、头晕、尿频、脸色发红、步态不稳、瞌睡或昏睡。二者的原因有些差别，但急救措施完全相同。

需要特别提醒的是，对中暑高热的病人经初步抢救后，均应迅速送附近医院救治。

狂犬咬伤的急救

狂犬病是一种人畜共患的急性传染病，它被医学界称为只可预防、不可治疗的疾病。原因是狂犬病一旦发生，死亡率为 100%，病人无一幸免。狂犬病的临床表现特殊，开始时愈合伤口周围发痒、疼痛和麻木。随着病情的发展，病人开始出现疲乏、食欲不振、头痛、失眠、恶心等症状。继而病人渐呈兴奋状态，有恐惧感，对声、光等刺激呈过敏反应。喉部有紧张感，常因水声、吹风等刺激而躁动不已和全身惊厥。恐水症是狂犬病的特殊症状，病人闻水声或见水即出现咽喉或全身痉挛。疾病后期病人逐渐安静，恐惧消失，痉挛停止，肌肉松弛，下颌下坠，口流唾液，反射消失，瞳孔散大。常因呼吸和心力衰竭死亡，无药可治。

然而被狂犬咬伤后，如果能及时地采取正确的处理措施并注射疫苗，却是完全可以阻止狂犬病发生的。因此，如果不幸被狗咬伤应马上采取三步紧急应对措施。

冲洗伤口 要马上用流动的水冲洗伤口，把血挤出去；有条件的最好用 20% 软肥皂水冲洗被咬的伤口，冲半小时，尽可能把含病毒的唾液、血水冲掉。若能在咬伤的伤口上加用拔火罐法则更好。接着用碘酒消毒伤口，再用酒精洗掉碘酒，如此反复 3 次。

注射疫苗 马上到当地防疫部门注射疫苗，绝不能拖几天再去。预防狂犬病的关键措施是接种狂犬病疫苗，有两种方法：

（1）暴露前预防接种。即在健康人被狂犬咬伤、抓伤之前，接种狂犬病疫苗。按 0 天、7 天、21 天接种 3 针狂犬病疫苗，每针 1 毫升，可获 1 年以上的免疫力。常在野外工作的人员、走村串户的乡村邮递员、到疫区旅游者以及生活在狂犬病高发区的群众，都是合适的疫苗接种对象。

（2）暴露后预防接种。凡被狂犬或其他动物咬伤、抓伤后，应不分年龄、性别，及时、全程、足量接种狂犬病疫苗。一般被咬伤者 0 天（第 1 天，当天）、3 天（第 4 天，以下类推）、7 天、14 天、28 天各注射狂犬病疫苗 1 针，共 5 针。成人和儿童剂量相同。严重咬伤者（头面、颈、手指、多部位 3 处咬伤者或咬伤舔触黏膜者），除按上述方法注射狂犬病疫苗外，应于 0 天、3 天注射加倍量，并于 0 天注射疫苗的同时，用抗狂犬病血清（40 单位／公斤）或抗狂犬病免疫球蛋白（20 单位／公斤）浸润注射咬伤局部和肌肉注射。联合使用抗狂犬病血清或免疫球蛋白者，必须在全程疫苗注射完毕后，再加强注射2～3针疫苗，即在全程注射后第15天、75天或10天、20天、90天各加强注射1针疫苗，总共注射9或10针狂犬病疫苗。狂犬病潜伏期快的10天左右就会发病，慢的则可能好几年。

注射抗病毒血清 如果咬的伤口严重，一定要注射抗狂犬病毒血清，与疫苗同时使用。但是抗狂犬病毒血清可能会发生过敏，因此必须在医生的指导下先试针。皮试阴性者可直接用狂犬免疫血清注入伤口底部和四周。

毒虫伤害的急救与处理

毒虫咬（蜇）伤后，可使局部红肿、疼痛、发麻，亦可引起全身症状。当受到毒虫伤害时不用过于惊慌，一般只要能正确处理都不会造成严重的不良后果。

蜜蜂蜇伤

一般不出现严重的全身症状。人被蜇伤后常有蜂针留在伤口内，使伤者局部感到刺痛、发麻，皮肤上有一黑点。

处理方法：（1）用针尖或镊子挑出蜂针，注意必须无菌操作。（2）将伤口四周皮肤捏起，使伤口暴露，然后挤出或用嘴吸出蜂针。（3）因蜂毒呈酸性，蜂针吸出后，宜用肥皂水或小苏打水等碱性溶液涂抹伤口，局部涂搽地塞米松霜、赛庚啶霜等。（4）于伤口处涂3%淡氨水，可起到止痛之效。（5）伤口肿胀时可冷敷，亦可用蛇药片研碎后，用冷开水调成糊状外敷。

黄蜂蜇伤

症状与蜜蜂蜇伤相似，但程度较重，处理原则与蜜蜂相同。由于黄蜂蜂毒呈碱性，伤口冲洗或涂抹应用弱酸性液体，如食醋、0.1%稀盐酸等，并及时外涂蛇药片。黄蜂毒性较大，蜂毒进入人体后可引起皮肤变性坏死、溶血；肾小管上皮细胞、肝细胞变性坏死及心肌和胃肠损害。其原因可能与蜂毒中含有的组织胺、五羟色胺及乙酰胆碱等活性物质有关。因此，在外治的同时，应注意清除血液中的毒素及致病因子，防治并发症是治疗的关键。

蜈蚣咬伤

咬伤处剧痛、红肿、发麻。

处理方法：（1）立即用肥皂水、石灰水、小苏打水等碱性液体冲洗伤口，以中和蜈蚣的酸性毒液。（2）冲洗后包扎，包扎伤口时不需再用碘酒或红汞涂抹伤口。（3）若伤口处疼痛剧烈，可酌情口服止痛片。也可用蛇药外敷或口服，或以鲜桑叶、鲜蒲公英或鱼腥草捣烂外敷。（4）当伴有全身毒血症症状，如头痛、头晕、发热、呕吐时，应去医院进一步处理，如输液解毒、适当应用激素等。（5）局部亦可涂抹淡氨水，此法在咬伤后不久使用效果更好。

蝎子蜇伤

由于蝎毒毒性较大，受伤者症状多较严重，局部剧痛、红肿、发麻，甚至失去感觉；伤口周围发黑、起水疱，还伴有头晕、心慌、出虚汗等全身症状，严重者可休克。

处理方法：（1）若伤及四肢，应立即用绷带、止血带、布条等绑扎在伤口近心端，同时用镊子或针头小心挑去伤口中留下的毒钩。（2）用碱性液体如3%苏打水或1∶5000高锰酸钾溶液清洗伤口。伤口清洗干净后，用蛇药调成糊状，在距伤口2厘米处环敷一圈，勿使药物进入伤口内。或将明矾研碎，用醋调成糊状，涂敷伤口。（3）包扎伤口。（4）若伤口周围红肿，可进行冷敷。（5）多喝水。（6）若疼痛严重，适当服止痛片。痛剧者可用2%普鲁卡因做局部封闭。

蚂蟥咬伤

在水塘、浅水河中从事抢险救灾的人易遭受蚂蟥伤害。蚂蟥虽然无毒，但易致皮肤损伤后出血或感染。蚂蟥致伤系用其吸盘吸附在人体皮肤上，并逐渐深入体内，因其咽部分泌的液体有抗凝血作用，故咬伤后伤口出血较多。

处理方法：（1）蚂蟥吸附皮肤时，可在蚂蟥身上轻轻拍打，亦可用浓盐水、肥皂水或醋涂在蚂蟥身上，或用烟头烤一下，即可使其松弛脱落，切勿用力拔。（2）用5%～10%碳酸氢钠溶液冲洗伤口，涂以碘酊，防止感染。如血流不止，可用碳酸氢钠粉敷在伤口上。

毒蛇咬伤的急救

“一朝被蛇咬，十年怕井绳。”从这句民间俗语中，可以看出人们对毒蛇咬伤的恐惧心理。确实，被毒蛇咬伤后，如不及时救治，严重者可危及生命。

毒蛇咬伤的症状表现

一般而言，被毒蛇咬伤后 10 ~ 20 分钟后，其中毒症状才会逐渐呈现。

如果是血液循环类蛇毒，伤口灼痛、局部肿胀并扩散，伤口周围有紫斑、瘀斑、起水泡，有浆状血由伤口渗出，皮肤或者皮下组织坏死、发烧、恶心、呕吐、七窍出血。有血痰、血尿、血压降低、瞳孔缩小、抽筋等。被咬后 6 ~ 48 小时内可能导致伤者死亡。

如果是神经性蛇毒，伤口疼痛、局部肿胀，嗜睡，运动失调，眼睑下垂、瞳孔散大，局部无力，吞咽麻痹，口吃、流口水、恶心、呕吐、昏迷、呼吸困难，甚至呼吸衰竭。伤者可能在 8 ~ 72 小时内死亡。

毒蛇咬伤的急救要点

早期结扎 一旦被毒蛇咬伤后，千万不要惊慌，要保持镇静，不宜奔跑，以免加速血流使蛇毒扩散。如咬伤在四肢部，早期结扎很重要。要立即在伤口近心端用带子或其他代用品结扎，阻止血液回心，以控制毒素的吸收和扩散。缚扎时间要持续 8～10 小时，但应隔 15～30 分钟放松 1 次，每次放松 1～2 分钟。结扎的松紧度以远端肢体不发生青紫为度，否则过松无效，过紧会使肢体缺血，甚至坏死。若咬伤已超过 12 小时，蛇毒已扩散，结扎则无意义。

扩创排毒 扩创排毒是重要的急救措施之一。可在牙痕之间作“一”字形或“十”字形切口，深至皮下，如见毒牙，立即拔除，并用手从伤口四周向中心挤压，排出毒血（伤口出血不止者忌用本法），同时可用 1∶5000 高锰酸钾溶液或肥皂水反复冲洗伤口。在伤口上，还可吸吮除毒，急救者如口腔无破损可用口吸吮，边吸边吐，边用清水漱口；最好用拔罐法拔毒：在咬伤处用三棱针刺出血，再拔火罐，以拔出黑紫毒血为佳。

外敷解毒 鲜半枝莲、鲜半边莲、鲜马齿苋、佛甲草、鲜马兜铃全草等，可任选一种，捣烂做成饼状（咬伤处留孔，令蛇毒畅泄），并撒上适量雄黄敷伤处，或用蛇药片调敷亦可。民间验方：药用雄黄、白芷、蚤休、半边莲、垂盆草、徐长卿各等分。将上药共研成极细末备用。用法：先用小刀尖挑破伤口，挤出毒血少许，旋即取上列药粉适量罨敷伤口；或用冷开水将药粉调成糊状，涂敷伤口及其周围，有解毒消肿止痛之功。或用蛇药片研碎后用水调成糊状敷伤口周围。

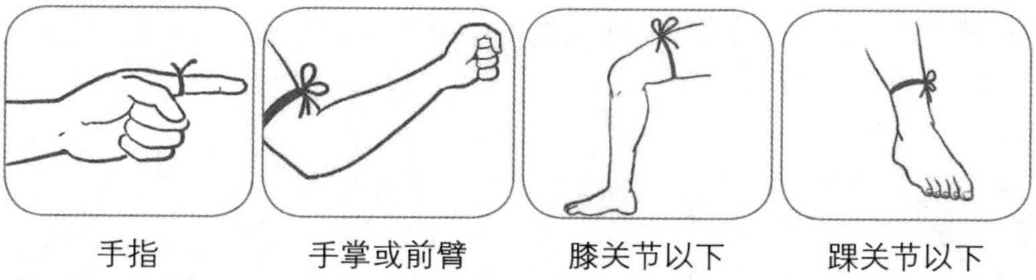

毒蛇咬伤的早期结扎处理

野外作业，最好带上蛇药片（如季德胜蛇药片）以备急需。蛇药片不仅能治蛇咬伤，而且还可以治疗黄蜂、蜈蚣、蝎子等毒虫咬伤，内服、外敷均有良效。

水灾、溺水的自救与互救

水灾的自救与互救

我国是个多水灾的国家，一些河流与湖泊由于长期泥沙淤积，其河床甚至高于外面的陆地，因此当雨季到来时，洪水常常泛滥，甚至溃堤成灾，有些地区又会形成内涝。虽然党和政府对兴修水利、抗洪救灾十分重视，但要完全控制水患还是有困难的。

一般来说，严重的水灾通常发生在江河湖溪沿岸及低洼地区，那么，遇到突如其来的水灾，该如何自救逃生呢？以下几点在遇险自救时可以借鉴。

○ 如果山洪暴发、洪水骤至而来不及转移，可向高处（如结实的楼房顶、大树上）转移，等候救援人员营救。

○ 为防止洪水涌入屋内，首先要堵住大门下面所有空隙。最好在门外侧放上沙袋，沙袋可用麻袋、草袋或布袋、塑料袋，里面塞满沙子、泥土、碎石。如果预料洪水还会上涨，那么底层窗外也要堆上沙袋。

○ 如果洪水不断上涨，应在楼上储备一些食物、饮用水、保暖衣物以及烧开水的用具。

○ 如果水灾严重，水位不断上涨，就必须自制木筏逃生。任何入水能浮的东西，如床板、箱子及柜、门板等，都可用来制作木筏。如果一时找不到绳子，可用床单、被单等撕开来代替。

○ 在爬上木筏之前，一定要试试木筏能否漂浮；出发前收集食品、发信号用具（如哨子、手电筒、旗帜、鲜艳的床单）、划桨等必不可少的用品。在离开房屋之前，要吃些含较多热量的食物，如巧克力、糖、甜糕点等，并喝些热饮料，以积蓄能量和增强体力，保证机体与洪水搏斗的动力能源。

溺水的自救、互救与抢救

以我国中部的湖北省为例，该省河道纵横，湖泊密布。一到夏天，游泳溺水事件频发，学一点溺水的急救常识尤为重要。

自救

溺水事件多为以下两种情形：

失足落水。应对措施：一是增强自身安全意识，不要在不熟悉、不安全的水边玩耍、逗留、钓鱼、划船等；二是初学游泳者一定不要单独出去游泳，要在其他人或游泳教练的陪伴、指导下，在安全可控的水域环境下学习游泳。

游泳过程中出现身体不适。常见如四肢某个部位抽筋，妨碍浮游而沉溺。万一不幸遇上了溺水事件，溺水者切莫慌张，应保持镇静，积极自救，应对措施如下：

（1）不要慌张，发现周围有人应立即呼救；

（2）放松全身，让身体漂浮在水面上，将头部浮出水面，用脚踢水，防止体力丧失，等待救援；

（3）身体下沉时，将手掌向下压；

（4）在水中突然抽筋，又无法靠岸时，立即求救。如周围无人，可深吸一口气潜入水中，伸直抽筋的那条腿，用手将脚趾向上扳，帮助抽筋腿伸直，以解除抽筋。

互救

救助溺水者一定要注意方法，否则后果不堪设想。当被溺者尚在水中挣扎，并未沉于水底，抢救者如果水性不高，切不可从正面去拉被溺者，否则被溺者会牢牢抓住你的手臂、或搂住你的颈部而使你动弹不得，又不能解脱，则两人都有丧生的危险。

正确的方法是递给溺水者一截木棍或树枝，溺水者会死命抓住不放，抢救者拉住另一端，尽快游泳将其拖带至岸边再行抢救。如果溺水者已昏迷不再乱抓，抢救者可拽住溺水者两侧腋下，使其口鼻露出水面，采用仰泳方法拖带；或在溺水者背后用一臂夹持其腋下，另一臂划水，采用侧泳方法将溺水者拖带至岸边或打捞到船上再行抢救。

岸上施救

溺水者被救起时往往已处于昏迷状态，呼吸微弱或已经停止，全身冰凉，腹部膨胀，面部青紫、肿胀、眼结膜充血，口鼻内有大量泡沫样液体，脉搏微弱或摸不到脉搏。这是由于大量的水灌入肺内，或冷水刺激引起喉痉挛，造成窒息或缺氧所致，若抢救不及时，4 ～ 6 分钟内即可死亡。因此，必须争分夺秒地进行现场急救，切不可急于送医院而失去宝贵的抢救时机。

（1）立即倾出溺水者呼吸道内积水，迅速恢复其自主呼吸和心跳。抢救者可取单跪式，将溺水者腹部置于屈膝的大腿上，使其头下垂，不时颠颤或拍压背抬胸，以倾出其呼吸道积水。也可将其俯卧于抢救者的肩上，头足均下垂，抢救者扛其来回跑动。在倾水的同时，应间断进行人工呼吸。

（2）立即进行人工呼吸。对有心跳无呼吸者应立即撬开其嘴，清除里面的泥沙等污物，采取俯卧压背法以利肺内积液排出。方法是：使溺水者俯卧，一臂向头前伸出，另一臂弯曲，枕于头下，脸偏向一侧。急救者双下肢跨跪在溺水者大腿两侧，把手掌放其背下部，四指向外贴着肋骨，手臂始终保持垂直。开始时，将整个身子向前压下，约 2 秒钟，立即解除压力，一二秒钟后，重复操作，每分钟 15 次左右。

如溺水者心跳已停止，应进行口对口人工呼吸。一般成年人为 18 ～ 20 次 / 分，幼儿为 30 ～ 40 次 / 分。若呼吸心跳均已停止，应在进行口对口人工呼吸的同时做胸外心脏按压。最好由两人轮流进行抢救，胸外心脏按压与人工呼吸次数之比以 5：1 为宜。如在只有一个人的情况下，可按 15：2 进行。心脏按压频率一般为 80 ～ 100 次 / 分。

（3）在现场抢救的同时，应尽快与医疗急救机构联系，边抢救边以最快的速度将溺水学生转送至附近医院进一步抢治。

火灾逃生与烧伤急救

火灾逃生

火灾最易致人死亡的原因有二：一是浓烟毒气窒息；二是火焰的烧伤和强大的热辐射。只要能避开或降低这两种因素的危害，人们就可以保护自己，减轻伤害，乃至安全逃生。

“只有绝望的人，没有绝望的处境。”面对滚滚浓烟和熊熊烈焰，只要冷静、机智地运用火场自救与逃生知识，就有极大可能拯救自己。因此，掌握一些火场自救的要诀，困境中就能获得第二次生命。

居安思危，时刻留意逃生路 每个人对自己工作、学习或居住所在的建筑物的结构及逃生路径要做到了然于胸，还要熟悉建筑物内的消防设施及自救逃生的方法。这样，火灾发生时，就不会觉得走投无路了。

当你处在陌生的环境时，如入住酒店、商场购物、进入娱乐场所时，为了自身安全务必留心疏散通道、安全出口及楼梯方位等，以便关键时候能尽快逃离现场。请记住：在安全无事时，一定要居安思危，给自己预留一条通路。

扑灭小火，惠及他人利自身 当发生火灾并发现火势并不大时，尚未对人造成很大威胁时，而且周围有足够的消防器材如灭火器、消防栓等，任何身居其境的人都应同心协力，奋力将小火控制、扑灭。千万不要惊慌失措地乱叫乱窜，或置他人于不顾而只顾自己“开溜”，或置小火于不顾而酿成大灾。请记住：争分夺秒扑灭“初期火灾”，利国利民，利己利人。

突遇火灾，保持镇静速撤离 突遇火灾，面对浓烟和烈火，首先要强令自己保持镇静。迅速判断危险地点和安全地点，决定逃生的办法，尽快撤离险地。千万不要盲目地跟从人流和相互拥挤、乱冲乱窜。撤离时要注意，朝明亮处或外面空旷地方跑。若通道已被烟火封阻，则应背向烟火方向离开，通过阳台、窗台、天台等往室外逃生。请记住：人只有沉着镇静，才能想出好办法。

脱离险境，珍惜生命莫恋财 人的生命是最重要的。身处险境，逃生最重要，必须分秒必争地尽快撤离。不要浪费时间去穿衣戴帽，或者去寻找贵重的物品，特别是当跑到室外以后又因牵挂室内的物品重返火场，这样就有出不来的危险。古今中外，火场中因贪财而丧命者是不乏其数的。

迅速撤离，匍匐前进莫站立 在撤离火灾现场时，可能会遇到各种情况：浓烟滚滚、视线不清、呛得你喘不过气来，此时不要站立行走，应该迅速地趴在地面上或蹲着，以便寻找逃生之路。

如果站立行走，就会很快地被物品燃烧时所释放出的一氧化碳或其他有毒气体熏倒、中毒，继而失去逃生的可能。如果你趴在地上，地面的烟雾比较稀薄，而且视线又比较清晰，这样就较容易选择自救方法和路线。

在客观条件允许的情况下，为了防止火场浓烟呛入，应采用湿毛巾、口罩蒙住口鼻，匍匐撤离现场。穿过烟火封锁区，应配戴防毒面具、头盔、阻燃隔热服等护具。如果没有这些护具，那么可向头部、身上浇冷水或用湿毛巾、湿棉被、湿毯子等将头、身裹好，再冲出去。请记住：当低头时且低头，匍匐快撤莫停留。

善用通道，莫入电梯走绝路 按规范标准设计建造的建筑物，都会有两条以上逃生楼梯、通道或安全出口。发生火灾时，除可以利用楼梯外，还可以利用建筑物的阳台、窗台、天台等攀到周围的安全地点等待救援。

高层、多层公共建筑内一般都设有高空缓降器或救生绳，逃生人员可以通过这些设施安全地离开危险的楼层。如果没有这些专门设施，而安全通道又已被堵，救援人员不能及时赶到的情况下，你可以迅速利用身边的绳索或床单、窗帘、衣服等自制简易救生绳，并用水打湿从窗台或阳台沿绳缓滑到下面楼层或地面，安全逃生。请记住：误入电梯难脱险，莫忘使用“救命绳”。

烟火围困，避险固守要得法 假如用手摸房门已感到烫手，此时一旦开门，火焰与浓烟势必迎面扑来。当逃生通道被切断且短时间内无人救援时，可采取创造避难场所、固守待援的办法。首先应关紧迎火的门窗，打开背火的门窗，用湿毛巾、湿布堵塞门缝或用水浸湿棉被蒙上门窗，然后不停地用水淋透，防止烟火渗入，固守在房内，直到救援人员到达。

被烟火围困暂时无法逃离的人员，应尽量待在阳台、窗口等易于被人发现和能避免烟火近身的地方。在白天，可以向窗外晃动鲜艳衣物，或外抛轻型晃眼的东西；在晚上即可以用手电筒不停地在窗口闪动或者敲击东西，及时发出有效的求救信号，引起救援者的注意。因为消防人员进入室内都是沿墙壁摸索行进，所以在被烟气窒息失去自救能力时，应努力滚到墙边或门边，便于消防人员寻找、营救。请记住：避险固守要得法，暴露自己有生机。

跳楼有术，保命力求不损身 应该注意：只有消防队员准备好救生气垫并指挥跳楼时才采取跳楼的方法，切莫在没有任何措施和外力帮助的情况下选择跳楼。即使已没有任何退路，若生命还未受到严重威胁，也要冷静地等待救援。

火及己身，就地打滚莫惊跑 火场上的人如果发现身上衣服着了火，千万不可惊跑或用手拍打。因为奔跑或拍打时会形成风势，加速氧气的补充，促旺火势。带火奔跑也就等于“火上浇油”，不但加重自身烧伤程度，而且还容易传播火种。当身上衣服着火时，应赶紧设法脱掉衣服或就地打滚，压灭火苗；能及时跳进水中或让人向身上浇水、喷灭火剂就更有效了。请记住：就地打滚最明智，带火奔跑祸加身。

身处险境，自救莫忘救他人 任何人发现自家住宅或邻近居家失火时，都应该采取行之有效的自救与互救措施。一方面尽快拨打“119”电话呼救，及时向消防队报火警；另一方面要组织力量将火扑灭于初起阶段，一旦火势蔓延扩大，应当尽快撤离火灾燃烧区域。熟悉现场情况和具有扑救能力的人要到路口迎领消防车到火场，并及时向消防指挥人员提供火场有关情况。

火场中的儿童和老弱病残者，他们本人不具备或者丧失了自救能力，在场的其他人除自救外，还应当积极救助他们。要提醒他们不要乱跑乱动，可将衣服被褥等用水浸湿，蒙在身上将他们抱出或者背出。如住在楼上，在有条件的情况下可利用绳索系住他们的腰部，从阳台或者窗口将他们徐徐放下。

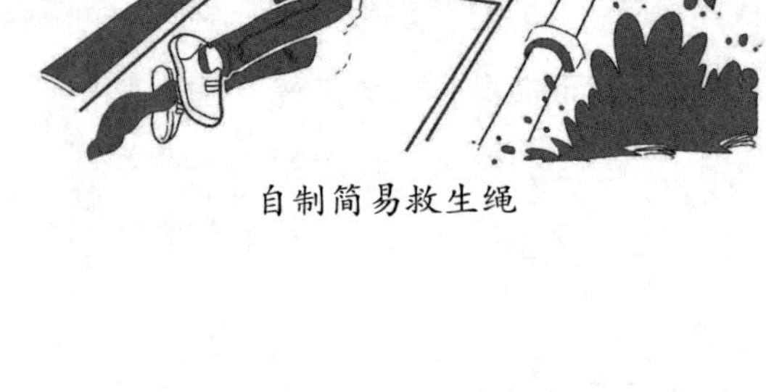

自制简易救生绳

烧伤急救

引起烧伤的原因主要有四种。一是热力烧伤，包括火焰、炽热金属造成的烧伤，也包括各种热液、蒸气所造成的烫伤；二是化学烧伤，常见的如硫酸、盐酸、氢氧化钾、生石灰等造成的烧伤；三是电烧伤；四是放射烧伤。在日常生活中，热力烧伤是最常见的，约占各种烧伤的 85% ~ 90%。

烧伤急救要点

对于小范围的局部烧伤，可以用自来水冲洗或浸泡，减少热力向组织深层传导，减轻烧伤深度。

冷疗是烧伤最简便易行而有效的急救方法。冷疗是在烧伤后将受伤的肢体放在流动的自来水下冲洗或放在大盆中浸泡，若没有自来水，可将肢体浸入井水、河水中。

及时冷疗是抢救烧（烫）伤的最佳方法。冷疗可降低局部温度，减轻创面疼痛，阻止热力的继续损害及减少渗出和水肿。冷疗持续的时间多以停止冷疗后创面不再有剧痛为准，大约为 0.5 ～ 1 小时。水温一般为 15 ～ 20℃，有条件者可在水中放些冰块以降低水温。烧伤后的冷疗越早越好，不要担心水中有细菌、烧伤创面接触生水会感染。应毫不犹豫地进行创面早期冷疗处理，使损伤降到最低限度。马上去医院虽然可得到最好的处理，但有时会错过创面处理的黄金时间，造成创面深部的不可逆损伤。

对于中、重度烧伤者应及时送医院治疗，但运送前必须做好现场处理。

对于疼痛剧烈者应给予止痛药，并注意检查有无烧伤之外的复合伤。如有应加以处理。

对于危重烧伤患者，原则上就地就近治疗为主。因为危重烧伤患者休克发生率高，发生的时间也早，有的患者在伤后 2 小时就会发生休克。如果没有经过复苏补液就匆忙长途转送，由于颠簸或途中治疗不及时，就会使伤情恶化，加重休克。有的可能途中死亡，有的送到医院后会因休克时间过长，缺血缺氧严重，暴发全身性感染，引发各种内脏并发症，甚至多器官功能衰竭而导致死亡。对于口渴的患者，可以少量多次口服含盐的液体，不要在短时间内服用大量的白开水，以免引发脑水肿和肺水肿等并发症。

地震灾害中的自救与互救

强烈地震时间短、地区广、破坏性大，可造成人群各种严重的综合伤害。在 6 小时内因创伤死亡人数可在 50%。其中有 10% ～ 15% 的人可以救活。多数在 1 小时内因大失血、气道梗阻（1 ～ 2 分钟）、缺氧所致昏迷而死。

我国是地震多发国。20 世纪以来，全球共发生 7 级以上地震 1200 余次，1/10 发生在中国。因此，学习和掌握地震时的避险自救知识意义重大。

避险自救

○ 如果是地震前获知地震信息，不要有任何懈怠或侥幸心理，务必在第一时间紧急逃离建筑物，到远离建筑物的空旷处避险。逃离时，如果你有能力帮助老弱病残者和其他需要帮助的人一起脱险，你就是英雄。

○ 地震突发时，平房或楼房低楼层里的人应快速逃往室外比较宽广的平地处，并要远离建筑物，不要靠近墙边、壕沟、峭壁和河边；

○ 地震突发时，楼房高层的人，因为是框架结构而且比较坚固，不要慌忙跑到屋外，可躲在坚固的家具下面或有支撑和管道多的室内。即使倒塌，这里也可能留有空间，还可通过敲打管道发出求救信号；

○ 地震突发时，要特别注意保护头部。头部最好顶安全帽、塑料盆或其他防护物件，以便保护头部，防止被坠落物击伤击昏。

震后自救

地震时被埋压在废墟下，周围一片漆黑，只有极小的空间，很容易惊慌失措。这时一定要沉着冷静，树立生存的信心，千方百计保护自己，相信会有人来救援。废墟下的自救，一定要注意以下几点：

改善生存环境 地震后，往往还有多次余震发生，处境可能继续恶化，为了免遭新的伤害，要尽量创造条件，改善自己所处环境。避开身体上方不结实的倒塌物和其他容易引起掉落的物体；扩大和稳定生存空间，用可以获取的砖块或其他物体支撑残垣断壁，以防余震发生后，环境进一步恶化。

保持呼吸畅通 要注意保护呼吸道，挪开头部、胸部的杂物，闻到煤气、毒气时，用湿衣服等物捂住口、鼻。此时，如果应急包在身旁，将会为你脱险起很大作用。

设法脱离险境 如果找不到脱离险境的通道，尽量保存体力。用石块敲击能发出声响的物体，向外发出呼救信号，不要哭喊、急躁和盲目行动。这样会大量消耗精力和体力，尽可能控制自己的情绪或闭目休息，等待救援人员到来。如果受伤，要想法包扎，避免流血过多。

设法维持生命 如果被埋在废墟下的时间比较长，救援人员仍未到，或者没有听到呼救信号，就要想办法维持自己的生命。水和食品一定要节约，尽量寻找新的食品和饮用水，必要时自己的尿液也能起到解渴作用。

震后互救

震后，外界救灾队伍往往不可能立即赶到救灾现场。在这种情况下，为挽回更多被埋压在废墟下的人员的宝贵生命，灾区群众积极投入互救，是减轻人员伤亡最及时、最有效的办法。

震后救人抢时间，劝君记住“四个先” 震后救人，力求时间要快、目标准确、方法恰当，互救队伍不断壮大的原则。具体做法是：先救近处的，不论是家人、邻居，还是陌生人，不要舍近求远；先救容易救的人，这样，可迅速壮大互救队伍；先救青壮年和医务人员，可使他们在救灾中充分发挥作用；先救“生”，后救“人”。唐山大地震中一农村妇女，每救一个人，只把其头部露出，避免窒息，接着再去救另一个人，在很短时间内使几十人获救。

救人方法要得当，“四个注意”不能忘 应根据震后环境和条件的实际情况，采取行之有效的施救方法，目的就是将被埋压人员，安全地从废墟中救出来。

首先要细心辨认人们遇震前的位置、方向，以及震后人们爬动的痕迹及血迹，从而找到已经受伤的人员或遇难者。通过了解、搜寻，确定废墟中有人员埋压后，判断其埋压位置，向废墟中喊话或敲击等方法传递营救信号。

营救过程中，还要特别注意埋压人员的安全，做到“四个注意”：一是使用的工具（如铁棒、锄头、棍棒等）不要伤及埋压人员；二是不要破坏了埋压人员所处空间周围的支撑条件，引起新的垮塌，使埋压人员再次遇险；三是应尽快与埋压人员的封闭空间沟通，使新鲜空气流入，挖扒中如尘土太大应喷水降尘，以免埋压者窒息；四是应确定伤员的头部位置，以最快的轻巧动作使其暴露头部，并迅速清除口鼻内的尘土，再使胸腹部露出，以保证其呼吸畅通。对于伤害严重，不能自行离开埋压处的人员，应该设法小心地清除其身上和周围的埋压物，再将被埋压人员抬出废墟，切忌强拉硬拖。

伤员急救

1. 对于埋压时间较长，一时又难以救出的伤员，可设法向埋压者输送饮用水、食品和药品，以维持其生命。对于已救出的伤员，虽然长时间处于饥饿状态，但不能一次喂给过多食物。

2. 埋压黑暗中时间较长的伤员，被救出后要用深色布料蒙上眼睛，避免强光刺激。根据受伤轻重对伤者采取包扎或送医疗点抢救治疗。

3. 地震中的伤员多为复合伤且伤情严重，特别是窒息的发生率很高。因此，对救出的伤员首先要检查有无呼吸和颈动脉搏动，尽快清除口鼻内异物，使呼吸道通畅。对呼吸心跳停止者立即行心肺复苏术。对可能存在颈椎骨折或脊柱骨折的伤员，要小心保护颈椎或脊柱，并采取四人或三人搬运法将伤员搬至担架上，固定后尽快送往医院。对四肢骨折、肋骨骨折和骨盆骨折要采取所需要的方法固定。如为开放性骨折要注意有无气胸、血气胸，特别要注意有无很快置人于死地的张力性气胸。如有应及时处理后再送医院，以免伤员死于运送途中。

4. 凡地震中有软组织破损的伤员，均应注射破伤风抗毒素，以预防破伤风的发生。

5. 有颅胸外伤者应注意保护头部，予以包扎，有条件的要实施静脉滴注脱水剂以降低颅内压。如 20% 甘露醇 250 毫升等，并注意观察血压、呼吸和脉搏的变化，及时送到有条件的医院诊治。

健康格言

1. 生命是母亲塑造出来的，是上帝赋予我们每个人的。在我看来生命是无法衡量的。 ——塞涅卡

2. 尊重生命、尊重他人也尊重自己的生命，是生命进程中的伴随物，也是心理健康的一个条件。 ——弗洛姆

3. 世界上只有一种英雄主义，那就是了解生命而且热爱生命的人。 ——罗曼·罗兰

4. 一个伟大的灵魂，会强化思想和生命。 ——爱默生

5. 大自然把人们困在黑暗之中，迫使人们永远向往光明。 ——歌德